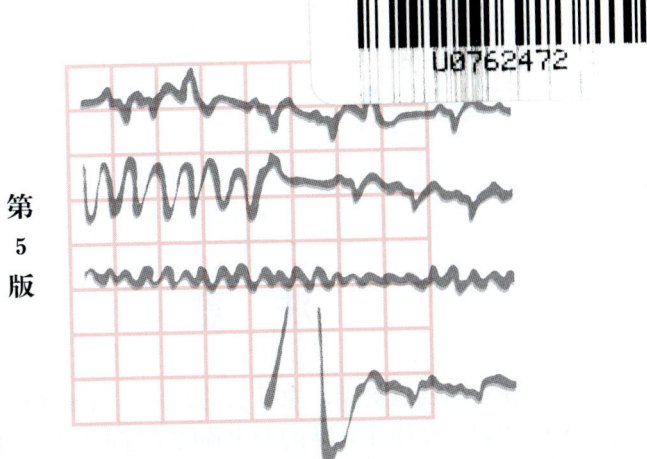

第 5 版

轻松应用心电图

注 意

医学在不断发展更新。由于新的研究和临床试验在不断拓展着我们的知识，在遵守标准的安全预防措施的同时，我们也有必要在治疗和用药方面不断更新。读者要了解每种所开药物的最新产品信息，以确定药物的推荐剂量、服药方法、持续时间以及相关禁忌证。根据自己的经验和患者的病情，决定每一位患者的服药剂量和最佳治疗方法是医师的责任。不论是出版商还是著者，对于由于本书引起的任何个人或财产的伤害或损失，均不承担任何责任。

出版者

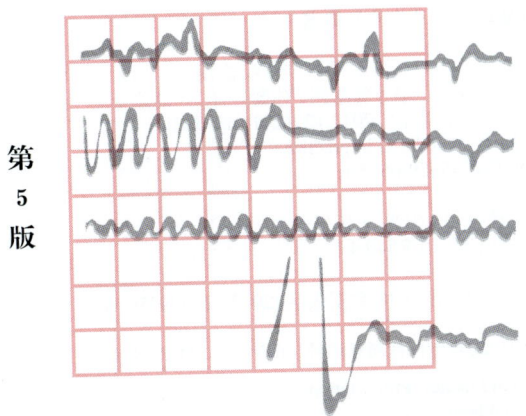

第 5 版

轻松应用心电图

原著　John R. Hampton
译者　郭继鸿　孙健玲

北京大学医学出版社
Peking University Medical Press

QINGSONG YINGYONG XINDIANTU

图书在版编目（CIP）数据

轻松应用心电图：第 5 版 /（英）汉普顿
(Hampton, J. R.) 原著；郭继鸿，孙健玲译 . -- 北京：
北京大学医学出版社，2012.12（2015.10 重印）
 书名原文：The ECG in practice
 ISBN 978-7-5659-0505-6

Ⅰ . ①轻… Ⅱ . ①汉… ②郭… ③孙… Ⅲ . ①心电图
- 基本知识 Ⅳ . ① R540.4

中国版本图书馆 CIP 数据核字 (2012) 第 299356 号

北京市版权局著作权合同登记号：图字：01-2012-8821

The ECG in Practice, Fifth Edition
John R. Hampton
ISBN: 978-0-443-06825-6
ISBN: 0-443-06825-9
Copyright © 2008, Elsevier Inc. All rights reserved.

Authorized Simplified Chinese translation from English language edition published by the Proprietor.

Elsevier (Singapore) Pte Ltd.
3 Killiney Road, #08-01 Winsland House I, Singapore 239519
Tel: (65) 6349-0200, Fax: (65) 6733-1817
First Published 2013
2013 年初版

Simplified Chinese translation Copyright © 2013 by Elsevier (Singapore) Pte Ltd and Peking University Medical Press. All rights reserved.

Published in China by Peking University Medical Press under special agreement with Elsevier (Singapore) Pte Ltd. This edition is authorized for sale in China only, excluding Hong Kong SAR and Taiwan. Unauthorized export of this edition is a violation of the Copyright Act. Violation of this Law is subject to Civil and Criminal Penalties.

本书简体中文版由北京大学医学出版社与 Elsevier (Singapore) Pte Ltd. 在中国境内（不包括香港特别行政区及台湾）协议出版。本版仅限在中国境内（不包括香港特别行政区及台湾）出版及标价销售。未经许可之出口，是为违反著作权法，将受法律之制裁。

轻松应用心电图（第 5 版）

译　　者：	郭继鸿　　孙健玲
出版发行：	北京大学医学出版社
地　　址：	(100191) 北京市海淀区学院路 38 号　北京大学医学部内
电　　话：	发行部 010-82802230；图书邮购 010-82802495
网　　址：	http://www.pumpress.com.cn
E - mail：	booksale@bjmu.edu.cn
印　　刷：	北京圣彩虹制版印刷技术有限公司
经　　销：	新华书店
责任编辑：马联华　责任校对：金彤文　责任印制：张京生	
开　　本：	889×1194mm 1/32　印张：15　字数：502 千字
版　　次：	2013 年 1 月第 1 版　2015 年 10 月第 2 次印刷
书　　号：	ISBN 978-7-5659-0505-6
定　　价：	76.00 元

版权所有，违者必究（凡属质量问题请与本社发行部联系退换）

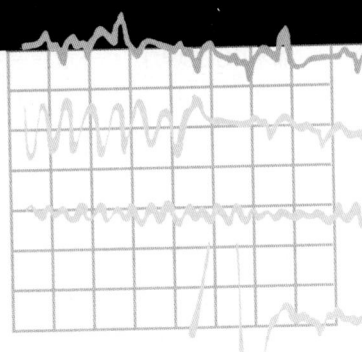

译者前言

时光匆匆,《轻松应用心电图》第 4 版的中译本已经面世十年了。当时作为系列丛书,《轻松学习心电图(第 6 版)》、《轻松应用心电图(第 4 版)》和《轻松解读心电图(第 2 版)》三本书是同期出版上市的。此套丛书一经面世,兴旺之极,三姊妹本本走红,一次次重印,一次次售罄。

这套"轻松心电图"英文原版丛书的首版于 1973 年发行,至今已有 40 年,总印数已逾 50 万册,同时又被翻译成 10 余种文字发行,真可谓一套久盛不衰的心电图世界名著。

本系列丛书有着很多鲜明的特点。其强调心电图分析要与临床和病史密切结合,心电图是受检者病史和体征的一种延伸;正是基于这一理念,书中的所有心电图图例都有相关的病史。其强调心电图检查不是万能的,有着相当的局限性,仅仅是医生诊治患者过程中的一个重要信息;不少严重冠心病患者的心电图可能完全正常,而健康人的心电图可能遭错误的解释,被诊断为各种心脏病。其强调心电图本身不是终点,不是最终目的。其强调没有任何一本书能够替代个人在实践中的经验积累;要想成为身经百战的心电图将军,必须多看图,多实践。

正像原著者所言,本套丛书不是心电图教科书,也不是精深的心电图专著,而是一套易懂、易学和易掌握的心电图参考书。三姊妹被分别设计为初学入门、实践应用和疑难病例解读,形成循序渐进的心电图学习三步曲。如果以部头论,《轻松应用心电图》称得上三姊妹中的大姐,其内容也更显丰富多彩。

与第 4 版相比,新的《轻松应用心电图》第 5 版在内容上有较多增补。最耀眼的当属新增加了"心电图与心脏起搏器、除颤器和电生理学"一章——标志着本书是与时俱进的。该章对心脏起搏器的基本功能与障碍、心脏电生理学的基本概念与技术、植入式心脏除颤器（ICD）的功能与适应证等诸多方面逐一做了深入浅出的阐述，并附有大量生动翔实的图表。这对读者了解和掌握这些新概念、新技术会有很大帮助。此外，在保留的各章节中，本版也都增补了大量的新图和新内容。

每本专业书都有其特定的读者群，经过"量体裁衣"的定位，这套心电图丛书最适合的读者是：心电图初学者或急需提高心电图水平的读者。而对于资深的心电图专家，其意义在于提高教学能力，书中精美的插图可用于各种形式的教学中。

在本书第 4 版以及新的第 5 版的翻译工作中，孙健玲医师做了绝大部分工作，她敏而勤奋，中英文都为上乘水平，其中译本文笔流畅，内容达意，颇受读者的青睐与喜爱。

"功不唐捐"是我国近代著名学者胡适先生十分喜爱的一句话，其源于佛典，其中，"功"字为努力之意，"唐捐"为白白丢失之意，合在一起是说：每位有志者的任何一点努力都不会白白付出。胡适先生常用此话自勉，也多次以此激励那些年轻有为的学者。

"天道酬勤，功不唐捐"，在《轻松应用心电图》第 5 版中译本即将面世之际，我愿与本书的所有读者共勉。

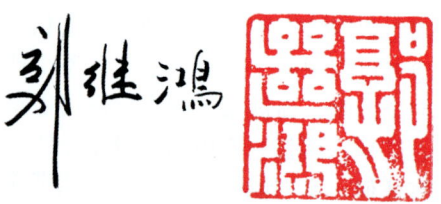

2012.12.12

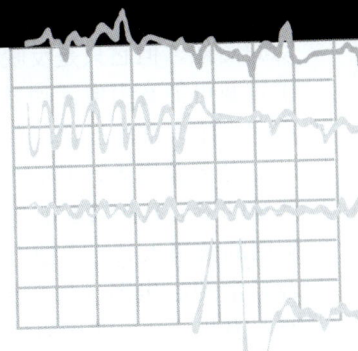

著者前言

对本书期望什么？

作为一套丛书的中册，本书是在该套丛书的上册即《轻松学习心电图》的基础上编写的。心电图在原理方面其实不复杂，只是正常人与心脏病患者和其他疾病患者的心电图有很多变异，使其似乎比实际情况复杂。本书对心电图的这些复杂变化进行了综合阐述，对于各种异常状况的心电图都列举了若干例子。本书适于已经有一定心电图基础的各类读者使用，其宗旨是将心电图作为一个临床工具加以最大限度的应用。

心电图本身不是终点、不是最后目的，它是对患者病史和体征信息的一个补充。患者并不是为做心电图而来就诊的，他要么是为了体检，要么是因为有某些症状。因此，本书按照临床表现进行编排，所设章节包括：健康人群的心电图，心悸、晕厥、胸痛、呼吸困难患者的心电图以及非心脏病患者的心电图。为了强调心电图是全面评估患者的一个方面，本书各章均以对有关病史和体征所做的简要说明开篇；而最后，在对有关心电图进行分析和解读后，均以对可能应做的处置加以简要说明结束。

对各导联心电图相对重要性的总体看法，本书第5版与以前版本相同。但本书仍有一系列的变化，在本版中引进了更多心电图与临床表现的概述和图例。最重要的是，本版增加了一个全新的章节，是关于心脏起搏器、心脏除颤器和心脏电生理学的阐述，其所涉及的心电图在患者的治疗中已变得越来越重要。

对心电图期望什么？

心电图有其局限性。应当记住，尽管心电图是描记心脏电活动的图像，但它只是反映心脏结构和功能的间接信息。然而，对于诊断可能有由电活动异常引发身体症状的患者，包括有传导异常和心律失常的患者，心电图的价值极大。

对于健康人，其心电图正常可以使其更为放心。不幸的是，严重的冠心病患者其心电图也可能完全正常。相反，处于正常范围内的健康人其心电图有可能被十分错误地冠以心脏病。某些显著异常的心电图（如右束支传导阻滞）也可见于十分健康的人群。因此，心电图运用的一个原则是：被检测者的临床状况比心电图本身更有意义。

当患者主诉心悸或晕厥时，只有依据症状发生时记录的心电图才能诊断患者是否存在心脏病因，患者没有症状时记录的心电图只能提供一些参考信息。对于胸痛患者，可以根据心电图作出诊断，提出治疗意见。但必须记住，在心肌梗死发生后几小时内，心电图仍能保持正常。呼吸困难患者的心电图完全正常时，能够排除患者存在心力衰竭，但心电图对肺部疾病或肺栓塞不是直接的、最佳的诊断方法。最后，还应记住，在患有各种非心脏疾病的患者，其心电图可以有明显的异常。因此，医生决不能武断地得出这样一个结论：心电图异常说明心脏不正常。

致谢

《轻松应用心电图》第 5 版在众人的帮助下在许多方面都做了修订。尤其是，我要感谢 David Adlam 在本书中对心脏装置的使用和心脏电生理学章节所做的贡献，他的努力使本书超出了常规心电图思维，走进了先进的诊断和电生理治疗领域；然而，这一切都是基于对心电图知识的理解和掌握。我也非常感谢本书的编辑 Alison Gale，在她的极大关注下，本书在很多方面有了改进。另外，本书收录了日常工作中常见的大多数正常心电图的变异图例和大多数异常心电图图例。因此，像以前一样，在此，我要对帮助我收集这些心电图图例的朋友们和同事们表示由衷的感谢。

John R. Hampton
于 Nottingham，2008

目　录

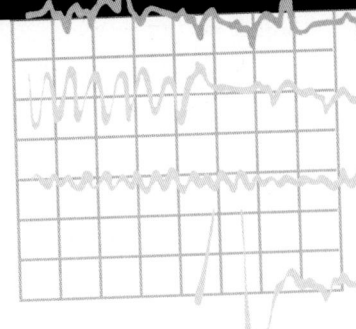

12 导联心电图阐释的医学问题　xi

第 1 章　健康人群的心电图　1

第 2 章　心悸和晕厥患者的心电图　173

第 3 章　胸痛患者的心电图　215

第 4 章　呼吸困难患者的心电图　313

第 5 章　其他疾病对心电图的影响　351

第 6 章　心电图与心脏起搏器、除颤器和电生理学　389

第 7 章　结论：心电图诊断的四步精要　440

索　引　445

12 导联心电图阐释的医学问题

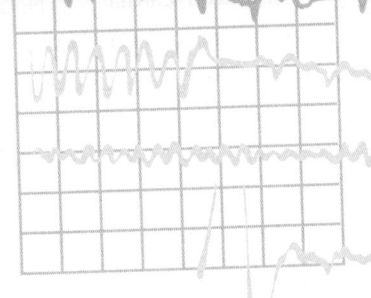

AAI pacing　　AAI 起搏
Accelerated idionodal rhythm　　加速性结性自主心律
Anorexia nervosa　　神经性厌食
Atrial fibrillation　　心房颤动
Atrial fibrillation, uncontrolled　　心房颤动，失控
Atrial fibrillation and anterior ischaemia　　心房颤动和前壁心肌缺血
Atrial fibrillation and coupled ventricular extrasystoles　　心房颤动和成对室性期前收缩
Atrial fibrillation and digoxin effect at rest　　心房颤动和静息时地高辛效应
Atrial fibrillation and digoxin effect on exercise　　心房颤动和运动时地高辛效应
Atrial fibrillation and inferior infarction　　心房颤动和下壁心肌梗死
Atrial fibrillation and left bundle branch block　　心房颤动和左束支传导阻滞
Atrial fibrillation and right bundle branch block　　心房颤动和右束支传导阻滞
Atrial flutter and 1:1 conduction　　心房扑动和 1 : 1 传导
Atrial flutter and 2:1 block　　心房扑动和 2 : 1 传导阻滞
Atrial flutter and 4:1 block　　心房扑动和 4 : 1 传导阻滞
Atrial flutter and intermittent VVI pacing　　心房扑动和间歇性 VVI 起搏
Atrial flutter and variable block　　心房扑动和比例不定的阻滞
Atrial flutter in hypothermia　　低体温患者的心房扑动

Atrial tachycardia　房性心动过速
Atrioventricular nodal re-entry (junctional) tachycardia　房室结折返性（交界性）心动过速
Atrioventricular nodal re-entry (junctional) tachycardia and anterior ischaemia　房室结折返性（交界性）心动过速和前壁心肌缺血

Bifascicular block　双分支传导阻滞
Biventricular pacing　双室起搏
Broad complex tachycardia, uncertain origin　宽波群心动过速，不同源的
Brugada syndrome　Brugada 综合征

Chronic lung disease　慢性肺病
Complete heart block　完全性房室传导阻滞
Complete heart block and Stokes-Adams attack　完全性房室传导阻滞和 Stokes-Adams 发作
Congenital long QT syndrome　先天性长 QT 综合征

DDD pacing　DDD 起搏
DDD pacing, atrial tracking　DDD 起搏，心房描记
DDD pacing, intermittent　DDD 起搏，间歇性
Dextrocardia　右位心
Dextrocardia, leads reversed　右位心，导联反转
Digoxin effect and ischaemia　地高辛效应和心肌缺血
Digoxin toxicity　地高辛毒性

Electrical alternans　电交替
Exercise-induced ischaemia　运动诱发的心肌缺血
Exercise-induced ST segment depression　运动诱发的 ST 段压低
Exercise-induced ST segment elevation　运动诱发的 ST 段抬高

Fascicular tachycardia　束支性心动过速
First degree block　一度房室传导阻滞
First degree block and left anterior hemiblock　一度房室传导阻滞和

左前分支传导阻滞
First degree block and right bundle branch block　一度房室传导阻滞和右束支传导阻滞
Friedreich's ataxia　Friedreich 共济失调

Hyperkalaemia　高钾血症
Hypertrophic cardiomyopathy　肥厚型心肌病
Hypokalaemia　低钾血症
Hypothermia　低温

Ischaemia　缺血
Ischaemia, anterior　缺血，前壁
Ischaemia, anterolateral　缺血，前侧壁
Ischaemia, exercise-induced　缺血，运动诱发
Ischaemia, probable　缺血，可能

Junctional tachycardia and right bundle branch block　交界性心动过速和右束支传导阻滞

Left anterior hemiblock　左前分支传导阻滞
Left atrial hypertrophy　左心房肥大
Left atrial hypertrophy and left ventricular hypertrophy　左心房肥大和左心室肥大
Left axis deviation　心电轴左偏
Left bundle branch block　左束支传导阻滞
Left bundle branch block and aortic stenosis　左束支传导阻滞和主动脉瓣狭窄
Left posterior hemiblock　左后分支传导阻滞
Left ventricular hypertrophy　左心室肥大
Left ventricular hypertrophy and severe aortic stenosis　左心室肥大和重度主动脉瓣狭窄
Lithium treatment　锂盐治疗
Long QT syndrome, drug toxicity　长 QT 综合征，药物毒性
Lown-Ganong-Levine syndrome　LGL 综合征

xiii

Malignant pericardial effusion　恶性心包积液
Mediastinal shift　纵隔移位
Mitral stenosis and pulmonary hypertension　二尖瓣狭窄和肺动脉高压
Myocardial infarction, acute anterior and old inferior　心肌梗死，急性前壁和陈旧性下壁
Myocardial infarction, acute anterolateral　心肌梗死，急性前侧壁
Myocardial infarction, acute anterolateral and left axis deviation　心肌梗死，急性前侧壁和心电轴左偏
Myocardial infarction, acute inferior　心肌梗死，急性下壁
Myocardial infarction, acute inferior and anterior ischaemia　心肌梗死，急性下壁和前壁心肌缺血
Myocardial infarction, acute inferior and anterior NSTEMI　心肌梗死，急性下壁和前壁非ST段抬高性心肌梗死
Myocardial infarction, acute inferior and old anterior　心肌梗死，急性下壁和陈旧性前壁
Myocardial infarction, acute inferior and right bundle branch block　心肌梗死，急性下壁和右束支传导阻滞
Myocardial infarction, anterior　心肌梗死，前壁
Myocardial infarction, anterior, age unknown　心肌梗死，前壁，年龄不详
Myocardial infarction, anterior and right bundle branch block　心肌梗死，前壁和右束支传导阻滞
Myocardial infarction, anterior NSTEMI　心肌梗死，前壁非ST段抬高性心肌梗死
Myocardial infarction, anterolateral, age unknown　心肌梗死，前侧壁，年龄不详
Myocardial infarction, evolving inferior　心肌梗死，波及下壁
Myocardial infarction, inferior and atrial fibrillation　心肌梗死，下壁和心房颤动
Myocardial infarction, inferior and right bundle branch block and ?anterior ischaemia　心肌梗死，下壁和右束支传导阻滞和前壁心肌缺血（？）

Myocardial infarction, inferior and right ventricular   心肌梗死,下壁和右心室
Myocardial infarction, inferior and ventricular tachycardia   心肌梗死,下壁和室性心动过速
Myocardial infarction, lateral (after 3 days)   心肌梗死,下壁(3天后)
Myocardial infarction, old anterior   心肌梗死,陈旧性前壁
Myocardial infarction, old anterolateral NSTEMI   心肌梗死,陈旧性前侧壁非ST段抬高性心肌梗死
Myocardial infarction, old inferior and anterior ischaemia   心肌梗死,陈旧性下壁和前壁心肌缺血
Myocardial infarction, old posterior   心肌梗死,陈旧性后壁
Myocardial infarction, posterior   心肌梗死,后壁
Myocardial infarction, posterior and normal QT interval   心肌梗死,后壁和QT间期正常

Normal ECG   心电图正常
Normal ECG, accelerated idionodal rhythm   心电图正常,加速性结性自主心律
Normal ECG, child   心电图正常,儿童
Normal ECG, dominant R wave in lead V_1 心电图正常,V_1导联R波优势
Normal ECG, dominant S wave in lead V_4 心电图正常,V_4导联S波优势
Normal ECG, exercise testing   心电图正常,运动试验
Normal ECG, high take-off ST segment   心电图正常,高起飞ST段
Normal ECG, in black people   心电图正常,在黑人
Normal ECG, 'leftward' limit of normality   心电图正常,正常的"向左"限制
Normal ECG, nonspecific ST segment depression   心电图正常,非特异性ST段压低
Normal ECG, notched (bifid) P wave   心电图正常,P波切迹(双峰)
Normal ECG, partial RBBB pattern   心电图正常,不全右束支传导

阻滞图形

Normal ECG, peaked T wave　心电图正常，T 波高尖

Normal ECG, prominent U wave　心电图正常，U 波突出

Normal ECG, R wave size　心电图正常，R 波大小

Normal ECG, right axis deviation　心电图正常，心电轴右偏

Normal ECG, 'rightward' limit of normality　心电图正常，正常的"向右"限制

Normal ECG, S wave size　心电图正常，S 波大小

Normal ECG, septal Q wave　心电图正常，间隔 Q 波

Normal ECG, small Q wave　心电图正常，小 Q 波

Normal ECG, ST segment depression　心电图正常，ST 段压低

Normal ECG, ST segment elevation　心电图正常，ST 段抬高

Normal ECG, T wave flattening　心电图正常，T 波低平

Normal ECG, T wave inversion　心电图正常，T 波倒置

Normal ECG, T wave inversion in black people　心电图正常，在黑人中的 T 波倒置

Normal ECG, T wave inversion in lead Ⅲ　心电图正常，Ⅲ导联的 T 波倒置

Normal ECG, T wave inversion in VR、V_1、V_2　心电图正常，VR、V_1、V_2 导联的 T 波倒置

Normal ECG, T wave inversion in VR, VL　心电图正常，VR、VL 导联的 T 波倒置

Normal ECG, transition point between V_2 and V_3　心电图正常，V_2 和 V_3 之间的移行点

Normal ECG, upward-sloping ST segment　心电图正常，上斜性 ST 段

Pericarditis　心包炎

Prolonged QT interval due to amiodarone　胺碘酮造成的 QT 间期延长

Pseudonormalization　假性正常化，伪改善

Pulmonary embolus　肺栓塞

Pulmonary stenosis　肺动脉瓣狭窄

Right atrial hypertrophy　右心房肥大
Right atrial hypertrophy and right bundle branch block, in Ebstein's anomaly　右心房肥大和右束支传导阻滞，在 Ebstein 畸形中
Right atrial hypertrophy and right ventricular hypertrophy　右心房肥大和右心室肥大
Right bundle branch block and acute inferior infarction　右束支传导阻滞和急性下壁心肌梗死
Right bundle branch block and anterior infarction　右束支传导阻滞和前壁心肌梗死
Right bundle branch block and anterior ischaemia　右束支传导阻滞和前壁心肌缺血
Right bundle branch block and atrial septal defect　右束支传导阻滞和房间隔缺损
Right ventricular hypertrophy　右心室肥大
Right ventricular hypertrophy in Fallot's tetralogy　法洛四联症中的右心室肥大
Right ventricular outflow tract tachycardia　右心室流出道心动过速
Right ventricular outflow tract ventricular tachycardia, (RVOT-VT)　右心室流出道室性心动过速，(RVOT-VT)
Right ventricular overload　右心室超负荷

Second degree block, 2:1　二度房室传导阻滞，2：1 型
Second degree block, Wenckebach　二度房室传导阻滞，文氏
Second degree block and left anterior hemiblock　二度房室传导阻滞和左前分支传导阻滞
Second degree block and left anterior hemiblock and right bundle branch block　二度房室传导阻滞、左前分支传导阻滞和右束支传导阻滞
Sick sinus syndrome　病窦综合征
Sinus arrhythmia　窦性心律失常
Sinus bradycardia　窦性心动过速
Sinus rhythm, in WPW syndrome　窦性节律，WPW 综合征
Sinus rhythm, post-cardioversion　窦性节律，复律后
Sinus rhythm and left bundle branch block　窦性节律和左束支传导

xvii

阻滞
Sinus tachycardia 窦性心动过速
ST segment, nonspecific changes ST 段，非特异性改变
Subarachnoid haemorrhage 蛛网膜下腔出血
Supraventricular extrasystole 室上性期前收缩
Supraventricular tachycardia, in Wolff-Parkinson-White syndrome 室上性心动过速，WPW 综合征

T wave, nonspecific changes T 波，非特异性改变
T wave, unexplained abnormality T 波，不明原因的异常
T wave flattening, nonspecific T 波低平，非特异性
Thyrotoxicosis 甲状腺毒症，甲状腺功能亢进
Trauma 创伤
Trifascicular block 三分支传导阻滞

Ventricular extrasystole 室性期前收缩
Ventricular fibrillation 心室颤动
Ventricular tachycardia 室性心动过速
Ventricular tachycardia, capture beat 室性心动过速，夺获波
Ventricular tachycardia, concordance 室性心动过速，同向性（一致性）
Ventricular tachycardia, fusion beat 室性心动过速，融合波
Ventricular tachycardia and inferior infarction 室性心动过速和下壁心肌梗死
VVI pacing, bipolar VVI 起搏，双极
VVI pacing, intermittent VVI 起搏，间歇性
VVI pacing, unipolar VVI 起搏，单极
VVI pacing in complete block VVI 起搏，在完全性传导阻滞中

Wolff-Parkinson-White syndrome WPW 综合征
Wolff-Parkinson-White syndrome and atrial fibrillation WPW 综合征和心房颤动
Wolff-Parkinson-White syndrome type A WPW 综合征 A 型
Wolff-Parkinson-White syndrome type B WPW 综合征 B 型

健康人群的心电图

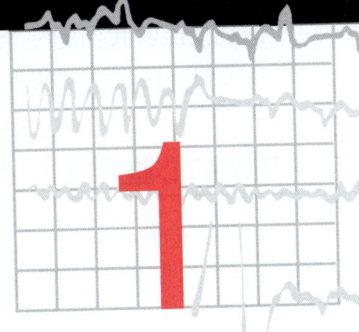

正常的心脏节律	2
心率	2
期前收缩	5
P 波	10
PR 间期	10
QRS 波群	15
ST 段	35
T 波	48
QT 间期	51
运动员的心电图	59
妊娠心电图	65
儿童心电图	65
健康人群中心电图异常的发生率	65
诊疗对策	68

就本章的目的，我们将假定正常范围的心电图是从那些既没有临床症状、体检也未见异常的人群中获得的。但是我们在考虑心电图的正常范围时，也不能回避这样一个事实：并非所有疾病都有症状或异常体征，而一个看起来健康、但实际可能并不健康的人其心电图也因此可能异常。特别是有些参加"筛查"的人可能都有症状，但却没有为此请医生看过。因此，我们不能假定筛查项目得到的每份心电图都是健康人的心电图。

因此，对心电图的正常范围是有争议的。但是我们必须首先

1 健康人群的心电图

考虑我们能够找到的完全正常的健康人的心电图变异,然后,我们才能进一步考虑确实异常的心电图的意义。

正常的心脏节律

窦性心律是人体唯一正常的持续性心律。在年轻人,吸气时,RR 间期缩短(即心率加快),这种情况称为窦性心律失常(图 1.1)。窦性心律失常明显时很像房性心律失常。但窦性心律失常时,每个 P-QRS-T 波都正常,只是这些波之间的间期发生了变化。

随着年龄的增长,窦性心律失常可以逐渐减轻,而在有某些疾病时,如糖尿病自主神经病变时,因迷走神经功能受损,窦性心律失常还可消失。

心率

正常心脏其实没有什么事情,心动过速和心动过缓这些术语应该慎用。因为窦性心律中并没有规定某个心率较快的点,超出它就必须称为"窦性心动过速"。同样,也没有规定"窦性心动过缓"的心率上限值。尽管如此,对意料之外的心率同样加快或减慢必须做出解释。

窦性心动过速

图 1.2 是一位主诉心率快的年轻女性的心电图。除焦虑外,她没有其他症状。各种检查未见异常,血细胞计数和甲状腺功能检查结果均正常。

框 1.1 显示了引起窦性心动过速的可能原因。

窦性心动过缓

图 1.3 是一位年轻职业足球运动员的心电图。他的心率为 44 次 / 分,由于其窦性心律如此缓慢,以至于出现了一次交界性逸搏。

引起窦性心动过缓的可能原因如框 1.2 所示。

心率 1

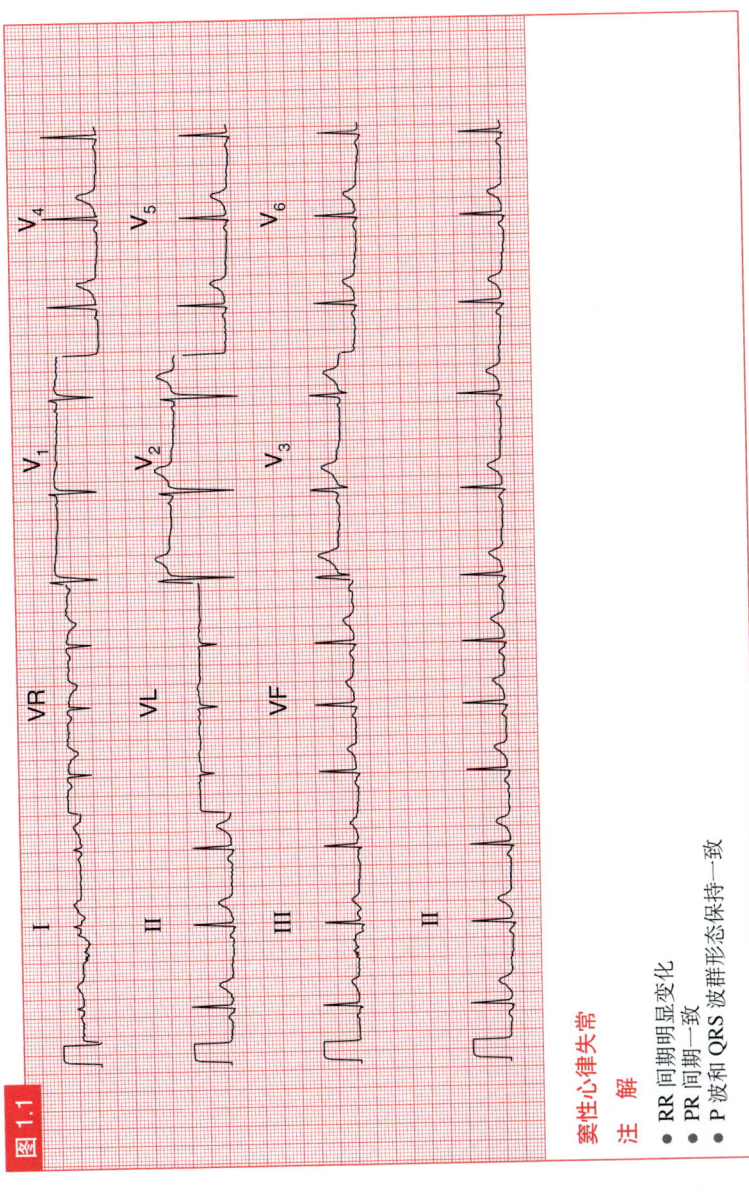

图 1.1

窦性心律失常

注 解

- **RR** 间期明显变化
- **PR** 间期一致
- P 波和 QRS 波群形态保持一致

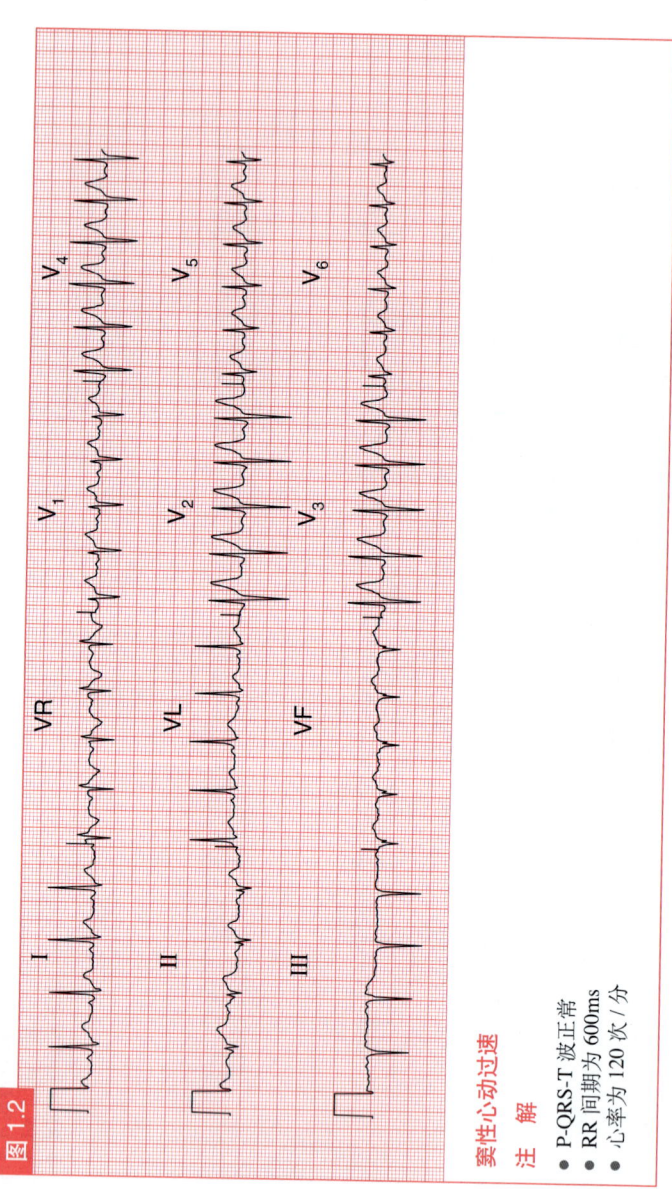

图 1.2 窦性心动过速

注 解
- P-QRS-T 波正常
- RR 间期为 600ms
- 心率为 120 次/分

框 1.1　引起窦性心动过速的可能原因

- 疼痛、惊吓、运动
- 低血容量
- 心肌梗死
- 心力衰竭
- 肺栓塞
- 肥胖
- 缺乏锻炼
- 妊娠
- 甲状腺功能亢进
- 贫血
- 脚气病
- CO_2 滞留
- 自主神经病变
- 药物：
  - —拟交感神经药物
  - —沙丁胺醇（舒喘灵）（包括吸入性）
  - —咖啡因
  - —阿托品

框 1.2　引起窦性心动过缓的可能原因

- 身体素质
- 血管迷走神经性发作
- 病窦综合征
- 急性心肌梗死，特别是下壁心肌梗死
- 甲状腺功能减退
- 低温
- 梗阻性黄疸
- 颅内压增高
- 药物：
  - —β-阻滞剂（包括青光眼滴眼剂）
  - —维拉帕米（异搏定）
  - —地高辛

期前收缩

室上性期前收缩，即房性或交界性期前收缩，在正常人群中经常发生，没有什么意义（图 1.4）。房性期前收缩时，可见一个异常的 P 波；交界性期前收缩时，或见不到 P 波，或 P 波跟随在

健康人群的心电图

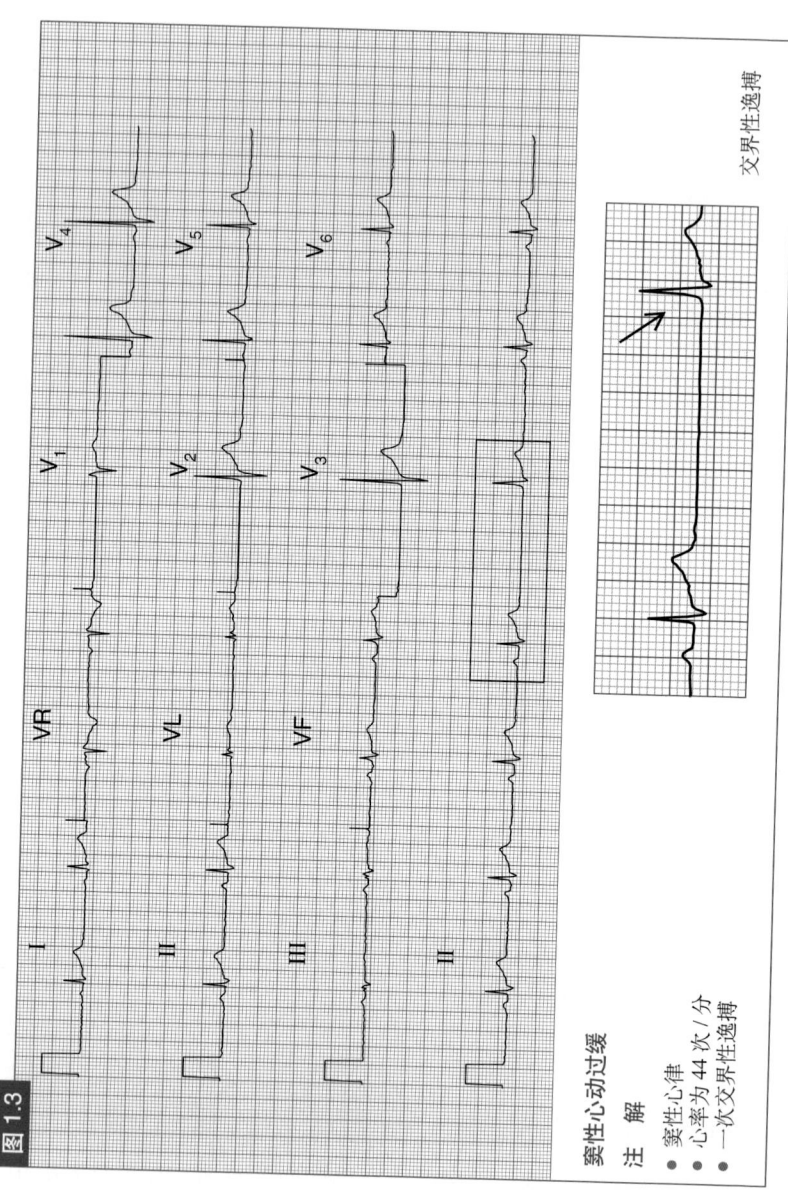

图 1.3　窦性心动过缓

注　解
- 窦性心律
- 心率为 44 次 / 分
- 一次交界性逸搏

1 期前收缩

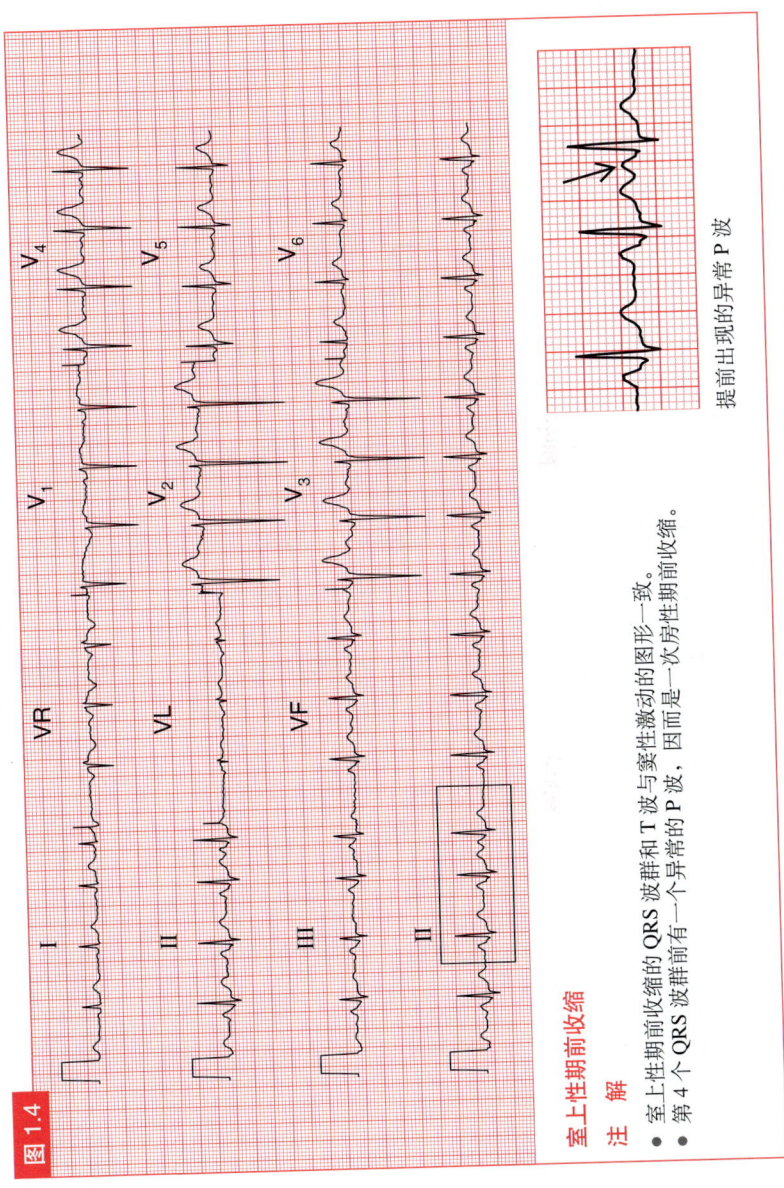

图 1.4

提前出现的异常 P 波

室上性期前收缩

注 解

- 室上性期前收缩的 QRS 波群和 T 波与窦性激动的图形一致。
- 第 4 个 QRS 波群前有一个异常的 P 波，因而是一次房性期前收缩。

QRS 波群的后面。

室性期前收缩也常见于正常心电图（图 1.5）。

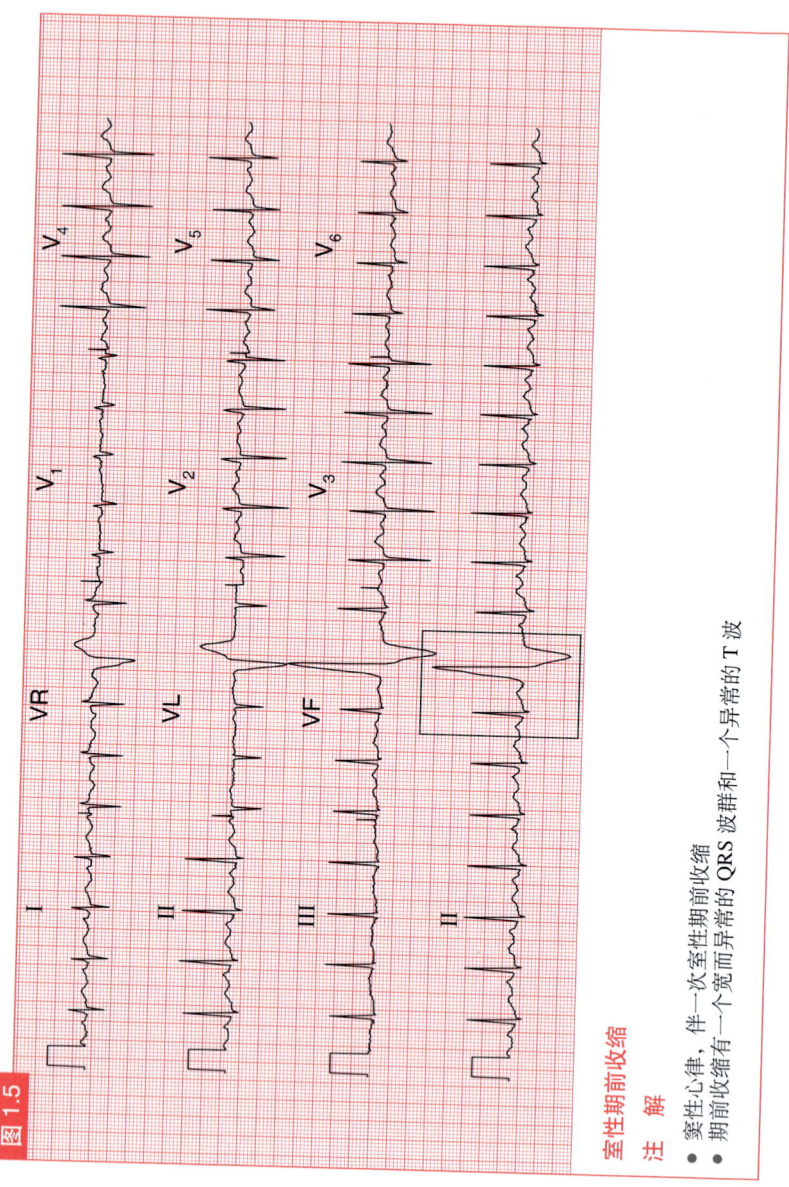

图 1.5 室性期前收缩

注 解
- 窦性心律，伴一次室性期前收缩
- 期前收缩有一个宽而异常的 QRS 波群和一个异常的 T 波

期前收缩

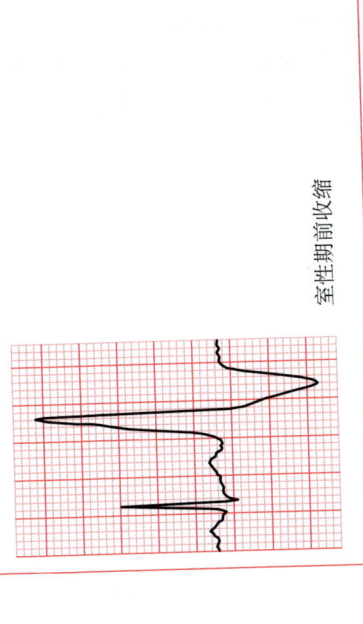

室性期前收缩

P 波

窦性心律时，除了 VR 导联外，正常 P 波在所有导联都是正向的。在 VL 导联，当 QRS 波群主波向下时，P 波也可以是倒置的（图 1.6）。

P 波切迹或双向是左心房肥大的标志，P 波高尖表示右心房肥大——但双向或高尖 P 波也可以见于正常人群的心电图。

右位心患者（图 1.7）I 导联的 P 波倒置。临床实践中，P 波倒置更常见于肢体导联连接错误。但如果心脏正常时"观察"到左心室的 V_5 和 V_6 导联出现 QRS 波群主波向下，则右位心也能识别。

如果要做右位心患者的心电图，将肢体导联反接，将胸部导联各自的电极放在胸壁右侧——与正常左侧电极相对应的位置，如此也可得到一个与普通患者相似的心电图（图 1.8）。

PR 间期

窦性心律时，PR 间期是一致不变的，正常范围是 120～200ms（心电图纸 3～5 个小格）（图 1.9）。

PR 间期短于 120ms 时，提示有预激，长于 200ms 时，则有一度房室传导阻滞。这两种"异常"均可见于正常人，对此本书第 2 章将进一步讨论。

PR 间期

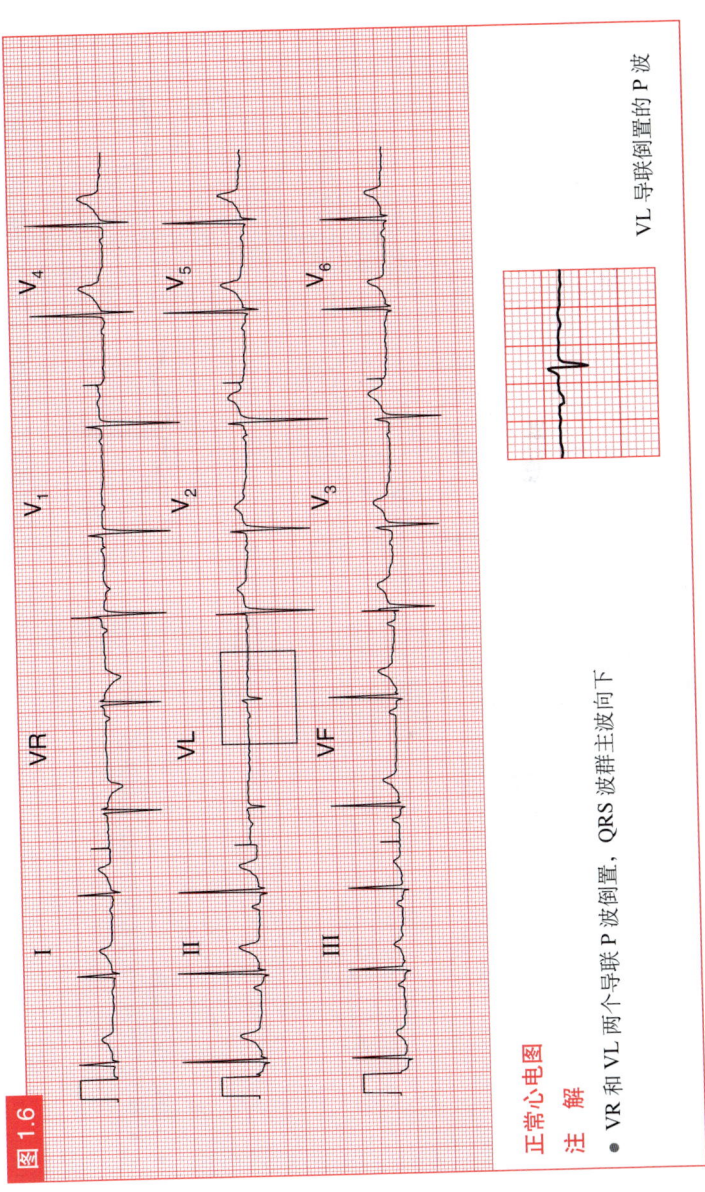

图 1.6

正常心电图

注 解

- VR 和 VL 两个导联 P 波倒置，QRS 波群主波向下
- VL 导联倒置的 P 波

健康人群的心电图

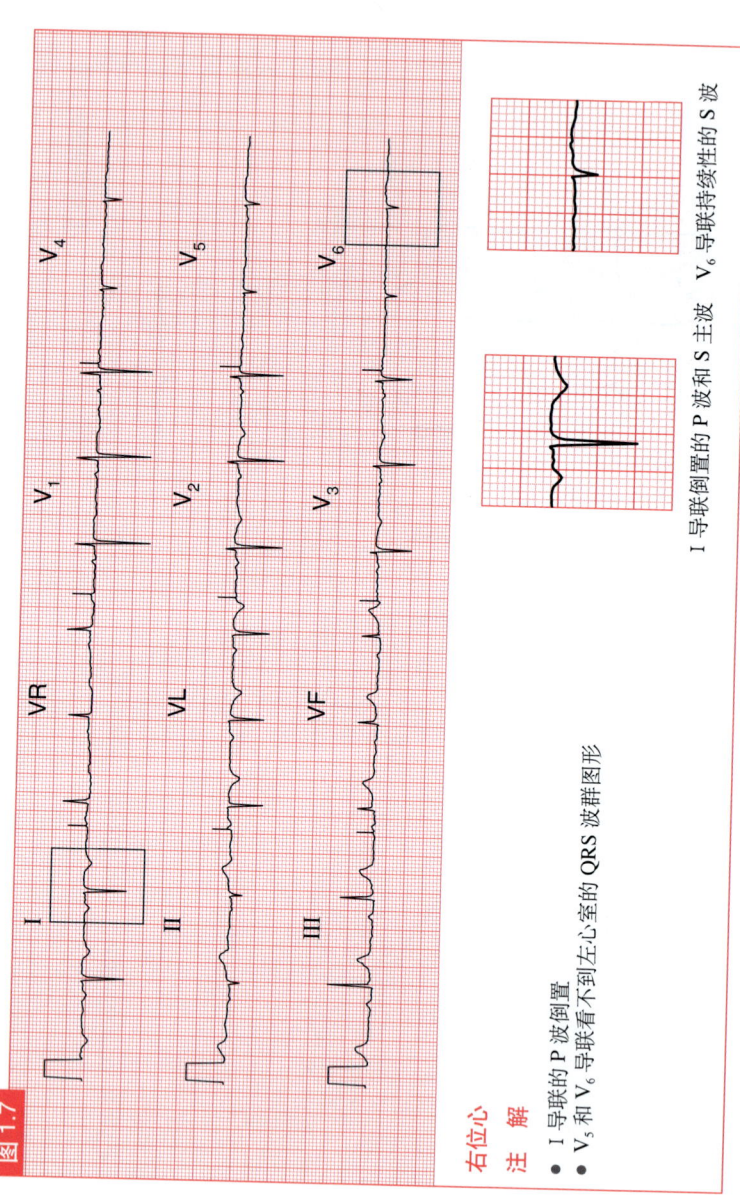

图 1.7

右位心

注 解

- I 导联的 P 波倒置
- V_5 和 V_6 导联看不到左心室的 QRS 波群图形
- I 导联倒置的 P 波和 S 主波 V_6 导联持续性的 S 波

PR 间期

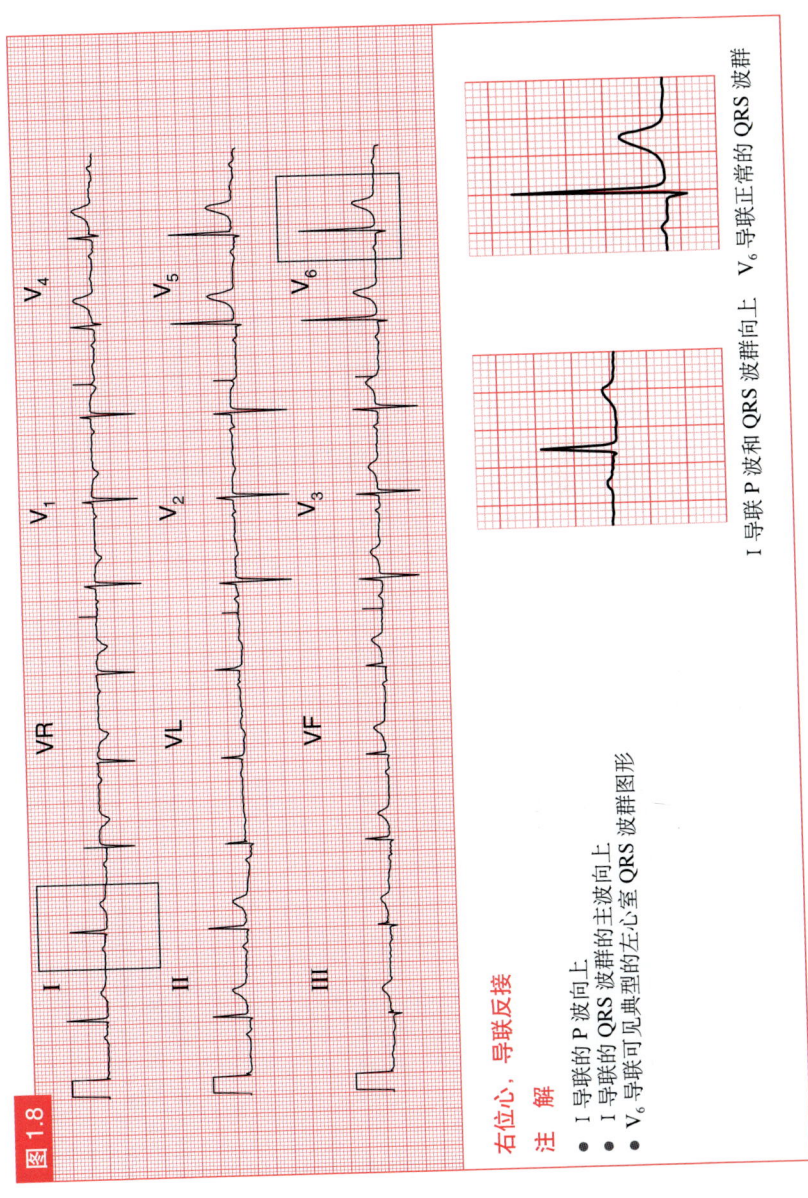

图 1.8

I 导联 P 波和 QRS 波群向上   V₆ 导联正常的 QRS 波群

右位心，导联反接

注 解
- I 导联的 P 波向上
- I 导联的 QRS 波群的主波向上
- V₆ 导联可见典型的左心室 QRS 波群图形

健康人群的心电图

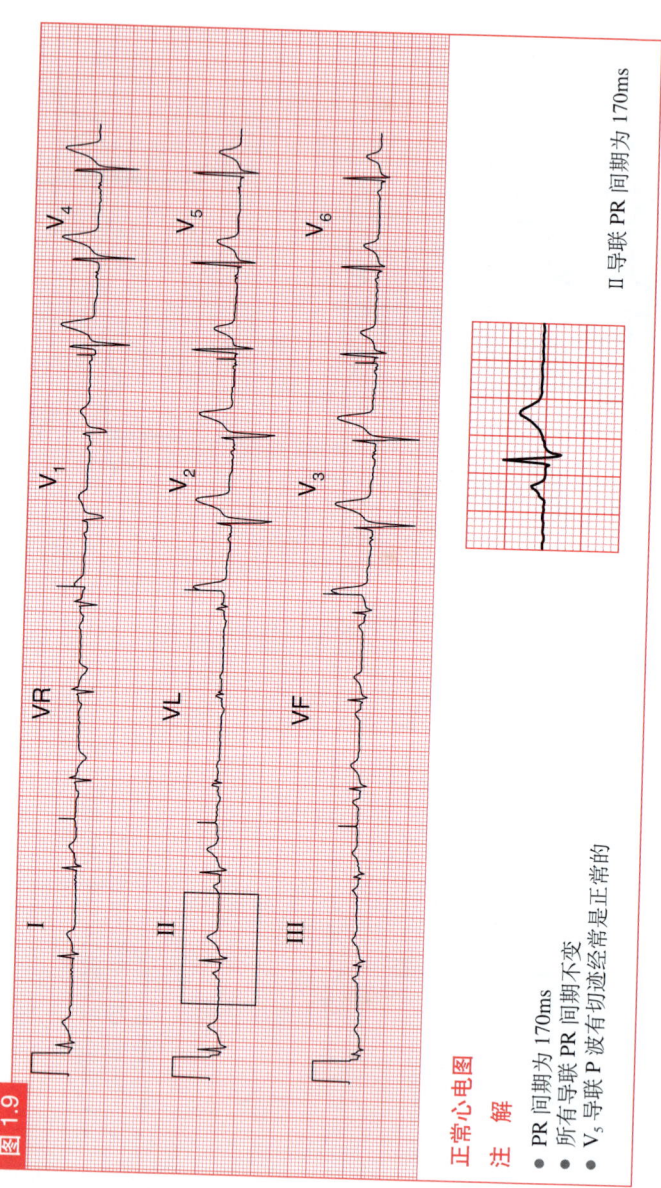

图 1.9 正常心电图

注解
- PR 间期为 170ms
- 所有导联 PR 间期不变
- V₅ 导联 P 波有切迹经常是正常的

QRS 波群

心电轴

心电轴方向的正常范围很宽。在大多数人，QRS 波群在 II 导联最高，但在 I 和 III 导联，QRS 波群的主波也明显是向上的（即 R 波幅度大于 S 波幅度）（图 1.10）。

当 I 导联的 R 波幅度与 S 波幅度相等时，心电轴仍然十分正常：这在高身材的人群中常可见到（图 1.11）。

当 I 导联的 S 波幅度大于 R 波幅度时，表明存在心电轴右偏。但这种情况在十分正常的人群中也很常见。图 1.12 是一位职业足球运动员的心电图。

III 导联的 S 波幅度大于 R 波幅度常可见到，当 II 导联的 S 波幅度和 R 波幅度相等时，心电轴仍可被认为是正常的。这些心电图表现在肥胖人群和妊娠妇女中是常见的（图 1.13）。

当 II 导联的 S 波深度大于 R 波高度时，表示存在心电轴左偏（见图 2.26）。

1 健康人群的心电图

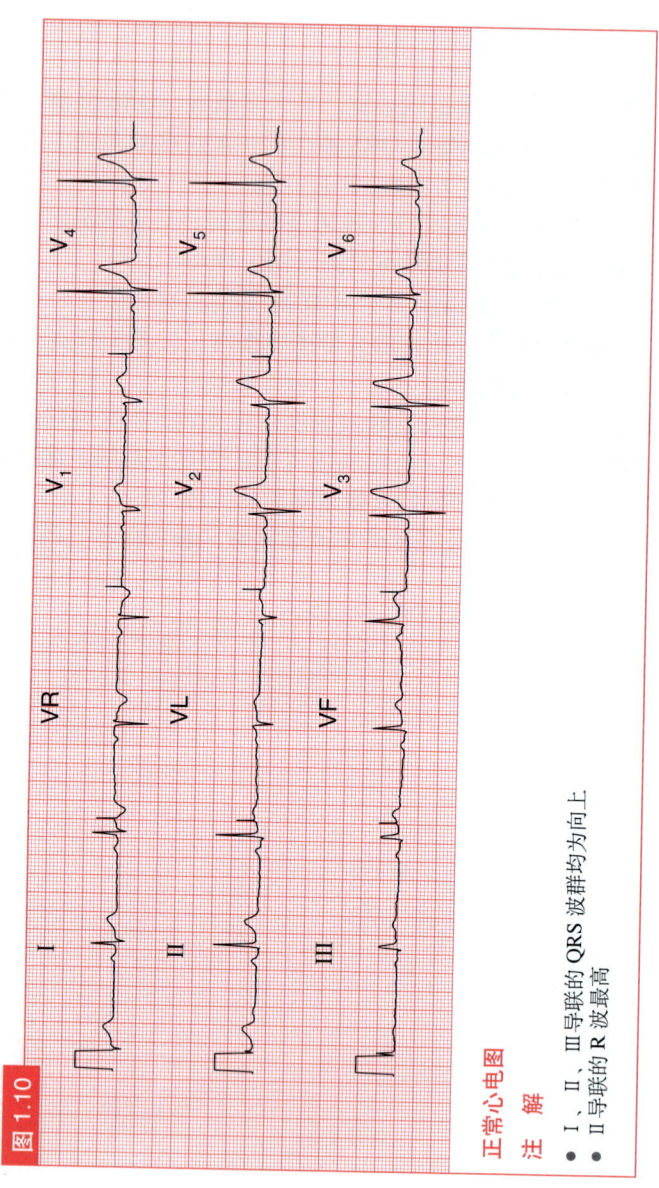

图 1.10 正常心电图

注解
- Ⅰ、Ⅱ、Ⅲ导联的 QRS 波群均为向上
- Ⅱ导联的 R 波最高

QRS 波群

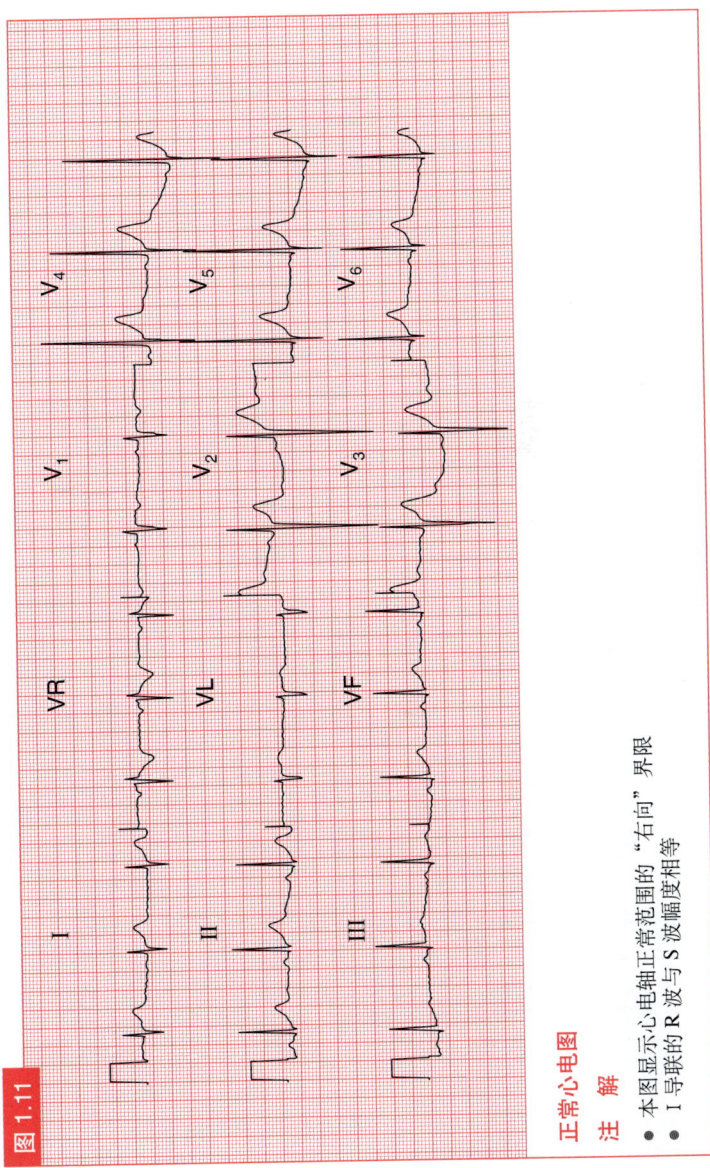

图 1.11

正常心电图

注 解

- 本图显示心电轴正常范围的"右向"界限
- Ⅰ导联的 R 波与 S 波幅度相等

1 健康人群的心电图

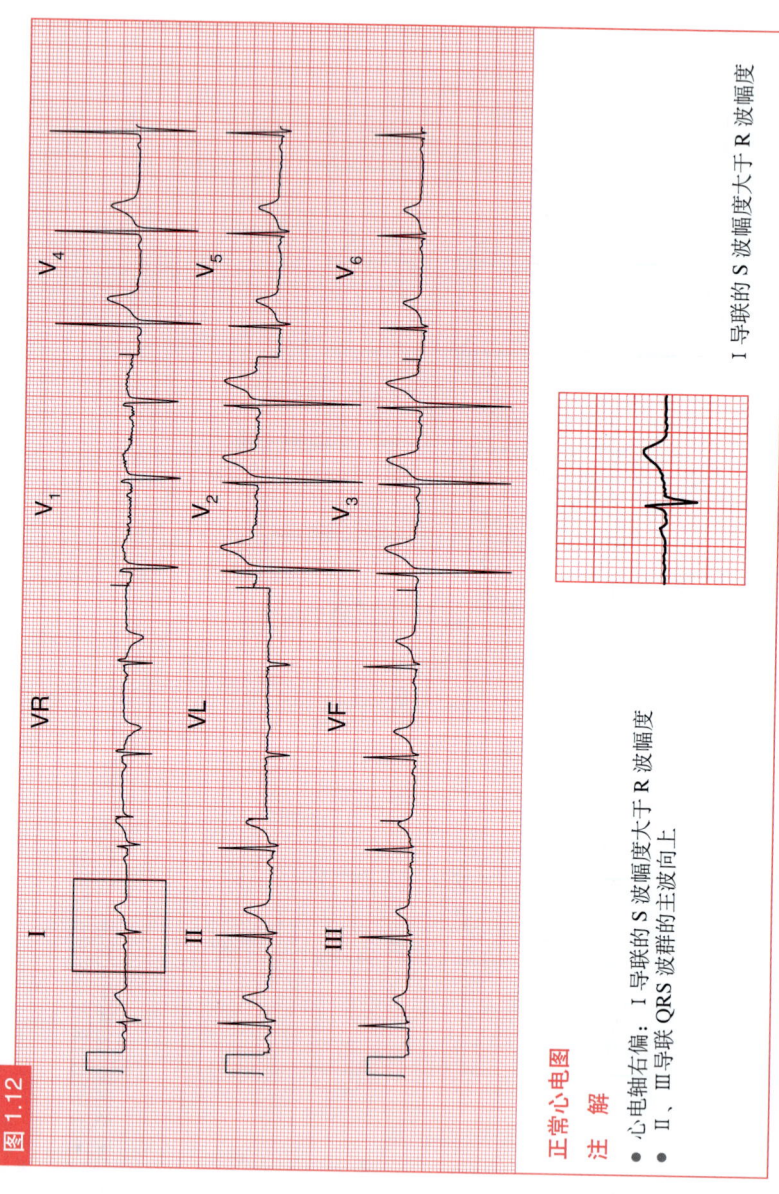

图 1.12

正常心电图

注 解

- 心电轴右偏：Ⅰ导联的 S 波幅度大于 R 波幅度
- Ⅱ、Ⅲ导联 QRS 波群的主波向上

Ⅰ导联的 S 波幅度大于 R 波幅度

QRS 波群

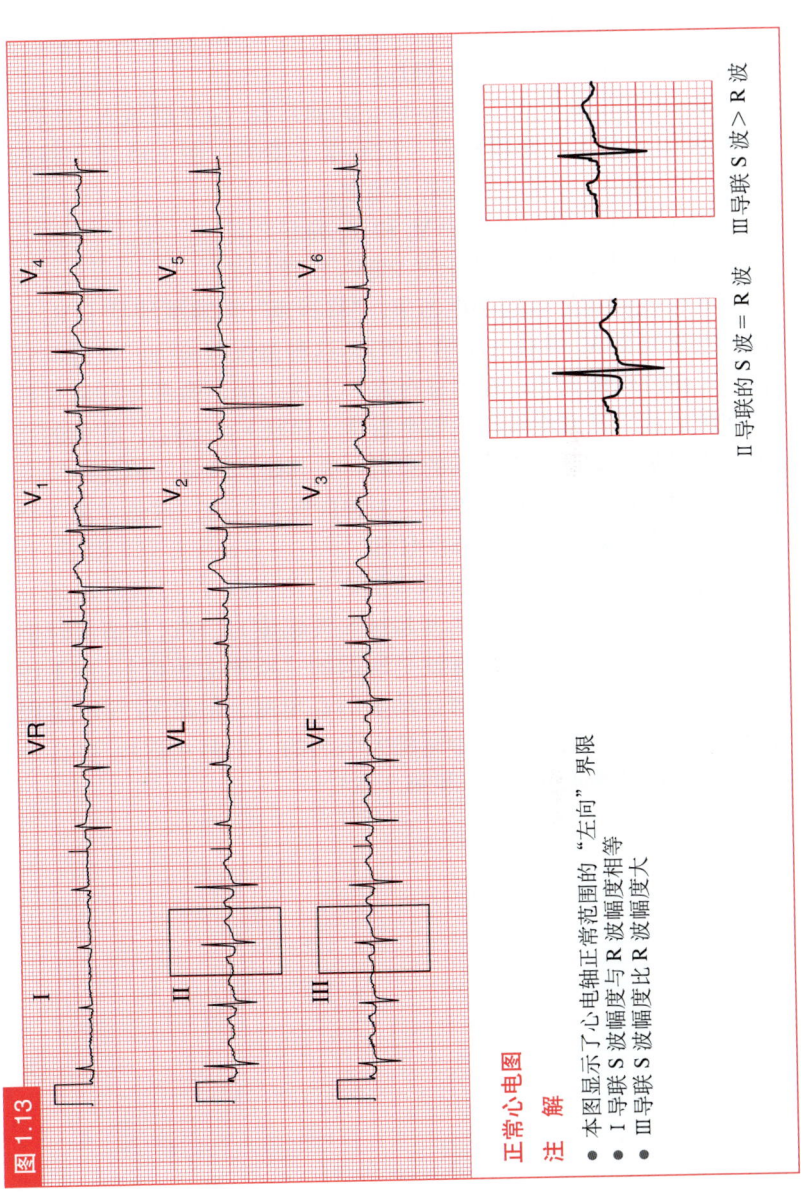

图 1.13 正常心电图

注 解

本图显示了心电轴正常范围的"左向"界限
- Ⅰ导联 S 波幅度与 R 波幅度相等
- Ⅲ导联 S 波幅度比 R 波幅度大

Ⅱ导联的 S 波 = R 波　　Ⅲ导联 S 波 > R 波

胸部导联的 R 波和 S 波的幅度

V_1 导联 QRS 波群的形态应当是小 R 波和深 S 波,而从 V_1 导联到 V_6 导联 R 波与 S 波的比例逐渐增大。在 V_6 导联应当有一个高的 R 波而无 S 波(图 1.14)。

典型的"移行点"(transition point)在 V_3 导联或 V_4 导联,为 R 波幅度与 S 波幅度相等,但有很多变异。图 1.15 中,移行点位于 V_3 和 V_4 导联之间的某个地方。

图 1.16 中,移行点位于 V_4 和 V_5 导联之间。

图 1.17 中,移行点位于 V_2 和 V_3 导联之间。

在慢性肺病患者的心电图中,"移行点"可典型地见于 V_5 导联,甚至可到 V_6 导联(见第 4 章),这种情况被称为"顺钟向转位"。在特殊情况下,在"移行点"出现之前,胸部导联需要放置在腋后线,甚或继续往后移至后背(导联 $V_7 \sim V_9$)。相似的心电图也可见于胸廓形态异常的患者,尤其是当胸骨凹陷使纵隔向左偏移时,虽然这种情况不用"顺钟向转位"这一术语。图 1.18 就是一位有纵隔移位患者的心电图。

偶尔,一个心脏完全正常者的心电图会在 V_1 导联上出现一个"优势"R 波(即 R 波幅度超过 S 波幅度)。在这种情况时根本看不到"移行点",而这就是所谓的"顺钟向转位"。图 1.19 是一位心脏正常的健康足球运动员的心电图。但是 V_1 导联出现 R 波优势通常要么是由右心室肥大引起的(见第 4 章),要么是由正后壁心肌梗死引起的(见第 3 章)。

QRS 波群

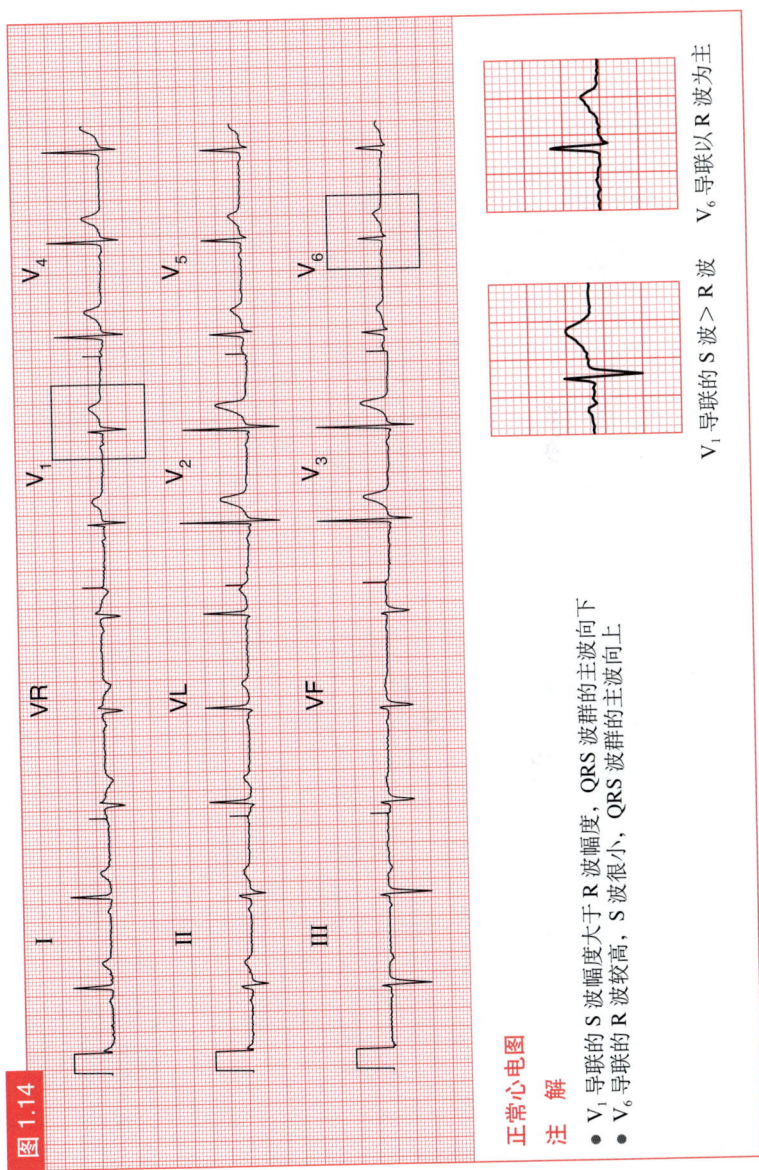

图 1.14

正常心电图

注解
- V_1 导联的 S 波幅度大于 R 波幅度，QRS 波群的主波向下
- V_6 导联的 R 波较高，S 波很小，QRS 波群的主波向上

V_1 导联的 S 波 > R 波　　V_6 导联以 R 波为主

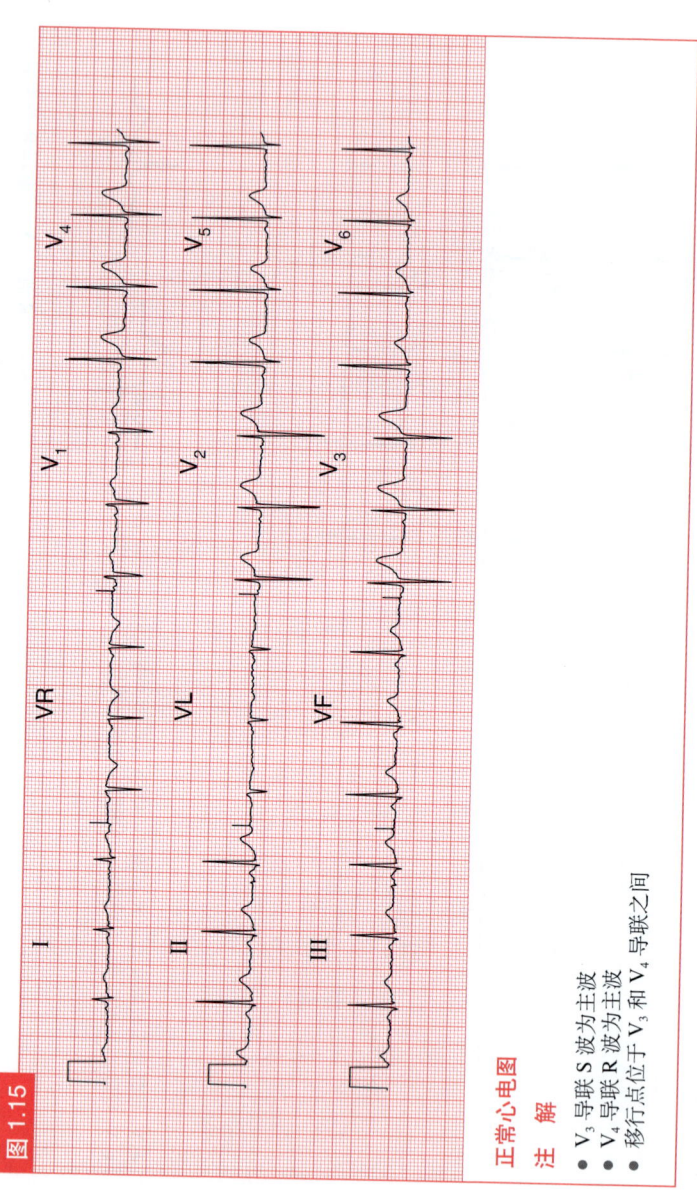

图 1.15 正常心电图

注解

- V_3 导联 S 波为主波
- V_4 导联 R 波为主波
- 移行点位于 V_3 和 V_4 导联之间

QRS 波群

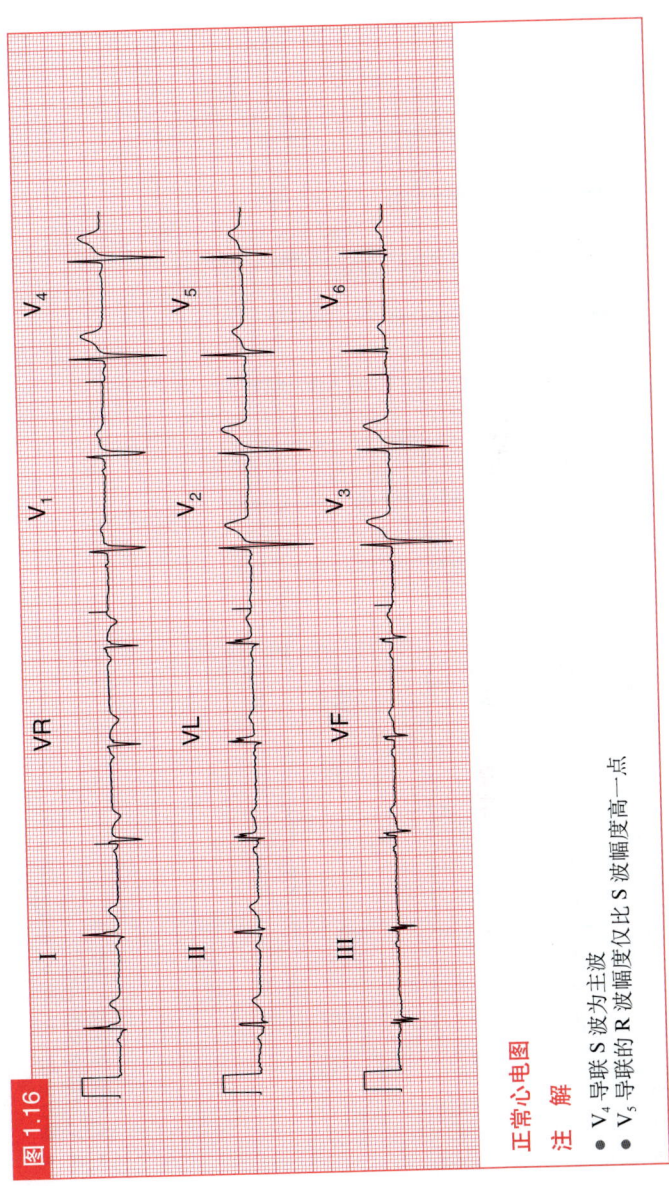

图 1.16　正常心电图

注　解
- V_4 导联 S 波为主波
- V_5 导联的 R 波幅度仅比 S 波幅度高一点

1 健康人群的心电图

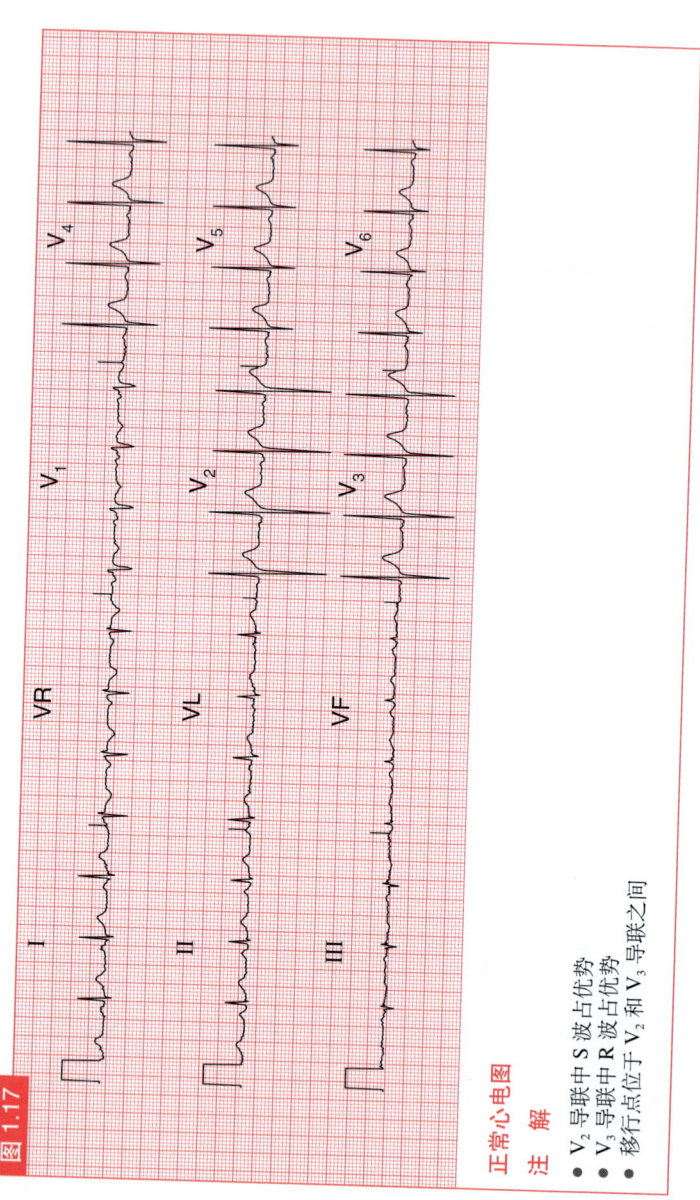

图 1.17 正常心电图

注 解
- V_2 导联中 S 波占优势
- V_3 导联中 R 波占优势
- 移行点位于 V_2 和 V_3 导联之间

QRS 波群

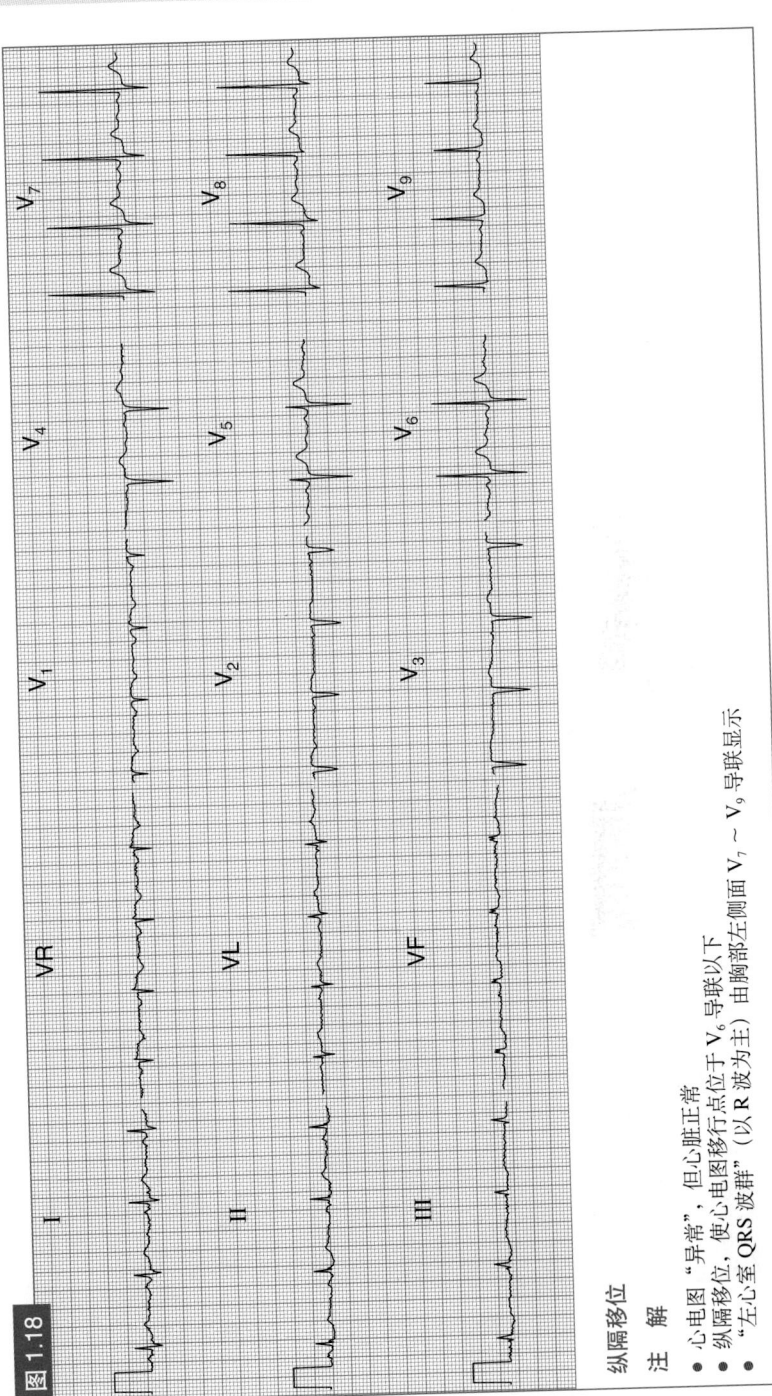

图 1.18

纵隔移位

注 解

- 心电图"异常",但心脏正常
- 纵隔移位,使心电图移行点位于 V_6 导联以下
- "左心室 QRS 波群"(以 R 波为主)由胸部左侧面 $V_7 \sim V_9$ 导联显示

健康人群的心电图

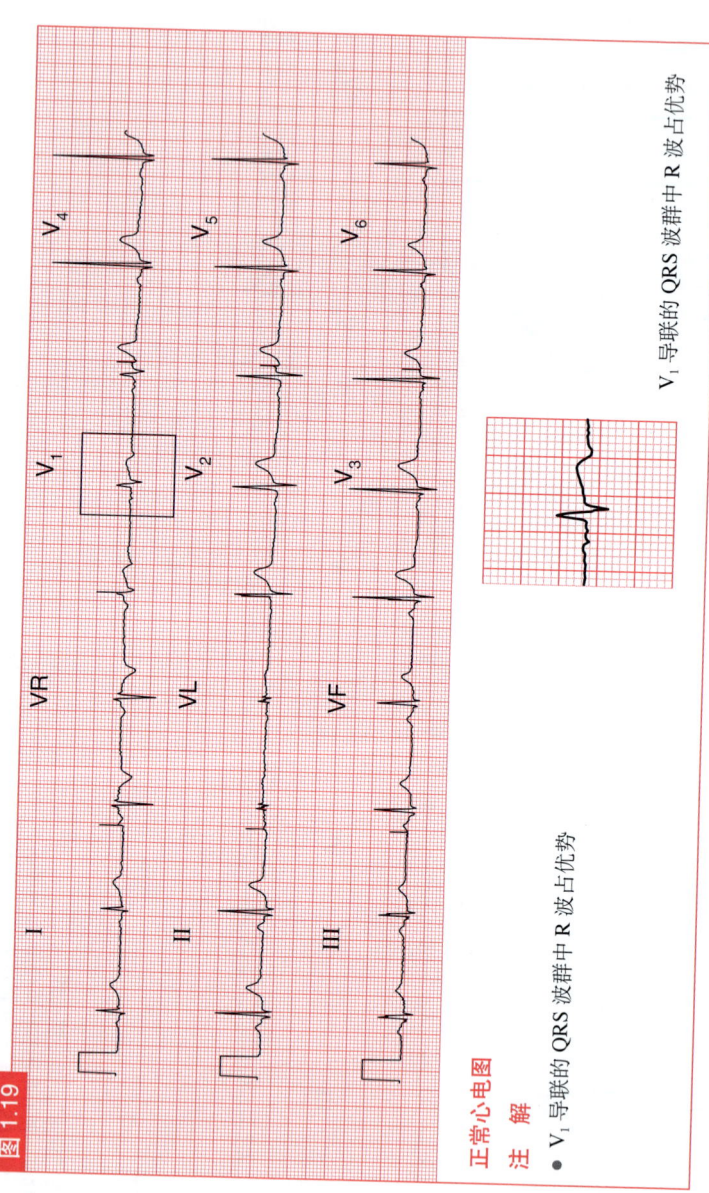

图 1.19

正常心电图

注 解

- V_1 导联的 QRS 波群中 R 波占优势

虽然 R 波高度与 S 波深度之比对判断心电轴偏转程度和对诊断右心室肥大有意义，但 R 波的绝对高度值没有什么意义。如果心电图是经适当方法校准的（即 1mV 的电压能带来心电图纸上 1cm 高的垂直波），则正常人的 R 波和 S 波的波幅的上限值通常被定为：

- V_5 或 V_6 导联 R 波为 25mm
- V_1 或 V_2 导联 S 波 25mm
- V_5 或 V_6 导联 R 波或 V_1 或 V_2 导联 S 波的代数和应小于 35mm。

但 V_5 和 V_6 导联的 R 波高于 25mm 的情况常见于健康、瘦型的年轻人，因而也是十分正常的。因此，这些"上限值"也没有什么用处。图 1.20 和图 1.21 是两位心脏正常的健康年轻男性的心电图。

QRS 波群的时限

QRS 波群的时限在所有的导联上均应小于 120ms（即不到 3 个小格）。如果大于 120ms，则要么是心室的除极来源于心室节律点而不是室上性节律点（即存在着心室节律），要么是心室内激动传导出现了异常。后者大多数是由束支传导阻滞引起的。一个类似于右束支传导阻滞（RBBB）但 QRS 波群窄的 RSR' 波形有时被称为"不全右束支传导阻滞"，属于一种正常变异（图 1.22）。但另一种 RSR'S' 波形也是一种正常变异（图 1.23），有时也被称为"碎裂"波群。

1 健康人群的心电图

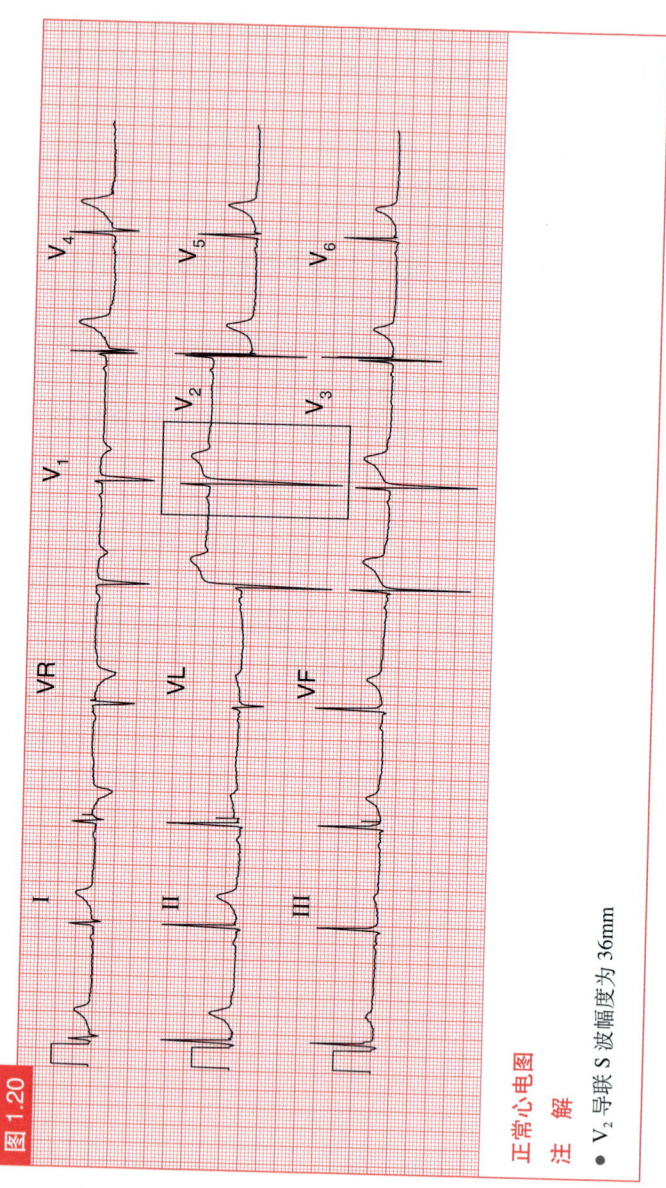

图 1.20 正常心电图

注 解
- V_2 导联 S 波幅度为 36mm

QRS 波群

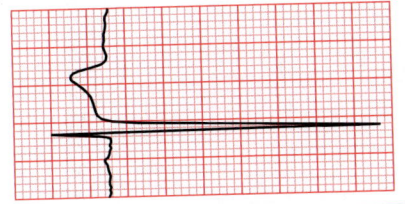

V_2 导联 S 波 > 25mm

健康人群的心电图

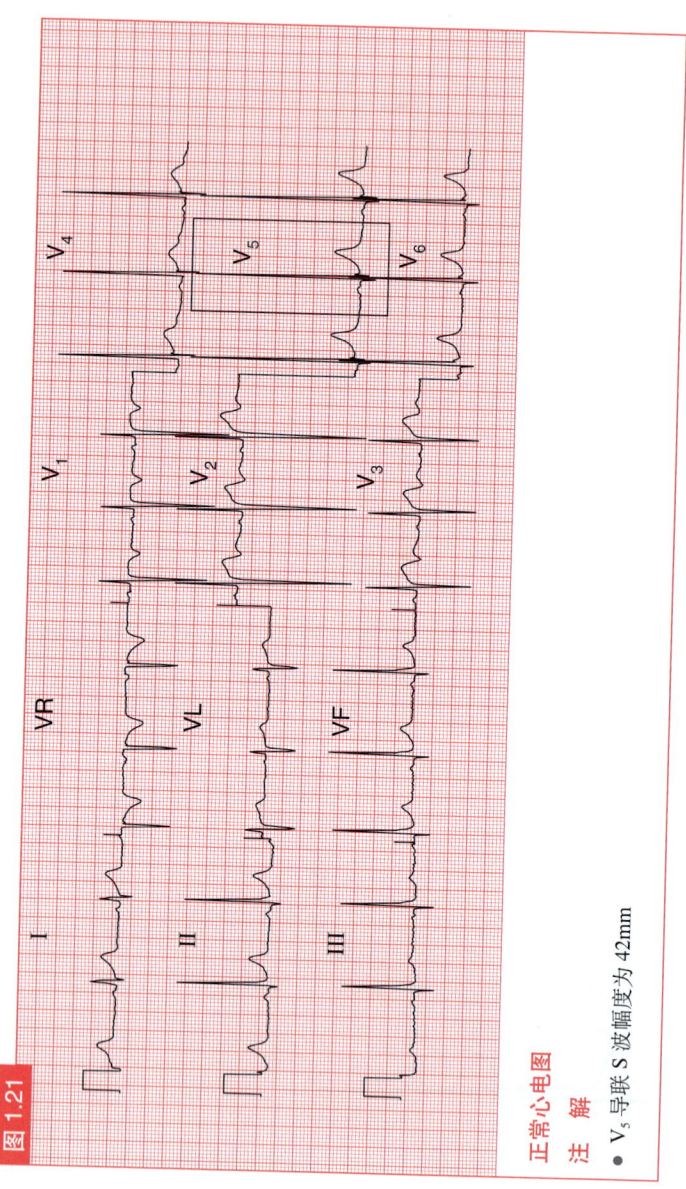

图 1.21 正常心电图

注 解
- V_5 导联 S 波幅度为 42mm

QRS 波群

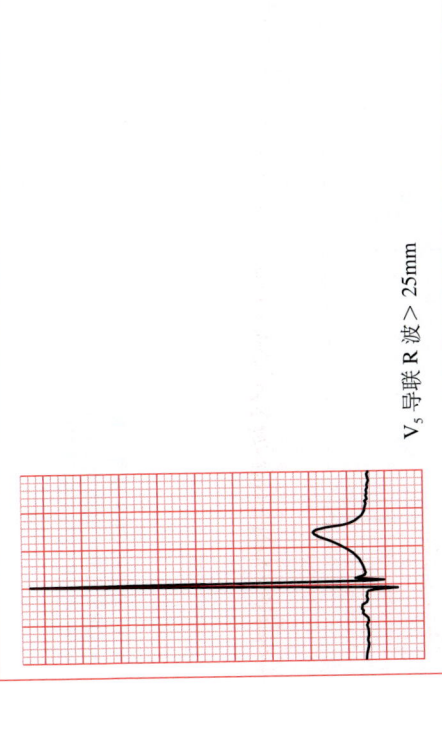

V_5 导联 R 波 > 25mm

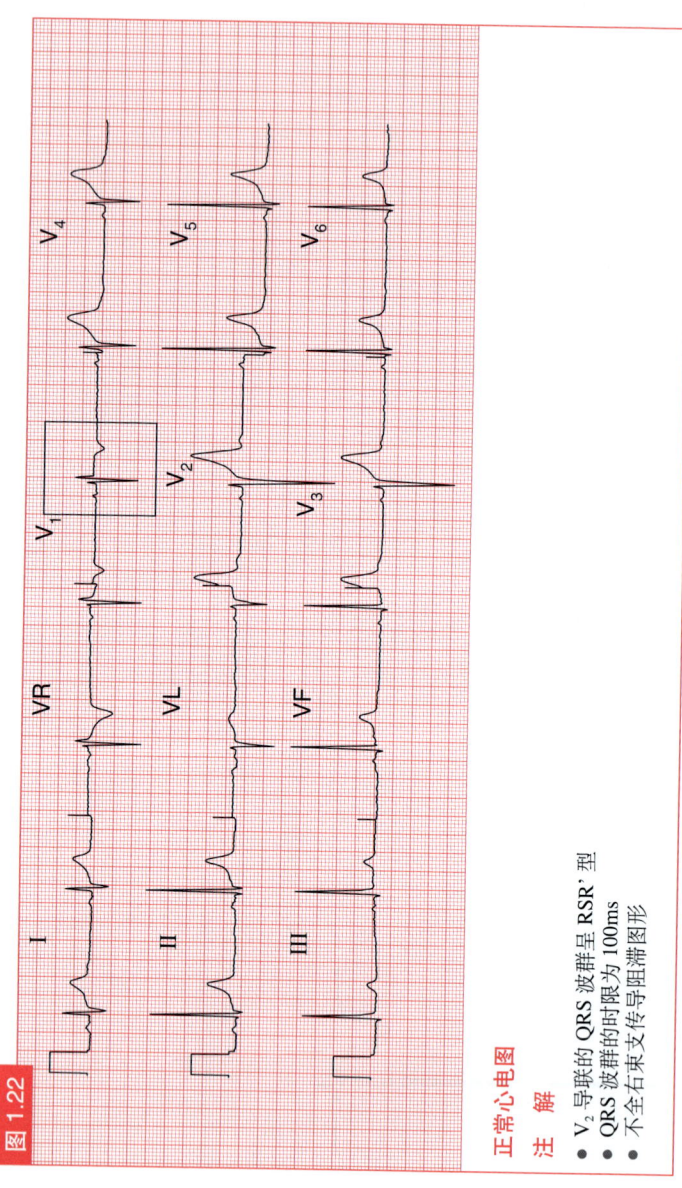

图 1.22 正常心电图

注 解
- V_2 导联的 QRS 波群呈 RSR' 型
- QRS 波群的时限为 100ms
- 不全右束支传导阻滞图形

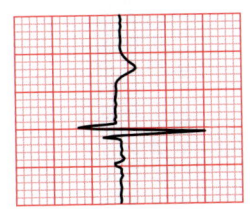

V_1 导联的 QRS 波群时限为 100ms，呈 RSR' 型

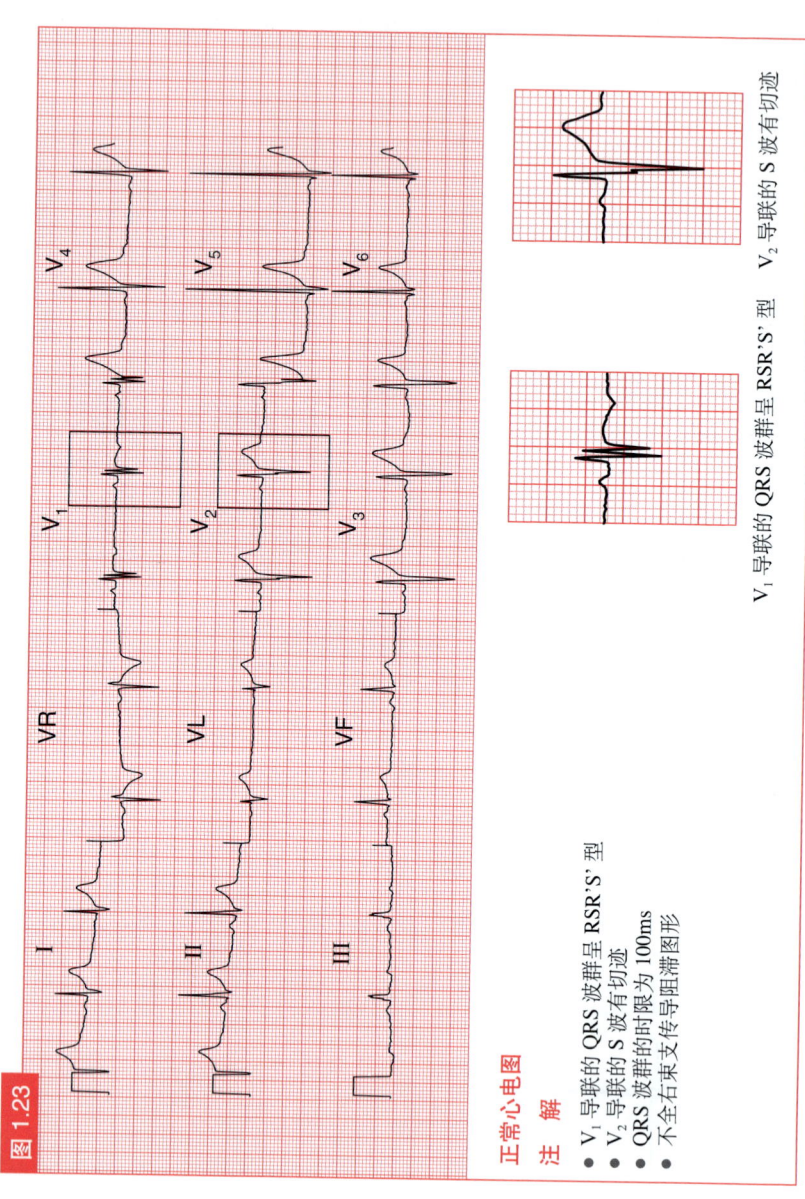

图 1.23

正常心电图

注 解

- V_1 导联的 QRS 波群呈 RSR'S' 型
- V_2 导联的 S 波有切迹
- QRS 波群的时限为 100ms
- 不全右束支传导阻滞图形

Q 波

室间隔自左向右的正常除极在 Ⅱ、VL、V_5、V_6 各导联上均可形成一个小的间隔性 Q 波。通常间隔性 Q 波的深度小于 3mm，时限小于 40ms（图 1.24）。

在正常人群中，在Ⅲ导联看到小的 Q 波也很普遍：它总是很窄，而深度有可能大于 3mm。偶尔 VF 导联上也会有相似的 Q 波（图 1.25）。这些正常的 Q 波在深吸气时会变得较浅，而且有可能全体消失（见图 1.33）。

ST 段

ST 段（心电图上 S 波到 T 波之间的部分）应该是水平"等电位"的，即其应与记录 T 波终点与 P 波起始点之间的基线处于同一水平。但 ST 段在胸部导联经常向上斜行，所以不易界定（图 1.26）。

ST 段抬高是急性心肌梗死的标志（见第 3 章），而 ST 段压低可能提示缺血或可能是地高辛效应的表现。但在 V_2 ~ V_5 导联，ST 段在 S 波之后抬高是十分正常的，有时这被称为"高起点的 ST 段"(high take-off ST segment)。图 1.27 和图 1.28 是两位十分健康的年轻人的心电图。

ST 段压低在正常人群并非少见，这种正常人的 ST 段压低被称为"非特异性"的 ST 段压低。ST 段压低出现在Ⅲ导联而不出现在 VF 导联时，很可能是非特异性改变（图 1.29）。非特异性 ST 段压低应不超过 2mm（图 1.30），而且常是上斜性的。ST 段水平性压低＞ 2mm 时，提示存在心肌缺血（见第 3 章）。

1 健康人群的心电图

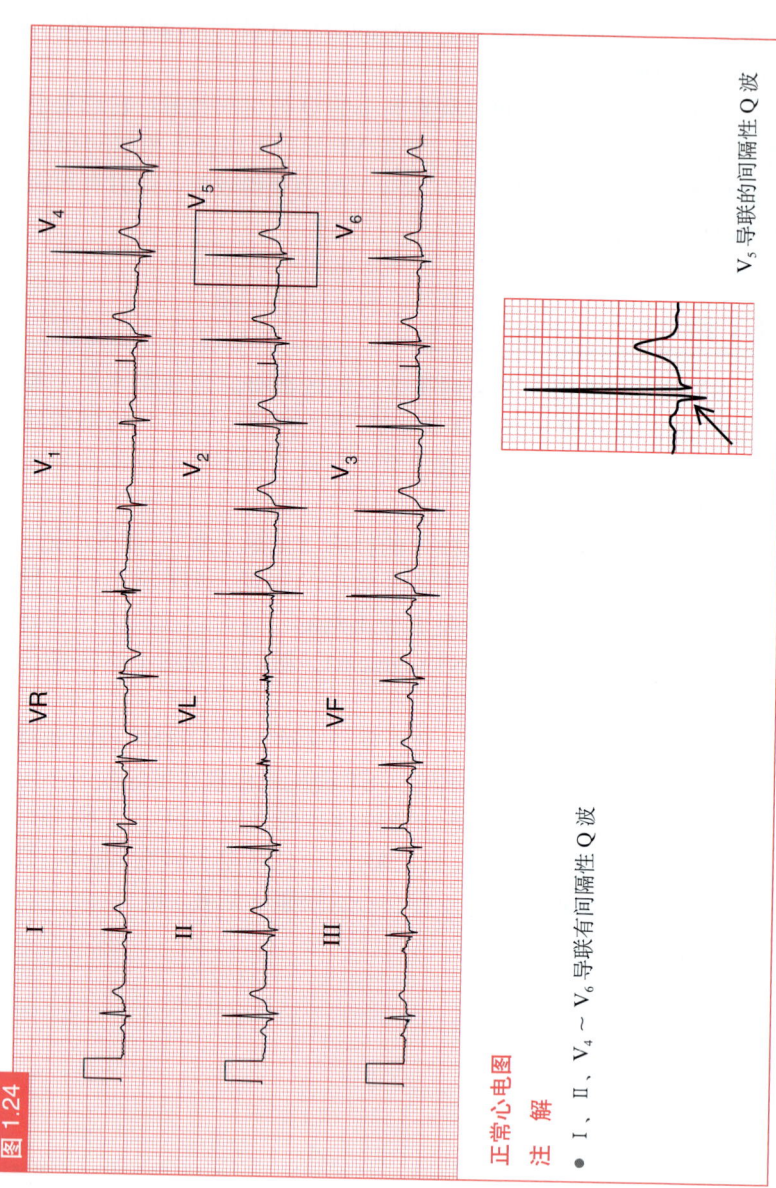

图 1.24

正常心电图

注解

- I、II、$V_4 \sim V_6$ 导联有间隔性 Q 波

ST 段 **1**

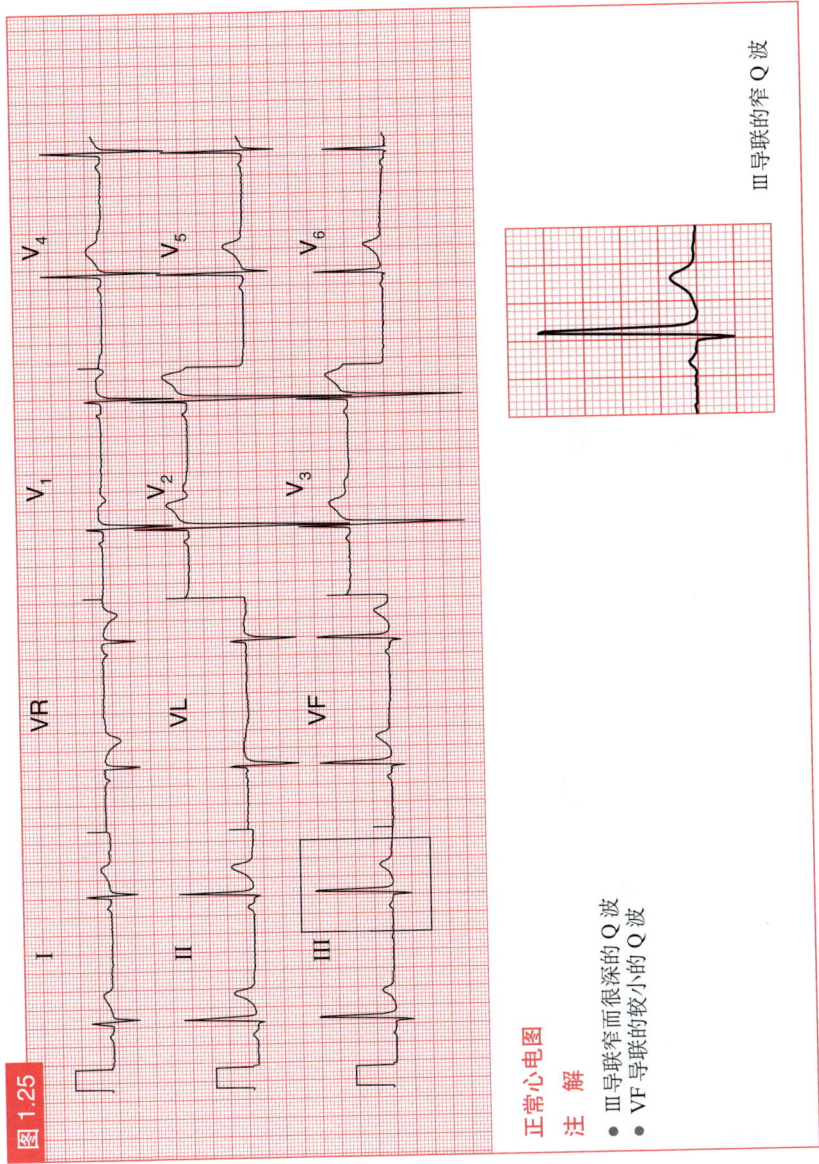

图 1.25 正常心电图

注 解

- Ⅲ 导联窄而很深的 Q 波
- VF 导联的较小的 Q 波

Ⅲ 导联的窄 Q 波

1 健康人群的心电图

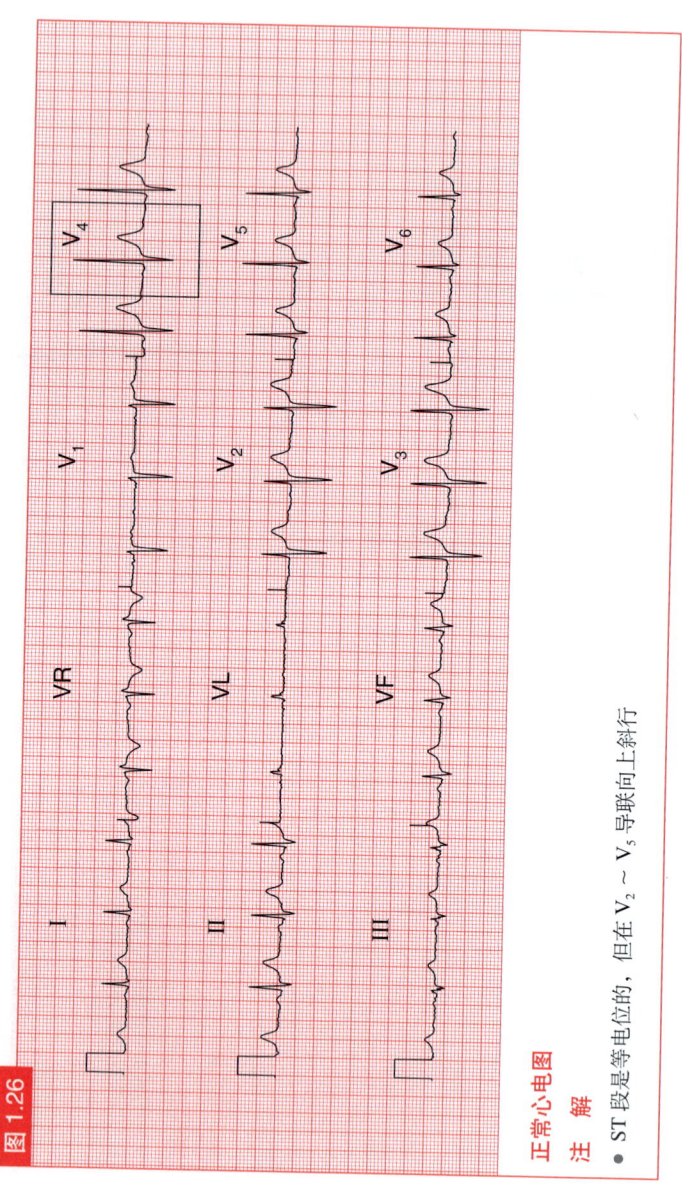

图 1.26 正常心电图

注 解

- ST 段是等电位的,但在 $V_2 \sim V_5$ 导联向上斜行

ST 段

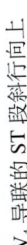
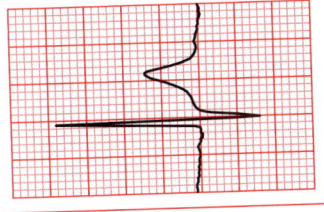

V₄ 导联的 ST 段斜行向上

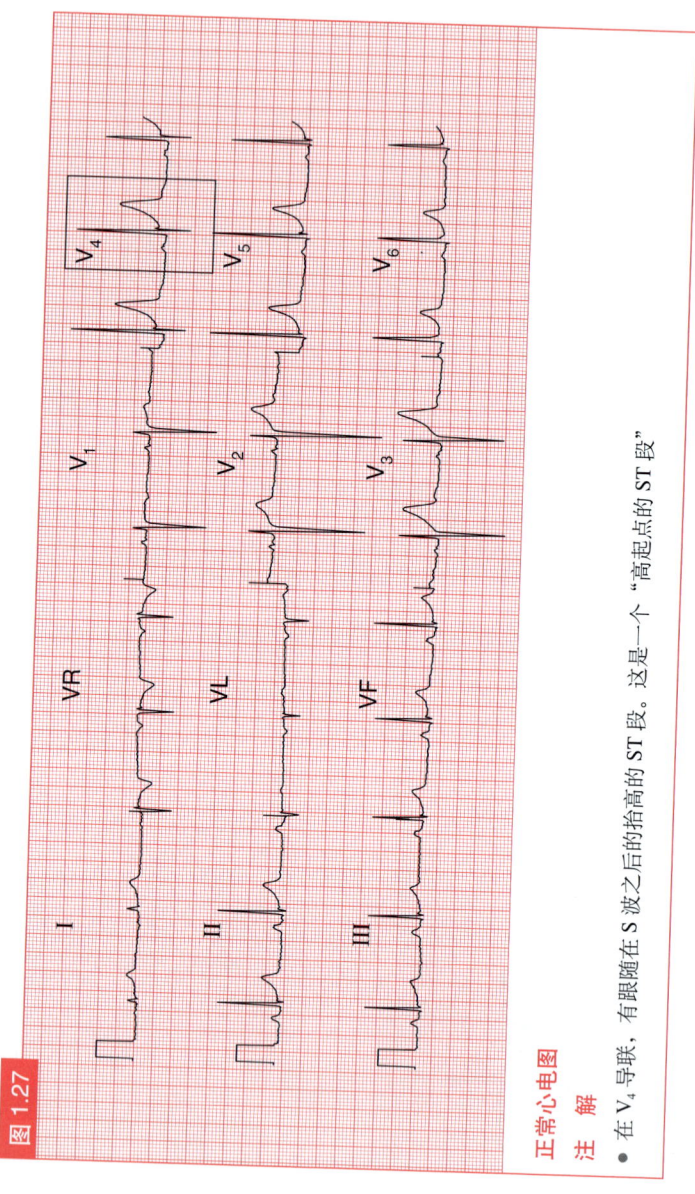

图 1.27　正常心电图

注　解

- 在 V_4 导联，有跟随在 S 波之后的抬高的 ST 段。这是一个"高起点的 ST 段"

ST 段

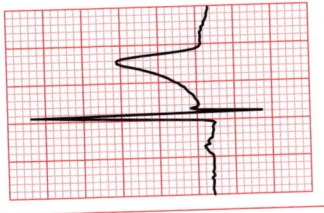

V₄ 导联高起点的 ST 段

1 健康人群的心电图

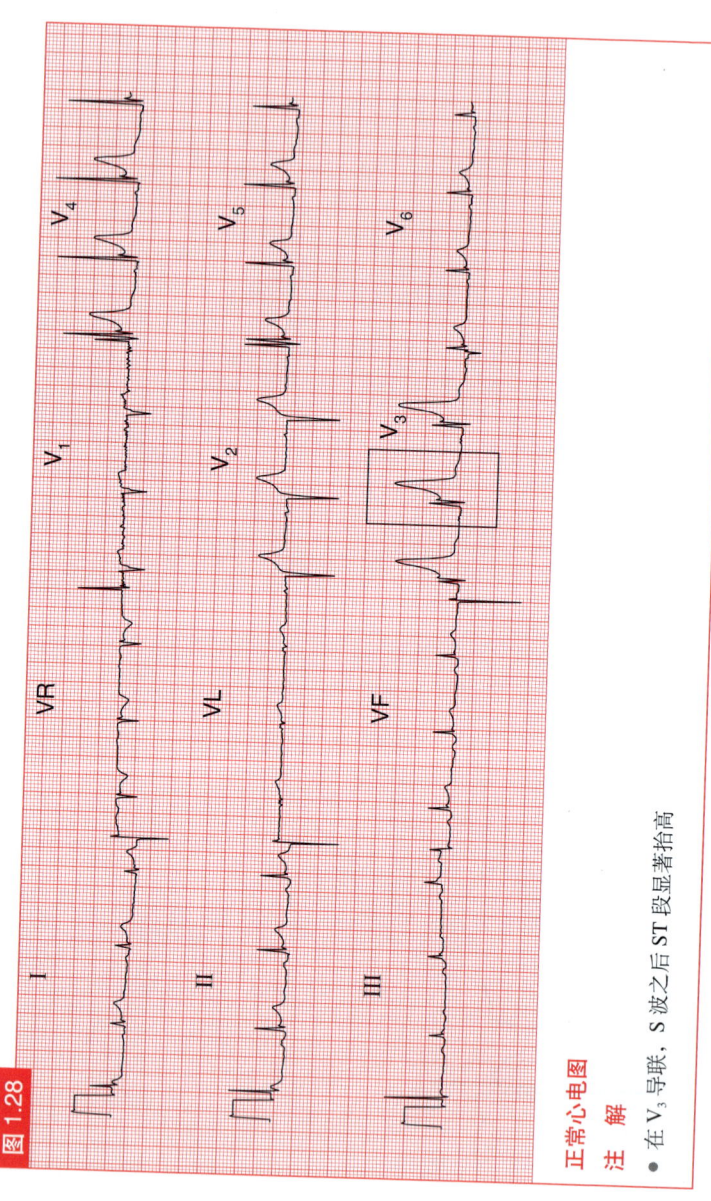

图 1.28

正常心电图

注 解

- 在 V_3 导联，S 波之后 ST 段显著抬高

ST 段

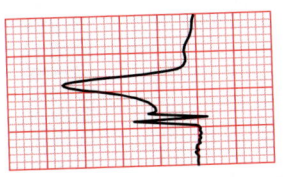

V₃ 导联高起点的 ST 段

1 健康人群的心电图

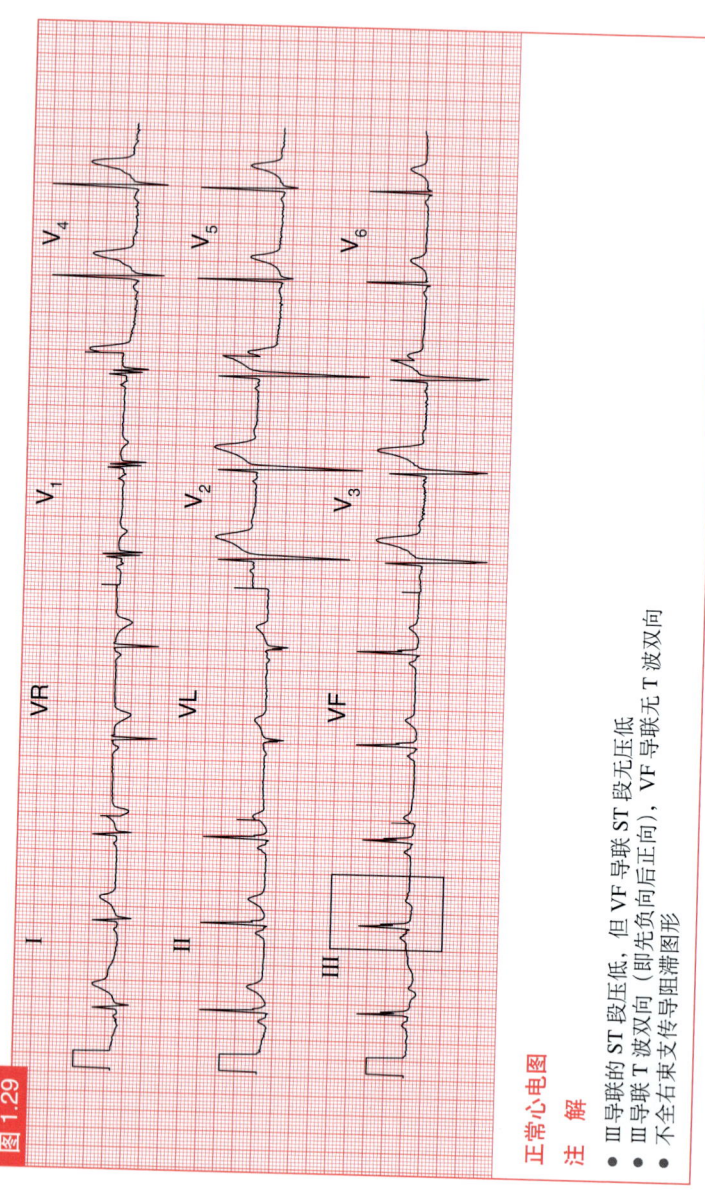

图 1.29

正常心电图

注 解

- Ⅲ导联的 ST 段压低,但 VF 导联 ST 段无压低
- Ⅲ导联 T 波双向(即先负向后正向),VF 导联无 T 波双向
- 不全右束支传导阻滞图形

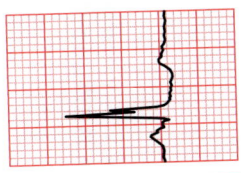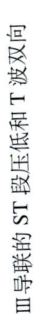

Ⅲ导联的 ST 段压低和 T 波双向

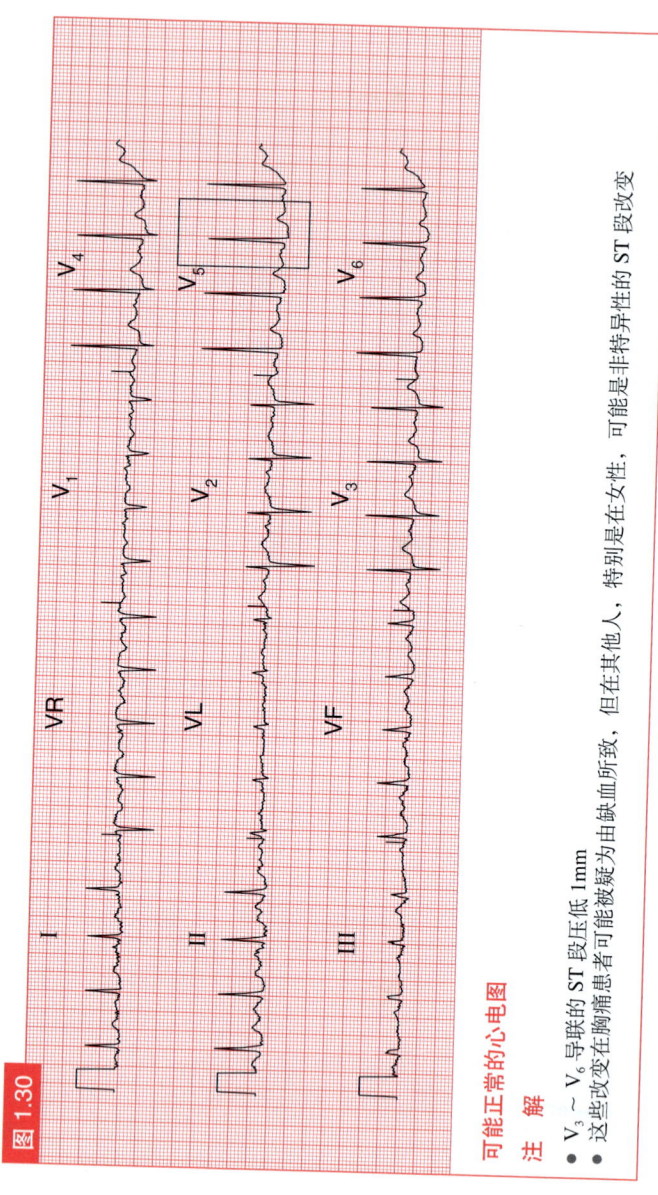

图 1.30

可能正常的心电图

注 解

- $V_3 \sim V_6$ 导联的 ST 段压低 1mm
- 这些改变在胸痛患者可能被疑为由缺血所致,但在其他人,特别是在女性,可能是非特异性的 ST 段改变

ST 段

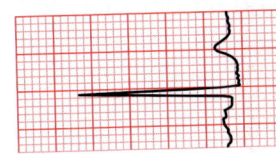

V₅ 导联的非特异性 ST 段压低

T 波

在正常心电图中，T 波在 VR 导联通常是倒置的，而在其他所有导联通常是正向的（图 1.31）。

T 波在 Ⅲ 导联经常倒置，但在 VF 导联却不是经常倒置。然而，T 波在 Ⅲ 导联的倒置当深吸气时可以倒转（图 1.32 和图 1.33）。V_1 导联的 T 波倒置也很普遍。

VL 导联的 T 波倒置与 VR 导联的 T 波倒置一样可以是正常的，特别是 P 波在 VL 导联倒置时。图 1.34 是一位健康年轻女性的心电图。

$V_2 \sim V_3$ 导联的 T 波倒置与 V_1 导联的 T 波倒置一样，即可见于肺栓塞和右心室肥大患者（见第 3 章和第 4 章），也可能是一种正常变异。这种正常变异尤其可能出现在黑人心电图上。图 1.35 是一位年轻健康白人男子的心电图，而图 1.36 是一位年轻黑人男子足球运动员的心电图。图 1.37 是一位中年黑人妇女的心电图，她有非特异性胸痛，其冠状动脉和左心室经冠脉造影证实完全正常。

QT 间期正常时的 T 波普遍低平最好描述为"非特异性"改变。对于无症状且心脏正常的患者，这种改变没有什么预测意义。图 1.38 所示的心电图就是这种情况。但对于存在心血管疾病样症状的患者，这种心电图改变就需要进一步研究了。

T 波高尖是低钾血症心电图的特征性改变之一，但它们在正常人群中也可能非常显著（图 1.39）。

T 波是心电图中最易变化的部分。它在某些导联可以仅仅是由于与焦虑有关的过度换气变为倒置。

T 波末端的一个额外隆起即 U 波，是低钾血症心电图的特征性改变。但是，正常心电图的前胸导联出现 U 波也很普遍（图 1.40）。U 波被认为代表乳头肌的复极。只有在扁平的 T 波之后出现的 U 波才有可能是重要的。

T 波 1

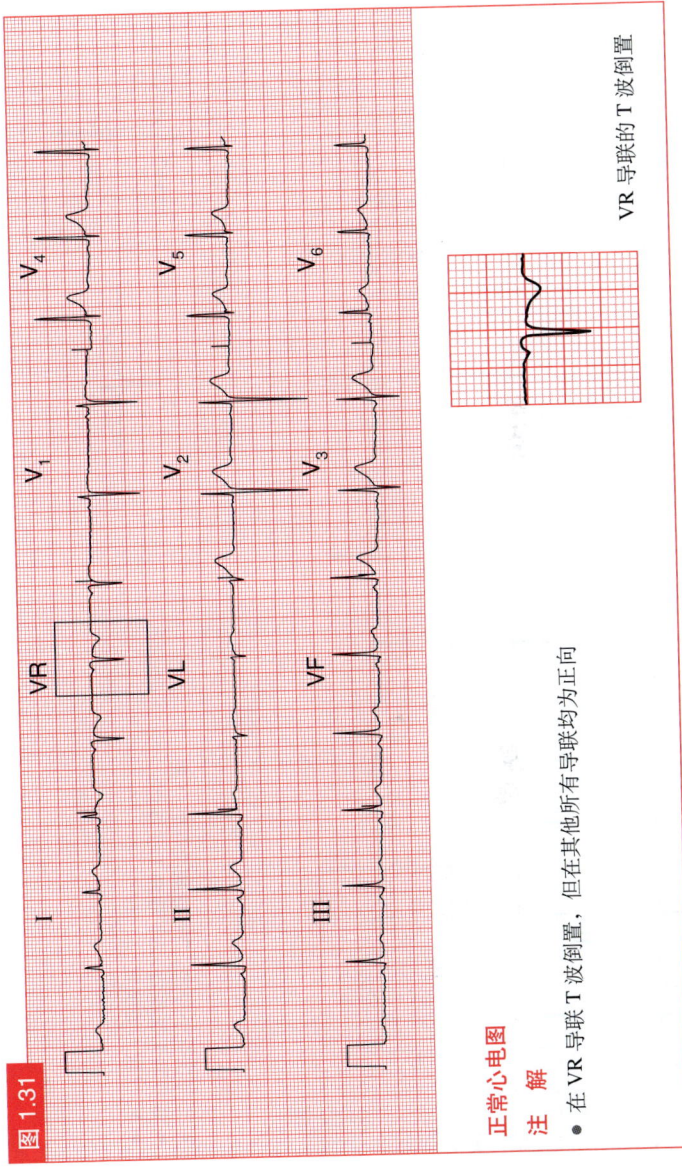

图 1.31

正常心电图

注 解
- 在 VR 导联 T 波倒置，但在其他所有导联均为正向

VR 导联的 T 波倒置

1 健康人群的心电图

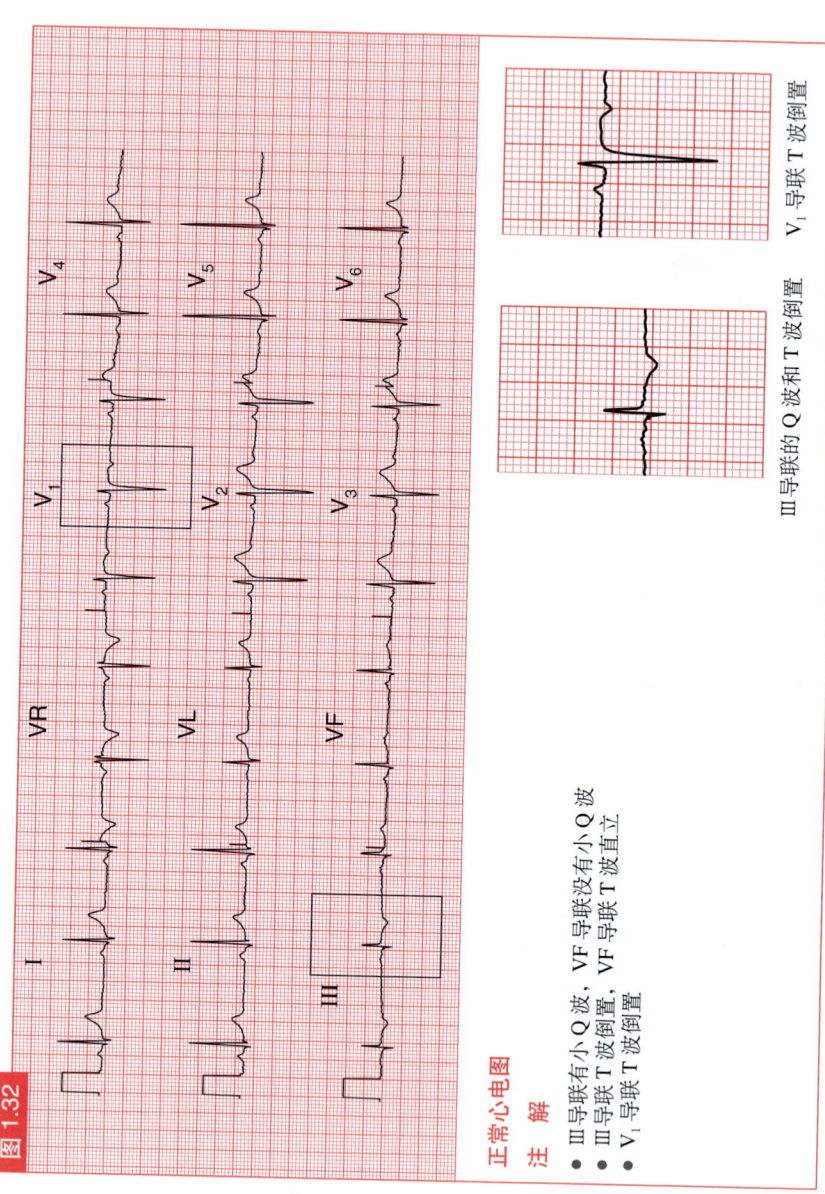

图 1.32 正常心电图

注 解
- Ⅲ导联有小Q波，VF导联没有小Q波
- Ⅲ导联T波倒置，VF导联T波直立
- V_1导联T波倒置

Ⅲ导联的Q波和T波倒置

V_1导联T波倒置

图 1.33
吸气时的正常心电图

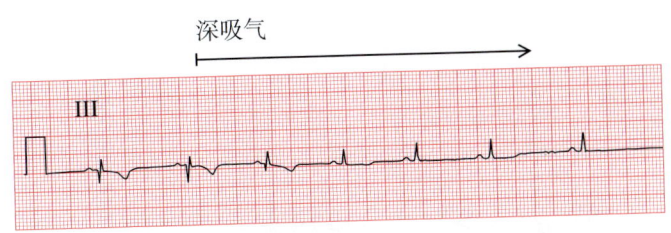

注　解
- 本图与图 1.32 为同一患者的心电图，只是本图是在深吸气时记录的
- 深吸气时Ⅲ导联的 Q 波消失
- T 波在深吸气时变为直立

QT 间期

QT 间期（从 Q 波开始到 T 波结束之间的时间间期）随心率、性别和一天中的时间变化而变化。有几种不同的方法校正心率，其中最简单的方法是 Bazett 公式。通过该公式可以计算 QT_c，即校正的 QT 间期：

$$QT_c = \frac{QT}{(RR\ 间期)^{1/3}}$$

一种替代方法是 Fridericia 校正方法，其中的 QT_c 是 QT 间期除以 R-R 间期的立方根。这些校正方法哪种在临床应用中更为重要还不确定。

随着年龄的增长，正常 QT_c 间期的最高上限增加，并且女性长于男性。其准确的限定值是不确定的，但通常采取的界定是：成年男性为 450ms，成年女性为 470ms（基于 Bazett 校正方法）。

1 健康人群的心电图

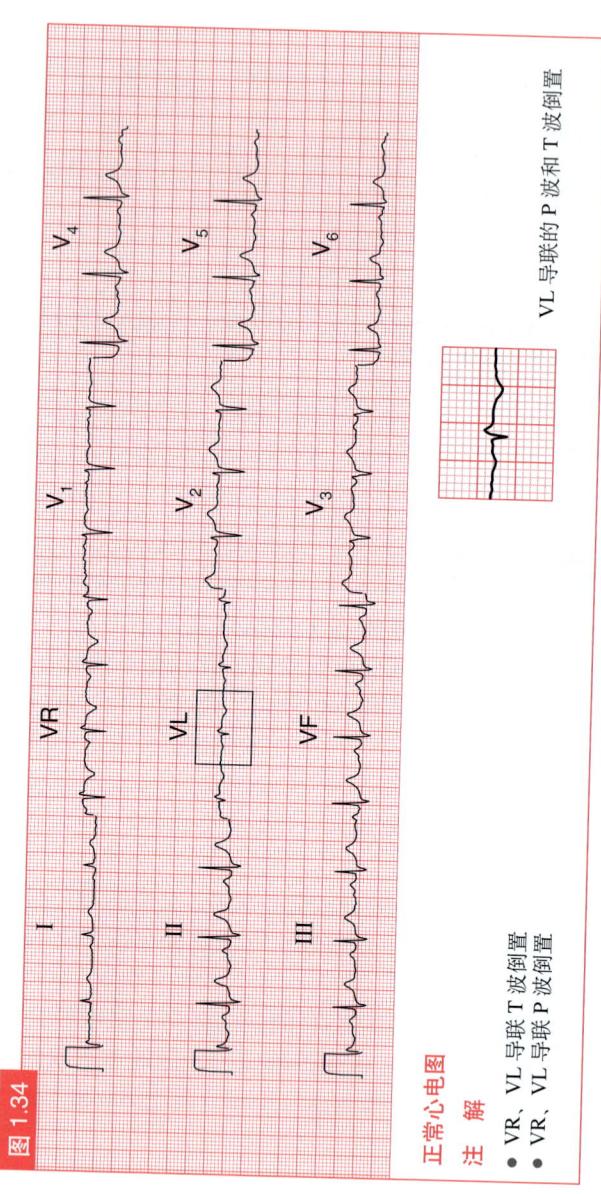

图 1.34

正常心电图

注 解
- VR、VL 导联 T 波倒置
- VR、VL 导联 P 波倒置

QT 间期 1

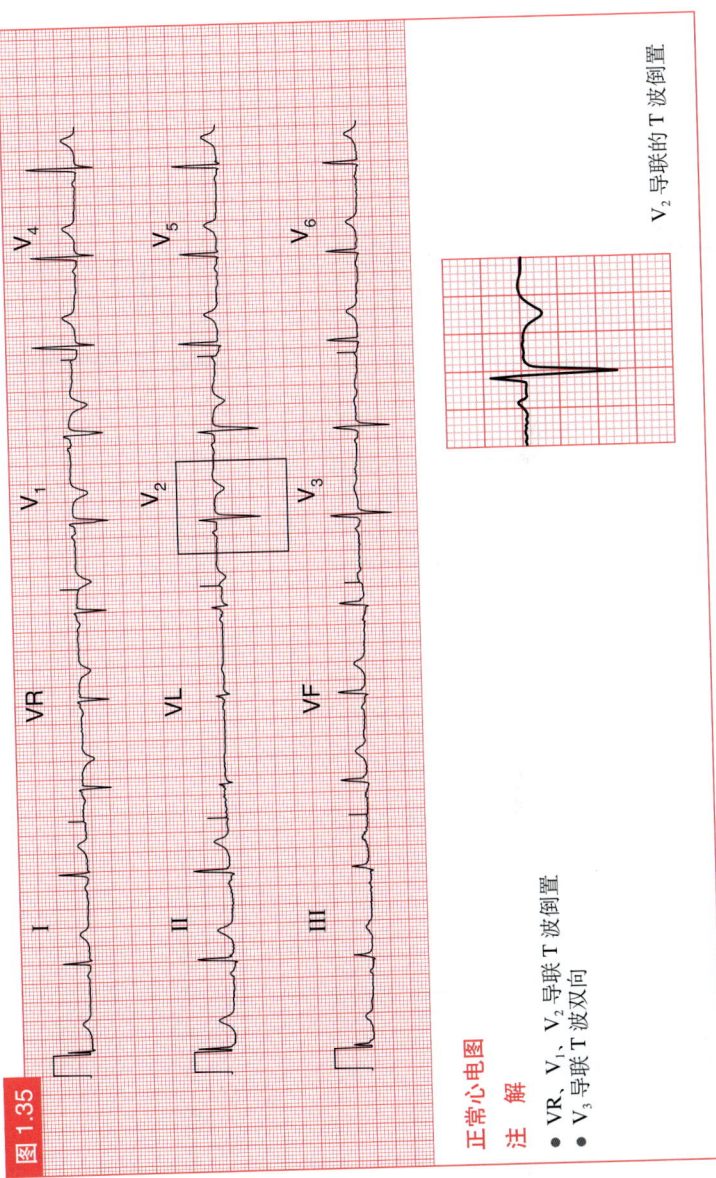

图 1.35

正常心电图

注 解
- VR、V_1、V_2 导联 T 波倒置
- V_3 导联 T 波双向

V_2 导联的 T 波倒置

1 健康人群的心电图

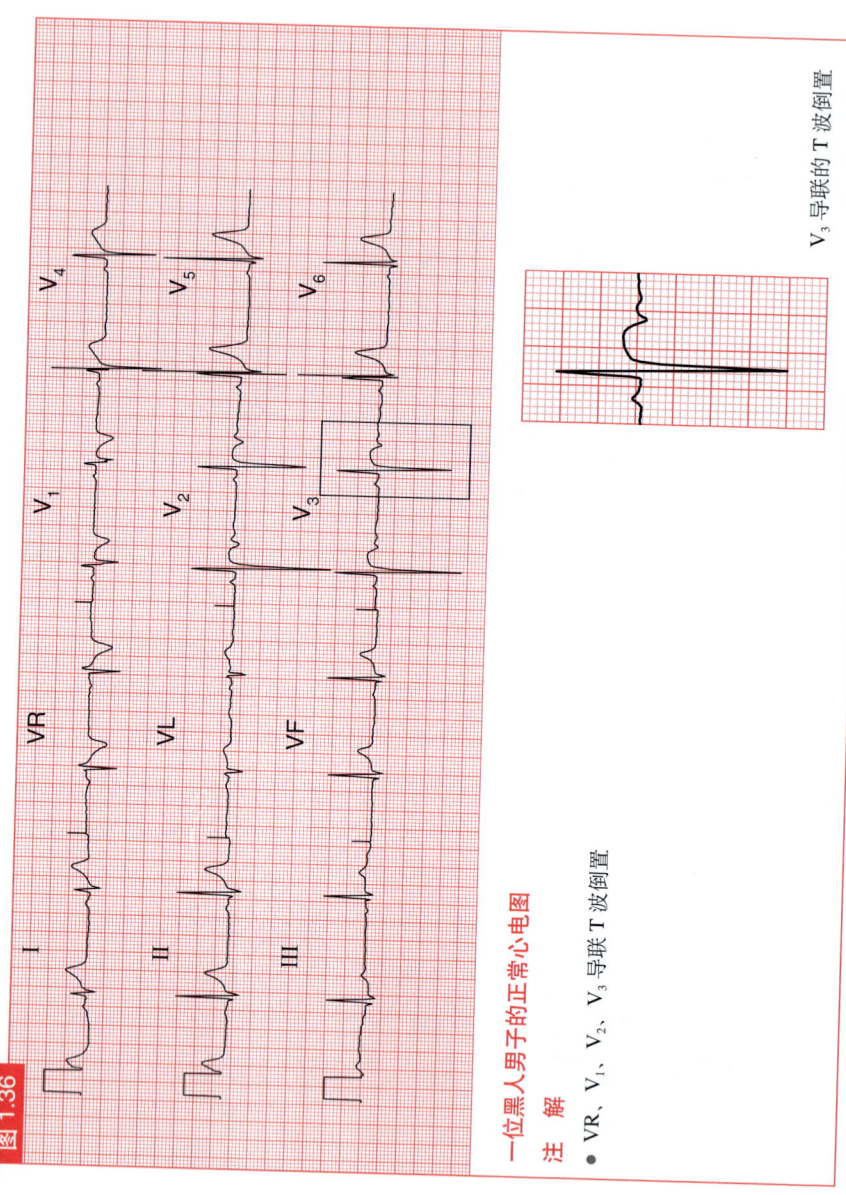

图1.36 一位黑人男子的正常心电图

注解
- VR、V_1、V_2、V_3导联T波倒置
- V_3导联的T波倒置

QT 间期

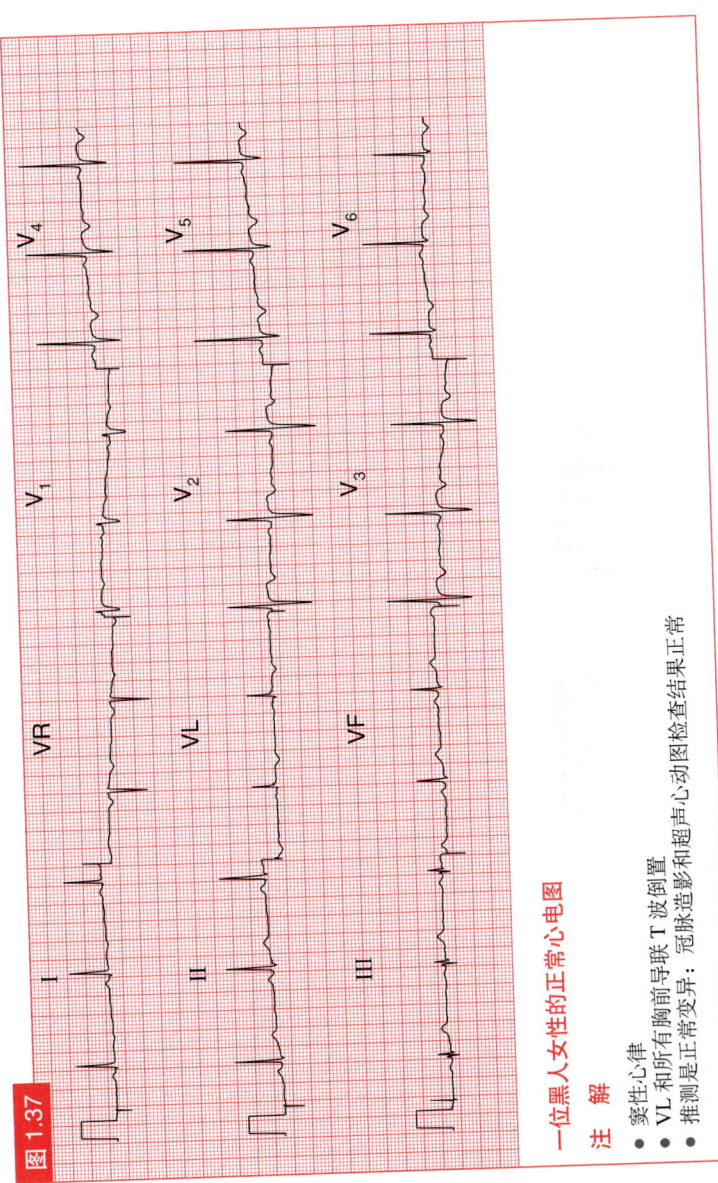

图 1.37 一位黑人女性的正常心电图

注 解

- 窦性心律
- VL 和所有胸前导联 T 波倒置
- VL 正常变异;冠脉造影和超声心动图检查结果正常

健康人群的心电图

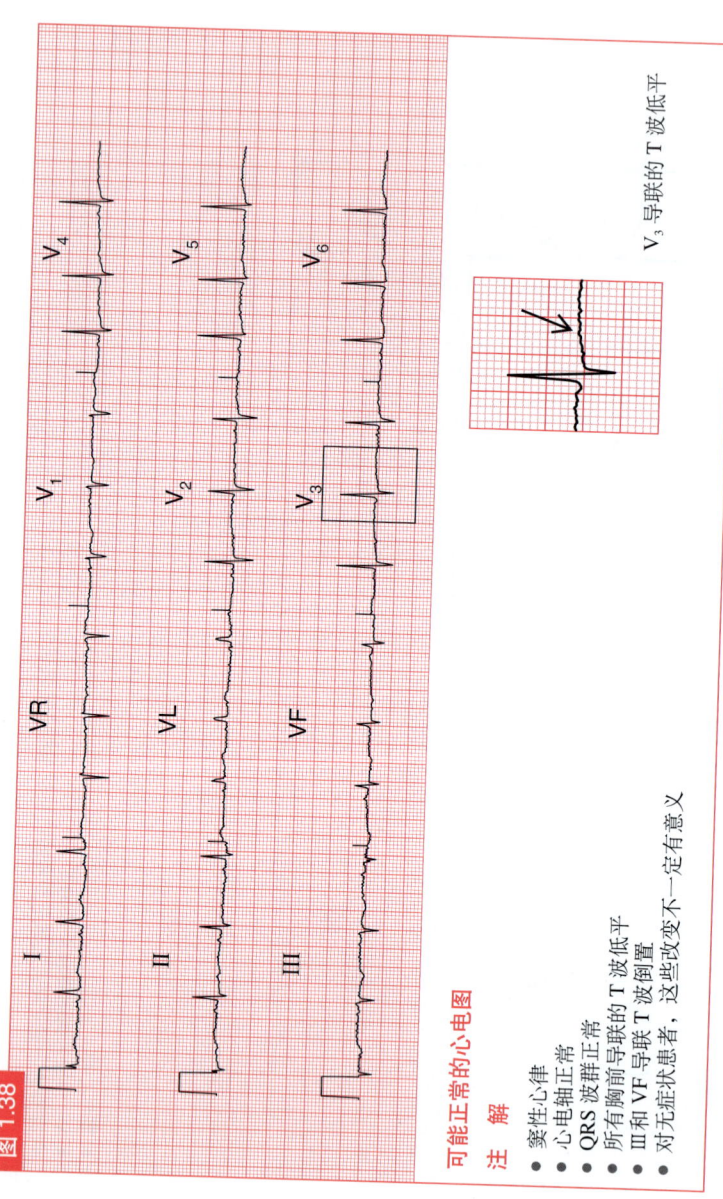

图 1.38

可能正常的心电图

注 解

- 窦性心律
- 心电轴正常
- QRS 波群正常
- 所有胸前导联的 T 波低平
- Ⅲ 和 VF 导联 T 波倒置

对无症状患者，这些改变不一定有意义

V_3 导联的 T 波低平

QT 间期

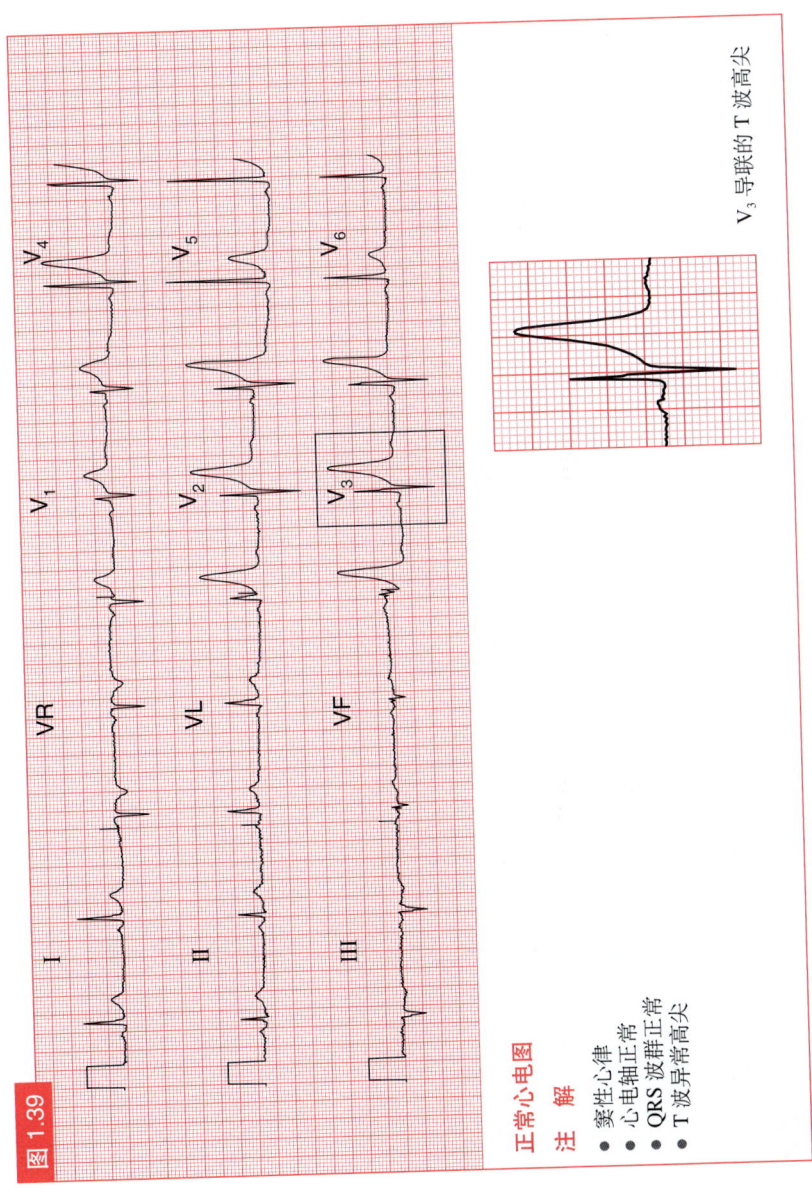

图 1.39

正常心电图

注 解
- 窦性心律
- 心电轴正常
- QRS 波群正常
- T 波异常高尖

V₃ 导联的 T 波高尖

1 健康人群的心电图

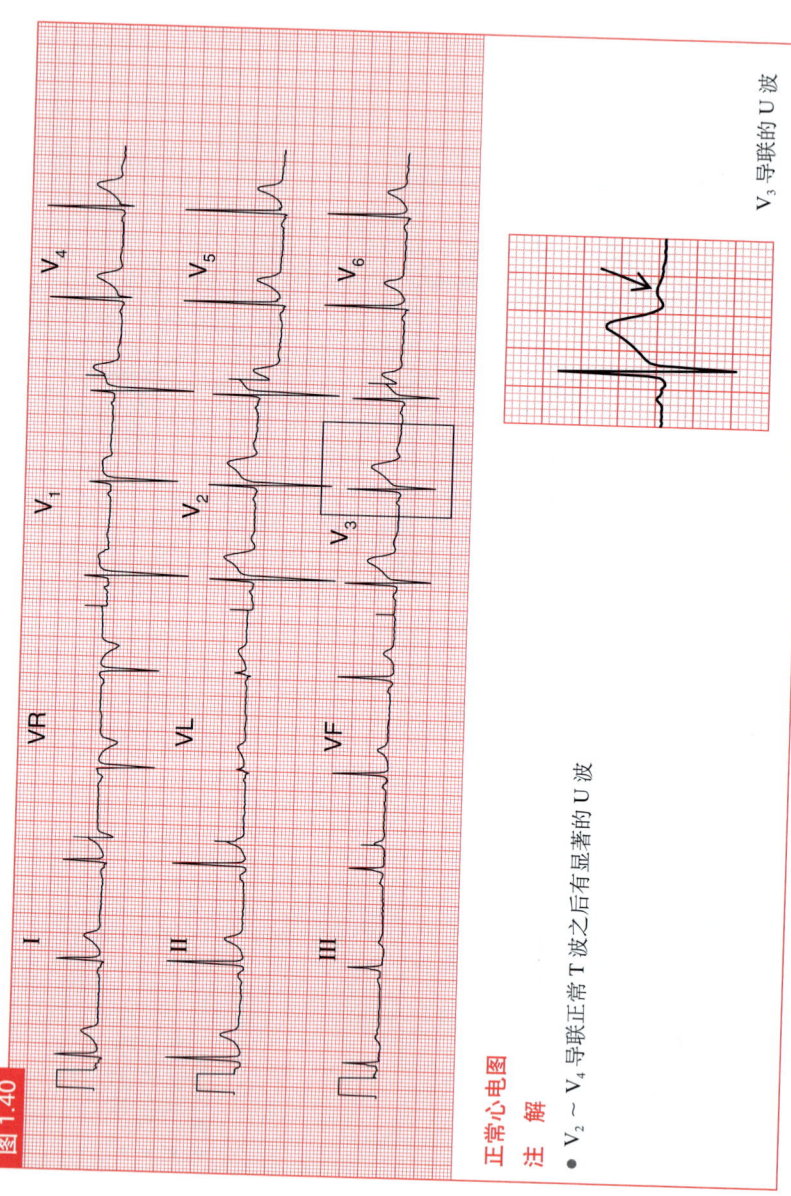

图 1.40

正常心电图

注 解

- $V_2 \sim V_4$ 导联正常 T 波之后有显著的 U 波

运动员的心电图

上文讨论的大多数心电图的正常变异在运动员中很普遍。下面列出的一些心电图的特征性改变在非运动员人群有可能被视为异常,但在运动员则被视为正常(见框 1.3)。

图 1.41、1.42 和 1.43 都是年轻健康的足球运动员查体时记录的心电图。

框 1.3　健康运动员的可能的心电图特征

心律方面的变异
- 窦性心动过缓
- 明显的窦性心律失常
- 交界性心律
- "游走性"房性起搏点
- 一度房室传导阻滞
- 文氏现象
- 二度房室传导阻滞

心电图图形的变异
- 高 P 波
- 高 R 波和深 S 波
- 显著的间隔性 Q 波
- 逆钟向转位
- 轻度 ST 段抬高
- 高而对称的 T 波
- T 波倒置,尤其在侧壁导联
- 双向 T 波
- 显著的 U 波

1 健康人群的心电图

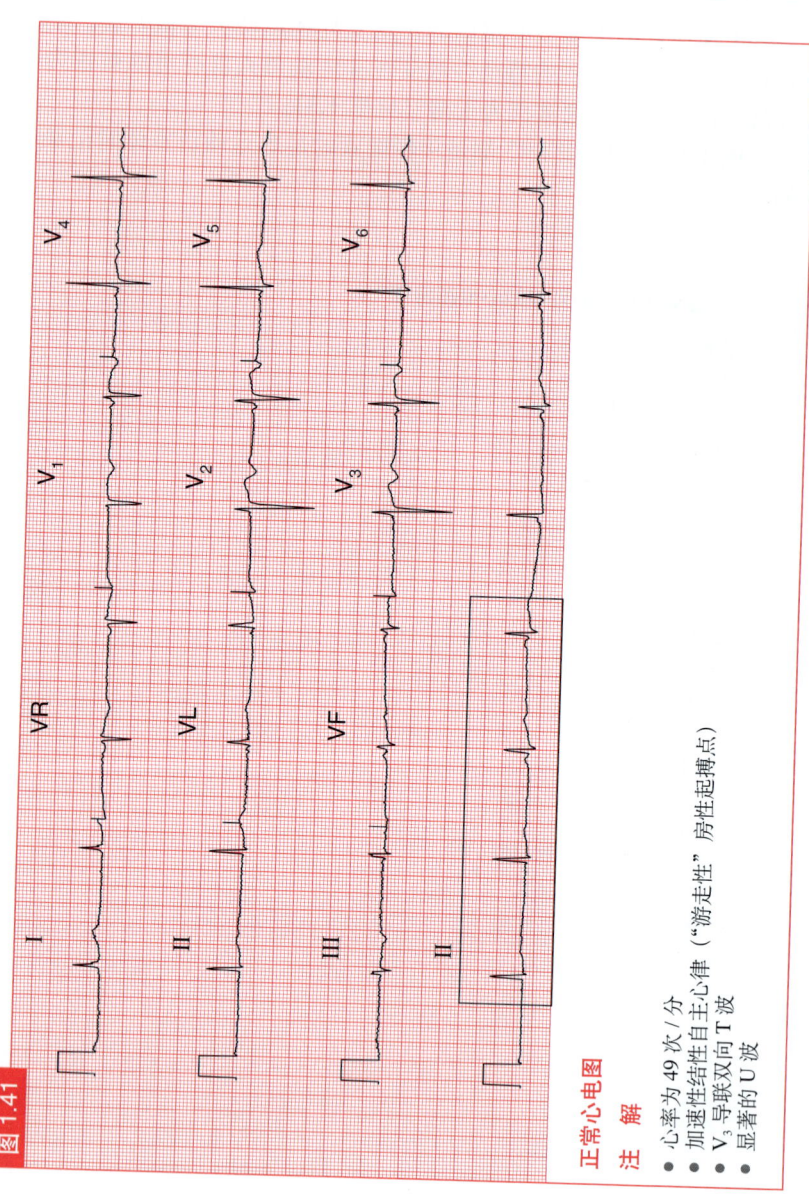

图 1.41 正常心电图

注 解

- 心率为 49 次 / 分
- 加速性结性自主心律（"游走性"房性起搏点）
- V_3 号联双向 T 波
- 显著的 U 波

运动员的心电图

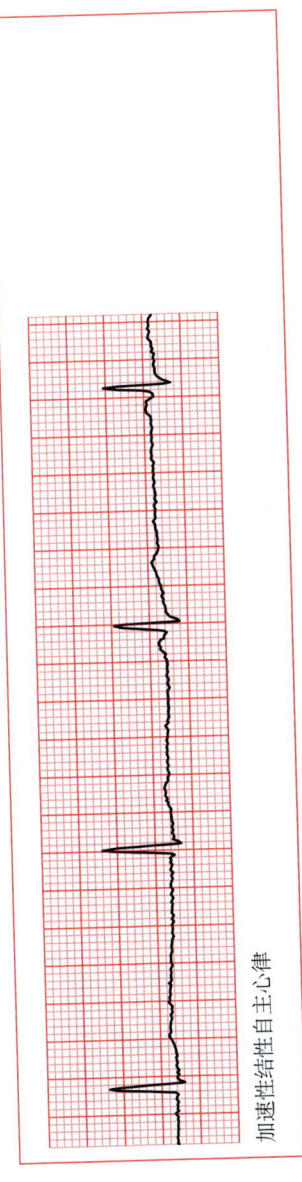

加速性结性自主心律

1 健康人群的心电图

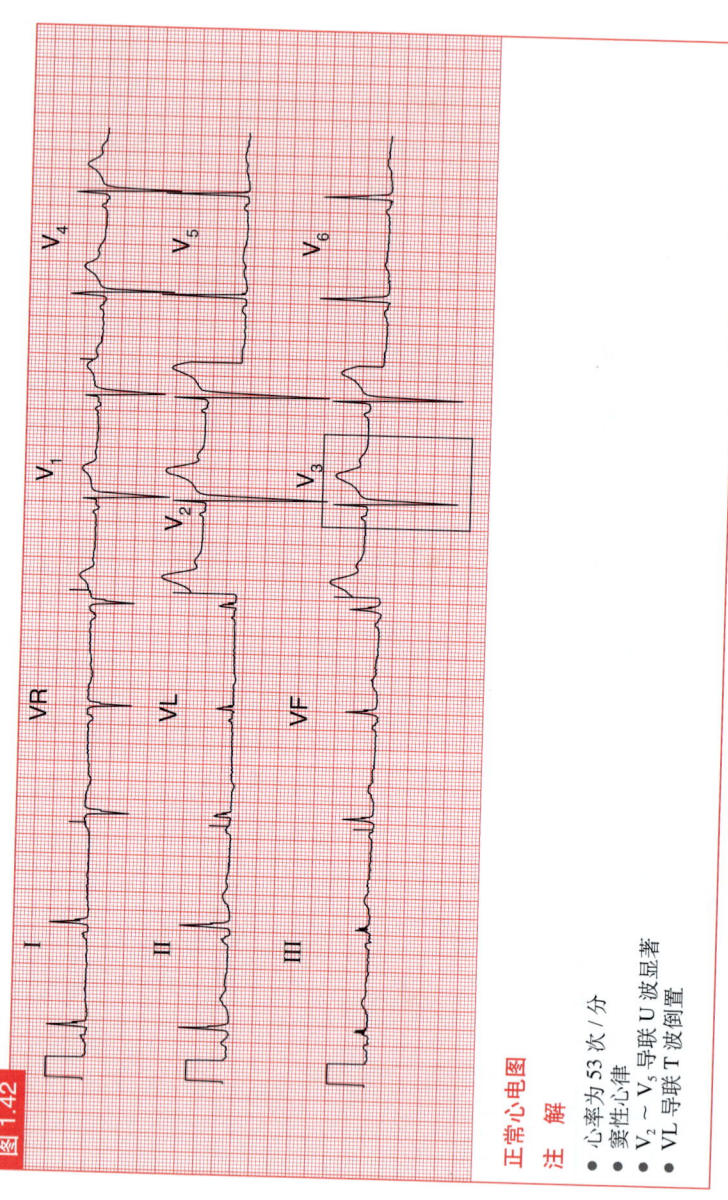

图 1.42

正常心电图

注 解

- 心率为 53 次/分
- 窦性心律
- $V_2 \sim V_5$ 导联 U 波显著
- VL 导联 T 波倒置

V_3 导联的 U 波

1 健康人群的心电图

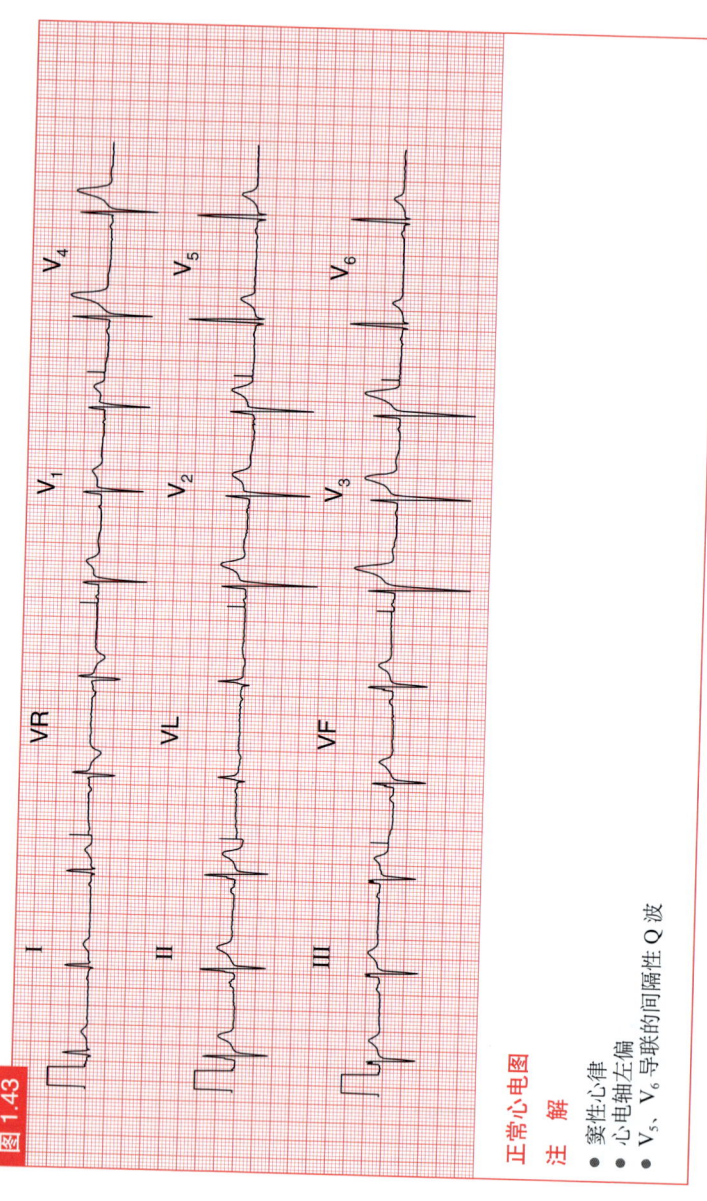

图 1.43

正常心电图

注 解
- 窦性心律
- 心电轴左偏
- V_5、V_6 导联的间隔性 Q 波

妊娠心电图

在妊娠时，心电图会出现一些微小的变化（框1.4）。室性期前收缩几乎总是能见到。

框1.4　妊娠时可能出现的心电图特征

- 窦性心动过速
- 室上性和室性期前收缩
- 非特异性ST段或T波变化

儿童心电图

在出生头一年，正常心率为140~160次/分，以后缓慢下降，到青春期，心率约为80次/分。在儿童中，窦性心律失常通常十分明显。

出生时，右心室心肌的厚度与左心室心肌的厚度一样。因此，1岁内的婴幼儿心脏正常时，其心电图与成人右心室肥大的心电图图形一样。图1.44是一位1个月月龄的新生儿的心电图。

1岁内提示右心室肥大的心电图改变将在出生后几年内消失。在2岁时，除V_1和V_2导联的T波倒置外，其他所有提示右心室心肌肥厚的心电图改变都应消失。成人的心电图图形应在10岁时形成。总的来说，如果2岁后仍持续存在婴幼儿时的心电图图形，说明的确存在右心室肥大。如果正常成人心电图图形出现在1岁内婴儿心电图上，则表明存在左心室肥大。

框1.5所示为正常儿童的心电图。

健康人群中心电图异常的发生率

到目前为止，我们讨论过的心电图都可以被认为是正常心电图。就心电图而言，有些改变无疑是异常的，但又确实出现在明显健康的人群中。

心电图异常的发生率取决于被研究的人群：大多数异常表现在应征入伍的健康年轻人中很少见到，而在年龄较长的人群中较

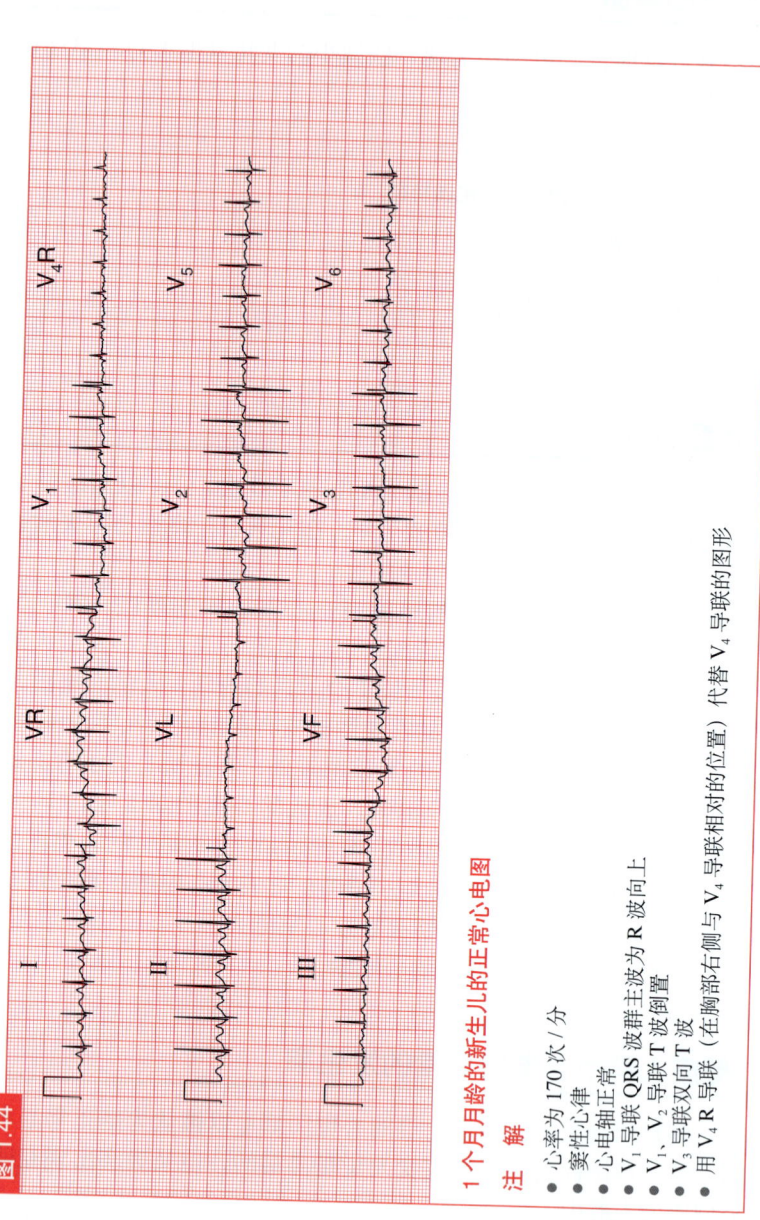

图 1.44

1 个月月龄的新生儿的正常心电图

注 解

- 心率为 170 次 / 分
- 窦性心律
- 心电轴正常
- V_1、V_2 导联 QRS 波群主波为 R 波向上
- V_1、V_2 导联 T 波倒置
- V_3 导联双向 T 波
- 用 V_4R 导联（在胸部右侧与 V_4 导联相对的位置）代替 V_4 导联的图形

框 1.5 正常儿童的心电图

出生时
- 窦性心动过速
- 心电轴右偏
- V_1 导联出现优势 R 波
- V_6 导联出现深 S 波
- $V_1 \sim V_4$ 导联出现倒置 T 波

1 岁时
- 窦性心动过速
- 心电轴右偏
- V_1 导联出现优势 R 波
- $V_1 \sim V_2$ 导联出现倒置 T 波

2 岁时
- 心电轴正常
- V_1 导联 S 波大于 R 波
- $V_1 \sim V_2$ 导联出现倒置 T 波

5 岁时
- QRS 波群正常
- $V_1 \sim V_2$ 导联仍出现倒置 T 波

10 岁时
- 为成人心电图特征

易见到。这一规律有一个例外,即频发的室性期前收缩在妊娠妇女中非常见。在年轻的服兵役人群中,右束支传导阻滞和左束支传导阻滞的发生率分别为 0.3% 和 0.1%;而在年龄较大且属于明显健康的工作人群中,其发生率分别为 2% 和 0.7%。

表 1.1 列出了在一项大型公务员调查中,常见的心电图异常的发生率。除预激综合征这种先天性异常之外,所有异常的发生率均随着年龄的增长而增高。这项调查的对象虽然是工作人群,但有些人已经有心脏病症状,当然,这种情况在更长的年龄组中更常见。这说明,心电图的这些异常表现都是心脏病的指征。这类调查结果还表明,精确定义心电图的正常范围是多么困难。

健康人群的心电图

表1.1 在18 000名公务员中常见心电图异常的发生率（after Rose et al 1978 British Heart Journal 40:636-643）

心电图异常	各年龄组每1000人的异常发生率		
	40～49岁	50～59岁	60～64岁
频发室性期前收缩	8	14	26
心房颤动	2	4	11
心电轴左偏	23	32	49
一度房室传导阻滞	18	26	33
左束支传导阻滞	9	16	31
异常的T波倒置	9	54	76
WPW综合征	0.3	0.2	0

诊疗对策

当一个明显健康者其心电图有异常表现时，最重要的是不要引起患者不必要的惊慌。有四个问题要提出来：

1. 这个异常的心电图是否真是该患者的？如果确实是该患者的，他或她真的没有症状吗？体检所见确实正常吗？
2. 心电图确实属于异常吗？其不在正常范围吗？
3. 如果心电图确实异常，其对患者意味着什么？
4. 需要进一步做哪些检查？

正常范围

本章已详细讨论了P波、QRS波群和T波的正常变异。在心电图的解释上，通常T波改变最麻烦，因为心室复极在不同环境、不同导联都可发生变化，T波形态学变异每天都可发生。

框1.6列出了一些可被视为正常的心电图图形改变和一些必须置疑的心电图图形。

框 1.6　成人正常心电图中的变异

节律
- 明显的窦性心律失常伴逸搏
- 无窦性心律失常（随着年龄的增长是正常的）
- 室上性期前收缩
- 室性期前收缩

P 波
- VR 导联正常倒置
- VL 导联可能倒置

心电轴
- 在高个子人群中会出现心电轴轻度右偏
- 在肥胖和妊娠人群中会出现心电轴轻度左偏

胸部导联的 QRS 波群
- V_1 导联 R 波轻度优势，排除右心室肥大或后壁心肌梗死
- 在瘦型体格的年轻人，侧壁胸部导联上的 R 波可能超过 25mm
- 不全右束支传导阻滞（RSR' 图形，伴有 QRS 波群时限小于 120ms）
- 在Ⅲ、VL、V_5～V_6 导联上出现间隔 Q 波

ST 段
- 在前壁导联抬高，随后有一个 S 波（高起点的 ST 段）
- 在孕妇中压低
- 非特异性的上斜性压低

T 波
- 在 VR 导联倒置，常见于 V_1 导联
- V_2～V_3 导联倒置，在黑人中甚至也可见于 V_4 导联
- 在过度换气时可能倒置
- T 波高尖，尤其是如果 T 波高时

U 波
- 当 T 波不低平时，在前壁导联出现 U 波正常

心电图有异常的患者的预后

一般来说，患者的预后与其临床病史及体检所见相关，而不是与其心电图相关。心电图异常对有心脏病症状和体征的患者而言比对确实健康者有更大的意义。对于没有心脏病其他证据的患者而言，常见的心电图异常对患者的预后作用如下所述。

传导障碍

一度房室传导阻滞（特别是 PR 间期仅仅轻度延长时）对预后几乎没有作用。二度和三度房室传导阻滞提示有心脏病，预后较差，虽然先天性完全性传导阻滞没有成人获得性房室传导阻滞严重。

左前分支传导阻滞同右束支传导阻滞一样，预后是好的。与正常心电图相比，与无其他心脏病表现的左束支传导阻滞相关的死亡风险增高大约 30%。如果患者原来的心电图正常，现在突然出现了左束支传导阻滞，即使没有症状，其死亡风险也增加 2 倍。心电图的进展性变化预示着心脏疾病的恶化，最常见是心肌缺血加重。双束支传导阻滞很少进展为完全性房室传导阻滞，但一般是患者有潜在心脏病的指征，因而其预后与有单纯 LBBB 的患者相比相对较差。

心律失常

室上性期前收缩不论什么时候都不重要。室性期前收缩十分常见，但当表现为频发或多源室性期前收缩时，则提示患者死亡的风险增高。可能因为这些人之中有一定比例的人可能有亚临床心脏病。虽然患者的猝死风险增高了，但增高量很小，而且目前还没有证据表明，治疗室性期前收缩能够延长患者的存活时间。

心房颤动常由风湿性心脏病、缺血性心脏病或心肌病引发，因而预后相对要差。大约 1/3 的心房颤动患者没有能够证实是心脏病，但这些人的死亡风险增高了 3～4 倍，而其卒中风险与同年龄组的窦性心律者相比可能增高了 10 倍。

临床检查

对于心脏临床上正常、仅发现有心电图异常的无症状患者，很少需要复杂和昂贵的检查。

所有有束支传导阻滞的患者均应行超声心动图检查，以评估单个心腔的大小和功能。

有 LBBB 的患者可能有扩张型心肌病，后者在超声心动图上会显示一个收缩不良的扩大的左心室。另外，这些患者可能有心肌缺血，超声心动图上可显示左心室的某段不收缩或收缩不良。有 LBBB 的患者也可能有毫无疑义的主动脉瓣狭窄。

有 RBBB 的患者可能有一个房间隔缺损或肺动脉高压，但在大多数情况下，超声心动图显示无异常。

对于 T 波倒置的原因，诸如心肌缺血、心室肥大或心肌病，超声心动图有助于其鉴别。

有频繁室性期前收缩的患者很少需要详细的检查，但如果其有任何潜在的心脏疾病，则超声心电图检查有助于排除心肌病的可能性。另外，测定患者血液中的血红蛋白水平也是必要的。

在有心房颤动的患者，应做超声心动图检查，以确定或排除患者是否有器质性心脏改变，以及了解患者的左心室功能。如果怀疑患者有风湿性心脏病，也应做超声心动图检查，因为心房颤动可能是甲状腺功能亢进患者的仅有表现，因此也必须检查甲状腺功能是否正常。心房颤动也可能由酒精中毒引起，而且患者有可能否认这一事实，故还应做肝功能检查。

表 1.2 列举了各种心律失常应考虑进行的检查项目以及有可能存在的疾病。

无症状性心电图异常的治疗

应当治疗的是患者，而不是心电图。对于三度房室传导阻滞患者，永久性心脏起搏器治疗能够改善预后，但后者对于其他程度的房室传导阻滞无这种改善作用。室性期前收缩不需治疗，因为抗心律失常药物有致心律失常的风险。如果心室率稳定，心房颤动不需治疗，但在所有患者都必须考虑抗凝治疗。在既有心房颤动、又有瓣膜性心脏病的患者，抗凝治疗是至关重要的。

健康人群的心电图

表1.2 有异常心电图的明显健康者的临床检查

心电图表现	检查项目	需排除的诊断
窦性心动过速	甲状腺功能 血红蛋白 超声心动图	甲状腺功能亢进 贫血 心脏大小变化 心力衰竭 收缩功能障碍
窦性心动过缓	甲状腺功能	多发性黏液瘤
频发室性期前收缩	超声心动图 血红蛋白	左心室功能障碍 贫血
右束支传导阻滞	超声心动图	心脏大小 肺部疾病 房间隔缺损
左束支传导阻滞	超声心动图	心脏大小 主动脉瓣狭窄 心肌病 缺血
T波异常	电解质测定 超声心动图 运动试验	高/低钾/钙血症 心室收缩功能障碍 肥厚型心肌病 心肌缺血
心房颤动	甲状腺功能 肝功能 超声心动图	甲状腺功能亢进 酒精中毒 瓣膜性心脏病 心室和左心房直径 黏液瘤

心悸和晕厥患者的心电图

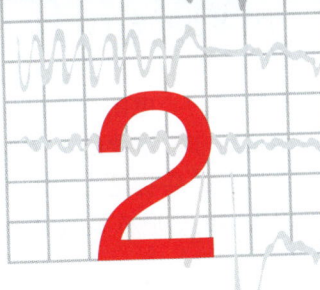

临床病史和体格检查	74
心悸	74
头晕和晕厥	74
体格检查	76
患者心悸或晕厥发作之间的心电图	80
由心脏疾病而非心律失常引起的晕厥	81
可能有心动过速的患者	81
可能出现心动过缓的患者	105
患者有症状时的心电图	121
引起患者症状的窦性心律	121
有症状患者的期前收缩	124
有症状患者的窄QRS波群心动过速	124
有症状患者的宽QRS波群心动过速	146
有症状患者的特殊形式的室性心动过速	171
有症状患者的心动过缓	182
动态心电图记录	200
诊疗对策	203
对疑似心律失常的诊疗对策	203
心律失常的诊疗对策	205
心律失常的处置原则	205
心搏骤停的处置	205
其他心律失常的处置	208

2 心悸和晕厥患者的心电图

心电图对心律失常的诊断具有重要价值。虽然心律失常发生时许多患者无自觉症状,但心律失常也能引起症状。这些症状常常是短暂的,患者就诊时往往已完全缓解。因此,捕捉到发作时有症状的心电图是确诊的唯一确定方法,当然病史和体格检查也永远是非常重要的。病史和体格检查的主要目的是:帮助确定是否患者的症状是心律失常带来的结果,以及患者是否有可引起心律失常的心脏疾病或其他疾病。

临床病史和体格检查

心悸

对于"心悸",不同的患者有不同的描述。大体上,心悸可以定义为"有意识的心跳"。无论是快速的还是缓慢的心律失常,都能引起组织灌注减少,并由此导致晕厥(用于描述各种虚脱的一个术语)、呼吸困难和心绞痛。有些类型的心律失常可通过患者的描述识别,诸如:

- 患者描述似乎与其焦虑或运动有关的心悸是窦性心动过速。
- 期前收缩被描述为好像心脏"跳出来了"或"停跳了一下"。但从患者的描述中不可能区分室上性期前收缩和室性期前收缩。
- 阵发性心动过速往往突然发起,且有时突然终止。其时心率通常是"太快了,无法计数"。发作严重时伴有头晕、呼吸困难和胸痛。

表 2.1 比较了窦性心动过速和阵发性心动过速的症状,显示了如何根据病史作出诊断。需要注意的是:心率在 140～160 次/分之间时,既可能是窦性心动过速,也可能是阵发性心动过速。

头晕和晕厥

这些症状可能是由心血管疾病或神经系统疾病引起的。值得强调的是,无论是什么原因引起的脑缺氧,都可以导致症状发作,而且心源性和神经源性之间的区分非常困难。晕厥被定义为

头晕和晕厥 2

"一种短暂的意识丧失,其特征是反应迟钝和姿势性肌张力丧失,其可自然恢复,不需要特殊的复苏干预"。

框 2.1 总结了一些晕厥的原因。

表 2.1 依据患者症状对窦性心动过速或阵发性心动过速进行诊断

症状	窦性心动过速	阵发性心动过速
初次发作时间	可能始于近期	可能始于青少年或青壮年时期
诱发事件	运动,焦虑	通常无诱发事件,偶尔可因运动诱发
心悸开始时的心率	缓慢加速	突然发作
心悸结束时的心率	"逐渐衰弱"	典型的是突然停止,但也常常是"逐渐衰弱"
心率	<140 次/分	>160 次/分
伴随症状	过度通气引起感觉异常	胸痛 呼吸困难 头晕 晕厥
终止方式	放松	憋气或瓦尔萨瓦手法(深吸气)

框 2.1 晕厥的心血管原因

心脏或肺部的血流受阻
- 主动脉瓣狭窄
- 肺栓塞
- 肺动脉高压
- 肥厚型心肌病
- 心包填塞
- 心房黏液瘤

心律失常
- 心动过速:患者通常在头晕前有心跳加快的感觉
- 心动过缓:心率缓慢通常不易察觉。其典型的起因是 Stokes-Adams 发作,是由于完全性房室传导阻滞引起的心室率极其缓慢所致。Stokes-Adams 发作可以被识别,因为患者症状发作时肤色苍白,而缓解时红润

立即站立时,发生体位性低血压
见于:
- 血容量丢失
- 自主神经系统疾病(如糖尿病、Shy-Drager 综合征、淀粉样神经病)
- 正在接受降压药物治疗的患者

神经介导的反射性晕厥综合征
- 血管迷走神经性晕厥(神经介导的心脏神经性晕厥)(单纯性晕厥)
- 情景性晕厥(例如,咳嗽、打喷嚏、各种各样的胃肠刺激后以及排尿后晕厥)
- 颈动脉窦超敏

表 2.2 列出了一些晕厥的临床特征以及可能的原因。

表 2.2　晕厥原因的诊断

症状和体征	可能的诊断
猝死的家族史	长 QT 综合征，Brugada 综合征，肥厚型心肌病
不良刺激造成的，长时间站立，热的地方（情境性晕厥）	血管迷走神经性晕厥
发生在几秒钟或几分钟站立时间内	体位性低血压
时间相关的药物治疗	体位性低血压
发生在劳累时	血流阻塞（如主动脉瓣狭窄、肺动脉高压）
发生在头部转动或颈部受压时	颈动脉窦超敏
5 分多钟的意识错乱	发作
强直 - 阵挛性运动，无意识行动	发作
频繁发作，通常是不可观测的，伴有躯体症状	精神疾病
提示心脏疾病的症状或体征	心脏疾病

体格检查

如果体格检查时患者有症状，那么表 2.3 中列出的体征或许能说明心律失常的类型。

如果体格检查时患者没有症状，则需要寻找：

- 可能引起心律失常的所有心脏疾病的证据
- 可能引起心律失常的非心脏疾病的证据
- 可能引起非心律失常性晕厥的心血管疾病的证据
- （从病史或体格检查中）神经系统疾病的证据

框 2.2 列出了一些与晕厥相关的心脏节律和病因，框 2.3 给出与心悸相关的心脏节律和潜在病因。

表2.3 体征和心律失常

脉搏	心率（次/分）	心律失常的可能类型
动脉		
规律	< 50	窦性心动过缓 二度或三度房室传导阻滞 心房扑动伴3∶1或4∶1传导阻滞 结性逸搏心律（交界区逸搏心律），伴有或不伴有病窦综合征
	60～140	可能是窦性心律
	140～160	窦性心动过速或心律失常
	150	可能是心房扑动伴2∶1传导阻滞
	140～170	房性心动过速 结性心动过速 室性心动过速
	> 180	可能是室性心动过速
	300	心房扑动伴1∶1传导
不规律		明显的窦性心律失常 期前收缩（室上性或室性） 心房颤动 心房扑动伴不同传导阻滞 窦性节律和任何心律失常或传导异常之间的节律变化
颈静脉搏动		
明显多于心率的搏动		二度或三度房室传导阻滞 大炮波——三度房室传导阻滞

框 2.2　与各种心脏节律相关的晕厥的原因

窦性节律
- 神经系统疾病，包括癫痫
- 迷走神经过度兴奋：
  —单纯性晕厥
  —颈动脉窦超敏
  —急性心肌梗死
- 体位性低血压：
  —失血
  —降血压药
  —Addison 病
  —自主神经功能障碍
- 循环阻塞：
  —主动脉瓣或肺动脉瓣狭窄
  —肥厚型心肌病
  —心包填塞
  —肺栓塞
  —肺动脉高压
  —心房黏液瘤
- 药物，包括 β- 阻滞剂

心房颤动，伴心室率缓慢
- 风湿性心脏病
- 缺血性心脏病
- 心肌病
- 药物：
  —地高辛
  —β- 阻滞剂
  —维拉帕米
  —胺碘酮

"病态窦房结"病
- 先天性
- 家族性
- 特发性
- 缺血性心脏病
- 风湿性心脏病
- 心肌病
- 淀粉样变性
- 胶原病
- 心肌炎
- 药物，如锂

二度或三度房室传导阻滞
- 特发性（纤维化）
- 先天性
- 缺血
- 主动脉瓣钙化
- 手术或外伤
- 希氏束的肿瘤
- 药物：
  —地高辛
  —β- 阻滞剂

框 2.3　与各种心脏节律相关的心悸的原因

期前收缩
- 正常心脏
- 各种心脏疾病
- 贫血

窦性心动过速
- 正常的心脏
- 焦虑
- 贫血
- 急性失血
- 甲状腺功能亢进
- 妊娠
- 肺病
- CO_2 潴留
- 肺栓塞
- 嗜铬细胞瘤
- 拟交感神经药物，包括吸入物和咖啡因

心房颤动
- 风湿性心脏病
- 甲状腺功能亢进
- 缺血性心脏病
- 心肌病
- 酒精中毒
- 伴有"孤立性心房颤动"的明显正常的心脏

室上性心动过速
- 预激综合征
- 明显正常的心脏

室性心动过速
- 急性心肌梗死
- 缺血性心脏病
- 心肌病（肥厚或扩张）
- 长 QT 综合征
- 心肌炎
- 药物
- 明显正常的心脏：特发性

如果能够捕捉到患者发生某种心律失常时的心电图,并且能够确定其心律失常与其症状是同时发生的,那么就能够有把握地做出这种心律失常是患者心悸或晕厥的原因的诊断。如果患者检查时没有症状,那么也许有必要安排患者在出现心悸症状时再次进行心电图检查,或可以用动态心电图机连续记录("Holter"技术),以期捕捉到心律失常发作时的心电图。

患者心悸或晕厥发作之间的心电图

即使患者没有症状,其静息时的心电图也是非常有用的,如表 2.4 中的总结。

表 2.4　心悸或晕厥发作之间的心电图特征

心电图表现	症状的可能原因
心电图完全正常	症状可能不是由基础的心律失常所致——考虑可能与焦虑症、癫痫、心房黏液瘤或颈动脉窦超敏有关
心电图提示有心脏疾病	左心室肥大或左束支传导阻滞——主动脉瓣狭窄 右心室肥大——肺动脉高压 前壁 T 波倒置——肥厚型心肌病
心电图提示间歇性快速性心律失常	左心房肥大——二尖瓣狭窄,可能是心房颤动 预激综合征 长 QT 综合征 T 波低平提示低钾血症 地高辛效应——地高辛毒性?
心电图提示间歇性缓慢性心律失常	二度房室传导阻滞 一度房室传导阻滞加束支传导阻滞 地高辛效应

由心脏疾病而非心律失常引起的晕厥

　　心电图也许能够说明晕厥发作是由心血管疾病而非心律失常引起的。

　　左心室肥大或左束支传导阻滞（LBBB）的心电图改变也许可以提示：晕厥是由主动脉瓣狭窄引起的。图 2.1 和 2.2 均为曾由于严重主动脉瓣狭窄运动时出现过晕厥的患者的心电图。

　　右心室肥大的心电图改变可提示血栓性肺动脉高压。图 2.3 是一位运动时出现头晕的中年妇女的心电图，其病因是肺动脉有多处栓塞。

　　由肥厚型心肌病造成的晕厥可以有典型的心电图特征（图 2.4），类似前壁非 ST 段抬高性心肌梗死（NSTEMI）患者的心电图（与图 3.23 比较）。在肥厚型心肌病患者，其 T 波倒置通常要比有 NSTEMI 者更加明显，但其鉴别实际上取决于临床表现，而不是心电图表现。肥厚型心肌病可引起晕厥，或是由于左心室流出受阻，或是由于可能会导致有症状的心律失常。

可能有心动过速的患者

二尖瓣狭窄

　　二尖瓣狭窄能导致心房颤动，但当心脏仍为窦性心律时，心电图上出现左心房肥大的特征表现能为将来发生阵发性心房颤动提供线索（图 2.5）。

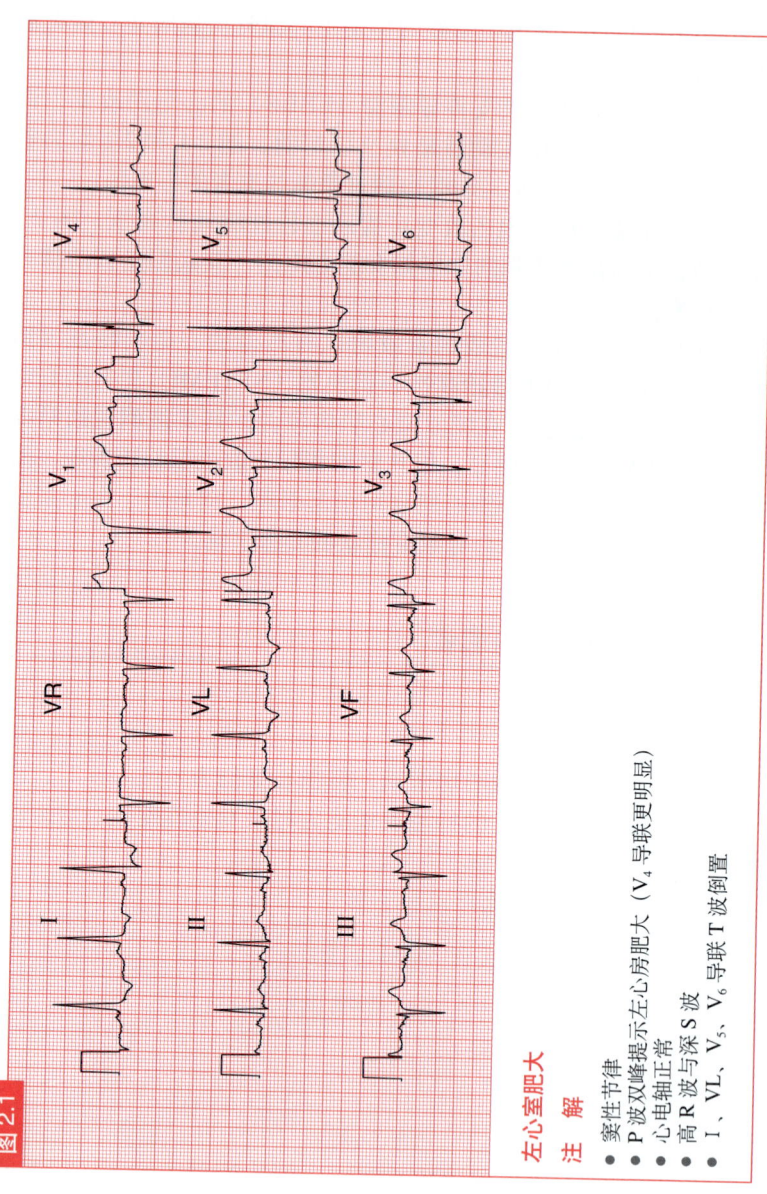

图 2.1

左心室肥大

注 解

- 窦性节律
- P波双峰提示左心房肥大（V_4导联更明显）
- 心电轴正常
- 高R波与深S波
- I、VL、V_5、V_6导联T波倒置

V₅ 导联高 R 波、T 波倒置

2 心悸和晕厥患者的心电图

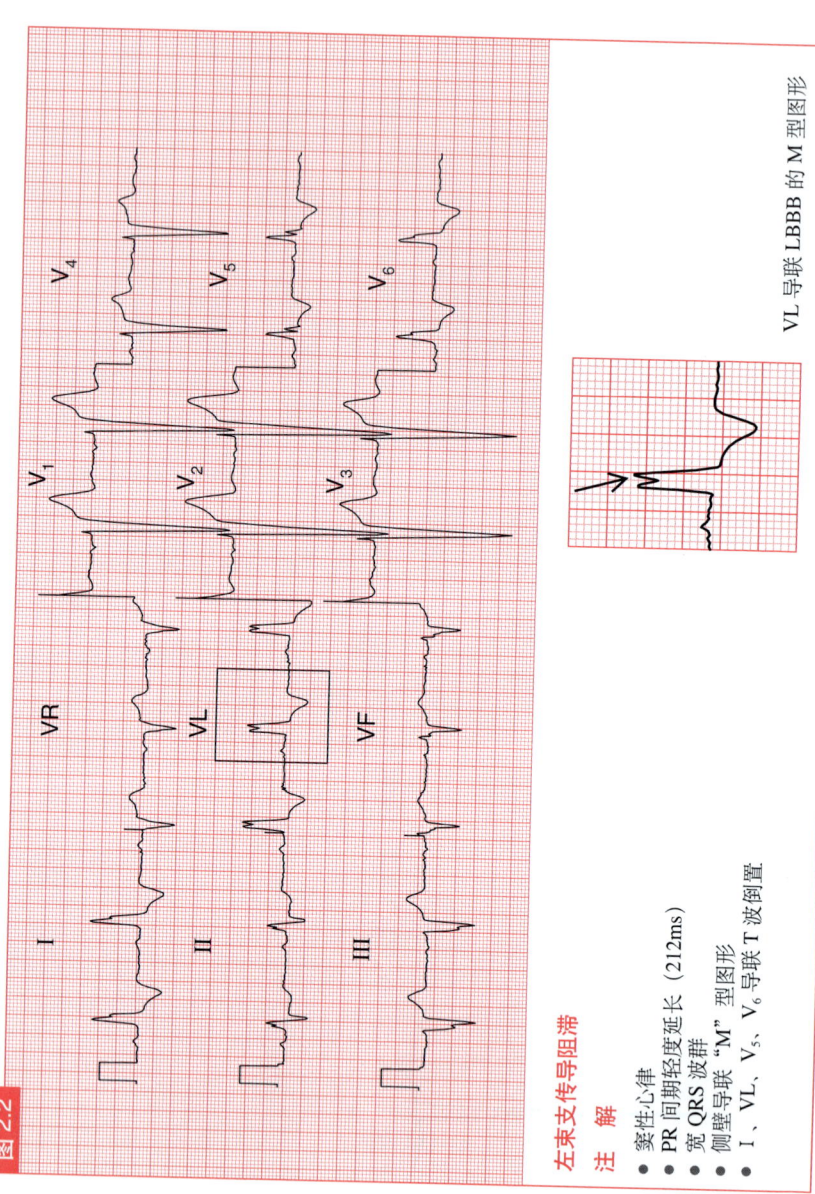

图 2.2

VL 导联 LBBB 的 M 型图形

左束支传导阻滞

注 解

- 窦性心律
- PR 间期轻度延长（212ms）
- 宽 QRS 波群
- 侧壁导联"M"型图形
- I、VL、V_5、V_6 导联 T 波倒置

2 可能有心动过速的患者

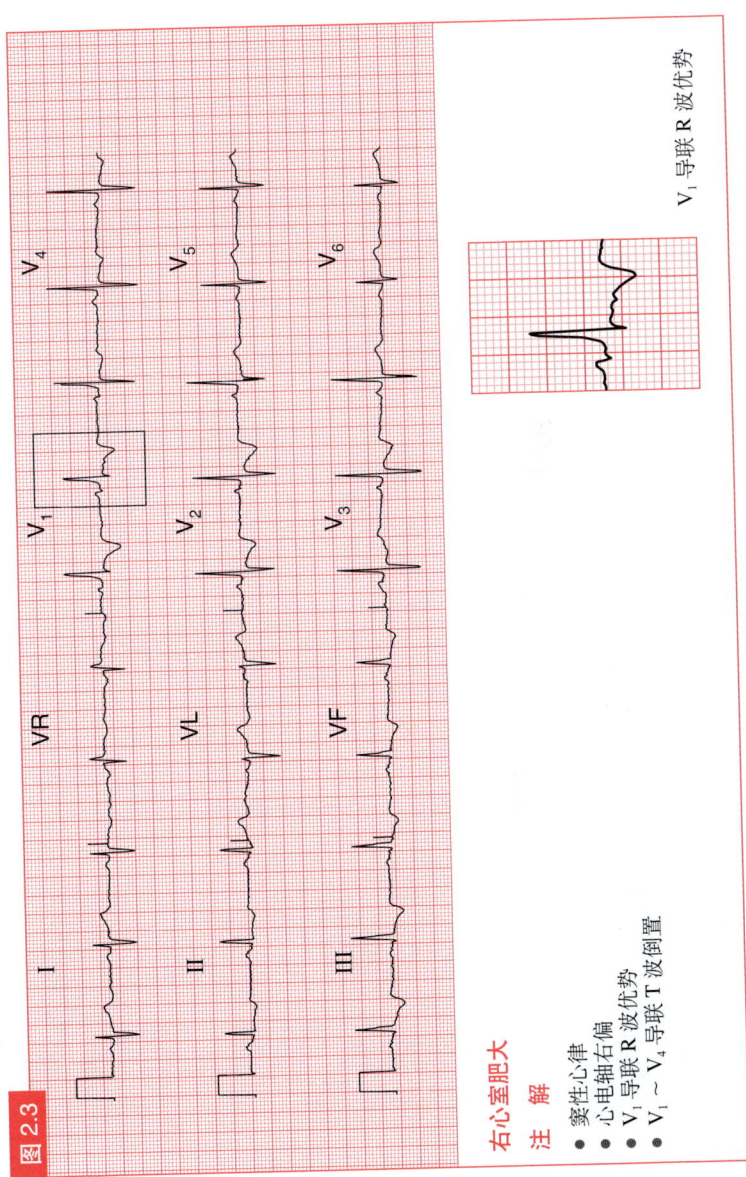

图 2.3 右心室肥大

注 解
- 窦性心律
- 心电轴右偏
- V_1 导联 R 波优势
- $V_1 \sim V_4$ 导联 T 波倒置

2 心悸和晕厥患者的心电图

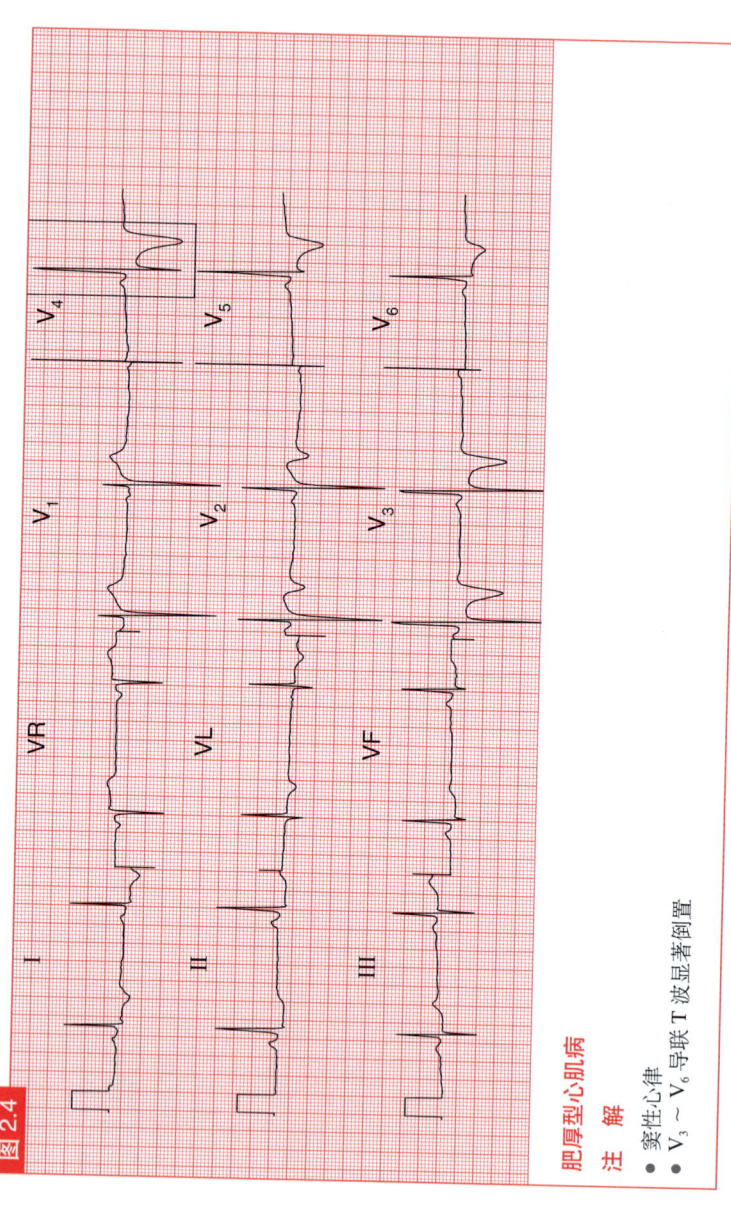

图 2.4

肥厚型心肌病

注 解
- 窦性心律
- $V_3 \sim V_6$ 导联 T 波显著倒置

V_4 导联 T 波倒置

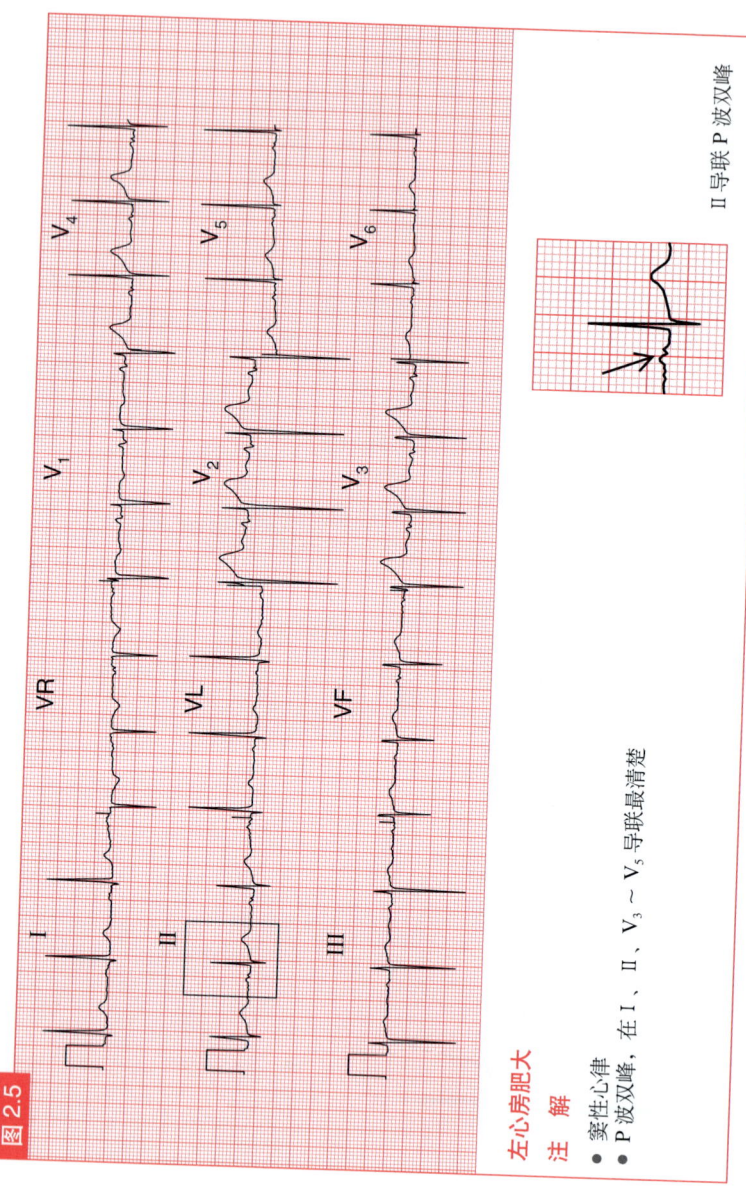

图 2.5

左心房肥大

注 解
- 窦性心律
- P 波双峰, 在 I、II、$V_3 \sim V_5$ 导联最清楚

II 导联 P 波双峰

预激综合征

在预激综合征患者,形成折返性心动过速的解剖学基础是:心房和心室之间存在异常的旁路连接。

激动在正常传导路径是按固定的方向一致向前地传导。如果激动传导方向在心脏某个部位发生了逆转,很可能是因为有一个环路或"折返"通路存在(图2.6)。如果激动沿环路通路反复除极,就会导致心动过速。形成折返通路的解剖学必要条件是:传导通路上有分支和返回支。正常时,在这两个分支中一个分支作为"前传肢",前向激动经过前传肢正常向下传导时,另一个分支阻滞。如果激动沿另一个分支即"逆传肢"返回,返回时适逢"前传肢"已脱离了不应期、恢复了传导功能,则可再次沿之前传(下传)。由此激动就会在环路中往返不止,形成了折返性心动过速。

一旦发生折返,激动的环形运动就可以持续下去,除非传导通路的某一部分在某时不能传导,折返通才可能停止。激动沿环形折返通路循环不止的运动也能被适时到达折返环内的另一个激动(即期前收缩)打断。

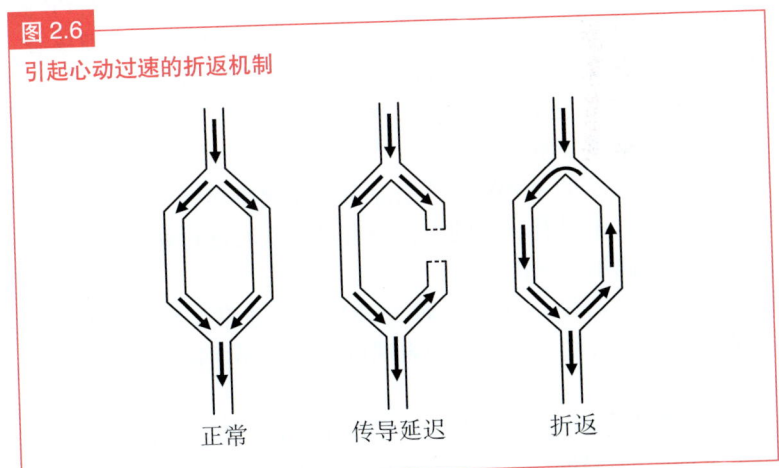

图 2.6
引起心动过速的折返机制

正常 传导延迟 折返

WPW 综合征

在 Wolff-Parkinson-White（WPW）综合征，一个附加旁路要么连接左心房和左心室，要么连接右心房和右心室。无论哪种情况，正常的房室结的延迟均被绕开，故 PR 间期缩短。心室除极开始时异常，在 R 波的起点上升处引起一个小顿挫（delta 波），但之后的心室除极是正常的，通过房室结和希氏束传导。

"折返"环路包括心房和心室之间正常的房室结-希氏束连接和旁路。激动是沿着正常通路下传，然后通过旁路返回（即逆传）激动心房。这就是所谓的"顺向性反复性心动过速"，其可形成窄 QRS 波群，有时 P 波在每个 QRS 波群后可见。另外，激动可以通过旁路下传，沿着希氏束逆行，形成"逆向性反复性心动过速"，其中 QRS 波群是宽的，起始有顿挫，P 波可见或不可见。

当旁路通路位于心脏左侧时，心电图上 R 波在 V_1 导联上占优势，这被称为"A 型"预激（图 2.7）。这种类型的 WPW 传导模式容易与右心室肥大混淆，两者的鉴别可通过有无 PR 间期缩短进行。

图 2.8 的心电图来自一位年轻男子，其主诉的症状类似阵发性心动过速。其心电图显示为 WPW 综合征 A 型，但其短 PR 间期很容易被忽略，除非对其全部 12 导联心电图进行仔细核查。相对来说，其短 PR 间期和 delta 波在 V_4 和 V_5 导联最明显。

当旁路通路在心脏右侧时，V_1 导联没有优势 R 波，这被称为"B 型"预激（图 2.9）。

心电图提示的 WPW 型预激综合征在健康年轻人中的比例约为 1/3000。其中只有一半的人曾经有过一次心动过速发作，许多人只有非常偶尔的发作。

当折返性心动过速发生时，QRS 波群通常是窄的，其图形类似于交界性心动过速，这种表现可能不被怀疑是预激综合征的表现。

有 WPW 综合征的患者发生的宽 QRS 波群心动过速可能类似于室性心动过速。在大多数情况下，基础节律可能是心房颤动伴不规则的房室传导。这是一种严重的心律失常，因为有可能发生心室颤动（图 2.10）。

与 WPW 综合征有关的心电图特征如框 2.4 概述。

2 可能有心动过速的患者

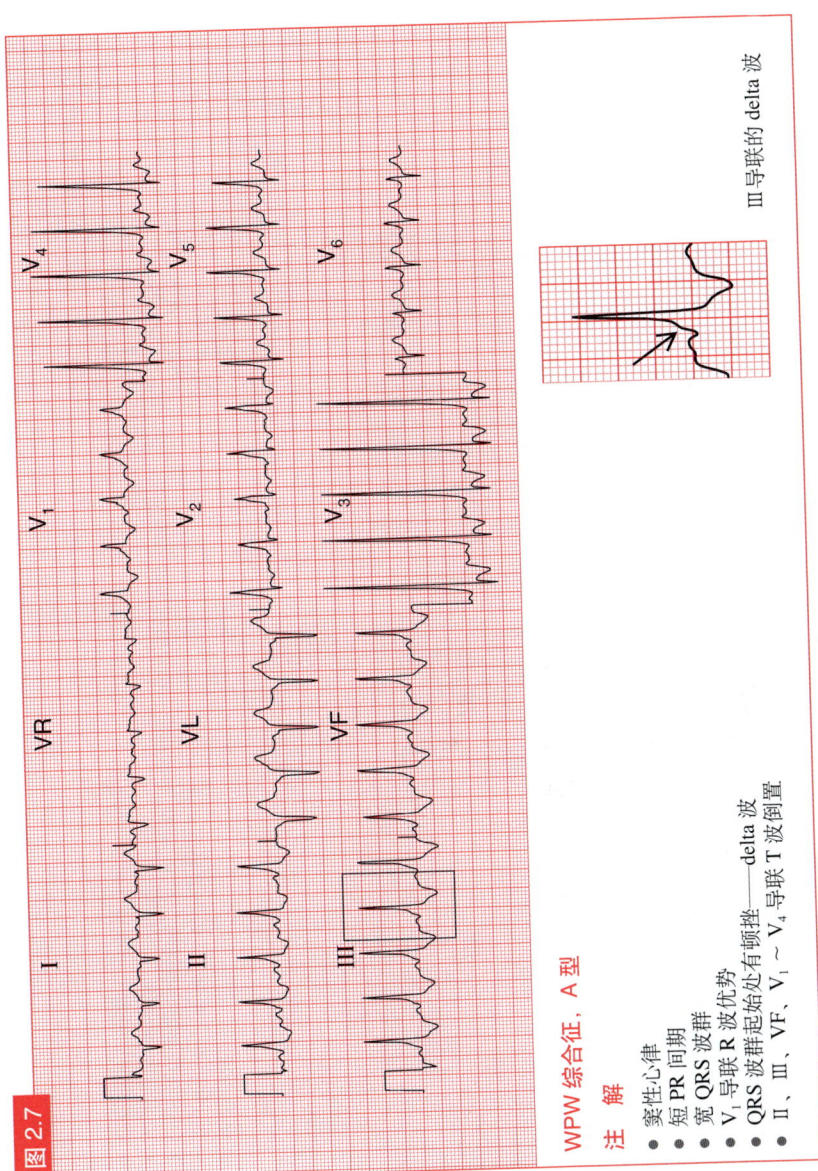

图 2.7

WPW 综合征，A 型

注 解
- 窦性心律
- 短 PR 间期
- 宽 QRS 波群
- V_1 导联 R 波优势
- QRS 波群起始处有顿挫——delta 波
- Ⅱ、Ⅲ、VF、$V_1 \sim V_4$ 导联 T 波倒置

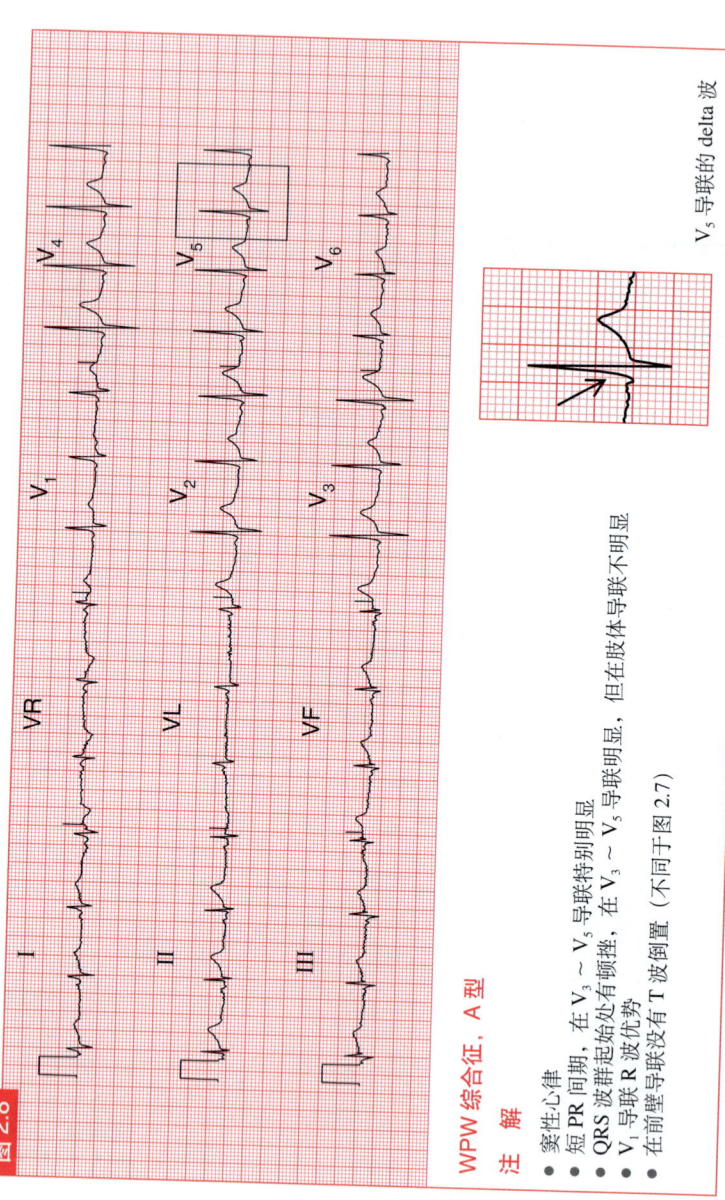

图 2.8

WPW 综合征，A 型

注 解

- 窦性心律
- 短 PR 间期，在 $V_3 \sim V_5$ 导联特别明显
- QRS 波群起始处有顿挫，在 $V_3 \sim V_5$ 导联明显，但在肢体导联不明显
- V_1 导联 R 波没优势
- 在前壁导联没有 T 波倒置（不同于图 2.7）

V_5 导联的 delta 波

可能有心动过速的患者

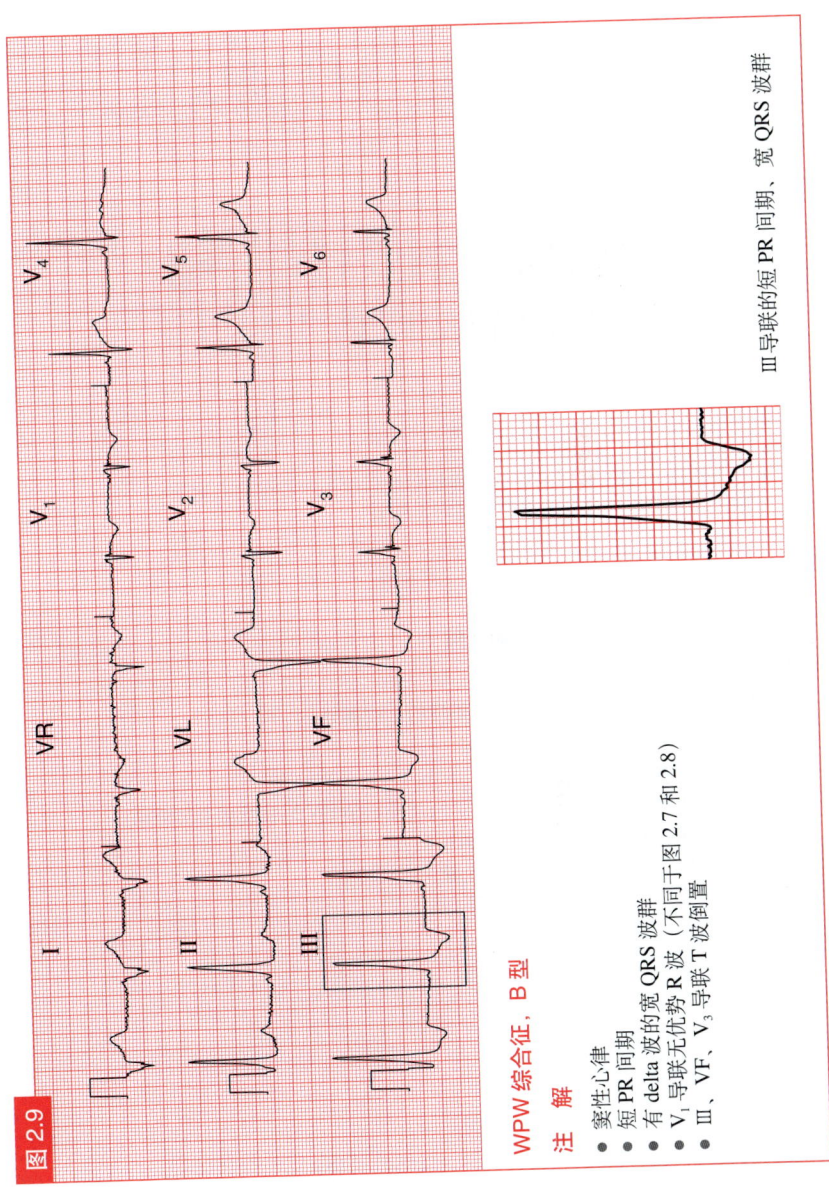

图 2.9

WPW 综合征，B 型

注 解
- 窦性心律
- 短 PR 间期
- 有 delta 波的宽 QRS 波群
- V_1 导联无优势 R 波（不同于图 2.7 和 2.8）
- Ⅲ、VF、V_3 导联 T 波倒置

Ⅲ 导联的短 PR 间期，宽 QRS 波群

图 2.10

WPW 综合征中的心动过速

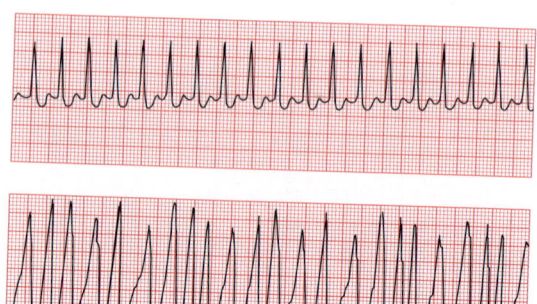

注 解

- 上图为窄 QRS 波群心动过速（顺向性）
- 下图为宽 QRS 波群心动过速（逆向性）
- 在下图中，QRS 波群的显著不规整和变异性提示心律为心房颤动
- 两图中 WPW 综合征的诊断依据均不明显

框 2.4　WPW 综合征：心电图特征

- 短 PR 间期
- QRS 波群轻度增宽：delta 波有正常的末端部分
- ST 段 / T 波改变
- （窄或宽 QRS 波群）心律失常
- 有宽而不规则的 QRS 波群的心律失常提示 WPW 综合征伴心房颤动
- 右侧旁路：有时前壁导联 T 波倒置
- 左侧旁路：$V_1 \sim V_6$ 导联 R 波优势

LGL 综合征

如果旁路是将心房与希氏束连接起来，而不是与右心室或左心室连接起来，则会出现 PR 间期短而 QRS 波群正常，这被称为 Lown-Ganong-Levine（LGL）综合征（图 2.11）。

预激综合征的短而固定的 PR 间期必须与"加速性结性自主心律"的短而变化的 PR 间期（"游走性节律"）相区别，后者如图 2.12 所示。这里，窦房结率已经放缓，心脏由房室结控制，其发放激动的速度比窦房结发放的快。这份心电图记录自一位无症状的运动员。

长 QT 综合征

许多原因都能引起复极延迟，导致长 QT 间期。长 QT 间期与阵发性室性心动过速有关，因此可能是晕厥甚或猝死的病因。框 2.5 概括了引起 QT 间期延长的病因。

框 2.5　QT 间期延长的可能病因

先天性
- Jervell-Lange-Nielson 综合征
- Romano-Ward 综合征

抗心律失常药物
- 奎尼丁
- 普鲁卡因胺
- 丙吡胺
- 胺碘酮
- 索他洛尔

其他药物
- 三环类抗抑郁药
- 红霉素
- 硫利达嗪

血清电解质异常
- 低钾
- 低镁
- 低钙

2 心悸和晕厥患者的心电图

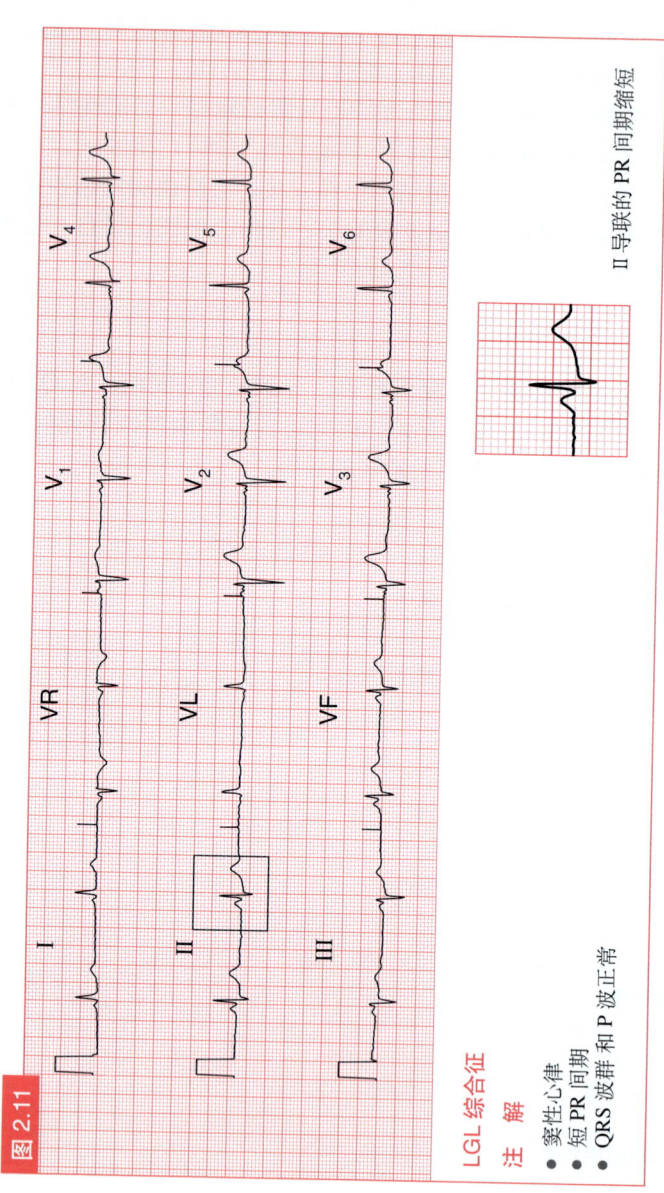

图 2.11

LGL 综合征

注　解
- 窦性心律
- 短 PR 间期
- QRS 波群和 P 波正常

II 导联的 PR 间期缩短

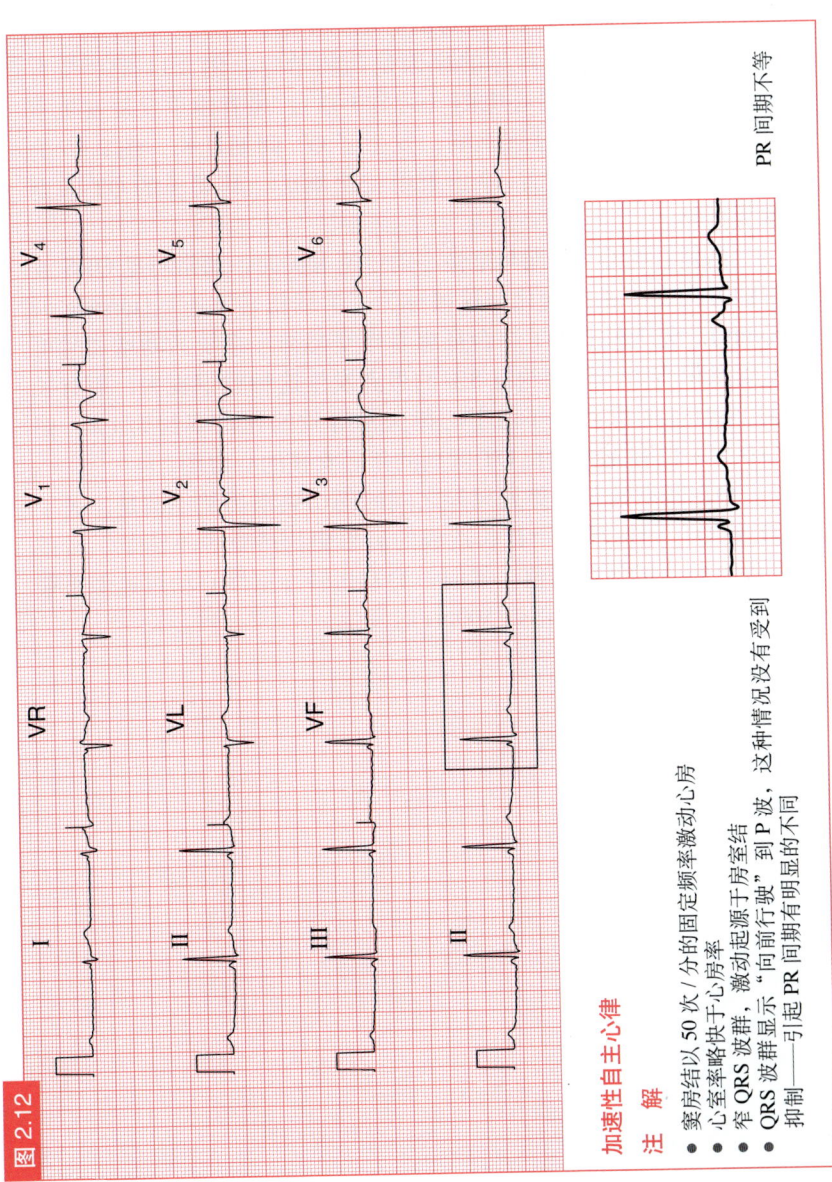

图 2.12

加速性自主心律

注解

- 窦房结以 50 次 / 分的固定频率激动心房
- 心室率略快于心房率
- 窄 QRS 波群,激动起源于房室结
- QRS 波群显示"向前行驶"到 P 波,这种情况没有受到抑制——引起 PR 间期有明显的不同

PR 间期不等

几种遗传疾病可导致家族性 QT 间期延长。图 2.13 是一位有"晕厥"发作病史的 10 岁女孩的心电图。她的姐姐已经猝死；她的另外三位兄弟姐妹及其父母的心电图正常。

QT 间期延长最常见的原因是药物治疗。图 2.14 是一位有后壁心肌梗死患者的心电图（见第 3 章）。患者由于反复发生室性心动过速而服用过胺碘酮，发生了 QT 间期延长。图 2.15 为其 4 个月后的心电图：停止服用胺碘酮后，其延长的 QT 间期恢复正常。

当延长的 QT 间期与室性心动过速有关时，通常可见 QRS 波群的方向上下来回变化，这被称为"尖端扭转室速"（torsade de points）。先天性长 QT 综合征患者当交感神经系统活动增加时可发生意识丧失。每年约有 8% 的患者发生这种意识丧失，而有长 QT 综合征的患者每年由于心律失常导致的死亡率约为 1%。图 2.16 为一位有先天性长 QT 间期的年轻女孩的心电图。

QT_c 间期延长与猝死风险之间的确切关系仍然不清楚。关于 QT 或 QT_c 间期哪一个延长造成的后果更为严重也不清楚。目前还没有绝对的风险阈值。然而，尖端扭转性室性心动过速似乎很少在 QT 或 QT_c 间期不到 500ms 时发生。

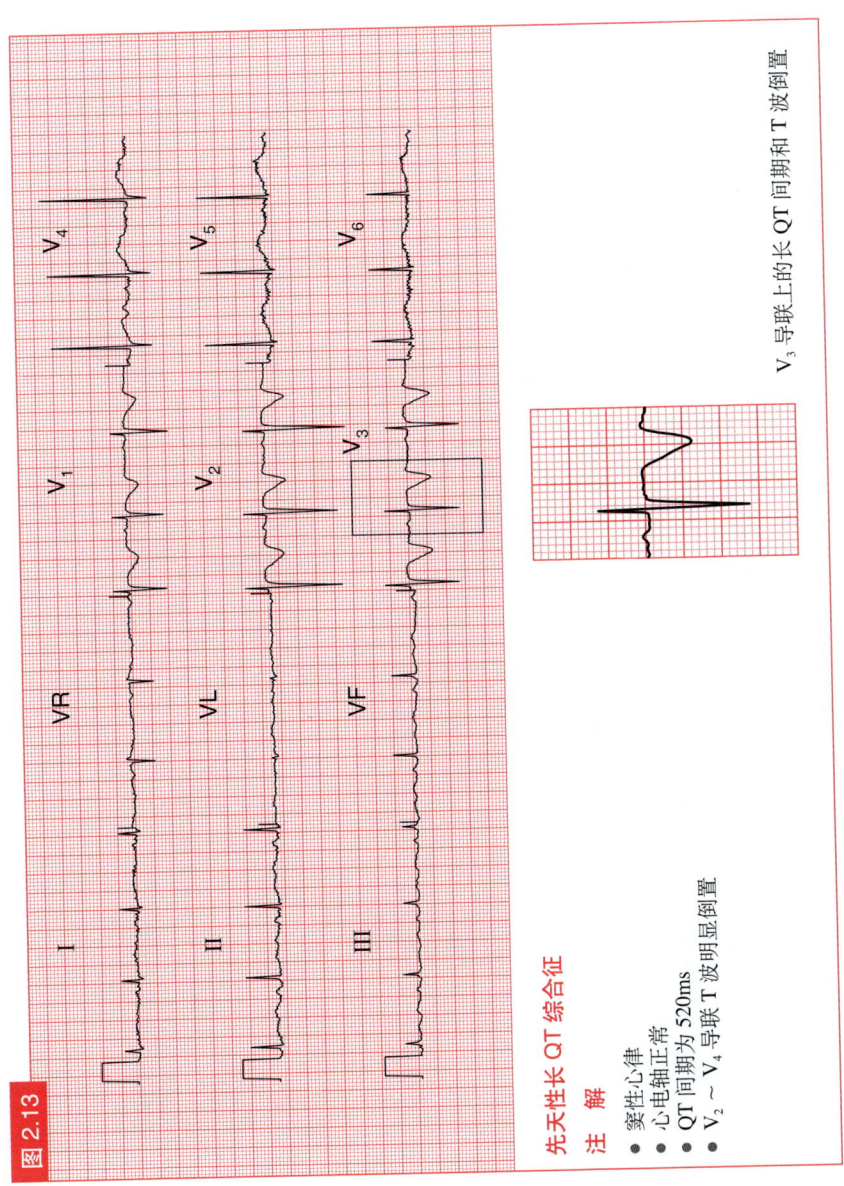

图 2.13

先天性长 QT 综合征

注 解

- 窦性心律
- 心电轴正常
- QT 间期为 520ms
- $V_2 \sim V_4$ 导联 T 波明显倒置

V_3 导联上的长 QT 间期和 T 波倒置

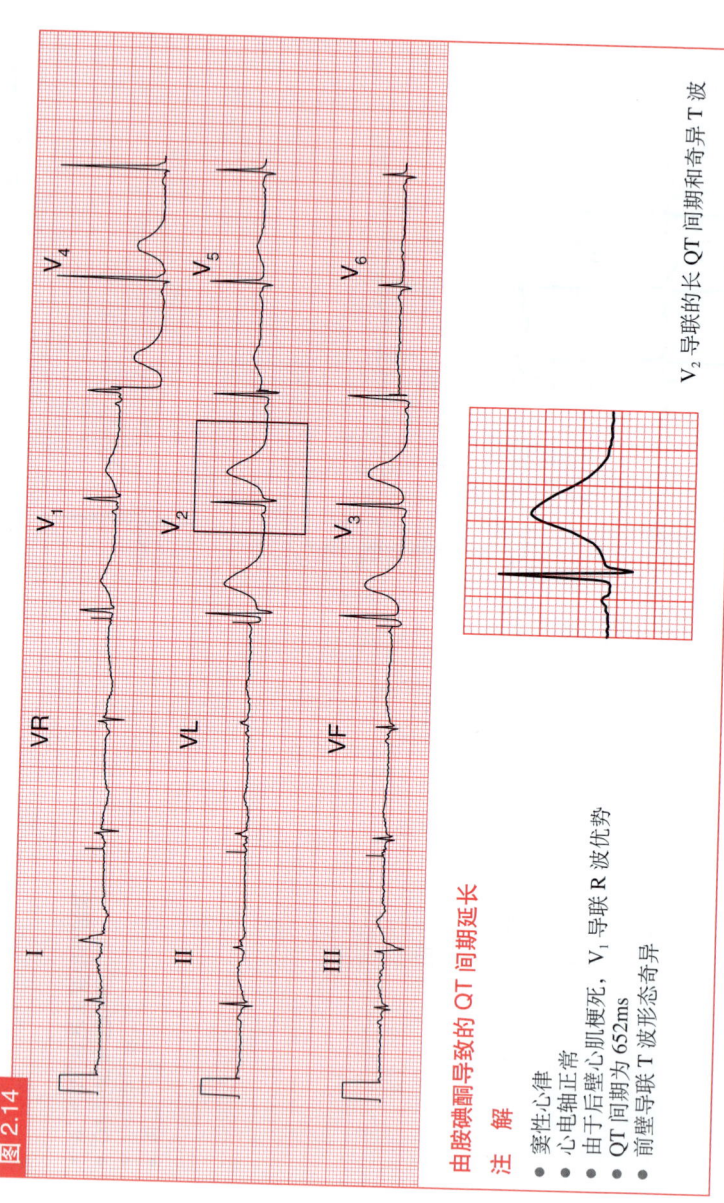

图 2.14 由胺碘酮导致的 QT 间期延长

注 解
- 窦性心律
- 心电轴正常
- 由于后壁心肌梗死，V_1 导联 R 波优势
- QT 间期为 652ms
- 前壁导联 T 波形态奇异
- V_2 导联的长 QT 间期和奇异 T 波

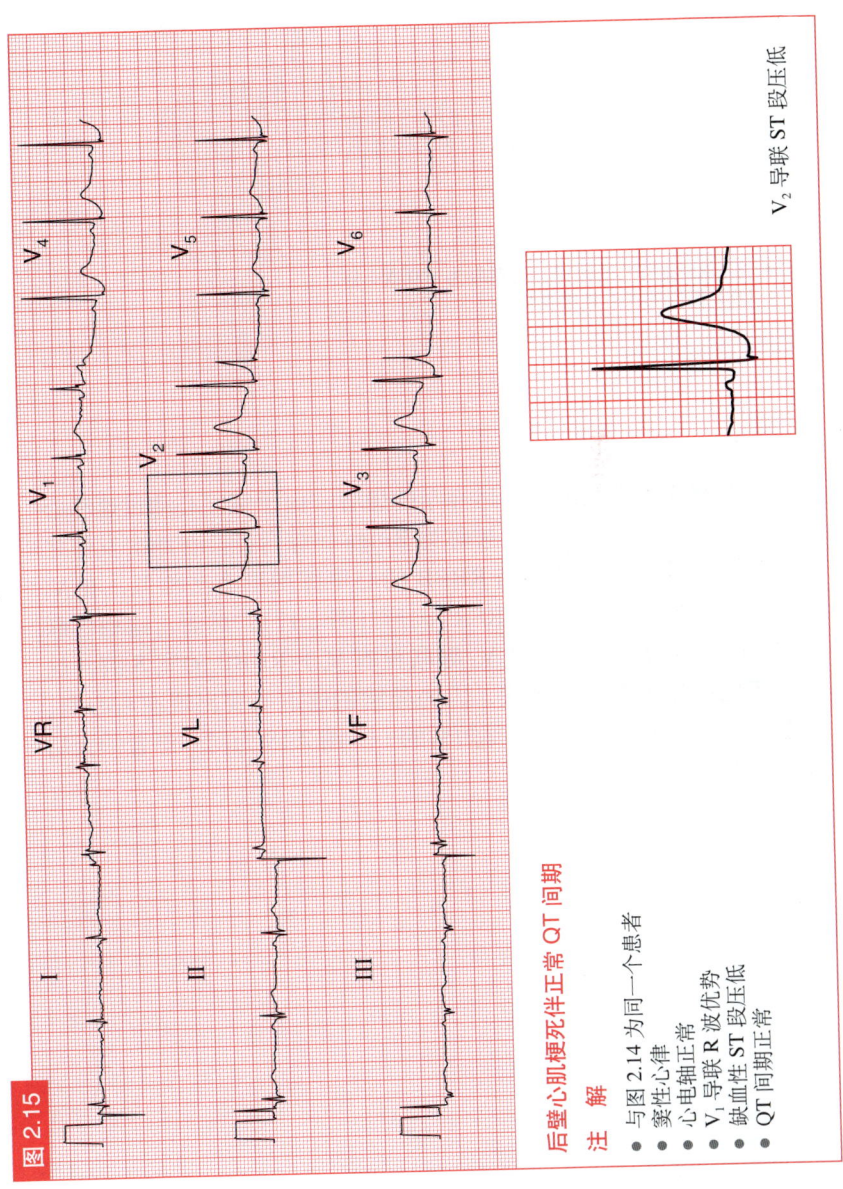

图 2.15

后壁心肌梗死伴正常 QT 间期

注 解

- 与图 2.14 为同一个患者
- 窦性心律
- 心电轴正常
- V_1 导联 R 波优势
- 缺血性 ST 段压低
- QT 间期正常

V_2 导联 ST 段压低

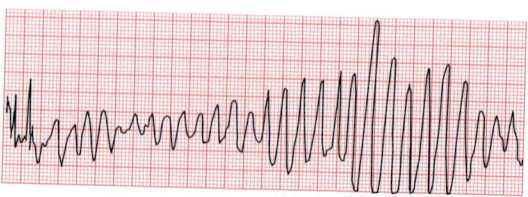

图 2.16

尖端扭转室速

注 解

- 宽 QRS 波群心动过速，心室率为 300 次 / 分
- QRS 波群的形态连续变化

Brugada 综合征

在有先天性钠离子转运异常的患者，由于室性心动过速和心室颤动，会突发晕厥，这被称为 Brugada 综合征。在两次发作之间，患者的心电图图形与 RBBB 的心电图图形有些相似，在 V_1 和 V_2 导联，QRS 波群呈 RSR' 波形（图 2.17）。然而，这些导联的 ST 段是抬高的，并且 V_6 导联没有见于 RBBB 的宽 S 波。这些变化可见于右心室导联，因为异常钠通道主要出现在右心室。患者的心电图的异常可能是短暂的——图 2.18 为同一患者一天后的心电图。

可能有心动过速的患者 2

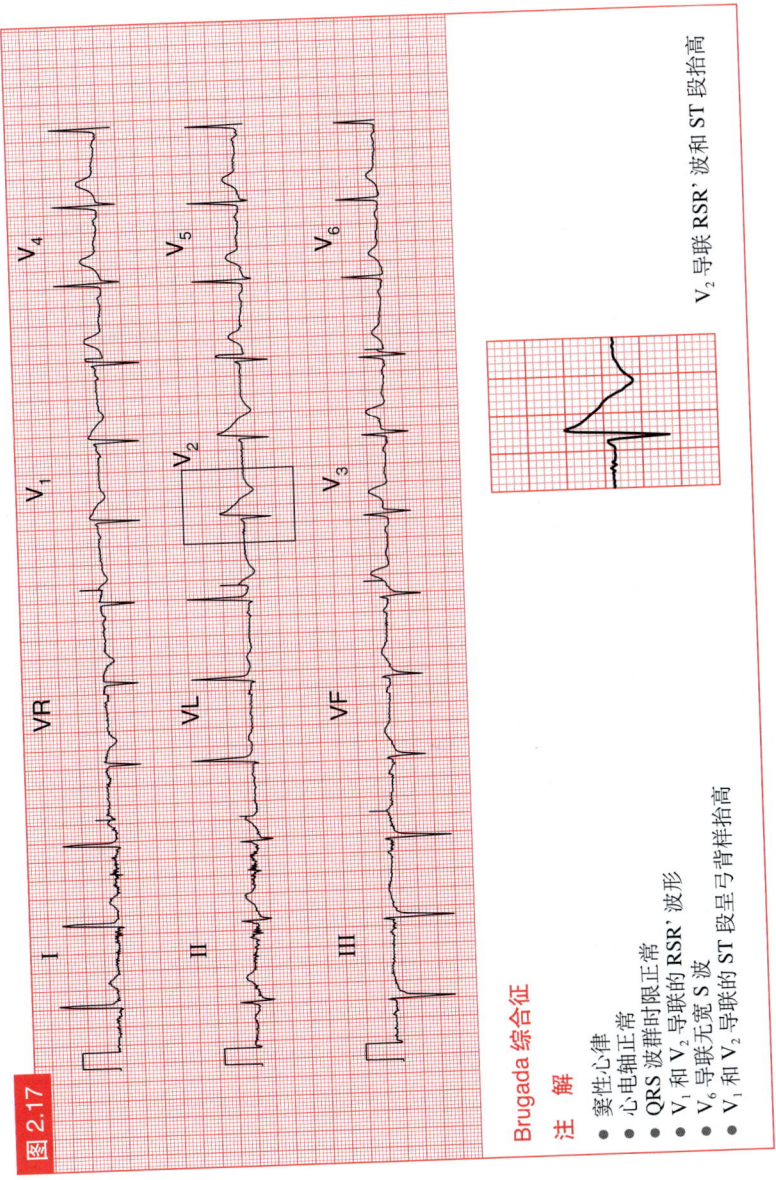

图 2.17

V_2 导联 RSR' 波和 ST 段抬高

Brugada 综合征

注 解

- 窦性心律
- 心电轴正常
- QRS 波群时限正常
- V_1 和 V_2 导联的 RSR' 波形
- V_6 导联无宽 S 波
- V_1 和 V_2 导联的 ST 段呈弓背样抬高

103

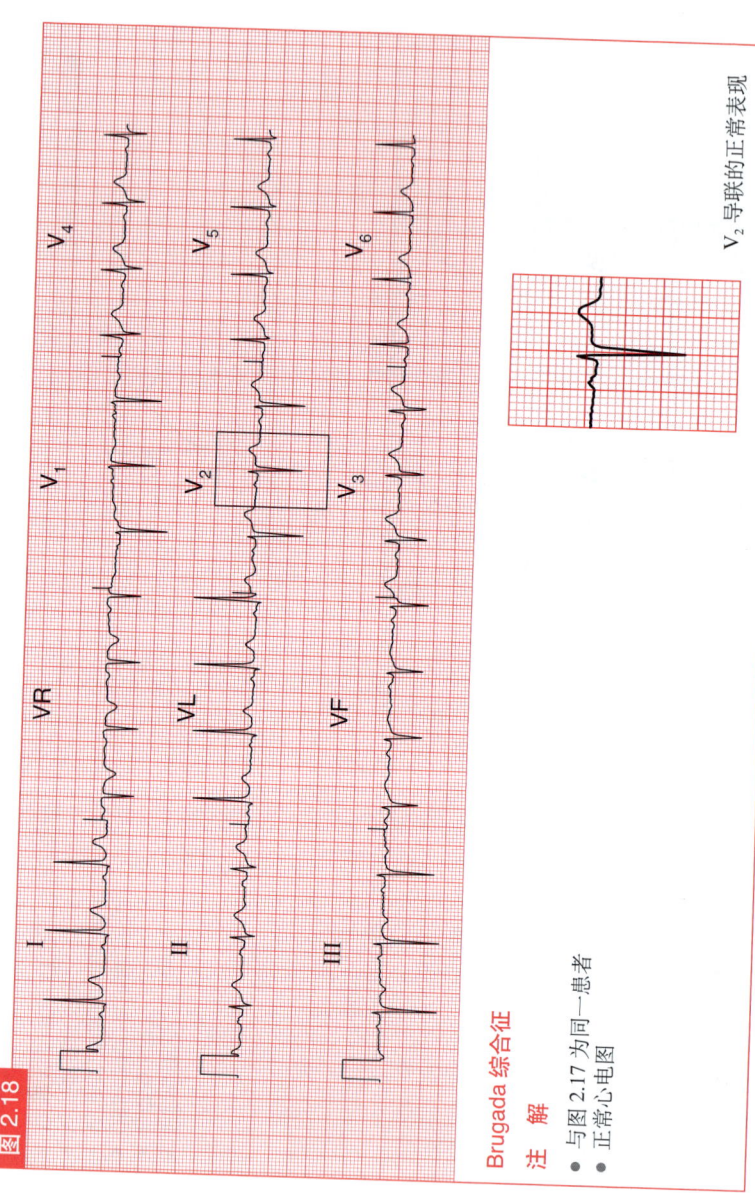

图 2.18

Brugada 综合征

注 解
- 与图 2.17 为同一患者
- 正常心电图
- V_2 导联的正常表现

可能出现心动过缓的患者

如果心电图上有传导障碍的表现，而患者无自觉症状，就应该怀疑是否为间歇性心动过缓。然而，必须记住，传导障碍在健康人群中也十分常见，其心电图表现也相似。

逸搏心律

心肌细胞只有在受到刺激时才会去极化而形成冲动波，但窦房结的细胞、那些房室结周围的细胞（"交界区"细胞）以及传导通路上的细胞都具有自动去极化或"自律性"的特性。

心脏任何部位的自律性都能被外部传来的一次激动波抑制，因此心率是由自律性除极频率最高的起搏点控制的。正常时窦房结控制着心率，因为窦房结除极频率最高。但如果由于某种原因其自律性不是最高的，则除极频率居次位的自主节律点就会充当新的起搏点，建立一个逸搏心律。正常窦房结的除极频率为 60～70 次/分，心房和交界区的自主除极频率约为 50 次/分。如果窦房结和交界区的起搏点都不能自主除极，或如果激动传不到心室，则心室内的自主起搏点就会发放频率为 30～40 次/分的室性激动，这种情况通常可在三度房室传导阻滞时见到。

逸搏性激动可能是单次的，也可能会形成持续性节律。逸搏与相应的期外收缩有相同的心电图表现，只是出现的较晚，而不是较早（图 2.19）。

在持续性交界性逸搏心律中，心房除极当 P 波在 QRS 波群后出现时也许可见（图 2.20）。这种情况当心房的除极是由房室结逆向传导至心房时就会发生，这被称为"逆向"传导。图 2.21 显示的也是一个交界性逸搏搏动。

图 2.22 中有一个室性逸搏搏动。

晕厥

心电图的变化对有晕厥病史的患者尤为重要，而在健康人可能会被忽略。一度房室传导阻滞，本身没有临床意义，但可以转变为间歇性完全性房室传导阻滞。当目前没有症状的患者的心电图显示为二度房室传导阻滞时，发生完全性房室传导阻滞的可能性更大。图 2.23、2.24 和 2.25 均为有晕厥病史患者的心电图，这

图 2.19

交界性逸搏

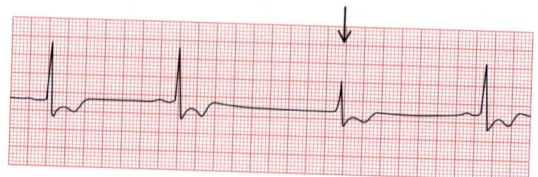

注 解

- 两个窦性搏动后没有出现 P 波
- 一个间期后,出现一个窄 QRS 波群,与窦性搏动的 QRS 波群相同,但前面没有 P 波
- 箭头所示为一个交界性逸搏
- 随后窦性心律再次出现

图 2.20

交界性逸搏心律

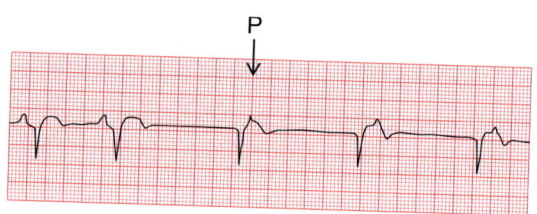

注 解

- 两个窦性搏动后,有一个无 P 波间期
- 交界性心律随后出现(其 QRS 波群与窦性心律的 QRS 波群相同)
- 箭头所示的 P 波出现在交界性搏动的 T 波上,该心房是逆向除极

图 2.21
交界性逸搏心律

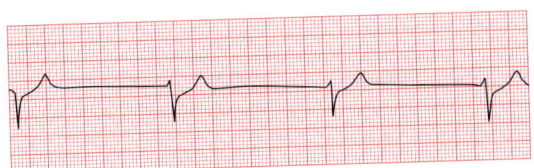

注 解

- 无 P 波
- 窄 QRS 波群和正常的 T 波

图 2.22
室性逸搏

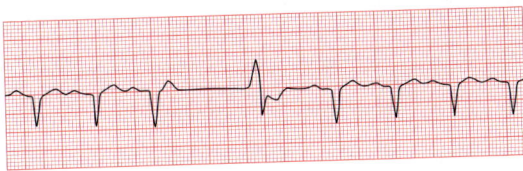

注 解

- 三个窦性搏动后有一个间歇
- 随后有一个单次室性搏动，其 QRS 波群为宽 QRS 波群且 T 波倒置
- 然后窦性心律恢复

2 心悸和晕厥患者的心电图

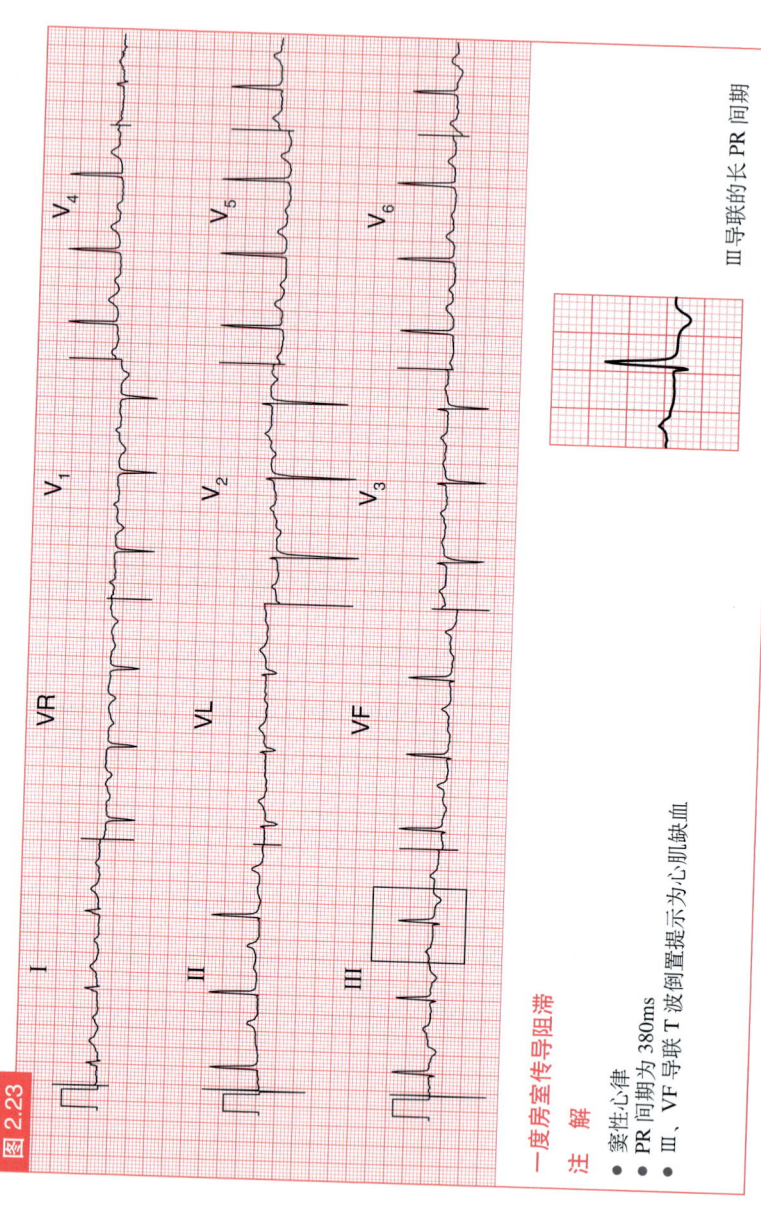

图 2.23

一度房室传导阻滞

注解
- 窦性心律
- PR 间期为 380ms
- Ⅲ、VF 导联 T 波倒置提示为心肌缺血

Ⅲ导联的长 PR 间期

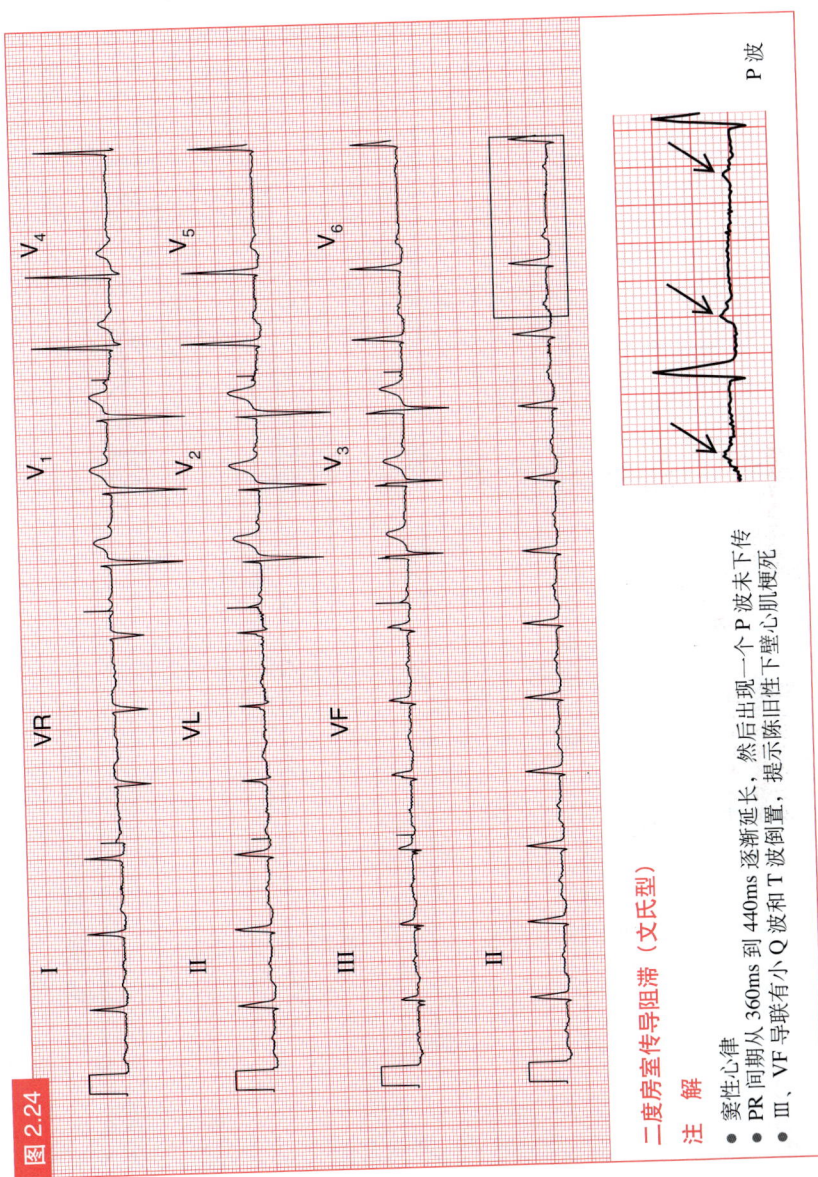

图 2.24 二度房室传导阻滞（文氏型）

注 解

- 窦性心律
- PR 间期从 360ms 到 440ms 逐渐延长，然后出现一个 P 波未下传
- Ⅲ、VF 导联有小 Q 波和 T 波倒置，提示陈旧性下壁心肌梗死

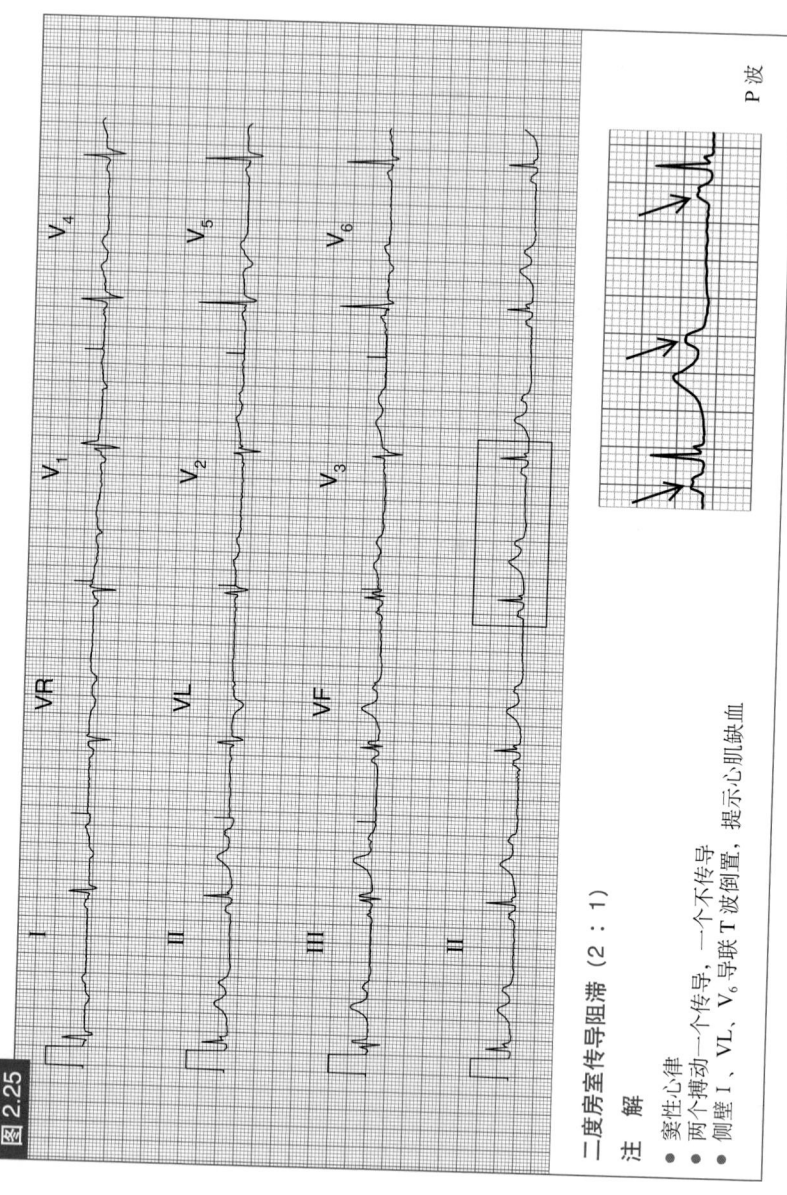

图 2.25 二度房室传导阻滞（2：1）

注 解
- 窦性心律
- 两个搏动一个传导，一个不传导
- 侧壁 I、VL、V₆ 导联 T 波倒置，提示心肌缺血

P 波

些患者最终都需要安装永久性起搏器。

混合性传导异常

心电轴左偏通常提示左前分支传导阻滞，但当其 QRS 波群为窄 QRS 波群时，其又可被认为是一种正常变异（图 2.26）。

心电轴显著左偏并有宽 QRS 波群是为真正的左前分支传导阻滞图形（图 2.27）。

如果左前分支传导阻滞伴有一度房室传导阻滞和 LBBB（图 2.28），那么激动不能经过左束支的两个分支传导，并且在房室结、希氏束或右束支部位还会发生传导延迟。

同样，如果一度房室传导阻滞伴有 RBBB（图 2.29），则激动不能经右束支传导，并且传导阻滞也可以发生在其他部位。

左前分支传导阻滞伴 RBBB 意味着，激动只能经过左束支的左后分支传导到心室（图 2.30），这被称为"双束支传导阻滞"。

左前分支传导阻滞伴 RBBB 和一度房室传导阻滞意味着，其余传导路径也有病变——要么是希氏束主干，要么是左束支的左后分支。有时候这被称为"三分支传导阻滞"（图 2.31）。右束支和左束支的两分支的完全性传导阻滞当然会引起完全性（三度）房室传导阻滞。

心电轴右偏不一定是左后分支传导阻滞的特征改变，但如果合并有其他传导组织疾病的证据，诸如一度房室传导阻滞（图 2.32）的表现，则其通常是一个特征改变。

二度房室传导阻滞（2：1）伴左前分支传导阻滞（图 2.33）或伴左前分支传导阻滞和 RBBB（图 2.34），提示传导组织病变范围广泛。

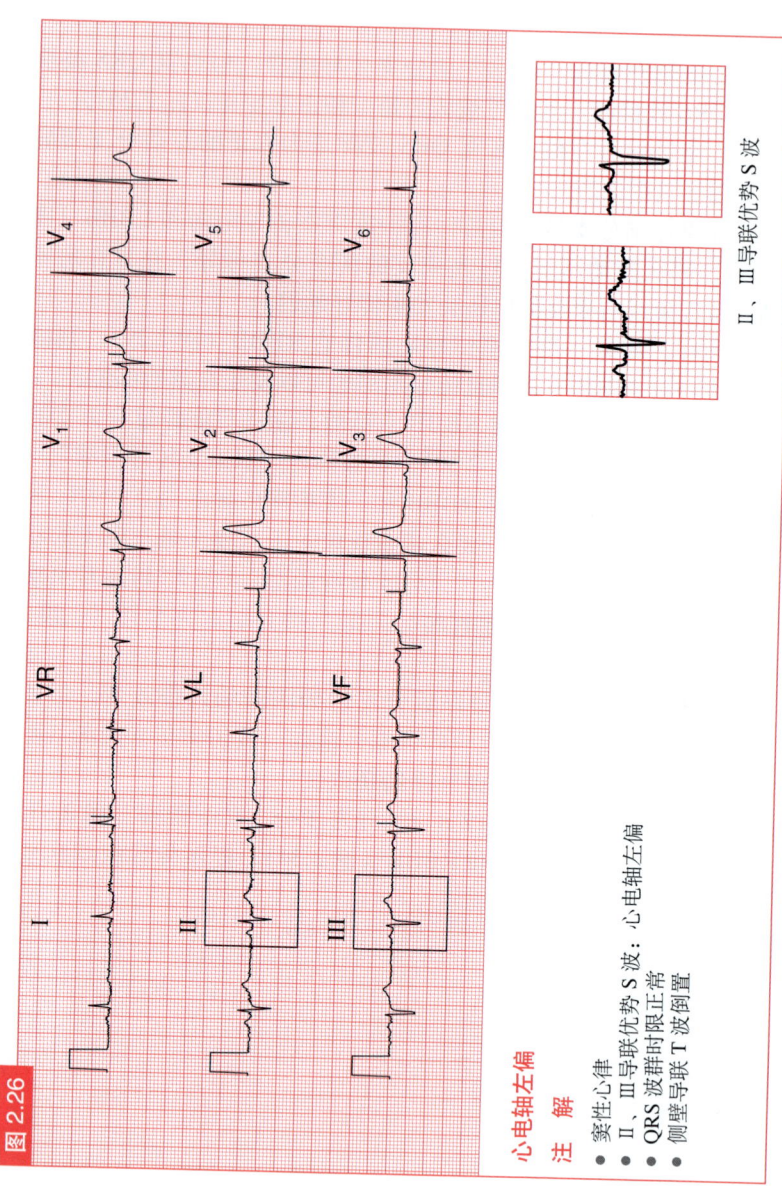

图 2.26

心电轴左偏

注 解
- 窦性心律
- Ⅱ、Ⅲ导联优势 S 波；心电轴左偏
- QRS 波群时限正常
- 侧壁导联 T 波倒置

可能出现心动过缓的患者

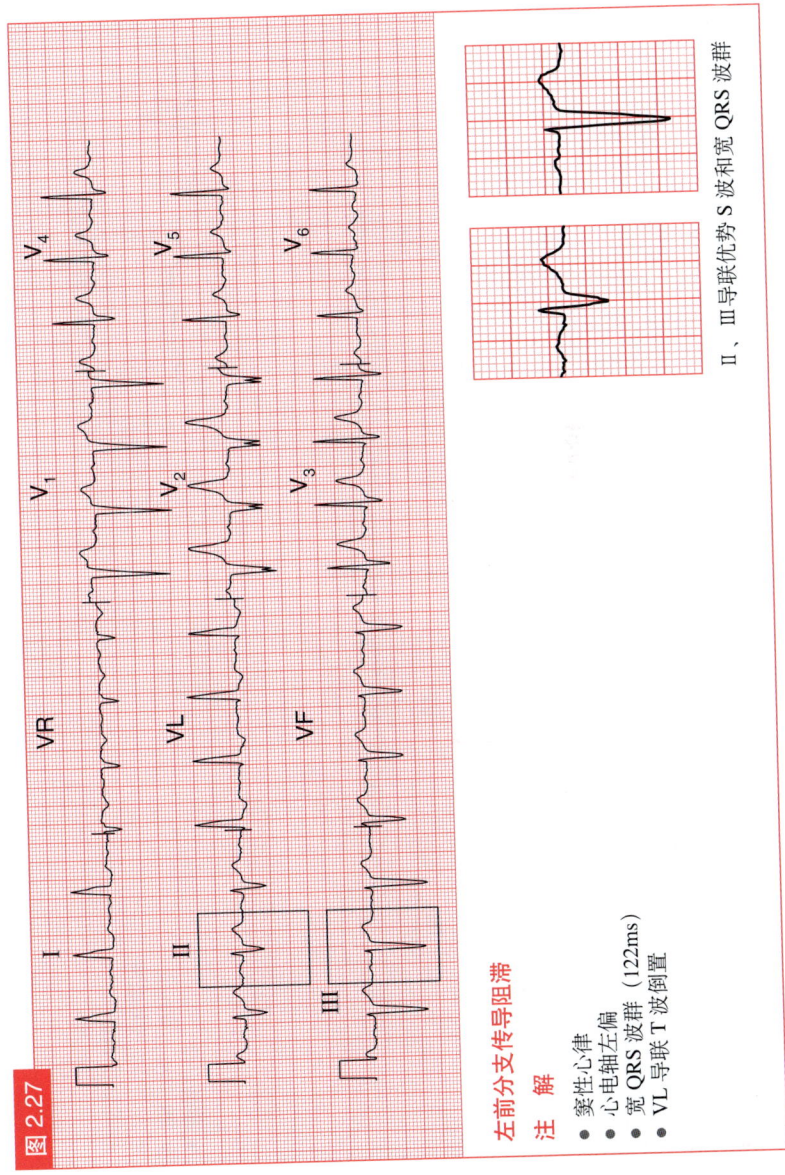

图 2.27

左前分支传导阻滞

注 解
- 窦性心律
- 心电轴左偏
- 宽 QRS 波群（122ms）
- VL 导联 T 波倒置

II、III 导联优势 S 波和宽 QRS 波群

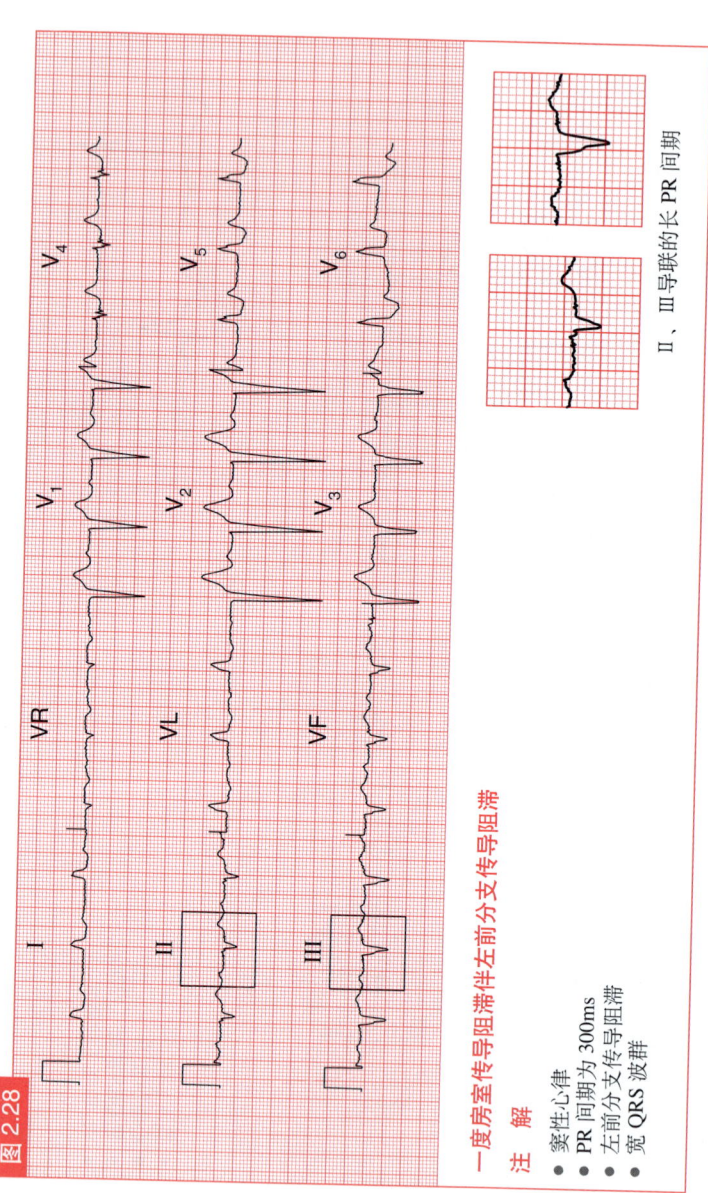

图 2.28 一度房室传导阻滞伴左前分支传导阻滞

注解
- 窦性心律
- PR 间期为 300ms
- 左前分支传导阻滞
- 宽 QRS 波群

Ⅱ、Ⅲ导联的长 PR 间期

可能出现心动过缓的患者 2

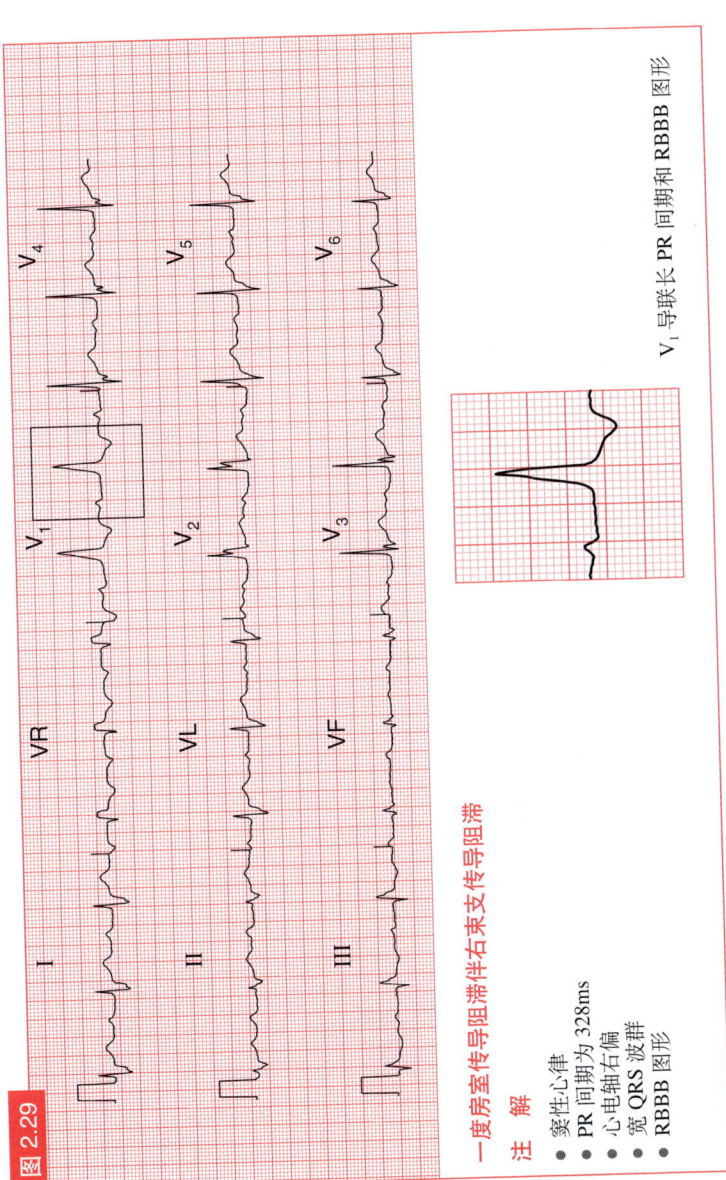

图 2.29

一度房室传导阻滞伴右束支传导阻滞

注 解

- 窦性心律
- PR 间期为 328ms
- 心电轴右偏
- 宽 QRS 波群
- RBBB 图形

V_1 导联长 PR 间期和 RBBB 图形

2 心悸和晕厥患者的心电图

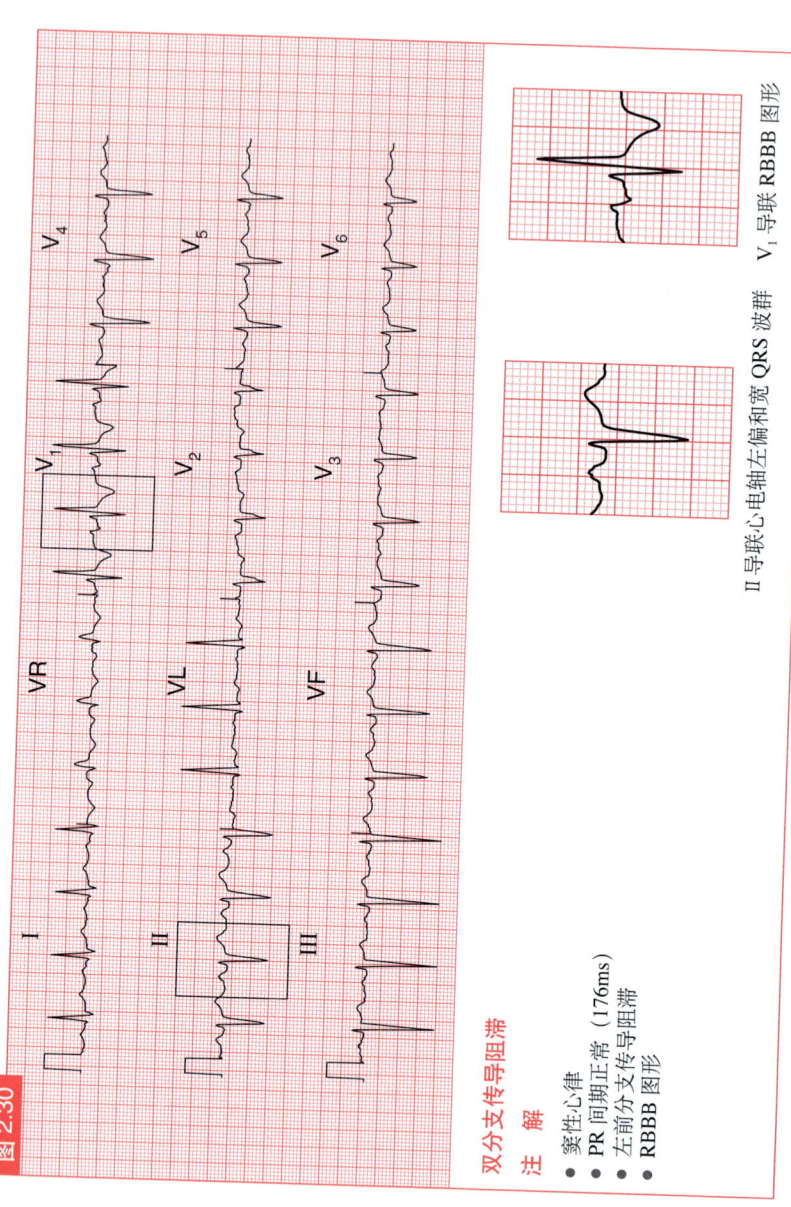

图 2.30

双分支传导阻滞

注 解

- 窦性心律
- PR 间期正常（176ms）
- 左前分支传导阻滞
- RBBB 图形

II 导联心电轴左偏和宽 QRS 波群　　V₁ 导联 RBBB 图形

可能出现心动过缓的患者

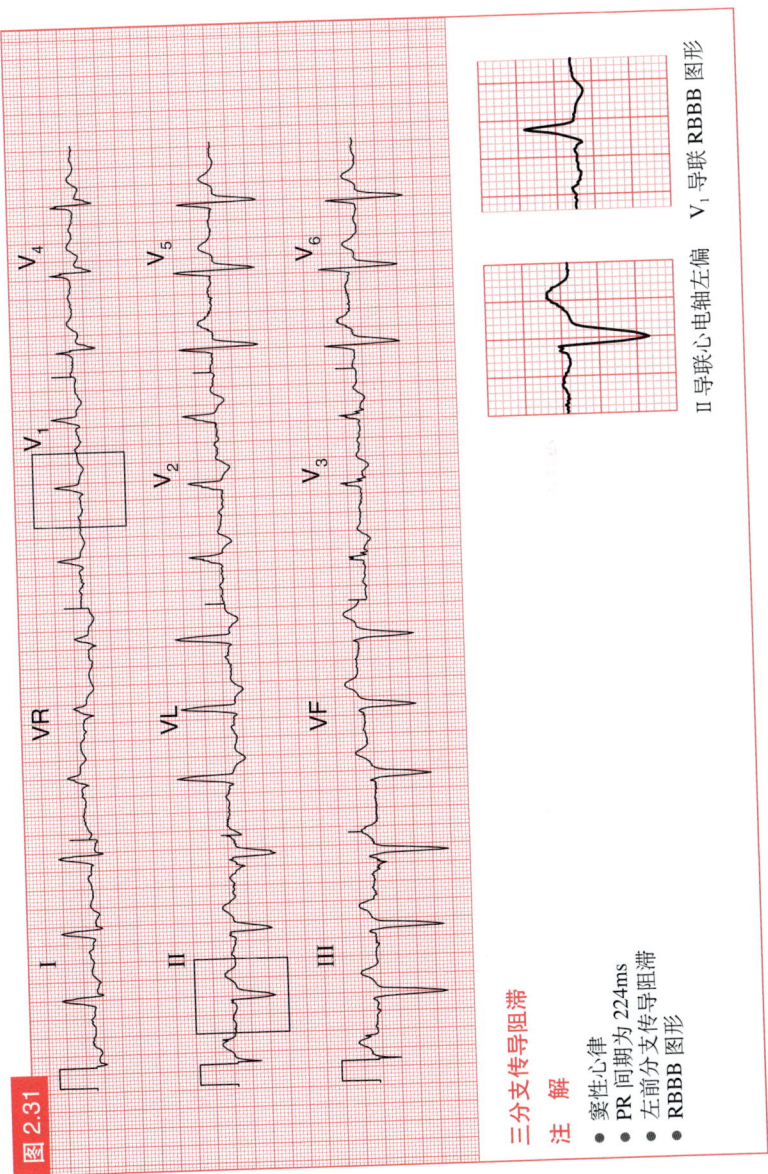

图 2.31

三分支传导阻滞

注 解

- 窦性心律
- PR 间期为 224ms
- 左前分支传导阻滞
- RBBB 图形

V_1 导联 RBBB 图形

Ⅱ 导联心电轴左偏

2 心悸和晕厥患者的心电图

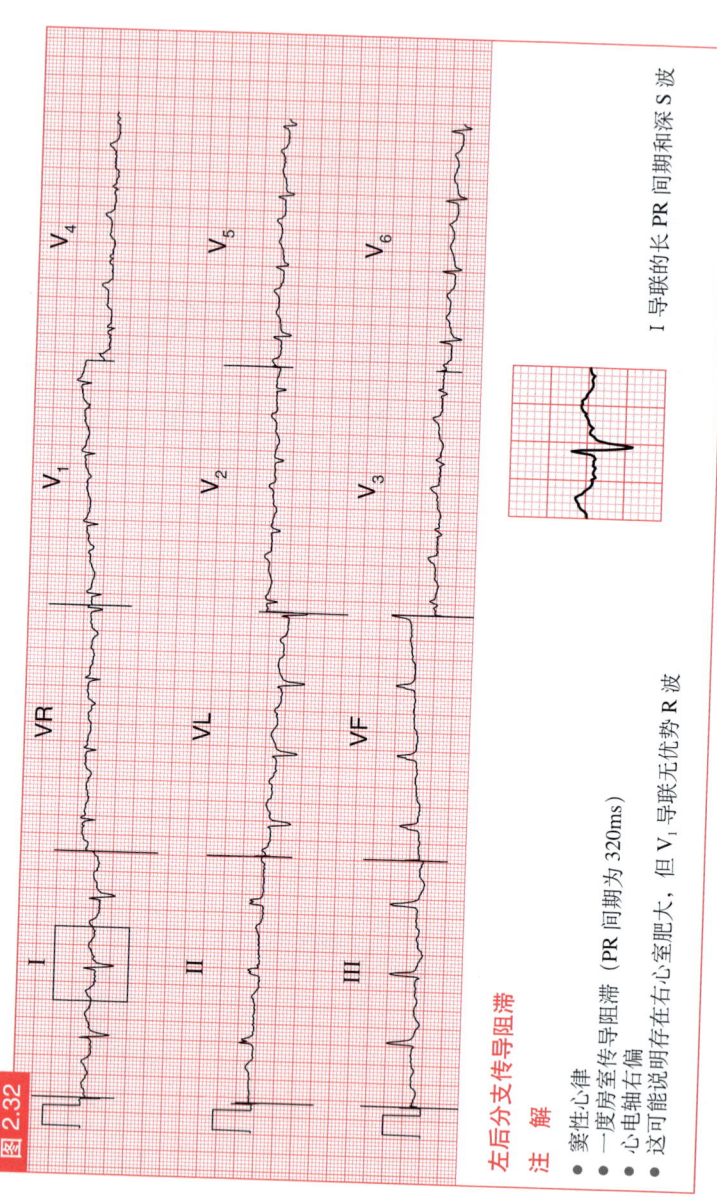

图 2.32

左后分支传导阻滞

注 解

- 窦性心律
- 一度房室传导阻滞（PR 间期为 320ms）
- 心电轴右偏
- 这可能说明存在右心室肥大，但 V_1 导联无优势 R 波
- I 导联的长 PR 间期和深 S 波

可能出现心动过缓的患者

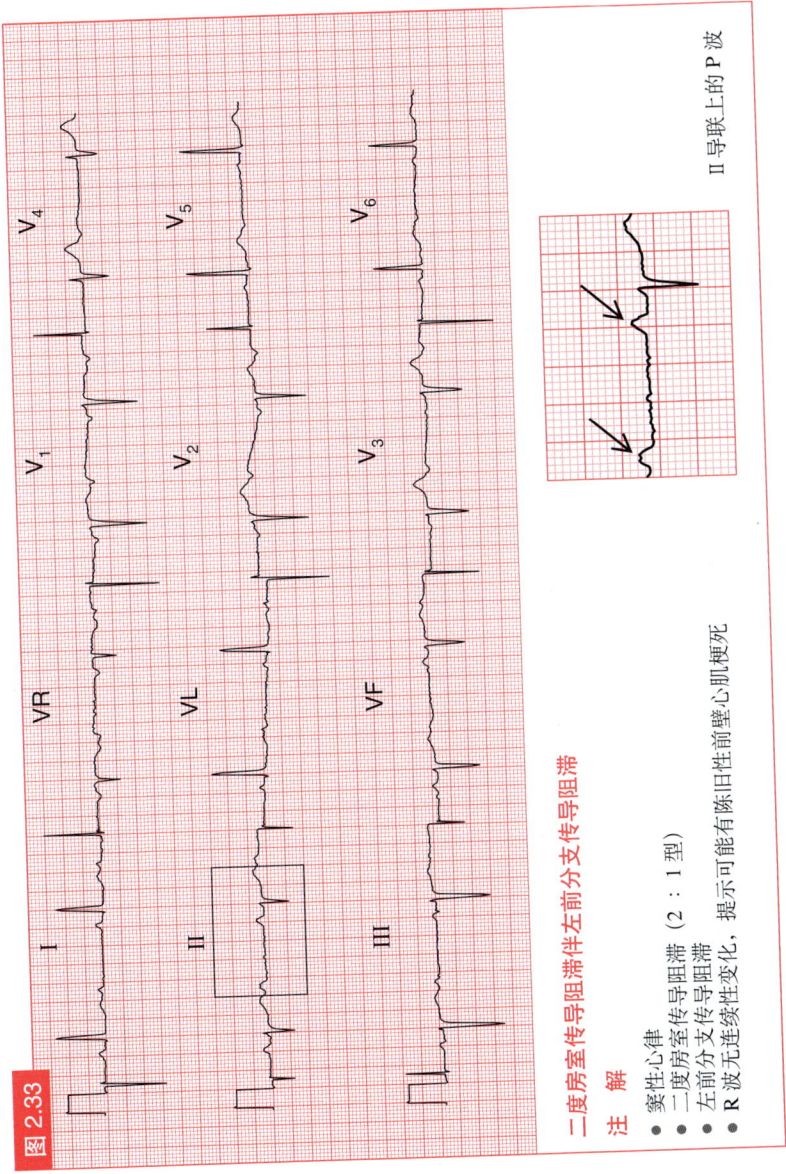

图 2.33

II 导联上的 P 波

二度房室传导阻滞伴左前分支传导阻滞

注 解

- 窦性心律
- 二度房室传导阻滞（2∶1 型）
- 左前分支传导阻滞
- R 波无连续性变化，提示可能有陈旧性前壁心肌梗死

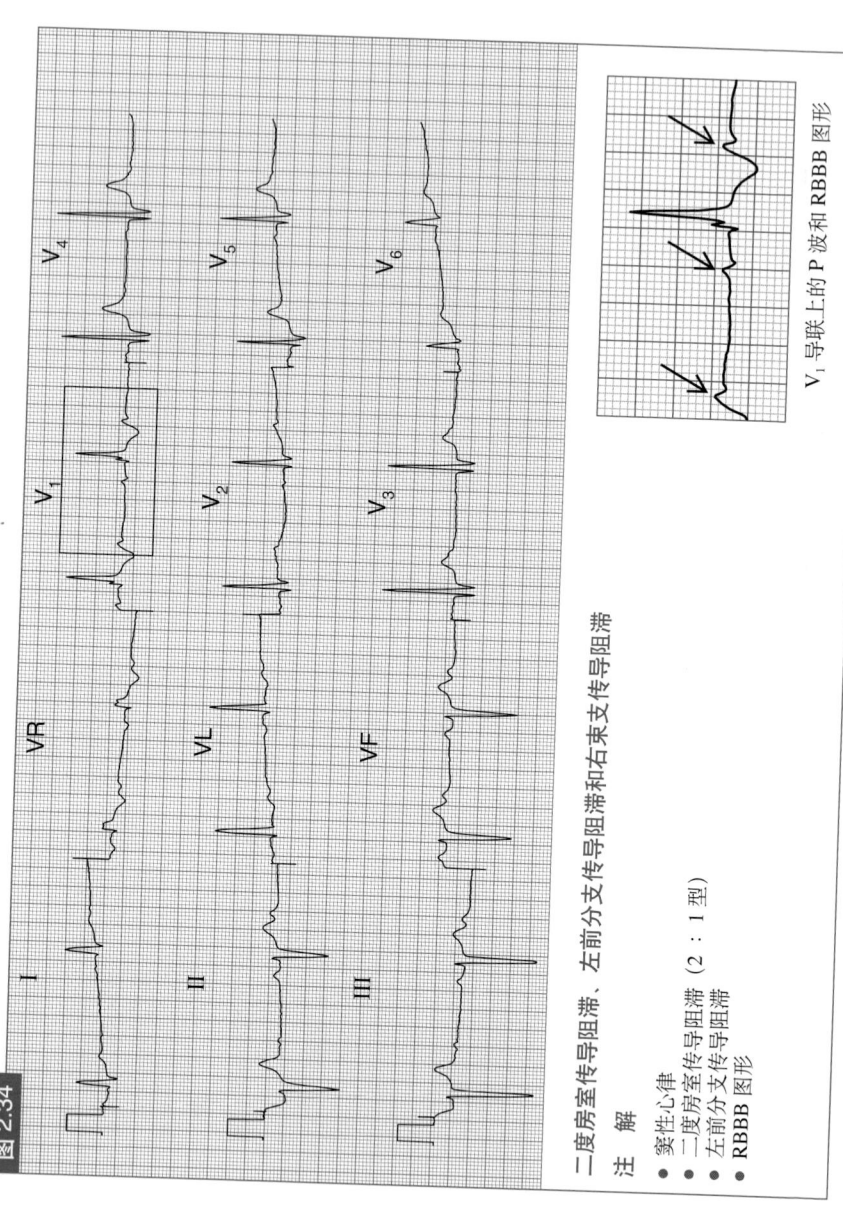

图 2.34 二度房室传导阻滞、左前分支传导阻滞和右束支传导阻滞

V₁ 导联上的 P 波和 RBBB 图形

注解
- 窦性心律
- 二度房室传导阻滞（2：1 型）
- 左前分支传导阻滞
- RBBB 图形

患者有症状时的心电图

如果能捕捉到患者有症状时的心电图，则症状与心脏节律之间的关系就能确定无疑了。

引起患者症状的窦性心律

窦性节律可以是不整齐的（窦性心律失常），而患者毫无察觉。一位有窦性心律失常的患者其心电图（图2.35）可能提示为房性期前收缩——但在窦性心律时，P波形态不变，只有出现房性期前收缩时P波形态才改变。

患者经常主诉有由窦性心动过速引起的心悸：其主要原因是运动、焦虑、甲状腺功能亢进、服用β-肾上腺素能药物治疗哮喘以及框1.1（第5页）所示的其他原因。图2.36心电图显示的窦性心动过速是由不常见的原因引起的——习惯性大量饮用可口可乐。

当窦性心动过速是由焦虑引起时，心率达到150次/分是可能的，此时的心律易与房性心动过速混淆。颈动脉窦按压可使心率迅速减慢，并且P波会变得更加清晰明显。

显著的窦性心动过缓是训练有素的运动员的特征，但也是部分晕厥（"血管迷走神经性发作"）的原因。它也可以是低血压和下壁心肌梗死患者心力衰竭的原因。框1.2（第5页）列出了窦性心动过缓的可能原因。

2 心悸和晕厥患者的心电图

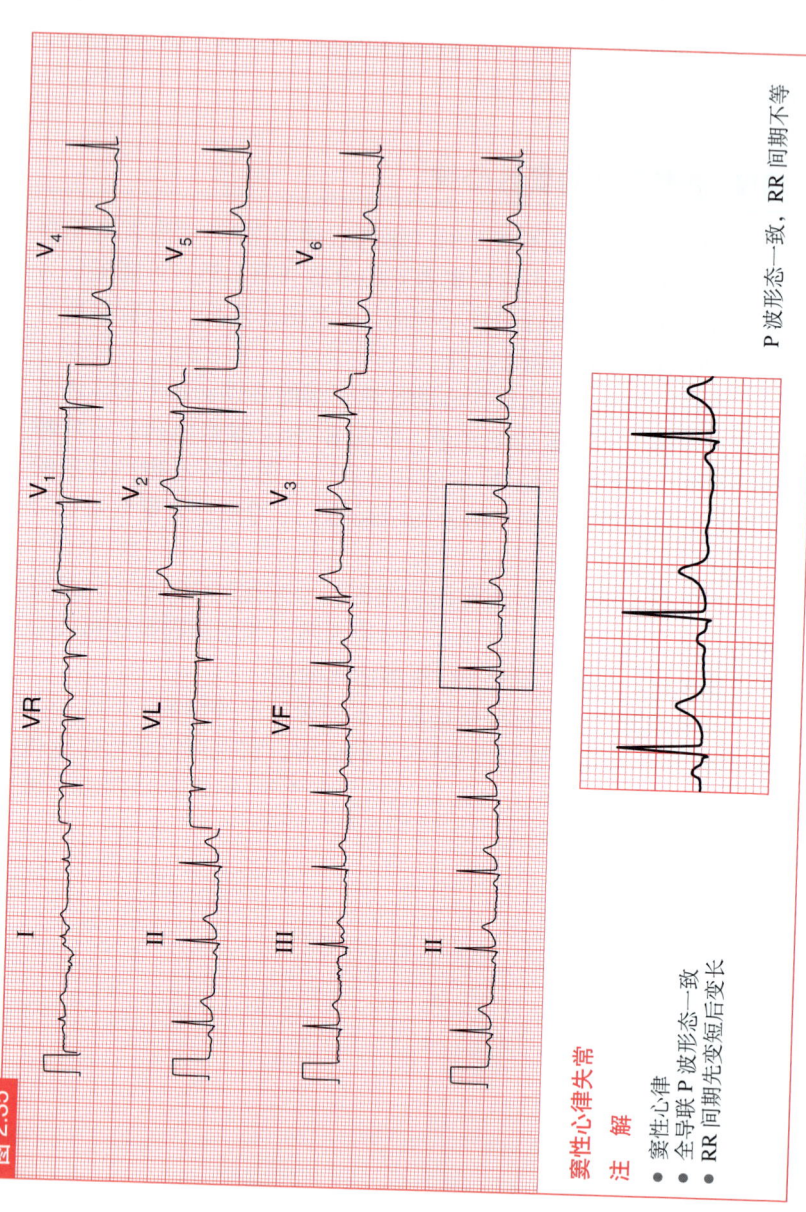

图 2.35

窦性心律失常

注 解
- 窦性心律
- 全导联 P 波形态一致
- RR 间期先变短后变长

P 波形态一致，RR 间期不等

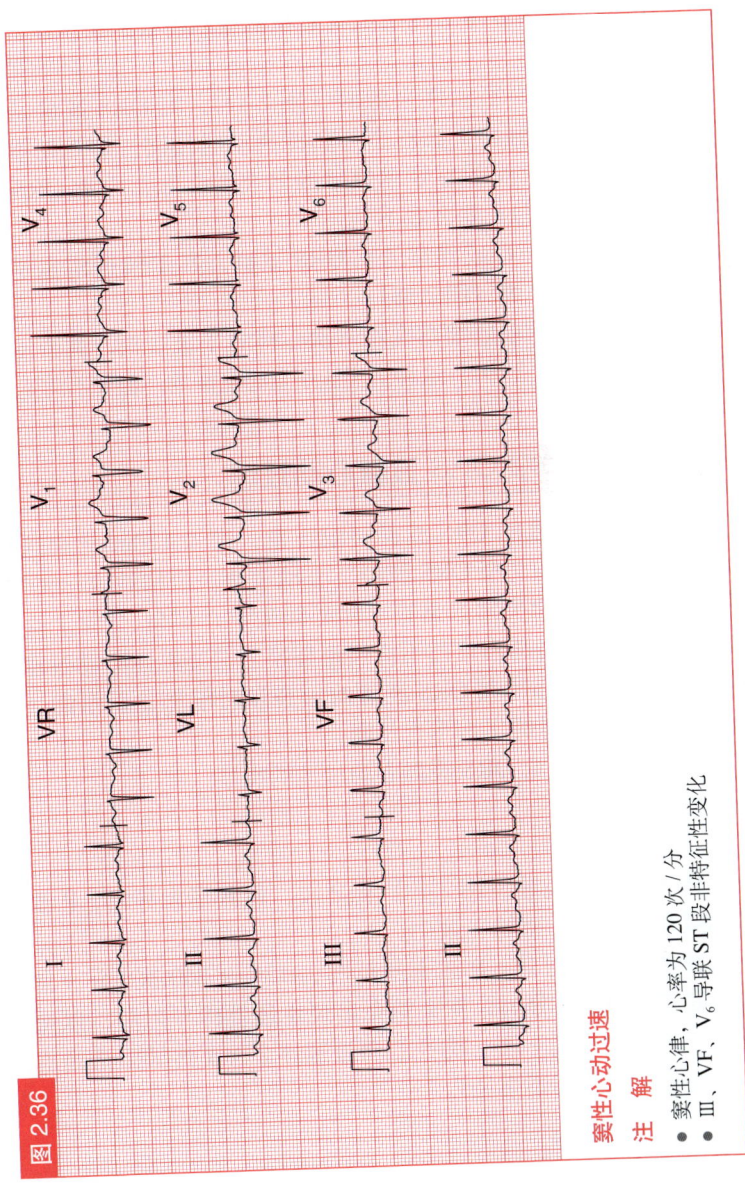

图 2.36

窦性心动过速

注 解
- 窦性心律，心率为 120 次/分
- Ⅲ、VF、V_6 导联 ST 段非特征性变化

有症状患者的期前收缩

心电图对于区分室上性期前收缩和室性期前收缩来说是必需的。

当期前收缩为室上性来源时（图 2.37），其 QRS 波群是窄的，且其 QRS 波群和 T 波形态与窦性搏动时相同。房性期前收缩有异常的 P 波。交界性期前收缩的 P 波要么非常贴近 QRS 波群（在其前或其后），要么看不见。

室性期前收缩形成异常的宽 QRS 波群，其 T 波通常也是异常的，并且没有 P 波（图 2.38）。

当一个室性期前收缩落在前一次心搏的 T 波上时，就会出现"R on T"现象（图 2.39）。这种情况能引发心室颤动，但并不常见。

有症状患者的窄 QRS 波群心动过速

如果心动过速的 QRS 波群时限正常，即 < 120ms，则这种心动过速被描述为"窄 QRS 波群"心动过速。严格地说，窦性、房性和交界性心律失常都是室上性心律失常，但是，"室上性心动过速"这个术语却常常被不恰当地替换为"交界性心动过速"。所有这种室上性心律其 QRS 波群的形态和时限都是正常的，且其 T 波与窦性心搏的 T 波形态相同。

框 2.6 列出了窄 QRS 波群心动过速的类型。

房性心动过速

在房性心动过速（图 2.40）有 P 波，但其形态异常。P 波有时隐藏在前一个心搏的 T 波中。

在房性心动过速，P 波率的范围为 130 ~ 250 次 / 分。当心房率超过 180 次 / 分时，房室结会出现生理性传导阻滞，以便心室率变为心房率的一半。房性心动过速伴 2∶1 传导阻滞是地高辛毒性的特征（但不常见）。

有症状患者的窄 QRS 波群心动过速

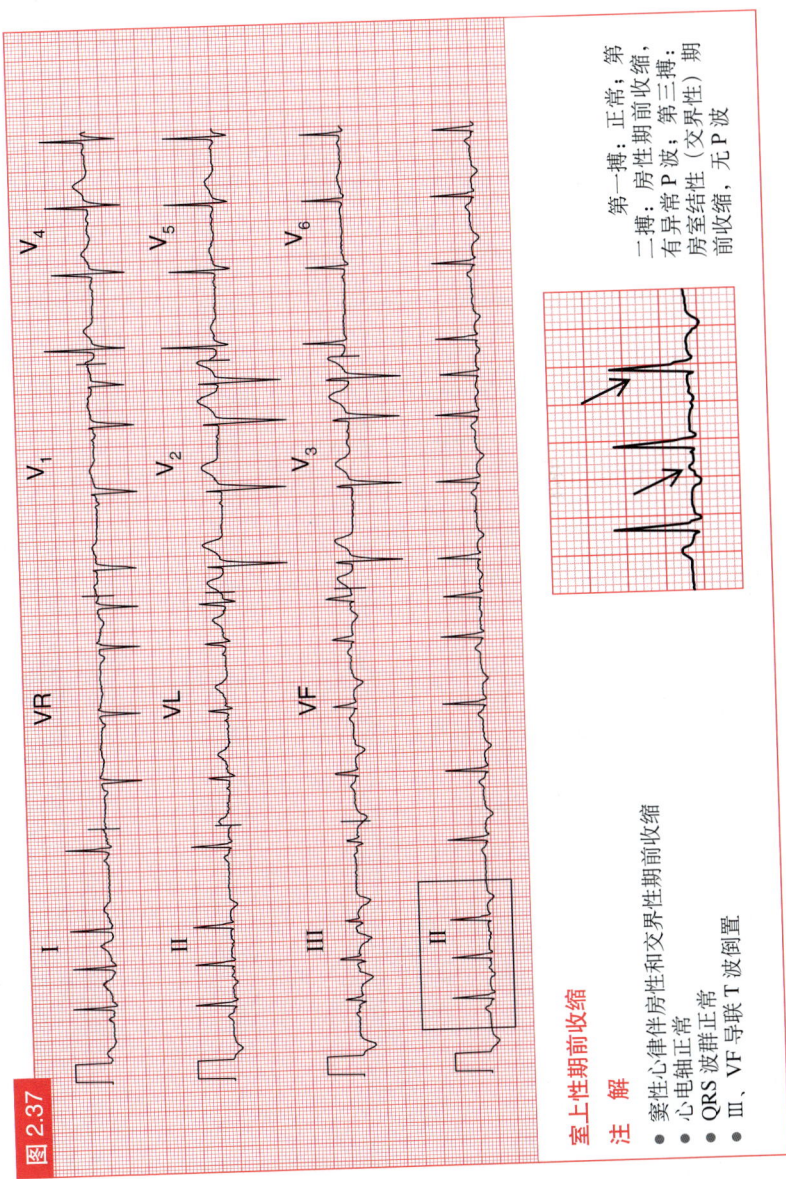

图 2.37

室上性期前收缩

注解

- 窦性心律伴房性和交界性期前收缩
- 心电轴正常
- QRS 波群正常
- Ⅲ、VF 导联 T 波倒置

第一搏：正常；第二搏：房性期前收缩，有异常 P 波；第三搏：房室结性（交界性）期前收缩，无 P 波

125

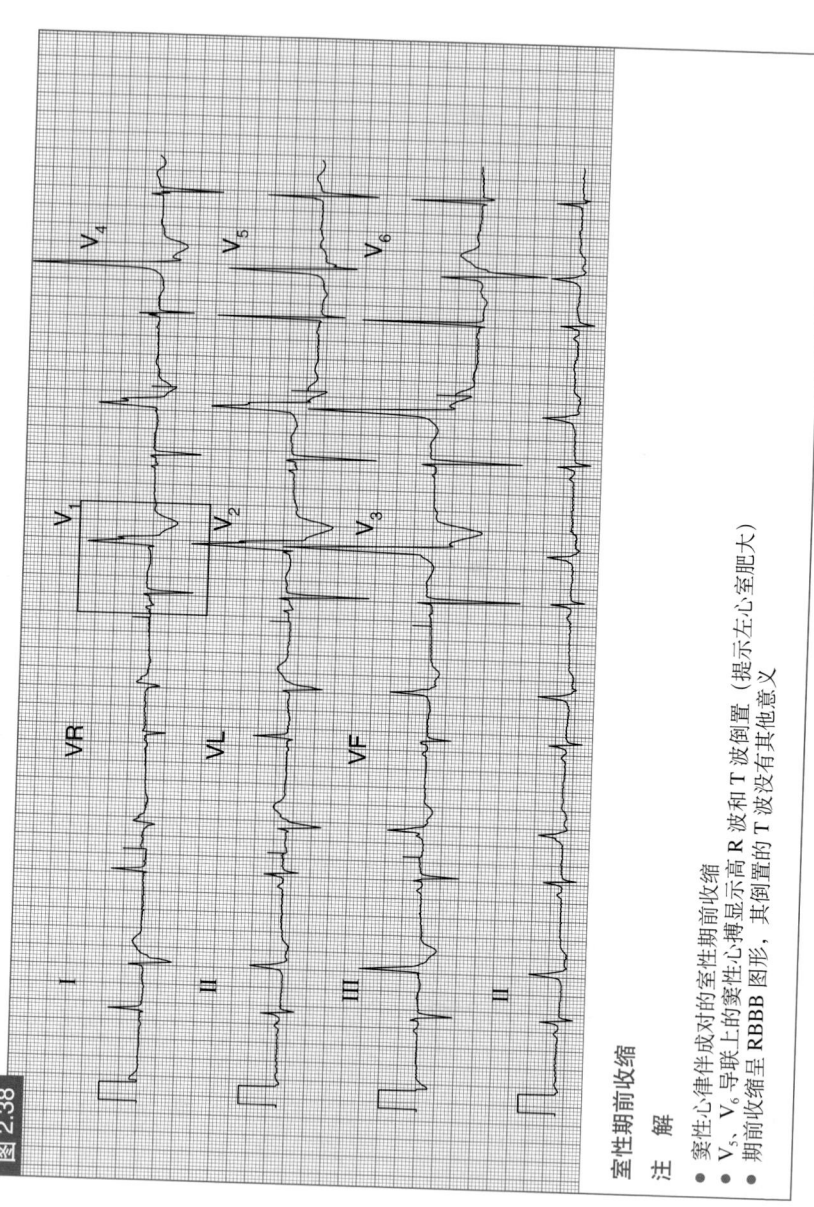

图 2.38

室性期前收缩

注 解

窦性心律伴成对的室性期前收缩

- V_5、V_6 导联上的窦性心博显示高 R 波和 T 波倒置 (提示左心室肥大)
- 期前收缩呈 RBBB 图形, 其倒置的 T 波没有其他意义

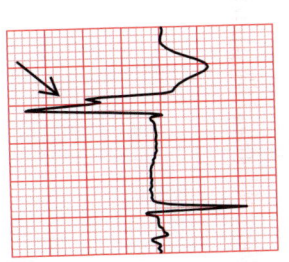

V_1 导联的期前收缩呈 RBBB 图形

图 2.39

R on T 现象

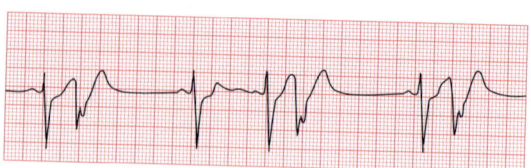

注 解

- 室性期前收缩落在前一次心搏的 T 波波峰附近

框 2.6　窄 QRS 波群心动过速

规则的窄 QRS 波群心动过速可能是：
- 窦性心律
- 房性心动过速
- 心房扑动
- 房室结折返性心动过速（ANVRT）——室上性心动过速最常见的类型
- 房室折返性心动过速（AVRT），由 WPW 综合征引起

不规则的窄 QRS 波群心动过速通常是：
- 心房颤动

有症状患者的窄 QRS 波群心动过速

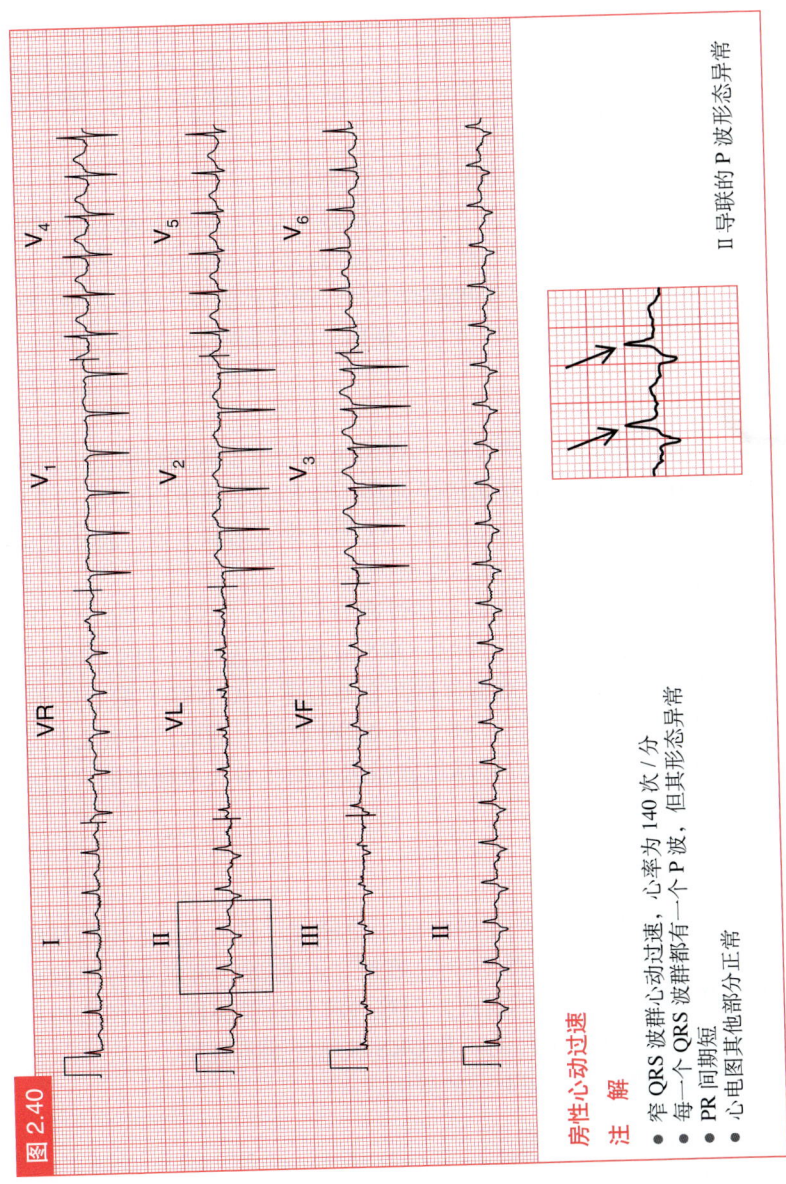

图 2.40

II 导联的 P 波形态异常

房性心动过速

注 解

- 窄 QRS 波群心动过速，心率为 140 次 / 分
- 每一个 QRS 波群都有一个 P 波，但其形态异常
- PR 间期短
- 心电图其他部分正常

心房扑动

在心房扑动中,心房率可达 300 次/分,P 波可形成连续的"锯齿"波。由于房室结通常拒绝下传所有的 P 波,P 波与 QRS 波群的比例通常是 2∶1、3∶1 或 4∶1。图 2.41 为心房扑动伴 2∶1 传导阻滞,心室率为 150 次/分。图 2.42 为同一患者转复窦性心律后的心电图。

图 2.43 为心房扑动伴 4∶1 传导阻滞。

图 2.44 为心率达到 300 次/分的窄 QRS 波群心动过速(因此为室上性心动过速)。其几乎肯定为心房扑动伴 1∶1 传导。

如果心室率快,P 波可能看不到,颈动脉窦按压通常可使房室结阻滞更多的激动下传,并使"锯齿"波更加明显(见图 2.97)。

房室结折返性或交界性心动过速

房室结折返性心动过速(AVNRE)是由于激动经房室结内部或房室结边缘的一个双向传导通路传导形成了折返引起的,过去习惯上被称为交界性心动过速。这种心律看不到 P 波。按压颈动脉窦要么转复成窦性心律,要么无效。

图 2.45 为窄 QRS 波群心动过速的心电图,心率为 150 次/分,看不见 P 波。转复窦性心律后 QRS 波群形态无变化(图 2.46)。

图 2.47 似乎为房室结折返性心动过速(AVNRE)的心电图,但恢复窦性心律后(图 2.48)呈 WPW 图形。因此,这种心动过速是顺向性的,其折返环路包含沿房室结和希氏束向前的(正常的)传导通路。

心房颤动

心房颤动时,无秩序的心房活动导致 P 波消失,心电图基线变成完全不规则的(图 2.49)。有时,心房活动可以变得非常同步,以"扑动样"波形出现,但这种波形会很快停止(图 2.50)。心房颤动不同于心房扑动,其 QRS 波群完全不规整。

框 2.7 概括了心房颤动的原因。

有症状患者的窄 QRS 波群心动过速

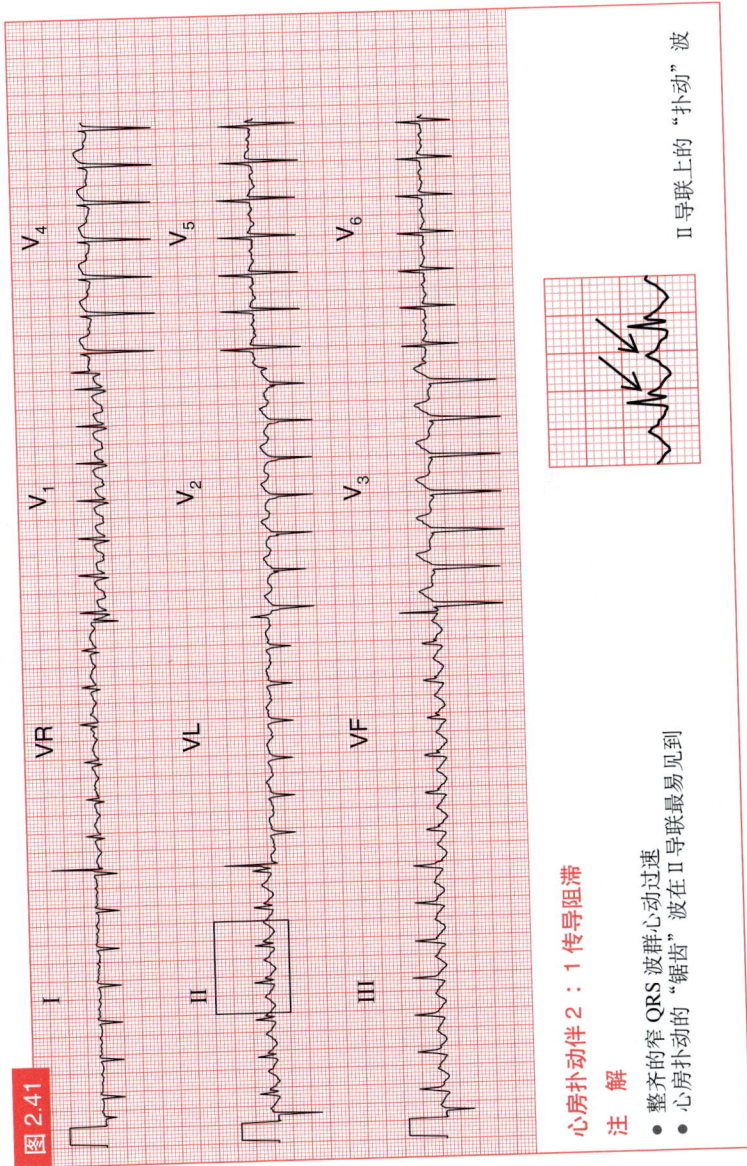

图 2.41

心房扑动伴 2∶1 传导阻滞

注 解
- 整齐的窄 QRS 波群心动过速
- 心房扑动的"锯齿"波在 II 导联最易见到

II 导联上的"扑动"波

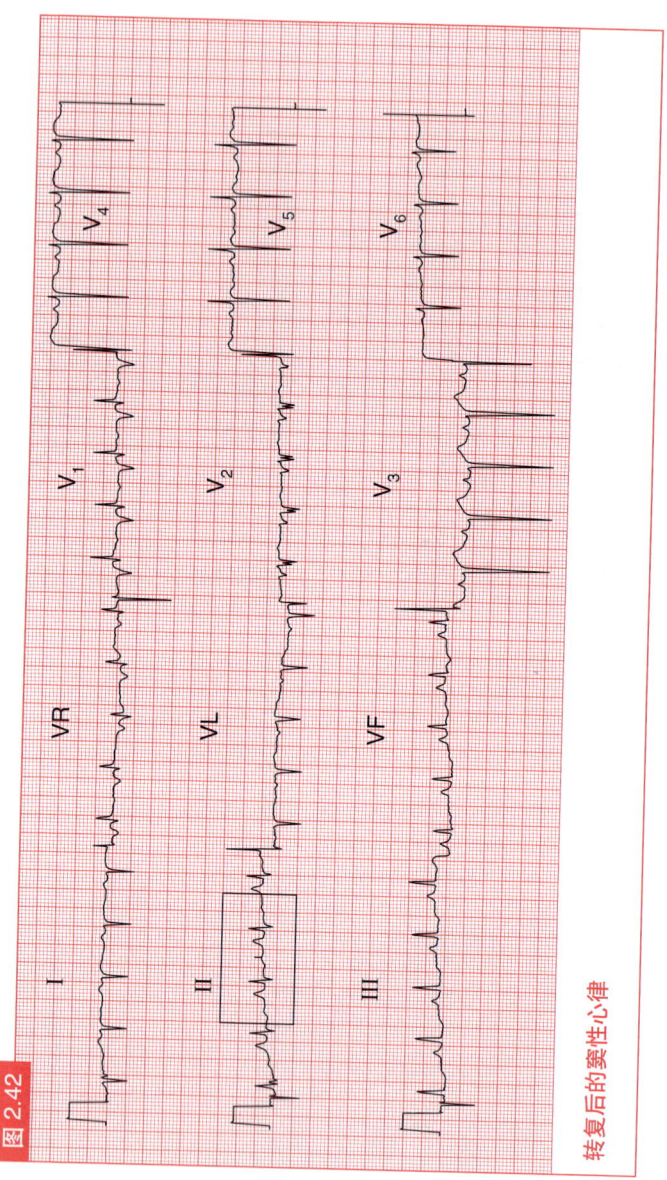

图 2.42 　复律后的窦性心律

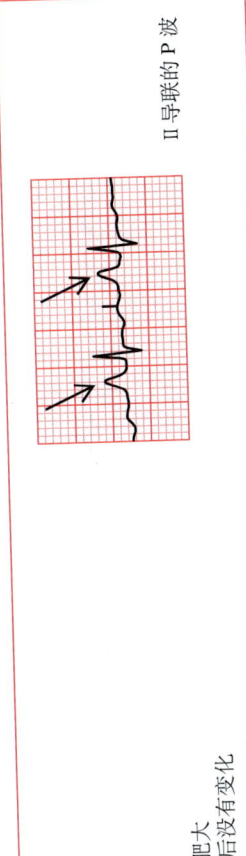

Ⅱ导联的 P 波

注 解
- 与图 2.41 为同一患者
- 窦性心律
- 心电轴右偏
- V_1 导联 R 波优势
- V_6 导联深 S 波提示右心室肥大
- 心电轴和 QRS 波群在转复后没有变化

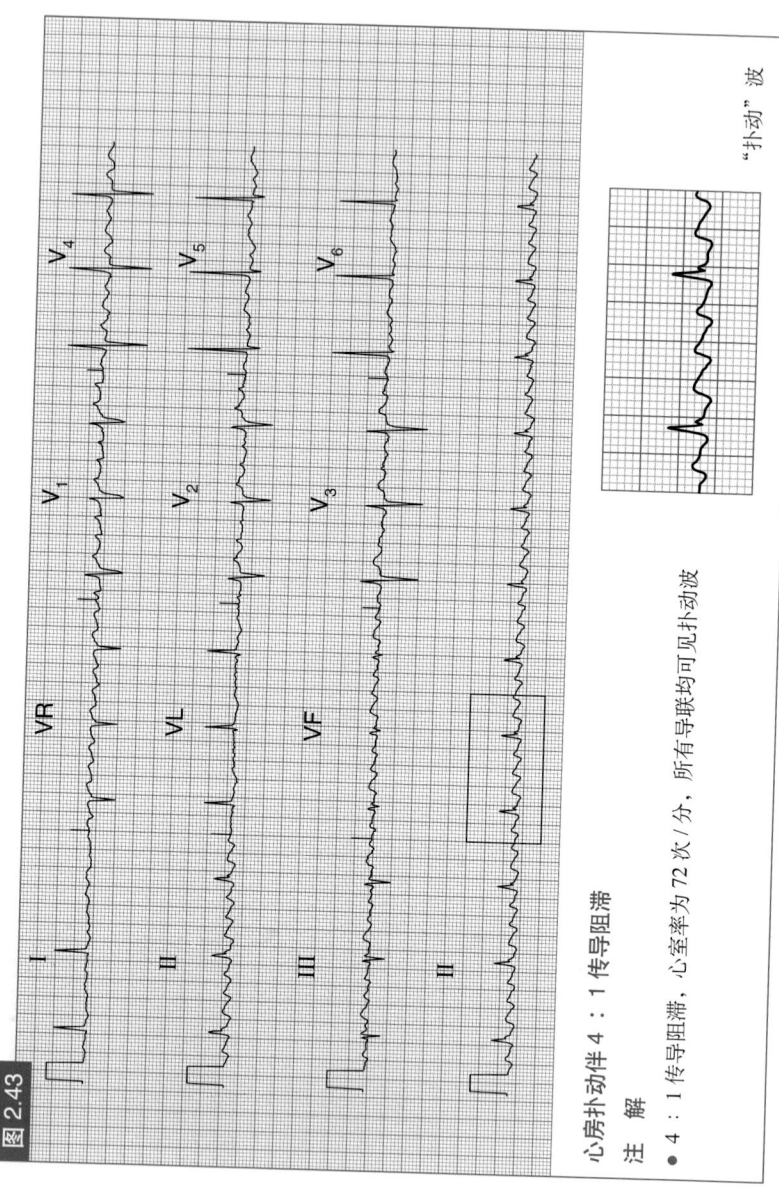

图 2.43 心房扑动伴 4∶1 传导阻滞

注 解
- 4∶1 传导阻滞,心室率为 72 次/分,所有导联均可见扑动波

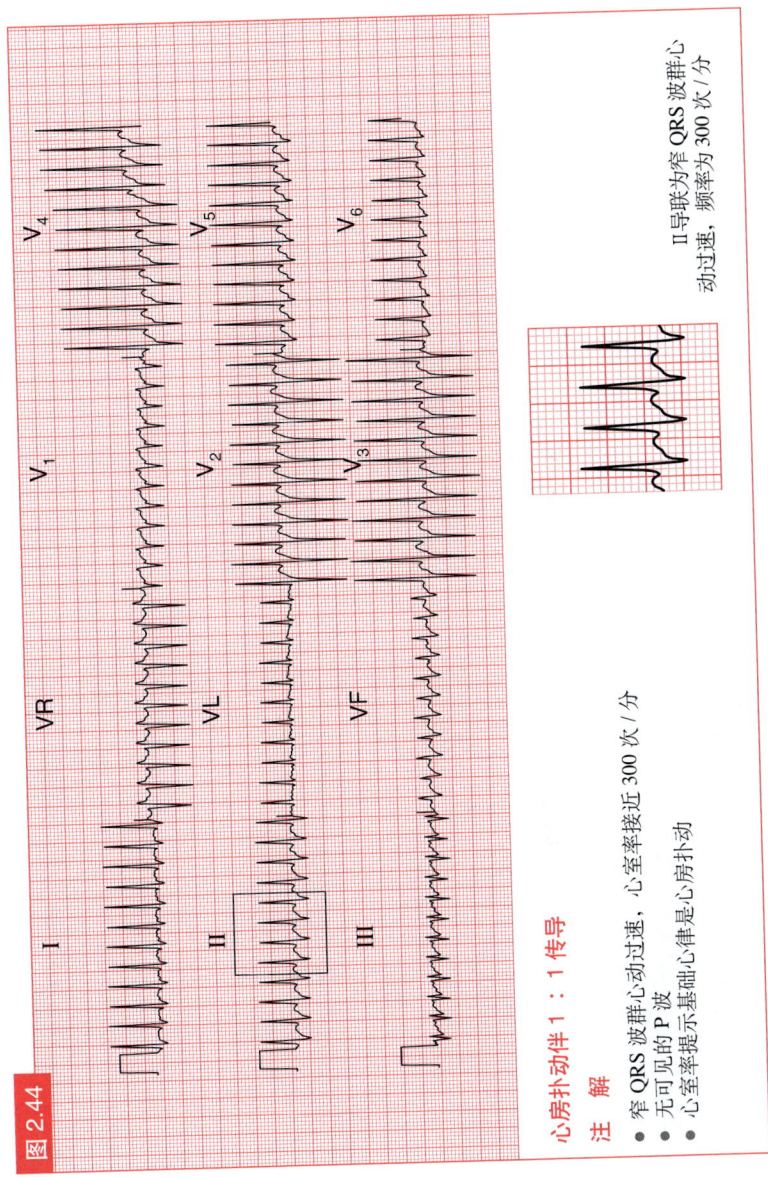

图 2.44

心房扑动伴 1∶1 传导

注 解

- 窄 QRS 波群心动过速，心室率接近 300 次 / 分
- 无可见的 P 波
- 心室率提示基础心律是心房扑动

II 导联为窄 QRS 波群心动过速，频率为 300 次 / 分

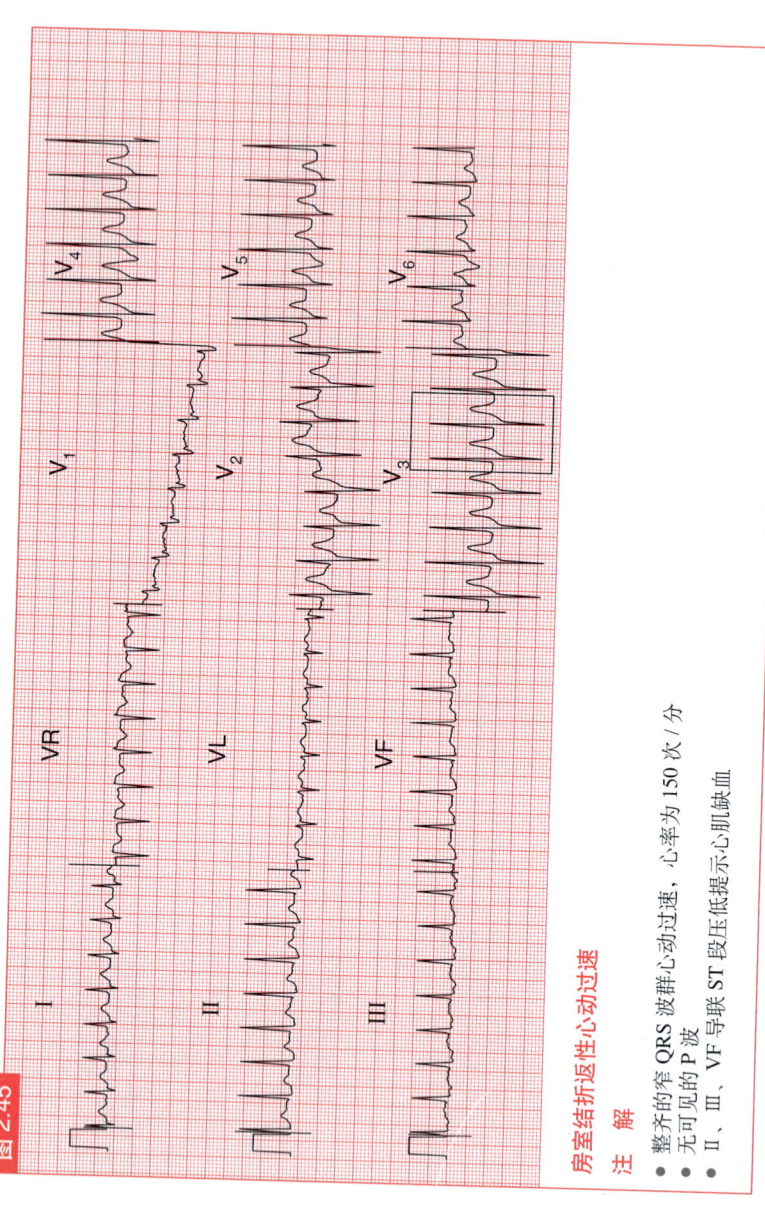

图 2.45 房室结折返性心动过速

注 解
- 整齐的窄 QRS 波群心动过速，心率为 150 次/分
- 无可见的 P 波
- Ⅱ、Ⅲ、VF 导联 ST 段压低提示心肌缺血

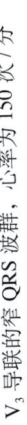

V_3 导联的窄 QRS 波群，心率为 150 次/分

2 心悸和晕厥患者的心电图

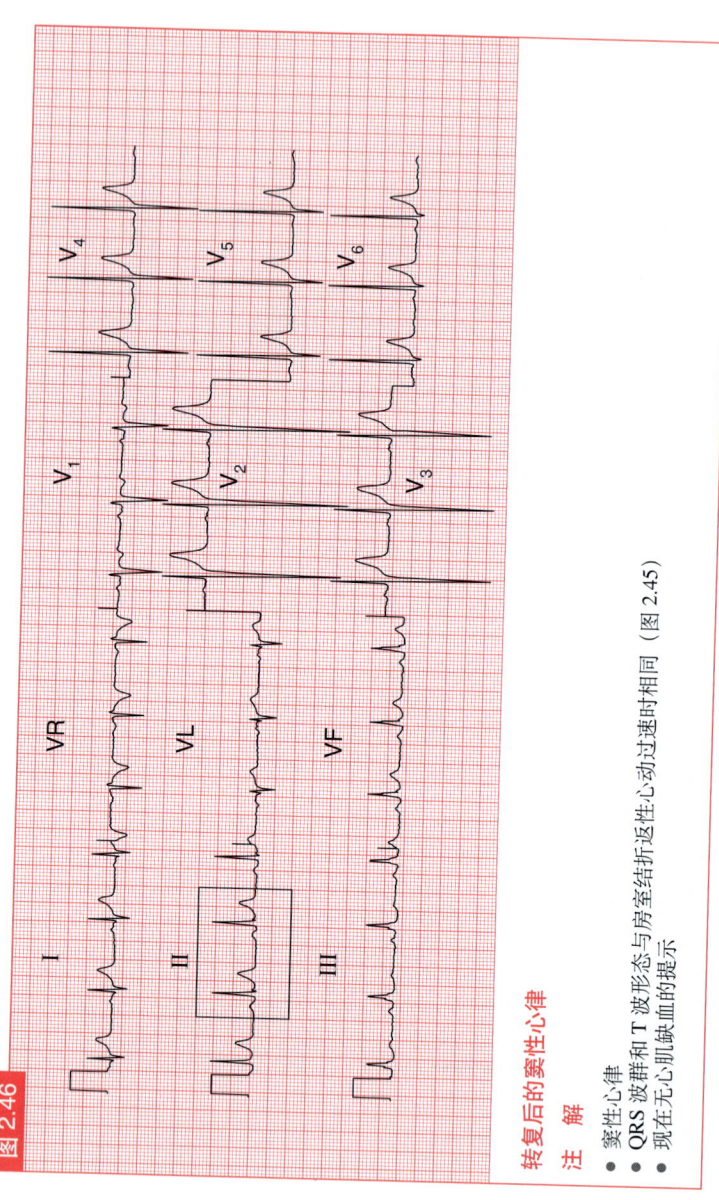

图 2.46 转复后的窦性心律

注 解
- 窦性心律
- QRS 波群和 T 波形态与房室结折返性心动过速时相同（图 2.45）
- 现在无心肌缺血的提示

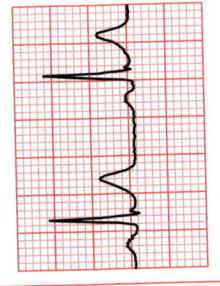

Ⅱ导联的窦性心律

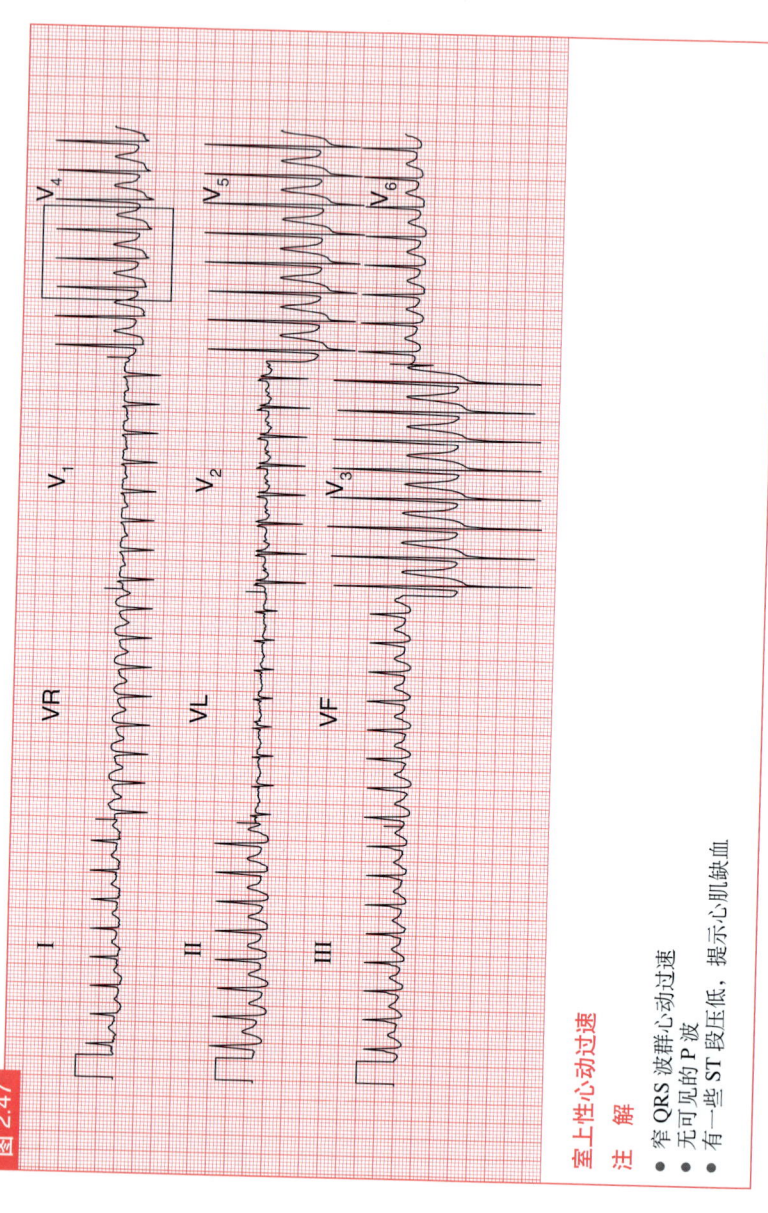

图 2.47

室上性心动过速

注　解
- 窄 QRS 波群心动过速
- 无可见的 P 波
- 有一些 ST 段压低，提示心肌缺血

有症状患者的窄 QRS 波群心动过速

V₄ 导联的窄 QRS 波群，伴 ST 段压低

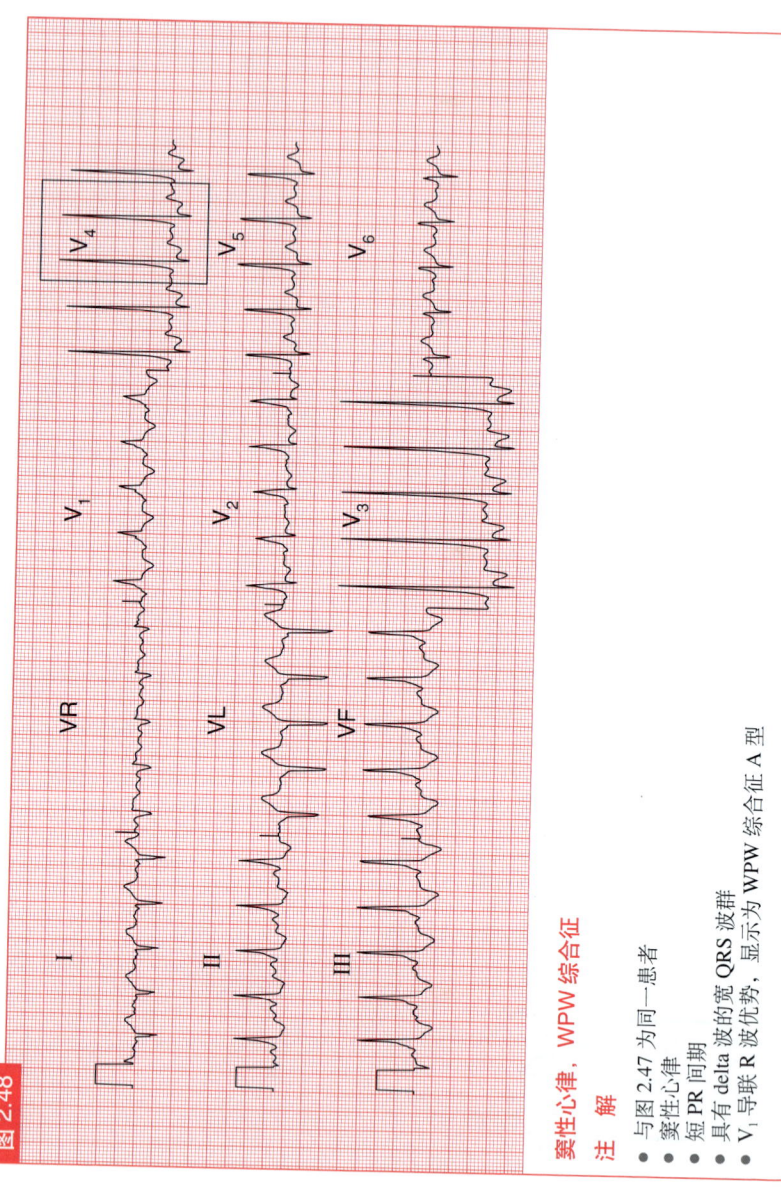

图 2.48

窦性心律，WPW 综合征

注 解

- 与图 2.47 为同一患者
- 窦性心律
- 短 PR 间期
- 具有 delta 波的宽 QRS 波群
- V_1 导联 R 波优势，显示为 WPW 综合征 A 型

V_4 导联的短 PR 间期和 delta 波

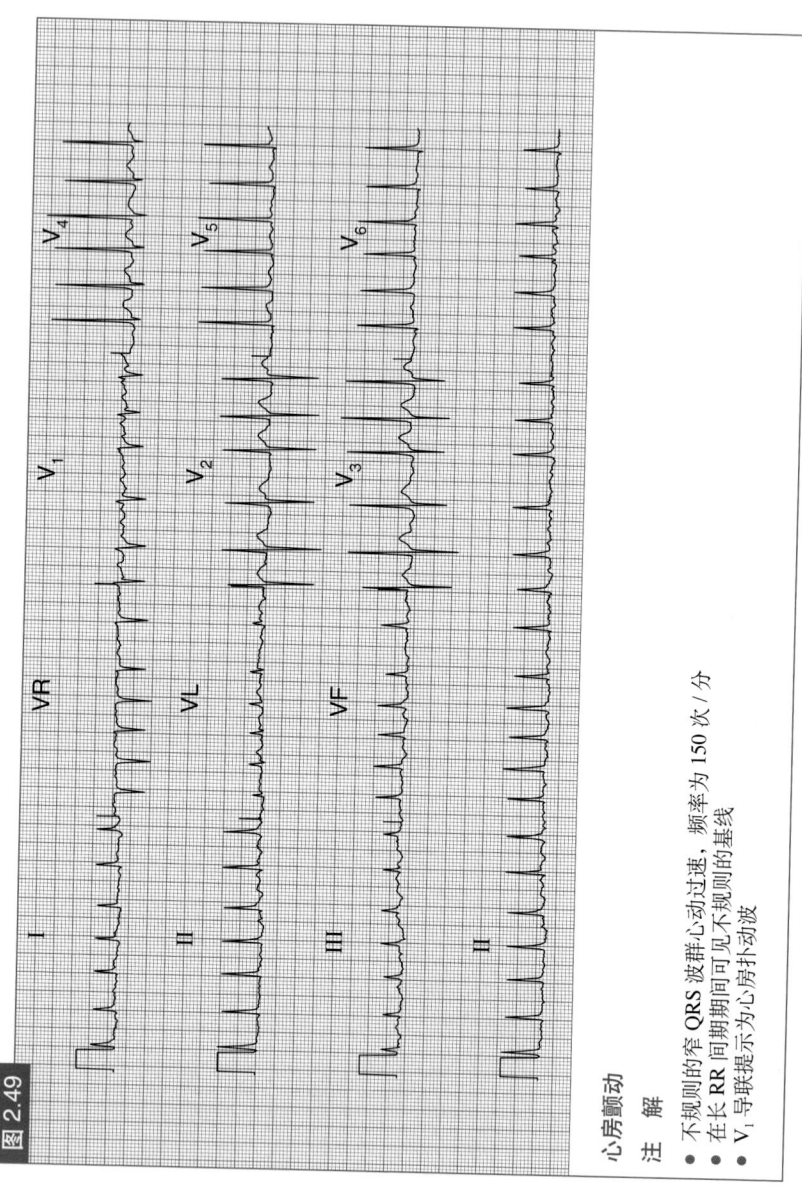

图 2.49

心房颤动

注 解
- 不规则的窄 QRS 波群心动过速,频率为 150 次/分
- 在长 RR 间期期间可见不规则的基线
- V_1 导联提示为心房扑动波

有症状患者的窄 QRS 波群心动过速

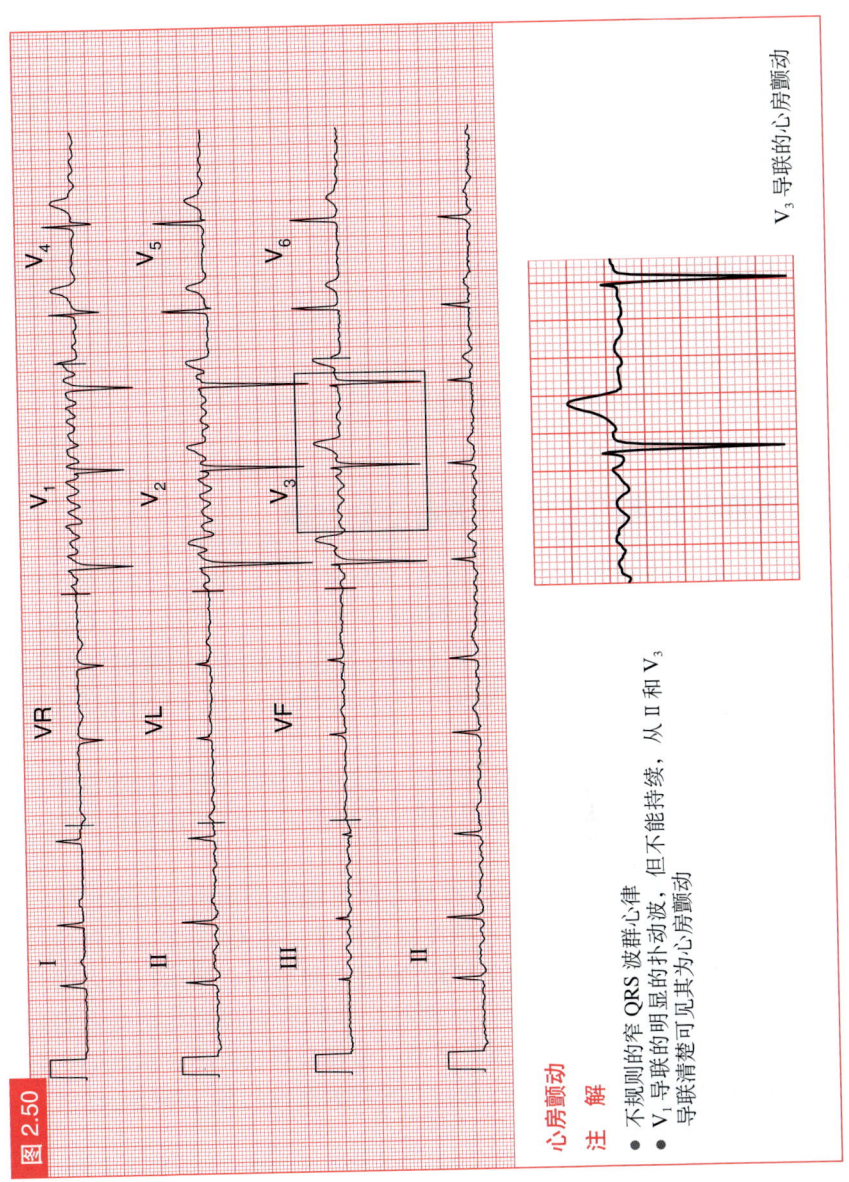

图 2.50

V_3 导联的心房颤动

心房颤动

注　解

- 不规则的窄 QRS 波群心律
- V_1 导联的明显扑动波,但不能持续,从 II 和 V_3 导联清楚可见其为心房颤动

框 2.7　（阵发性或持续性）心房颤动的原因

- 风湿性心脏病
- 甲状腺功能亢进
- 酒精中毒
- 心肌病
- 急性心肌梗死
- 慢性缺血性心脏疾病
- 高血压
- 心肌炎
- 心包炎
- 肺栓塞
- 肺炎
- 心脏手术
- WPW 综合征
- "孤立的"（即没有发现原因的）

有症状患者的宽 QRS 波群心动过速

"宽 QRS 波群"心动过速是 QRS 波群的时限 > 120ms 的心动过速，且其不是由窦性心律伴束支传导阻滞引起的。宽 QRS 波群心动过速要么是由室上性心动过速伴束支传导阻滞引起的，要么是由 WPW 综合征或室性心动过速引起的。框 2.8 列出了宽 QRS 波群心动过速的类型。

室上性来源的宽 QRS 波群心动过速只有在出现间歇性窦性心律时 QRS 波群形态与其 QRS 波群形态一致才能确诊（图 2.51）。

无明显 P 波的、宽 QRS 波群心律可能是心房颤动或交界性心律伴束支传导阻滞，也可能是室性心律。宽 QRS 波群心动过速的鉴别往往困难（见框 2.10）。室上性和室性心律通过患者的临床表现难以区分。患者对这两种心律都可以很好地耐受，它们也都可以引起心源性晕厥。然而，急性心肌梗死患者出现的宽 QRS 波群心动过速（最常出现）几乎均为室性起源。室性心动过速的其他原因如框 2.9 所示。

框 2.8　宽 QRS 波群心动过速

- 任何伴束支传导阻滞的室上性心律
- 加速性室性自主心律（心率 < 120 次 / 分）
- 室性心动过速
- 尖端扭转性室性心动过速
- WPW 综合征

一个不规则的宽 QRS 波群心动过速可能是：
- 心房颤动伴束支传导阻滞
- 伴 WPW 综合征的心房颤动

图 2.51

交界性心动过速伴束支传导阻滞

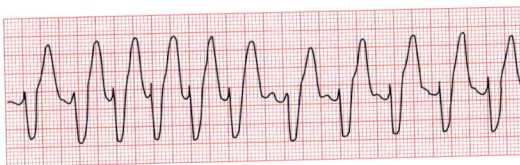

注　解
- 一个宽 QRS 波群窦性心搏后出现了五个无 P 波但有相同宽 QRS 波群的心搏
- 随后窦性心律恢复，QRS 波群形态仍无变化
- 此心动过速一定是室上性心动过速伴束支传导阻滞

框 2.9　室性心动过速的原因

- 急性心肌梗死
- 慢性缺血
- 心肌病：
  - 肥厚型
  - 扩张型
- 二尖瓣脱垂
- 心肌炎
- 电解质紊乱
- 先天性长 QT 综合征
- 药物：
  - 抗心律失常药物
  - 地高辛
- 特发性

考虑以上这些问题时，一定要对心电图进行逻辑分析。必要时可参考以下要点：

1. P 波表现。如果每一个 QRS 波群都有一个 P 波，其一定是窦性心律伴束支传导阻滞。如果 P 波少于 QRS 波群，则为一定室性心动过速（VT）。
2. QRS 波群时限。如果 > 160ms，可能是 VT。
3. QRS 波群的节律是否规整。VT 通常规整。一个不规整的宽 QRS 波群心动过速通常为心房颤动伴传导异常。
4. 心电轴。VT 通常与心电轴左偏相关。
5. QRS 波群形态。如果所有胸前导联的 QRS 波群要么都向上，要么都向下（"一致性"），则可能是 VT。
6. 当 QRS 波群呈 RBBB 图形时，如果第二个 R 波高于第一个 R 波，则很可能是室上性心动过速伴传导异常。如果第一个 R 波高于第二个 R 波，则可能是 VT。
7. 出现融合和夺获心搏提示这个宽 QRS 波群心动过速是 VT（见 168 页）。

P 波

图 2.52 是一位急性心肌梗死患者的心电图，显示为一个宽 QRS 波群心律，心率为 110 次 / 分。每一个 QRS 波群都有一个清晰可见的 P 波，因此这是明显的窦性心律伴左半支传导阻滞（LBBB）。

图 2.53 为一个节律极其不规整的宽 QRS 波群心律，无明显 P 波。V_5 和 V_6 导联有明显的 LBBB 图形。无论 RR 间期是长还是短，QRS 波群的形态都相同。节律不整是诊断心房颤动伴 LBBB 的关键。

图 2.54 也是心房颤动伴 LBBB 的例子，但其不如图 2.53 明显。其 QRS 波群的节律初看是规整的，但仔细测量却不规整。LBBB 也不很明显，但在 I 导联可见。

偶尔，可能可以确认 P 波的频率低于 QRS 波群的频率，即说明这种 QRS 波群一定是心室起源的。心动过速期间记录的 12 导联心电图对此很重要，因为 P 波在一些导联上可能清晰可见，而在其他导联上不清楚（图 2.55）。

有症状患者的宽 QRS 波群心动过速

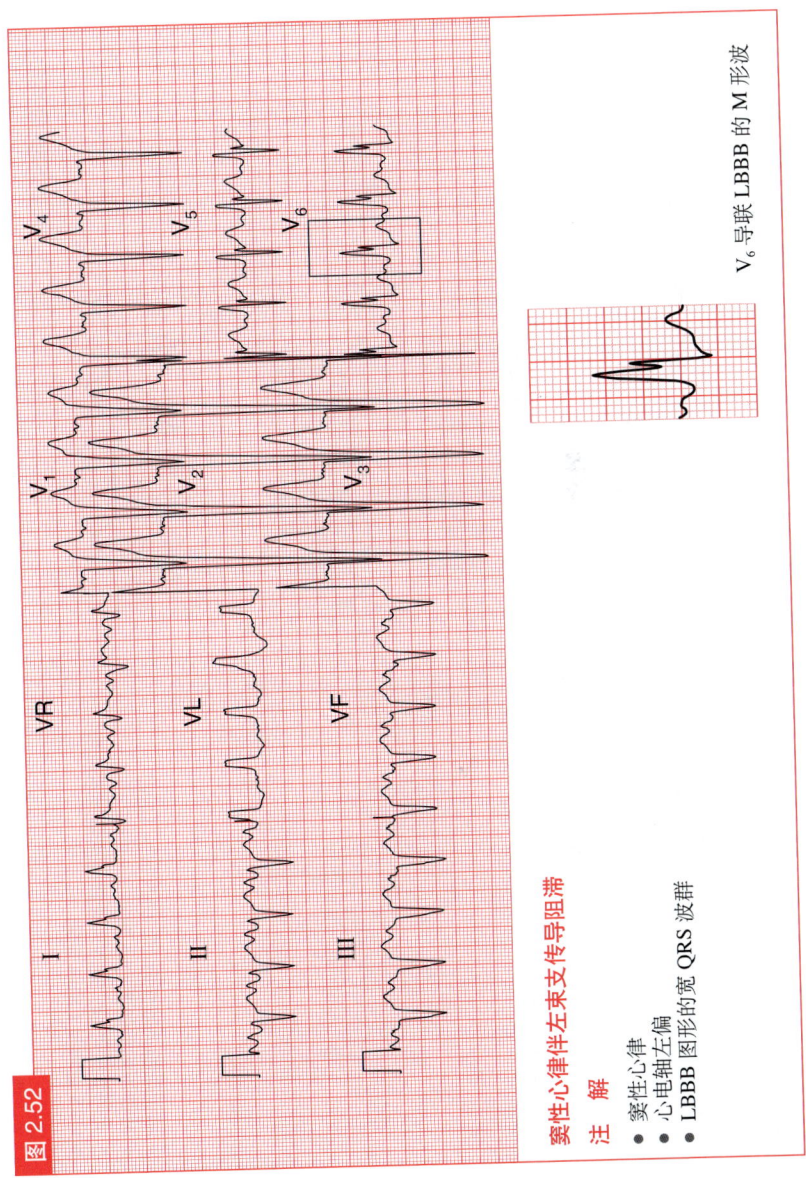

图 2.52 窦性心律伴左束支传导阻滞

注 解

- 窦性心律
- 心电轴左偏
- LBBB 图形的宽 QRS 波群

V_6 导联 LBBB 的 M 形波

2 心悸和晕厥患者的心电图

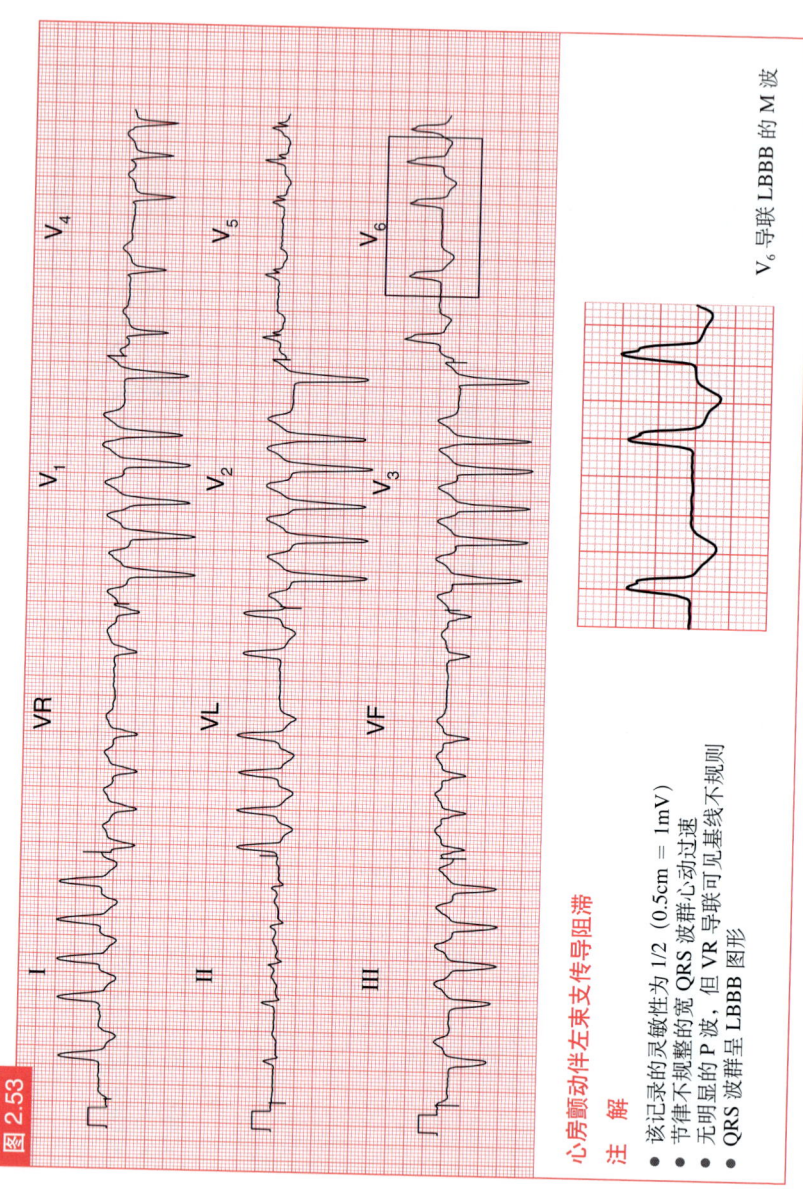

图 2.53

心房颤动伴左束支传导阻滞

注 解

- 该记录的灵敏性为 1/2（0.5cm = 1mV）
- 节律不规整的宽 QRS 波群心动过速
- 无明显的 P 波，但 VR 导联可见基线不规则
- QRS 波群呈 LBBB 图形

V_6 导联 LBBB 的 M 波

有症状患者的宽 QRS 波群心动过速

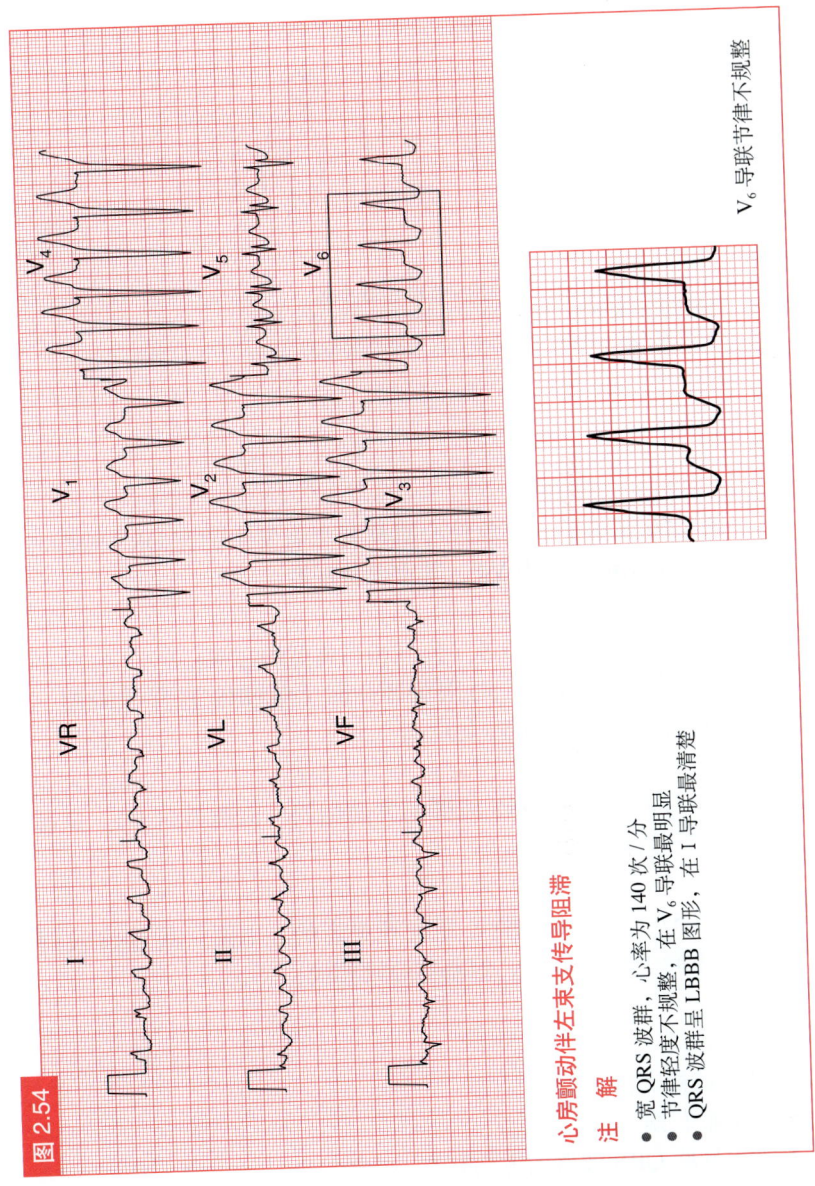

图 2.54

心房颤动伴左束支传导阻滞

注 解

- 宽 QRS 波群,心率为 140 次/分
- 节律轻度不规整,在 V_6 导联最明显
- QRS 波群呈 LBBB 图形,在 I 导联最清楚

V_6 导联节律不规整

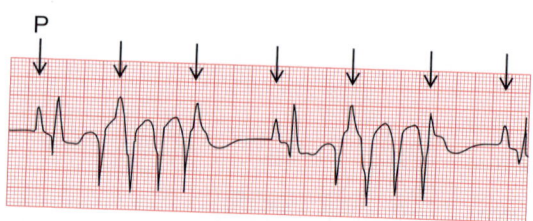

图 2.55

室性心动过速

注 解
- 一个窦性心搏后出现了宽 QRS 波群心动过速
- 心动过速期间 P 波仍然可见,其频率正常(箭头所示)
- 所以此宽 QRS 波群心动过速一定是室性起源的

QRS 波群

图 2.56 显示了一位急性心肌梗死患者发生的宽 QRS 波群心动过速,毫无疑问其为 VT。其重要特征有:

- 节律规整,心率为 160 次/分(相当典型的心率)
- 非常宽大 QRS 波群,时限为 360ms(当 QRS 波群的时限 > 160ms 时,VT 的可能性大)
- 心电轴左偏
- 在胸前导联,所有 QRS 波群的方向相同(该例为向下)。这被称为"一致性"。

图 2.57 为另一位急性心肌梗死患者的心电图,其 QRS 波群的形态不同于图 2.56 的,但基本原则相同:

- 节律规整
- QRS 波群非常宽大
- 心电轴左偏
- 胸前导联 QRS 波群的方向具有一致性。

有症状患者的宽 QRS 波群心动过速

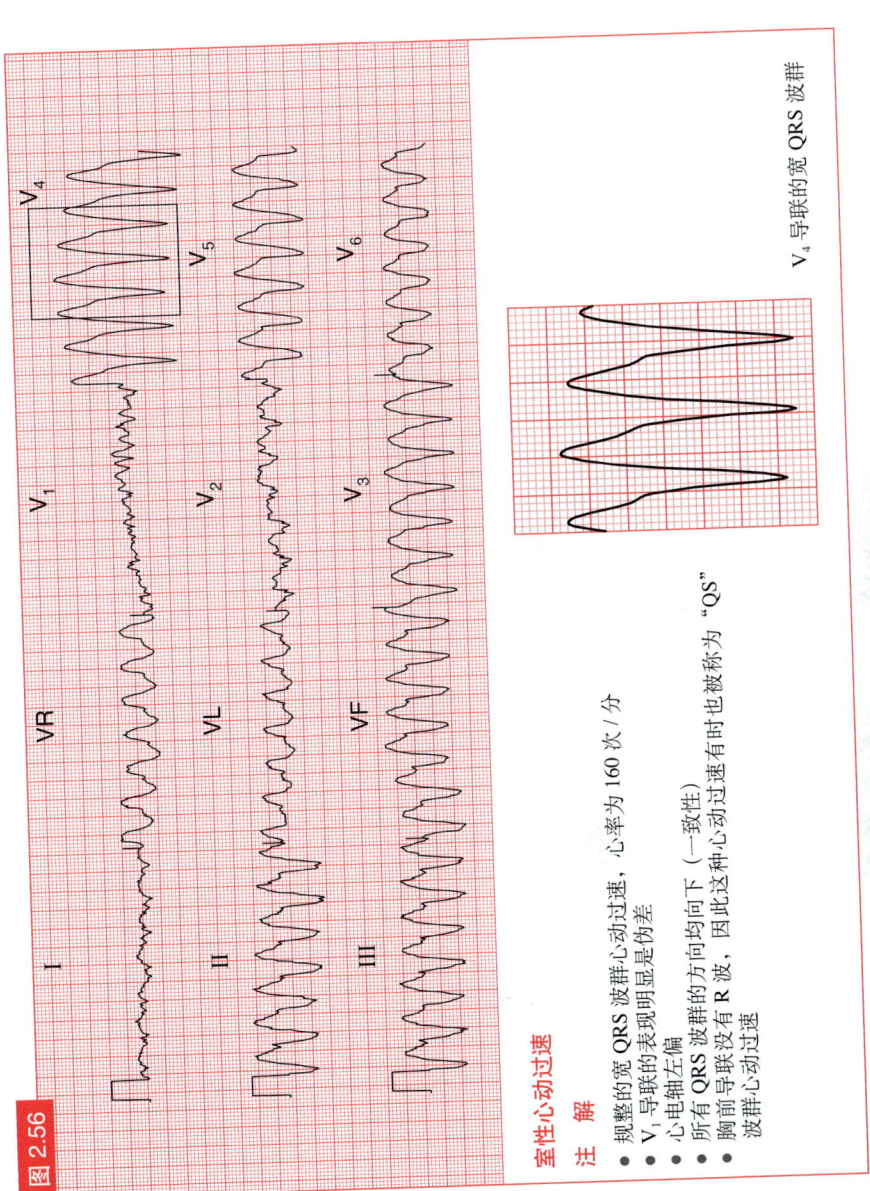

图 2.56

V₄ 导联的宽 QRS 波群

室性心动过速

注 解

- 规整的宽 QRS 波群心动过速，心率为 160 次/分
- V₁ 导联的表现明显是伪差
- 心电轴左偏
- 所有 QRS 波群的方向均向下（一致性）
- 胸前导联没有 R 波，因此这种心动过速有时也被称为 "QS" 波群心动过速

2 心悸和晕厥患者的心电图

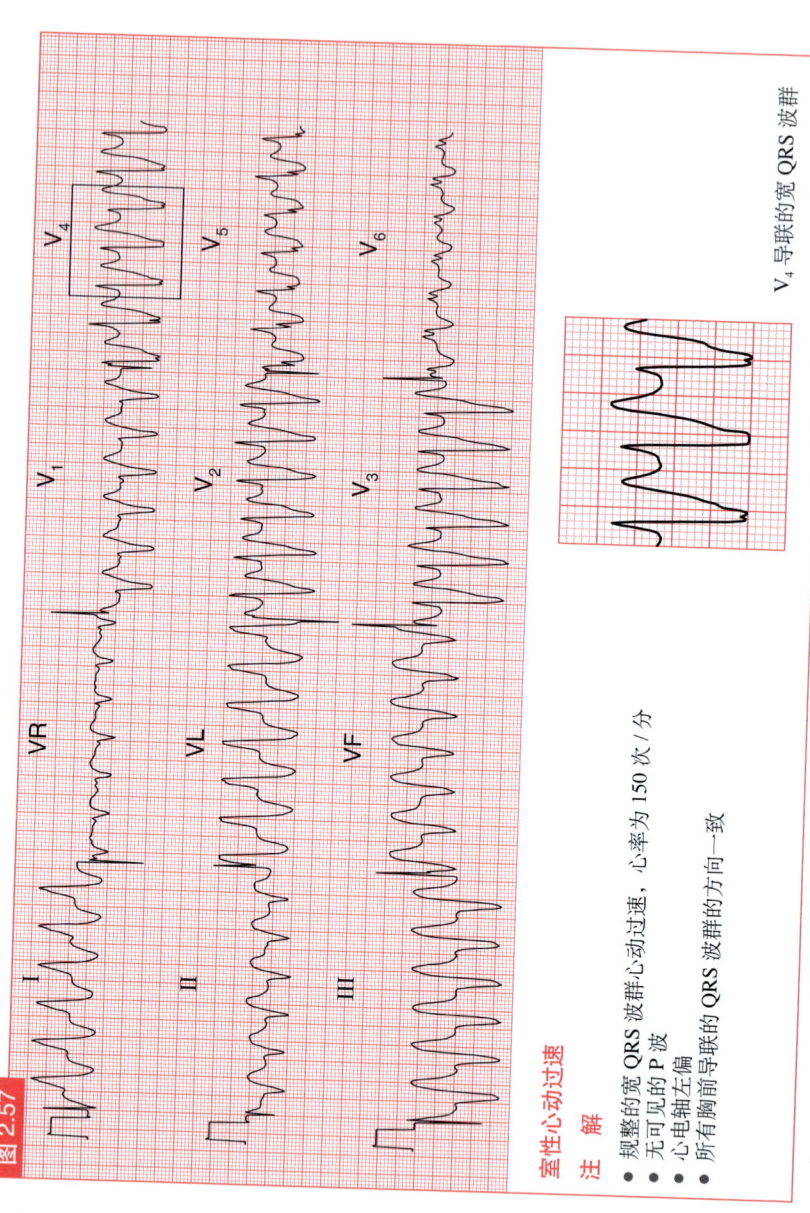

图 2.57

V₄ 导联的宽 QRS 波群

室性心动过速

注 解

- 规整的宽 QRS 波群心动过速,心率为 150 次/分
- 无可见的 P 波
- 心电轴左偏
- 所有胸前导联的 QRS 波群的方向一致

图 2.58 为另一例 VT，但其心电轴正常。不幸的是，VT 的诊断"规则"并不是绝对的，上面所述特征中的一个或多个可以不出现。

图 2.59 为心房颤动伴 QRS 波群形态异常的心电图，QRS 波群的时限刚好在正常范围内（为 116ms）。其 RSR' 波形在 V_2 导联最明显，V_6 导联 S 波粗顿，显示这是一个"不全右束支传导阻滞"。值得强调的是，QRS 波群的第二个 R 波（R'）高于第一个 R 波，这是 RBBB 的特征。这些特性显示了其为室上性心动过速。

图 2.60 为节律规整的心动过速，无 P 波，QRS 波群呈 RBBB 图形。QRS 波群的时限在正常范围的上限，为 120ms。这可能是室上性（也可能是交界性）心动过速伴 RBBB，或可能是分支性心动过速。分支性心动过速通常起源于左束支的左后分支。典型表现为心电轴左偏（此例不存在）。这是一种不寻常的心律，具有良好预后，对维拉帕米有反应。

图 2.61 显示了鉴别室上性和室性心律的难度有多大。心电图上有一些特征提示是室上性节律，也有一些特征提示是室性节律。

通常只有将患者心动过速时的心电图与窦性心律时的心电图进行比较时，才能确定心动过速的性质。对于任何一位心动过速患者，都要仔细查阅其以前的心电图。图 2.62 显示的宽 QRS 波群心动过速与图 2.61 显示的颇为相似。该患者当时有胸痛和低血压，所以接受了心脏转复治疗。图 2.63 显示的是其心脏转复后的心电图。此时其 QRS 波群是窄的，因此其发生的心动过速一定是 VT。

图 2.64 为一位住院患者的心电图，该患者有下壁心肌梗死，最初有心房颤动。

该患者后来发生了宽 QRS 波群心动过速（图 2.65）。在急性心肌梗死的情况下，出现这种心律几乎可以断定为 VT。与心房颤动的心电图（图 2.64）比较，图 2.65 显示其同时存在不同的、不定的心电轴和 RBBB。心电轴的变化是说明其心律为心室起源的一个强有力的支持点。

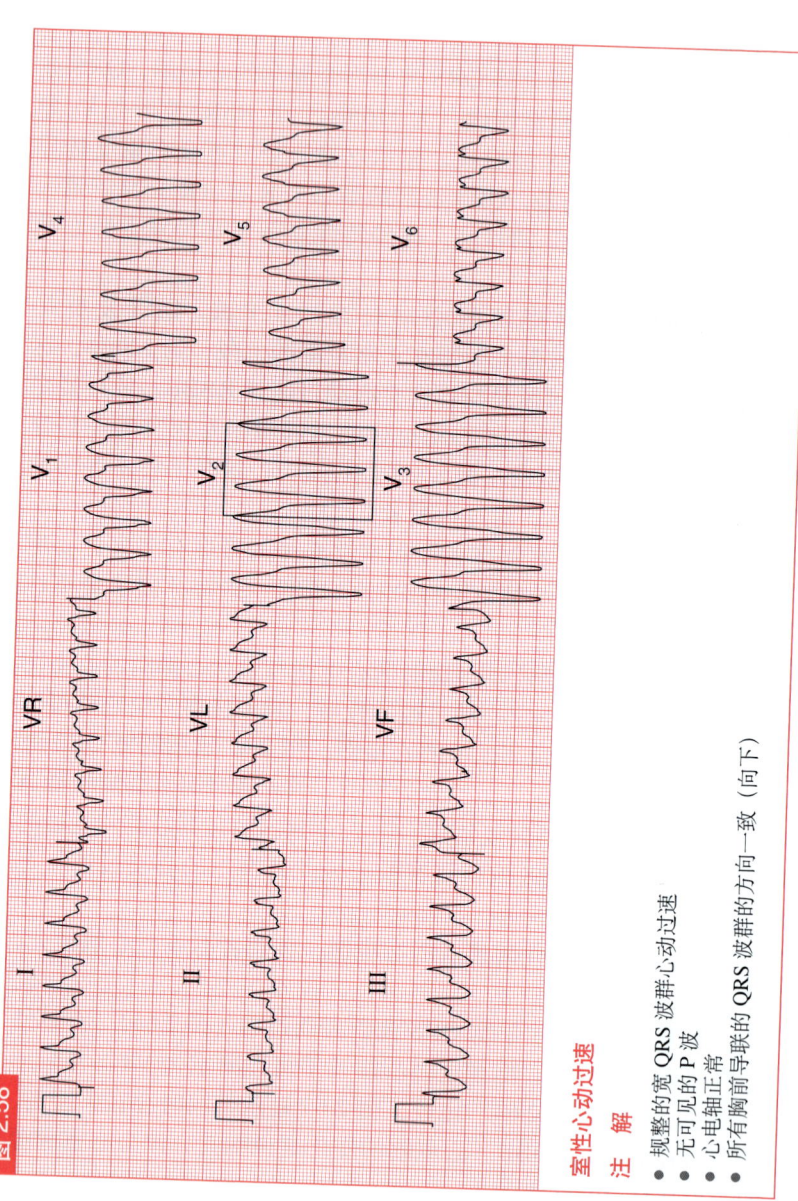

图 2.58

室性心动过速

注 解

- 规整的宽 QRS 波群心动过速
- 无可见的 P 波
- 心电轴正常
- 所有胸前导联的 QRS 波群的方向一致（向下）

有症状患者的宽 QRS 波群心动过速

V₂ 导联的宽 QRS 波群

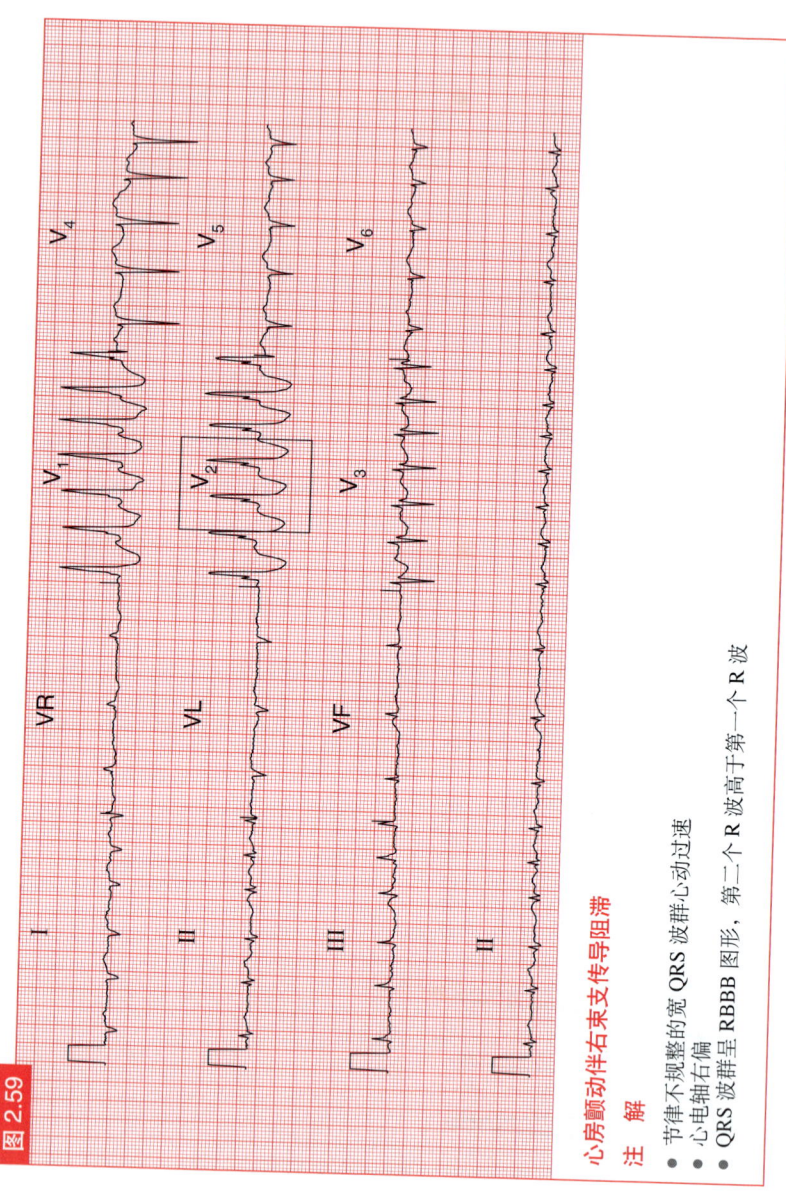

图 2.59

心房颤动伴右束支传导阻滞

注 解

- 节律不规整的宽 QRS 波群心动过速
- 心电轴右偏
- QRS 波群呈 RBBB 图形,第二个 R 波高于第一个 R 波

V_2 导联的 R' 波高于 R 波

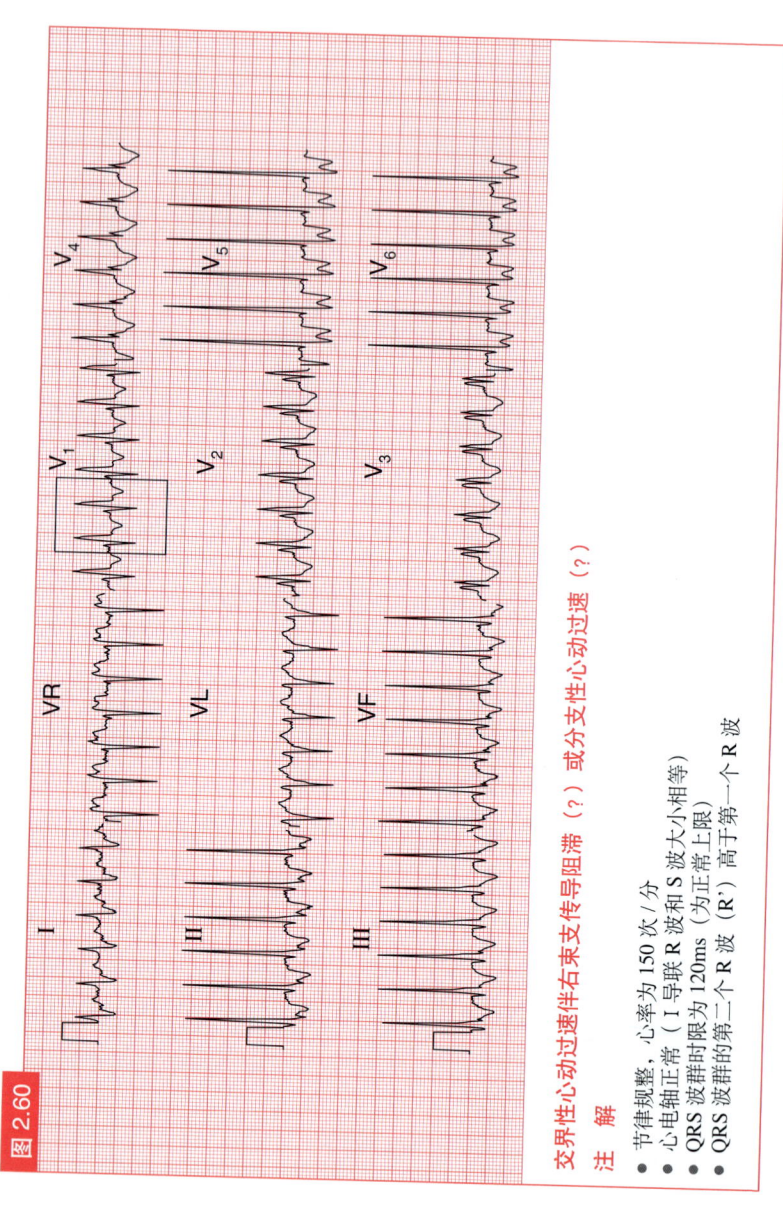

图 2.60 交界性心动过速伴右束支传导阻滞（？）或分支性心动过速（？）

节律规整，心率为 150 次 / 分
注 解
- 心电轴正常（Ⅰ 导联 R 波和 S 波大小相等）
- QRS 波群时限为 120ms（为正常上限）
- QRS 波群的第二个 R 波（R'）高于第一个 R 波

有症状患者的宽 QRS 波群心动过速

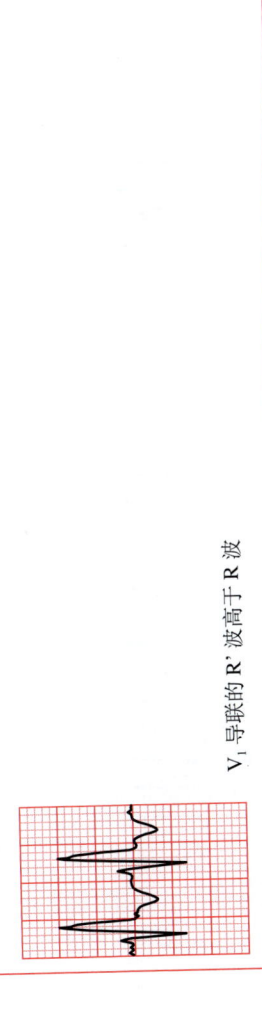

V_1 导联的 R' 波高于 R 波

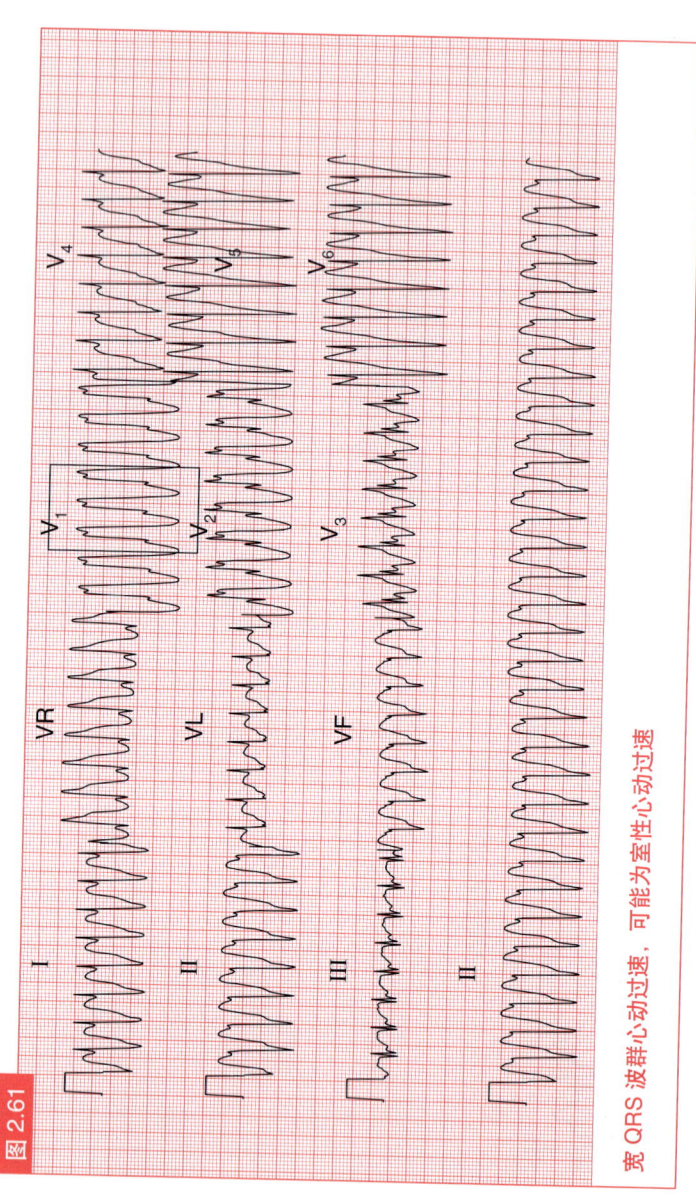

图 2.61 宽 QRS 波群心动过速，可能为室性心动过速

有症状患者的宽 QRS 波群心动过速

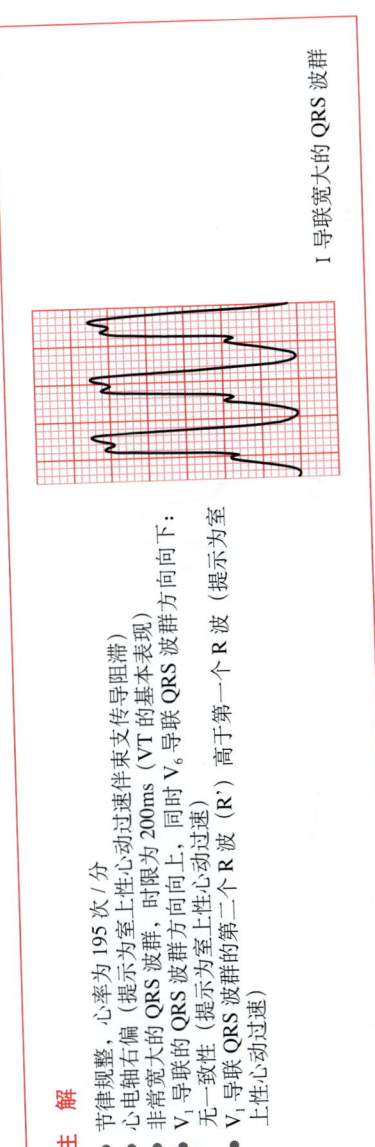

I 导联宽大的 QRS 波群

注 解

- 节律规整,心率为 195 次 / 分
- 心电轴右偏(提示为室上性心动过速伴束支传导阻滞)
- 非常宽大的 QRS 波群,时限为 200ms(VT 的基本表现)
- V_1 导联的 QRS 波群方向向上,同时 V_6 导联 QRS 波群方向向下:
- 无一致性(提示为室上性心动过速)
- V_1 导联 QRS 波群的第二个 R 波(R')高于第一个 R 波(提示为室上性心动过速)

2 心悸和晕厥患者的心电图

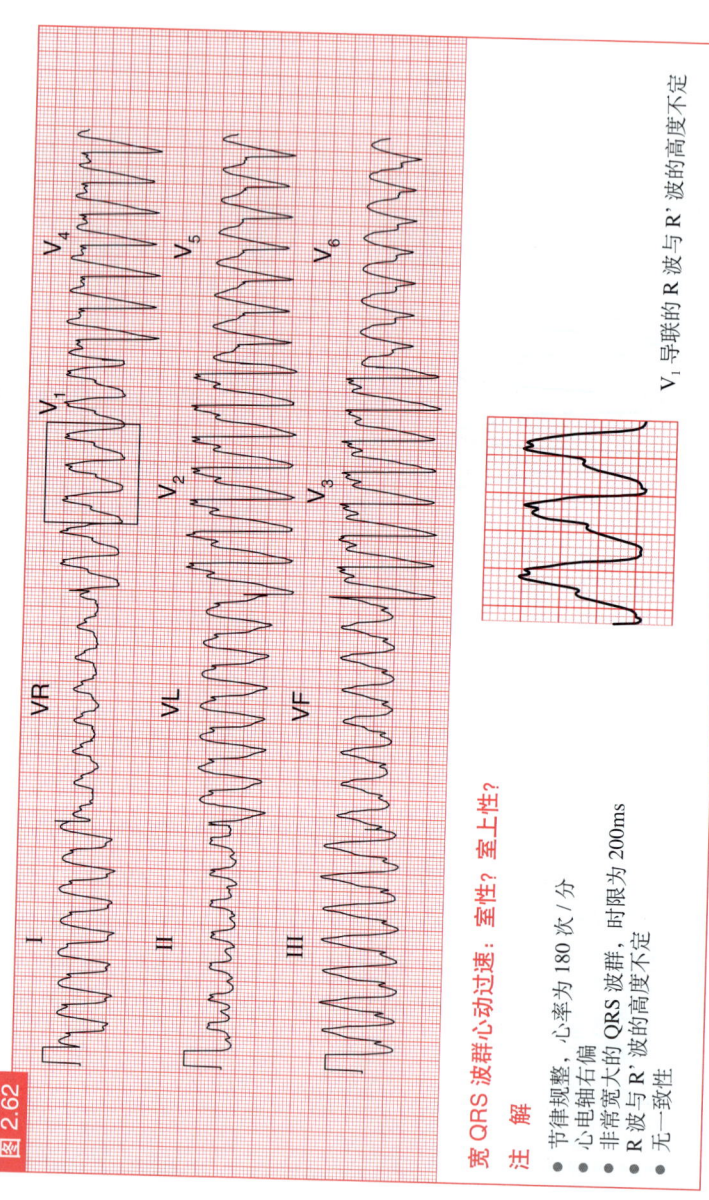

图 2.62

宽 QRS 波群心动过速：室性？室上性？

注 解

- 节律规整，心率为 180 次 / 分
- 心电轴右偏
- 非常宽大的 QRS 波群，时限为 200ms
- R 波与 R' 波的高度不定
- 无一致性

V_1 导联的 R 波与 R' 波的高度不定

164

有症状患者的宽 QRS 波群心动过速

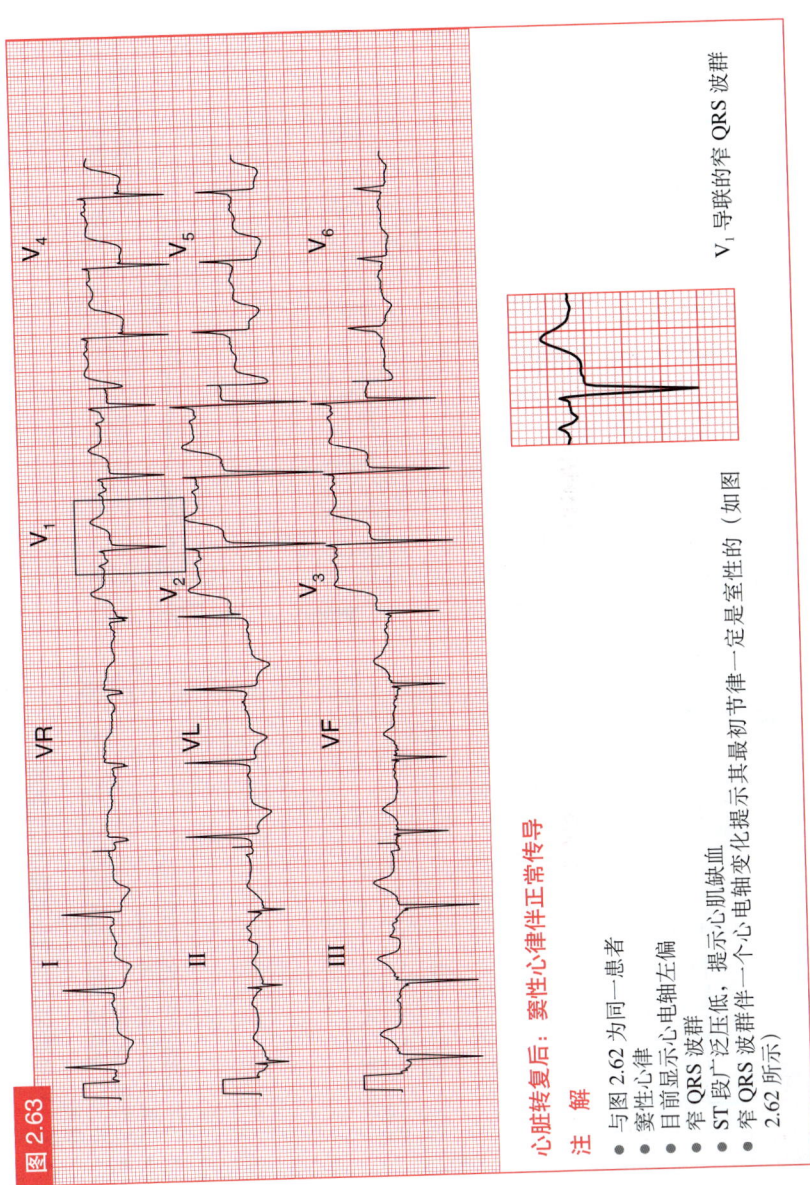

图 2.63 心脏转复后:窦性心律伴正常传导

注 解

- 与图 2.62 为同一患者
- 窦性心律
- 目前显示心电轴左偏
- 窄 QRS 波群
- ST 段广泛压低,提示心肌缺血
- 窄 QRS 波群伴一个心电轴变化提示其最初节律一定是室性的(如图 2.62 所示)

165

2 心悸和晕厥患者的心电图

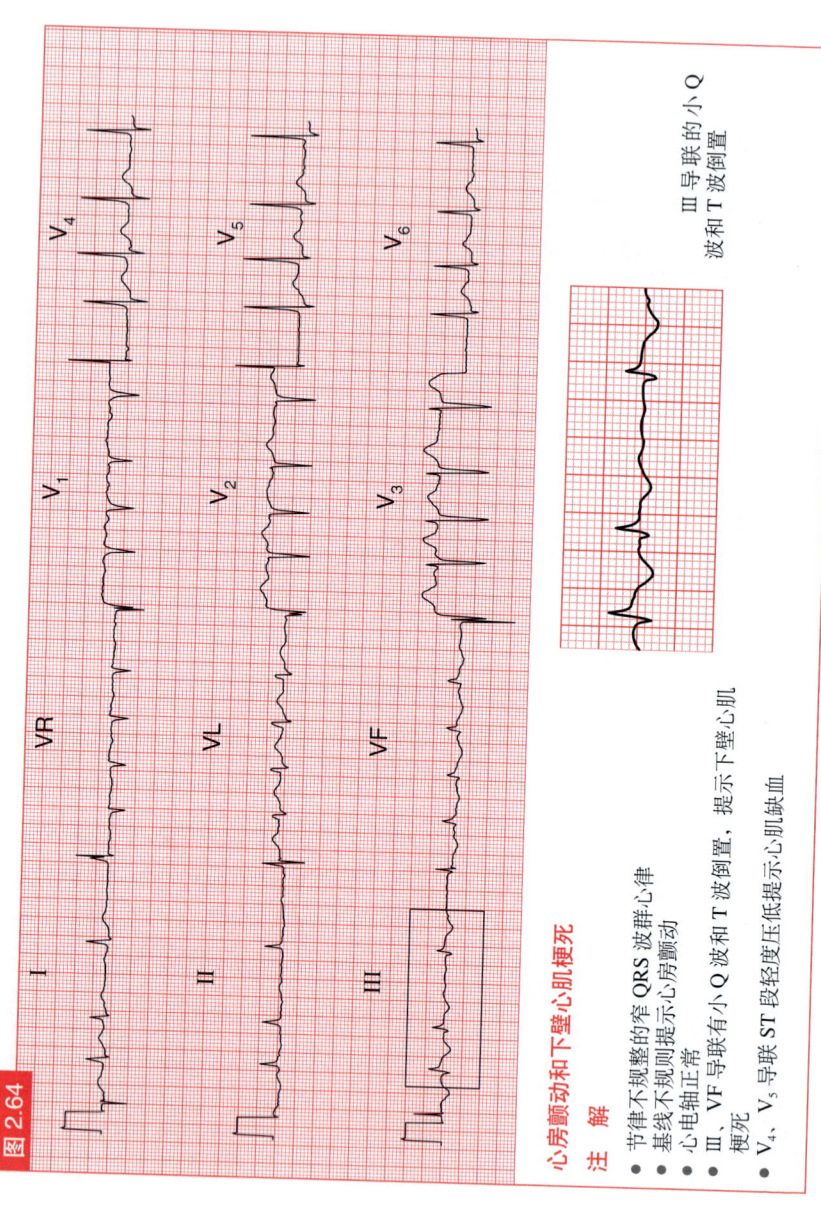

图 2.64

心房颤动和下壁心肌梗死

注 解
- 节律不规整的窄 QRS 波群心律
- 基线不规则提示心房颤动
- 心电轴正常
- III、VF 导联有小 Q 波和 T 波倒置，提示下壁心肌梗死
- V_4、V_5 导联 ST 段轻度压低提示心肌缺血

III 导联的小 Q 波和 T 波倒置

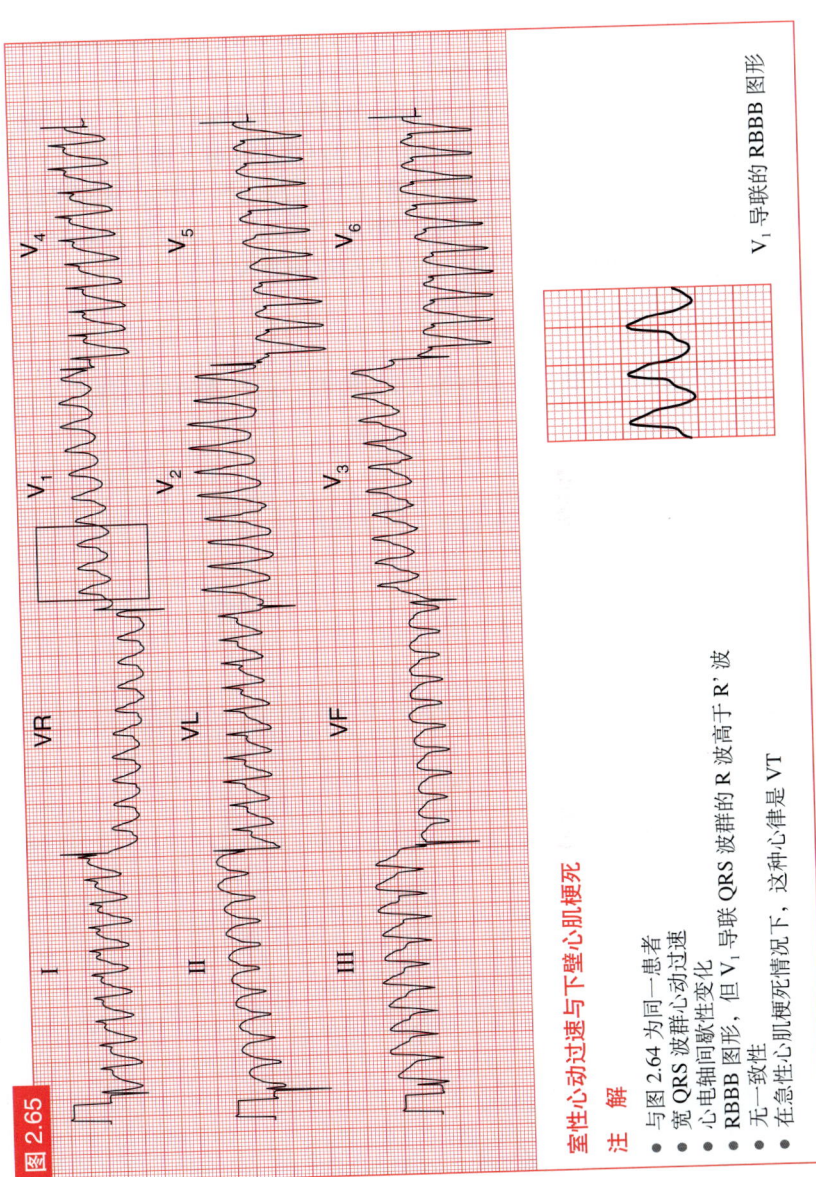

图 2.65

室性心动过速与下壁心肌梗死

注 解

- 与图 2.64 为同一患者
- 宽 QRS 波群心动过速
- 心电轴间歇性变化
- RBBB 图形,但 V₁ 导联 QRS 波群的 R 波高于 R' 波
- 无一致性
- 在急性心肌梗死情况下,这种心律是 VT

V₁ 导联的 RBBB 图形

融合波和夺获波

若能找到一个窄 QRS 波群的期前收缩，就能认定宽 QRS 波群的心动过速起源于心室。窄的期前收缩说明：束支即使在心率快时也能正常传导室上性激动。

当室上性和室性激动同时使心室除极时就称出现了一个"融合"波，由此就能见到一个中间形态的 QRS 波群（图 2.66）。

在 VT 发生过程中，当一个室上性起源的激动使心室除极时就会出现一个"夺获"波（图 2.66）。图 2.67 是显示夺获波的另一个例子，说明这个宽 QRS 波群心动过速是 VT。

宽 QRS 波群心动过速的鉴别

框 2.10 总结概括了一些宽 QRS 波群心动过速的鉴别特征。

有症状患者的宽 QRS 波群心动过速

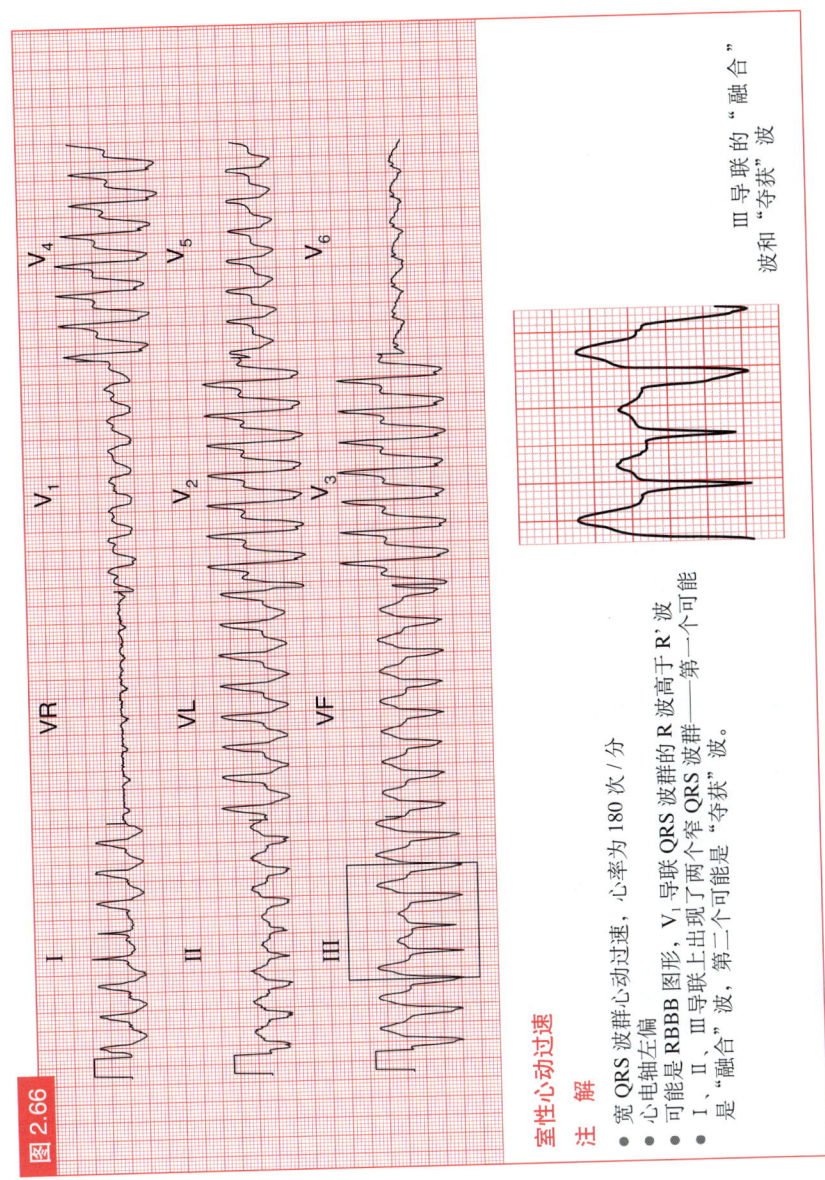

图 2.66

室性心动过速

注解

- 宽 QRS 波群心动过速，心率为 180 次/分
- 心电轴左偏
- 可能是 RBBB 图形，V_1 导联 QRS 波群的 R 波高于 R′ 波
- Ⅰ、Ⅱ、Ⅲ导联上出现了两个宽 QRS 波群——第一个可能是"融合"波，第二个可能是"夺获"波。

图 2.67

室性心动过速

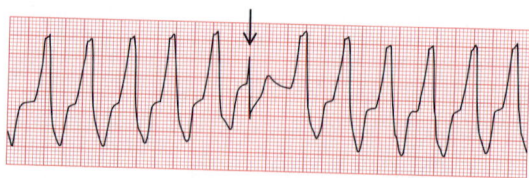

注 解

- 一个单次的窄 QRS 波群期前收缩（箭头所示）安插在宽 QRS 波群心动过速中
- 一个单次的"夺获"波一定是室上性来源的，由此可推断宽 QRS 波群一定是室性起源的

框 2.10　宽 QRS 波群心动过速的鉴别诊断

- 在有急性心肌梗死的患者，宽 QRS 波群心动过速可能是室性心动过速
- 与窦性心律时的心电图比较——心电轴出现变化提示是室性节律
- 心电轴左偏，尤其是伴有右束支传导阻滞，通常是室性心律
- 识别 P 波（室性心动过速时可有独立的 P 波）
- QRS 波群宽度：如果 > 160ms，通常为室性的
- QRS 波群的规律性：如果极不规整，可能是心房颤动伴传导缺陷
- 一致性：在所有胸前导联上，如果 QRS 波群方向一致向上或一致向下，则可能是室性心动过速
- 伴有右束支传导阻滞图形，且如果具备下列特征，则心室起源的可能性大：
  —有心电轴左偏
  —V_1 导联有一个高大的 R 波
  —V_1 导联 QRS 波群的第二个 R 波高于第一个 R 波（R'）
- 伴有左束支传导阻滞图形，且如果 V_6 导联有 QS 波（即无 R 波），则可能是心室起源的
- 夺获波：在短 R-R 间期后跟随一个窄 QRS 波群（即一个窄的 QRS 波群期前收缩安插在宽的 QRS 波群心动过速中），提示其基础心律是室性的
- 融合波：当室上性和室性激动同时使心室除极时有一个中间形态的 QRS 波群形态

有症状患者的特殊形式的室性心动过速

右心室流出道心动过速

这通常是一个运动诱发的心动过速,起源于右心室流出道,可进行射频消融治疗(见第 6 章)。其可以识别出来是因为这种宽 QRS 波群心动过速表现为心电轴右偏合并 LBBB 图形(图 2.68)。

尖端扭转室速

所有 QRS 波群形态相同的 VT 被称为"单形型";QRS 波群变化的 VT 被称为"多形型"。一种"扭转"的多形性 VT 被称为"尖端扭转室速"。这在窦性心律心动过速不发作时有长 QT 间期的患者常见(见 98 页)。图 2.69 和 2.70 显示的是同一位患者窦性心律时有长 QT 间期并发生尖端扭转室速的心电图表现。这种心电图图形多提示药物毒性的可能性,在本例原因是硫利达嗪(thioridazine)(见 95 页)。

图 2.71 显示了尖端扭转室速的另一个例子,此例是由 I 类抗心律失常药物引起的。

引起尖端扭转室速的药物在框 2.11 中列出。

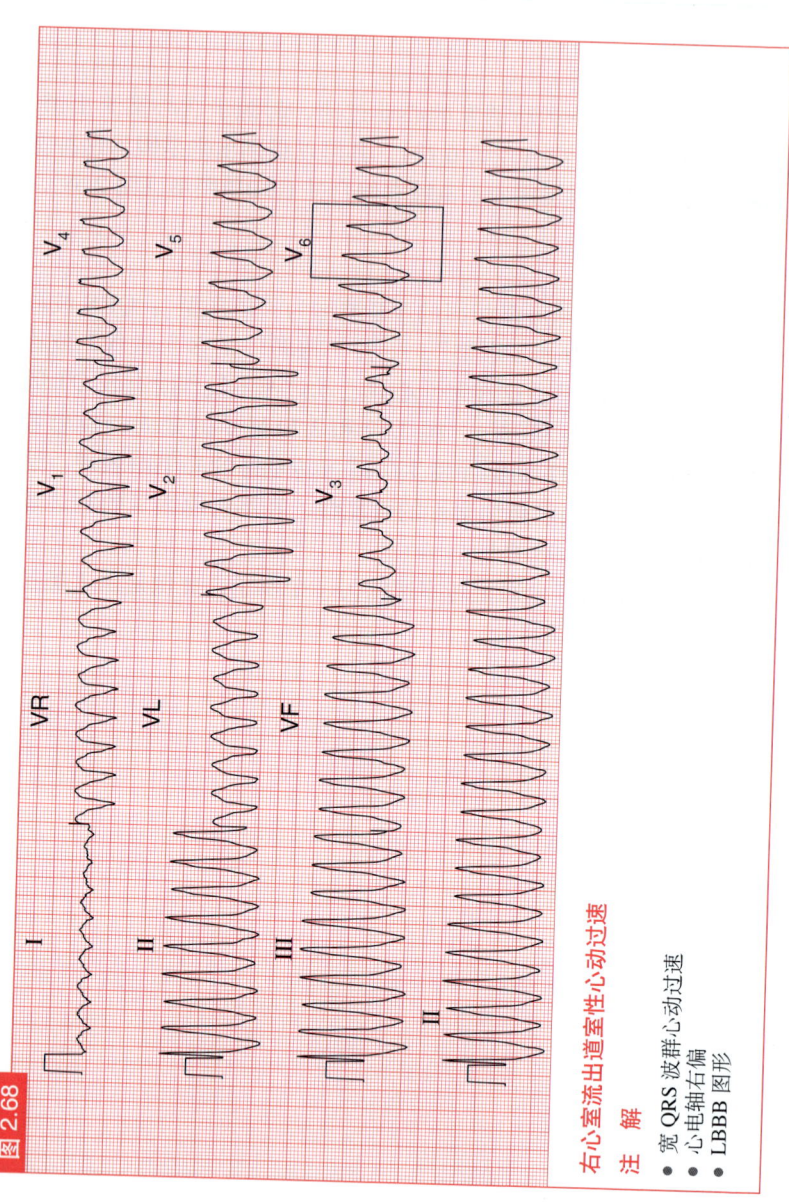

图 2.68 右心室流出道室性心动过速

注 解
- 宽 QRS 波群心动过速
- 心电轴右偏
- LBBB 图形

2 有症状患者的特殊形式的室性心动过速

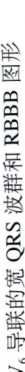

V$_6$ 导联的宽 QRS 波群和 RBBB 图形

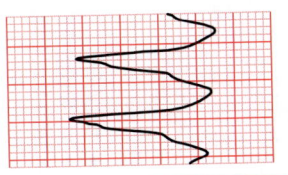

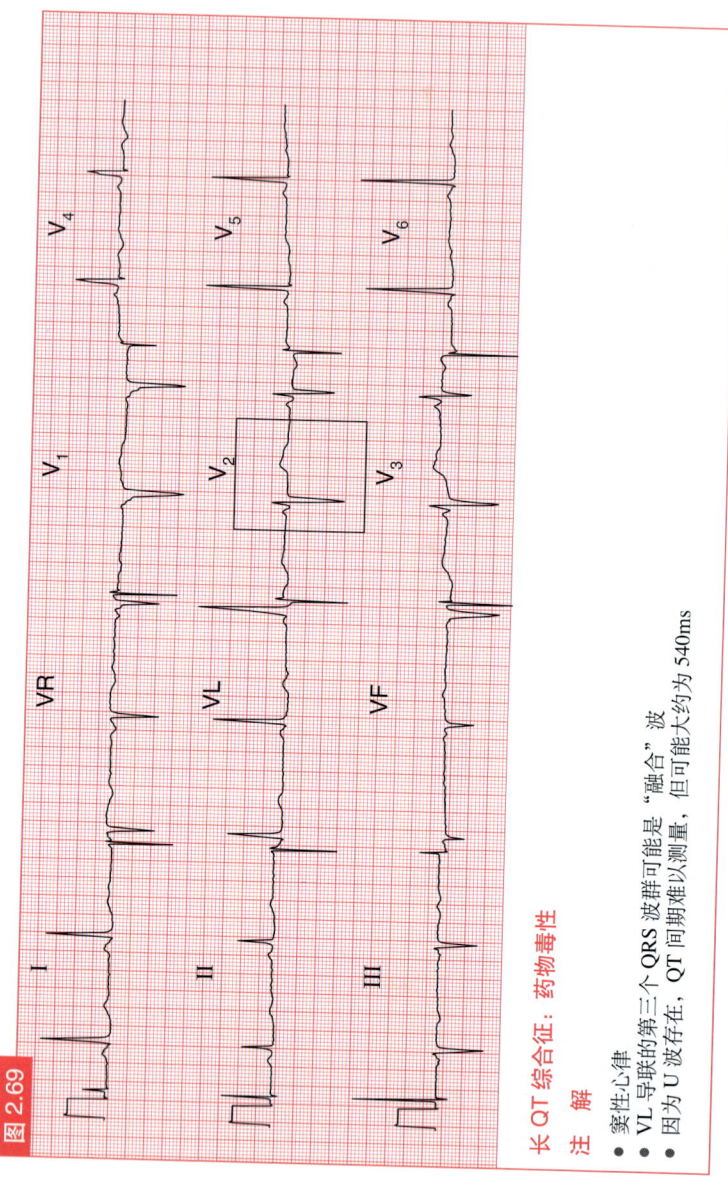

图 2.69

长 QT 综合征：药物毒性

注 解

窦性心律
- VL 导联的第三个 QRS 波群可能是"融合"波
- 因为 U 波存在，QT 间期难以测量，但可能大约为 540ms

有症状患者的特殊形式的室性心动过速

V₂ 导联上的长 QT 间期

图 2.70

尖端扭转室速

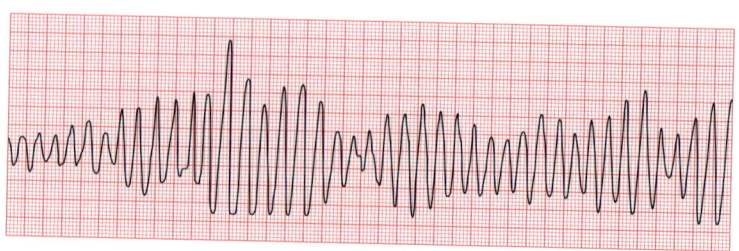

注 解

- 宽 QRS 波群心动过速，多形型室性心动过速伴 QRS 波群形态不断变化

图 2.71

室性心动过速（尖端扭转室速）

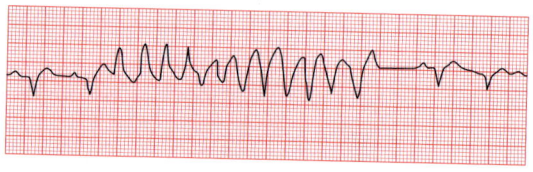

注 解

- 两个窦性心搏后出现了室性心动过速
- 宽 QRS 波群心动过速的方向最初向上，然后又转为向下；QRS 波群的形态不断变化

框 2.11　引起尖端扭转室速的药物

- Ⅰ类抗心律失常药物
- 胺碘酮
- 索他洛尔
- 三环类抗抑郁药
- 许多其他药物

与 WPW 综合征有关的宽 QRS 波群心动过速

我们知道，WPW 综合征由于有 delta 波而形成了一个宽 QRS 波群。当折返性心动过速沿旁路向下除极时，心电图上会出现一个宽 QRS 波群，可以与 VT 时非常相像。但是，如果激动沿希氏束下传，然后沿旁路返回，则 QRS 波群是窄的，类似于室上性心动过速。

当宽 QRS 波群心动过速为多形型（QRS 波群形态多样）且节律非常不规整时，这种心律可能是心房颤动伴 WPW 综合征。这种心律是非常危险的，因为它能促发心室颤动（图 2.72 和 2.73）。

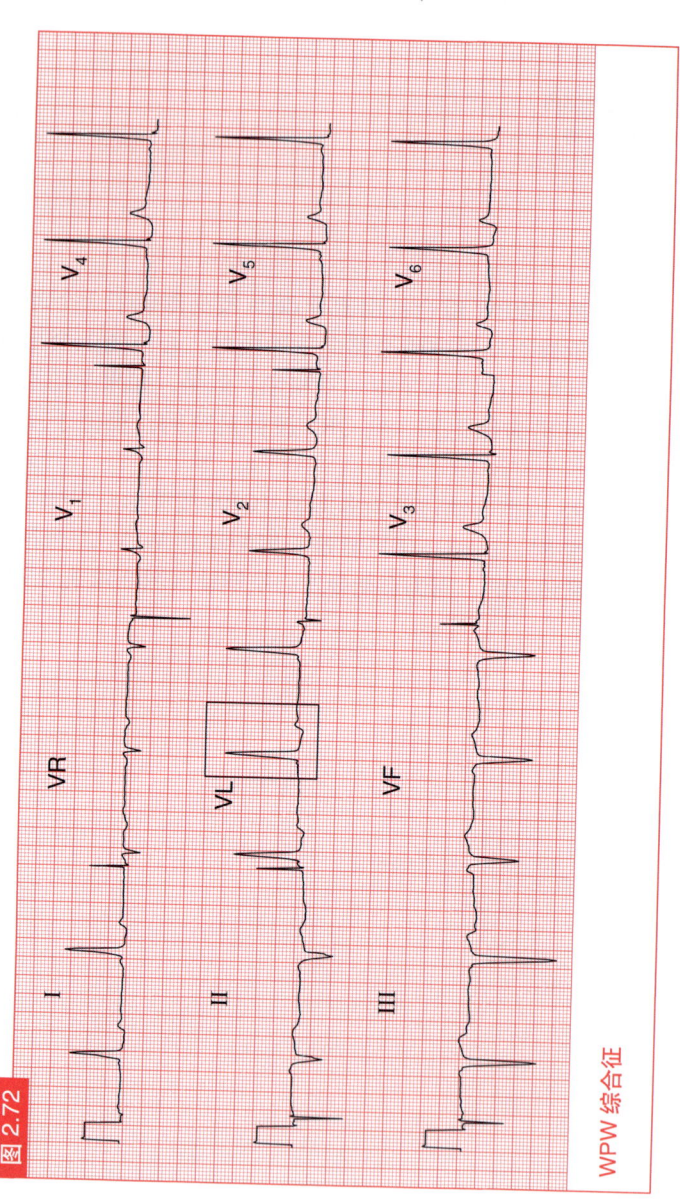

图 2.72　WPW 综合征

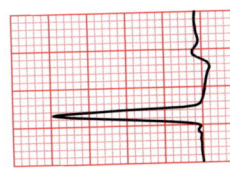

VL 导联上的短 PR 间期和 delta 波

注 解
- 窦性心律
- 短 PR 间期
- 心电轴左偏
- delta 波明显
- V_1 导联 R 波优势

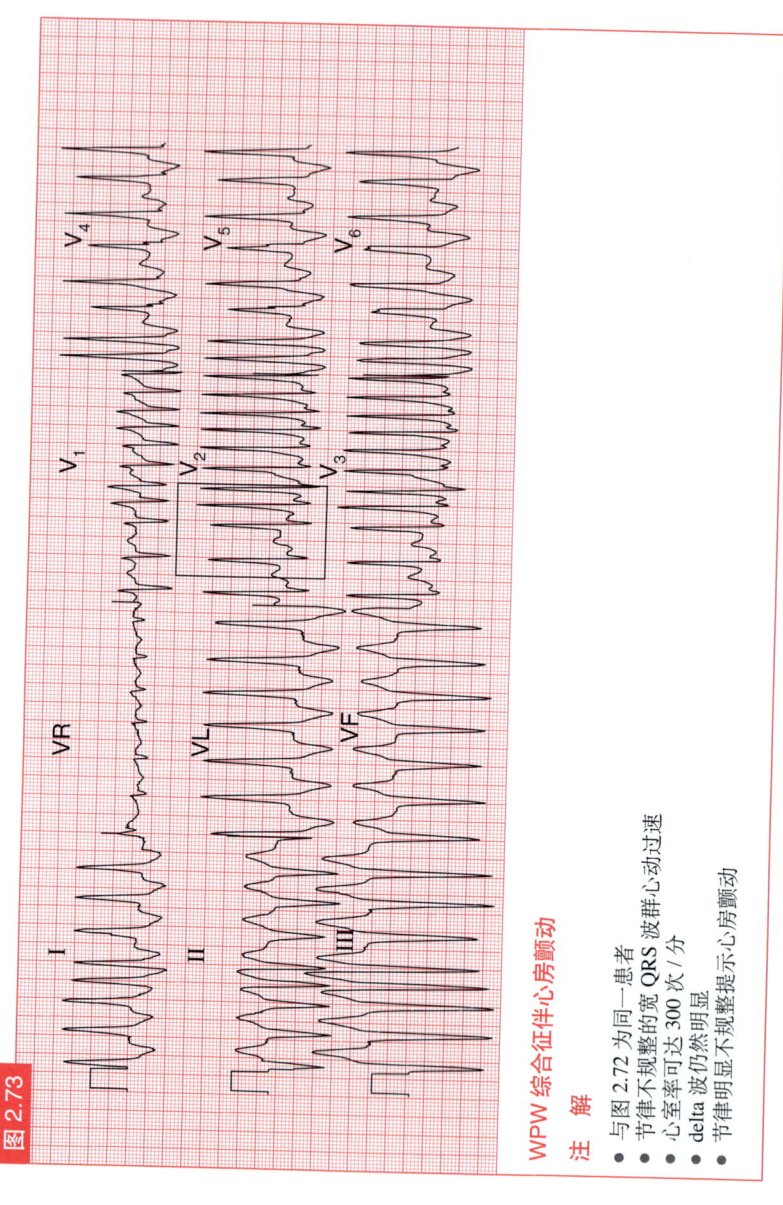

图 2.73

WPW 综合征伴心房颤动

注 解

- 与图 2.72 为同一患者
- 节律不规整的宽 QRS 波群心动过速
- 心室率可达 300 次/分
- delta 波仍然明显
- 节律明显不规整提示心房颤动

有症状患者的特殊形式的室性心动过速

V_2 导联上的 delta 波

心室颤动

图 2.74 为一位急性下壁心肌梗死患者晕厥时的心电图，其原因是心室颤动。

有症状患者的心动过缓

逸搏心律

出现逸搏心律时，患者通常没有自觉症状，但当逸搏心律不能维持正常心输出量时，患者就会有症状。

窦房病——"病窦综合征"

窦房结功能异常可能与传导系统病变相关。许多有窦房病的患者没有自觉症状，但所有与心动过缓有关的症状——头晕、晕厥和心力衰竭症状——都可能出现。

病窦综合征时所见的异常节律在框 2.12 中列出。

窦房结功能障碍可能是家族性的或先天性的，可能发生于缺血性、风湿性、高血压性或渗出性心脏病。然而，其通常是自发的。由于房性和交界性心动过速常常一起发生，患者可能会出现心悸。病窦综合征合并心动过速有时被称为"慢-快综合征"。图 2.75 和 2.76 是同一位年轻男子的心电图，当他无自觉症状时，他有一个慢窦性心律的正常心电图，但当他发生严重的窦性心动过缓时，他出现了间歇性强烈头晕。

图 2.77 是一位年轻女性的动态心电图记录结果，患者主诉经常有短暂的头晕。患者出现症状时其心电图上出现窦性停搏。

框 2.12　病窦综合征中的心脏节律

- 无法解释的或不适当的窦性心动过缓
- 窦性心率的突然变化
- 窦性停搏（窦房静止或传出阻滞）
- 房性静止（"寂静的心房"）
- 房室交界性逸搏心律
- 房性心动过速交替伴发交界性逸搏（慢-快综合征）
- 交界性心动过速交替伴发交界性逸搏
- 心房颤动伴缓慢心室反应
- 房性期前收缩后停搏延长

有症状患者的心动过缓

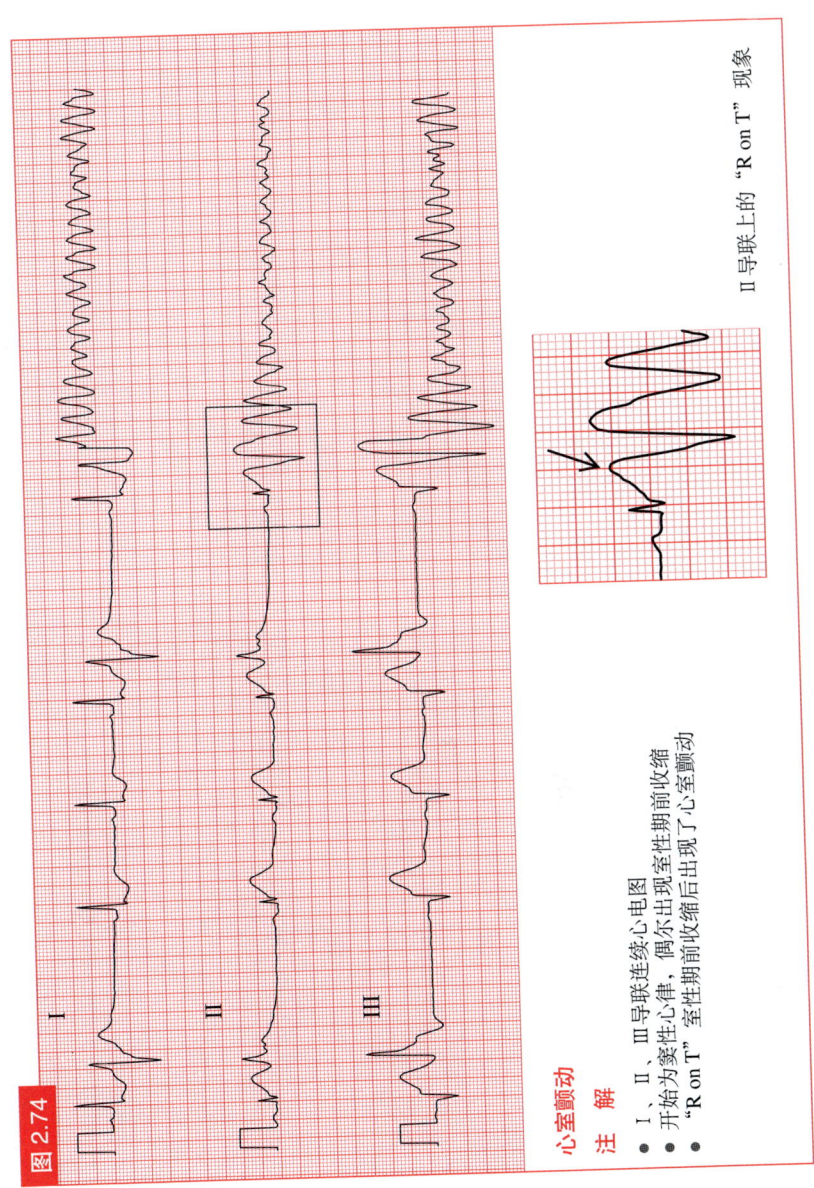

图 2.74

II 导联上的 "R on T" 现象

心室颤动

注 解
- I、II、III 导联连续心电图
- 开始为窦性心律，偶尔出现室性期前收缩
- "R on T" 室性期前收缩后出现了心室颤动

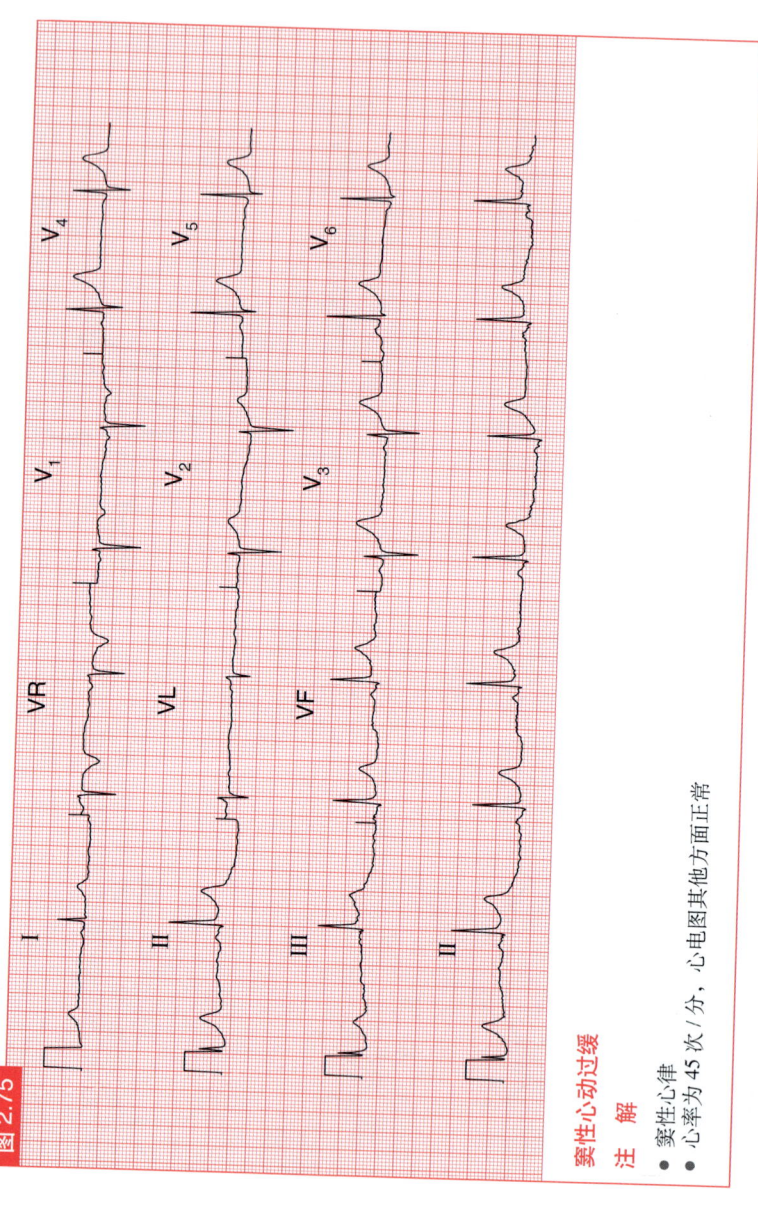

图 2.75 窦性心动过缓

注 解
- 窦性心律
- 心率为 45 次/分,心电图其他方面正常

有症状患者的心动过缓

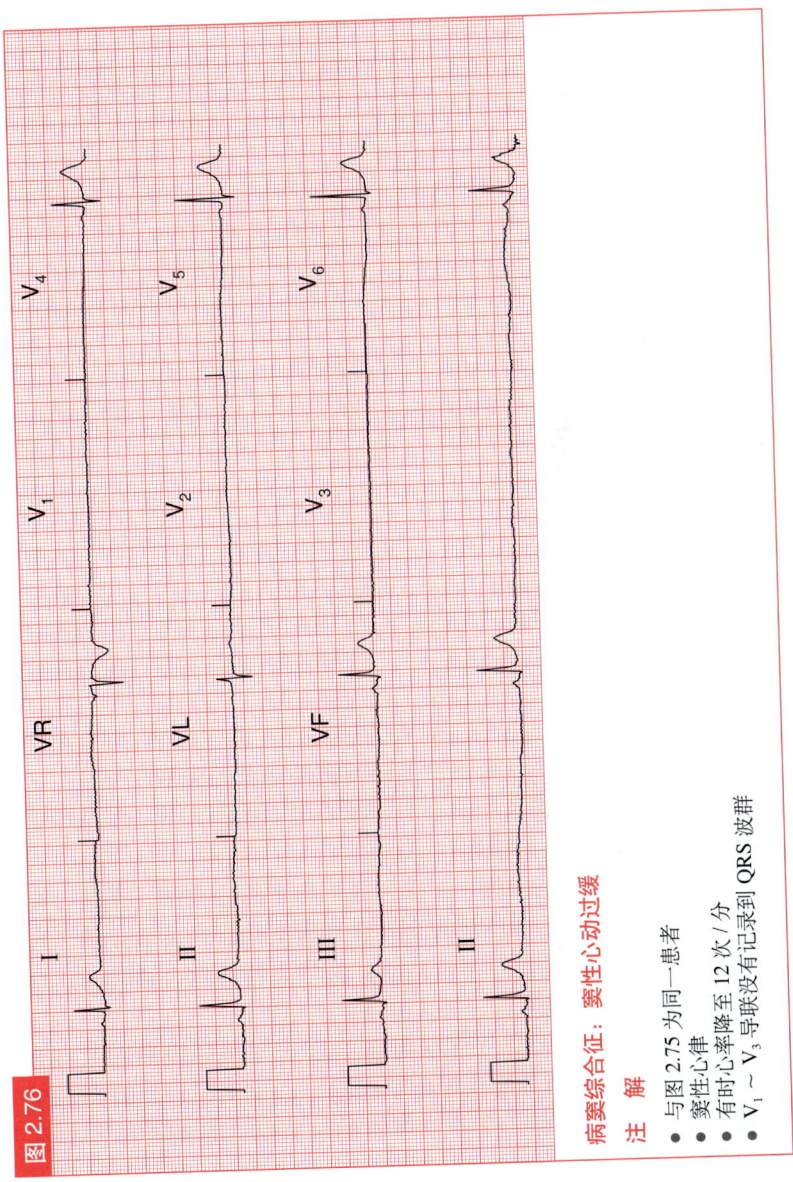

图 2.76

病窦综合征：窦性心动过缓

注 解
- 与图 2.75 为同一患者
- 窦性心律
- 有时心率降至 12 次/分
- $V_1 \sim V_3$ 导联没有记录到 QRS 波群

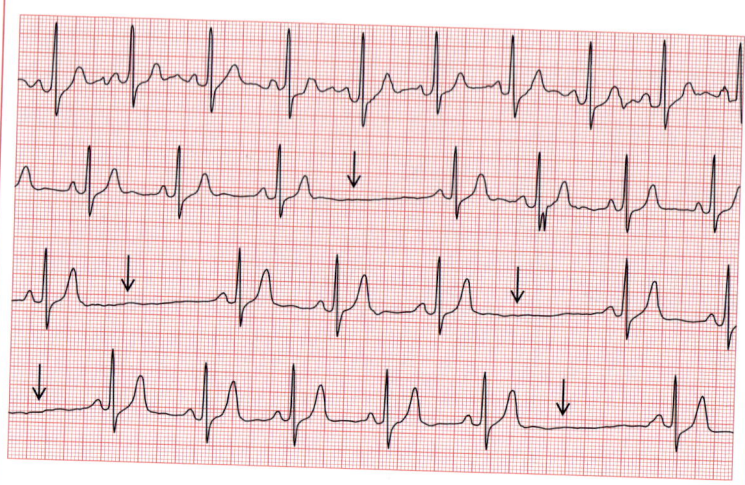

窦性停搏

注 解

- 动态心电图
- 全程为窦性心律，但患者出现症状时有明显的停搏（箭头所示）
- 在停搏时，P-P 间期恰是前一个 P-P 间期的 2 倍。因此，"出口阻滞（exit blook）"来自于窦房结

　　图 2.78 显示了另一个窦性停搏与窦性夺获的类型。

　　图 2.79 是一例"寂静的心房"的心电图图例，其心脏节律是由房室结内的不规则除极起搏点形成。

　　图 2.80 是一位有"慢-快综合征"患者的心电图。当其心电图显示一个伴有慢而不规整的交界性（房室结）逸搏节律的"寂静的心房"时，患者没有自觉症状；但当患者感觉心悸时，其有一个房室结性心动过速。

　　图 2.81 为一位无自觉症状时有一度房室传导阻滞和 RBBB 的患者的心电图。当其有头晕症状时动态心电图显示原因为窦性停搏（图 2.82），伴有一个非常缓慢的房室结性逸搏心律，心室率为 15 次/分。这是一个传导系统疾病合并病窦综合征的例子。

　　框 2.13 列出了病窦综合征的可能病因。

有症状患者的心动过缓

图 2.78
窦性停搏

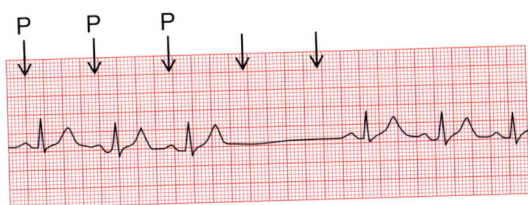

注　解

- 窦性节律
- 三个心搏后，出现一个"窦性停搏"，没有 P 波
- 箭头所示处应该是在接下来的两个 P 波
- 窦性心律恢复，但周期已经重置

图 2.79
病窦综合征：寂静的心房

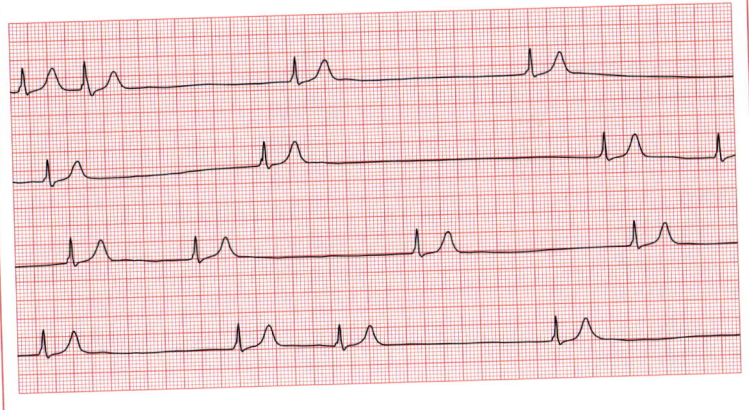

注　解

- Ⅱ导联的动态心电图
- 节律不规律的窄 QRS 波群心律
- 无可见的 P 波
- 结性逸搏，有时心率下降为 16 次 / 分

图 2.80

病窦综合征：慢 - 快综合征

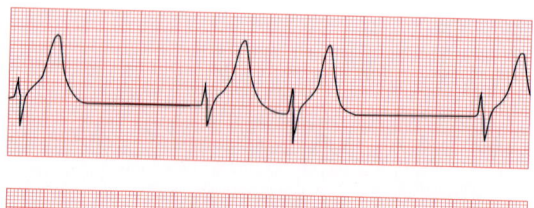

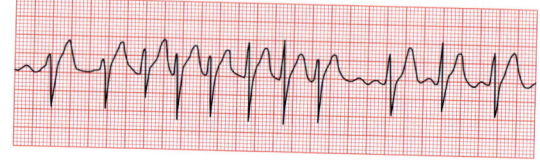

注　解

- 上图：寂静的心房伴节律不规整的交界性逸搏
- 下图：交界性心动过速后出现一段窦性心律

框 2.13　病窦综合征

家族性
- 孤立的
- 伴房室传导障碍
- 伴 QT 间期延长
- 先天性

获得性
- 特发性
- 冠状动脉疾病
- 风湿性疾病
- 心肌病
- 神经肌肉疾病：
  —Friedreich 共济失调
  —腓肌萎缩
  —Charcot-Marie-Tooth 病

- 渗透性：
  —淀粉样变性
  —血色病
- 胶原病：
  —风湿样
  —硬皮病
  —系统性红斑狼疮
- 心肌炎：
  —病毒性
  —白喉
- 药物：
  —锂
  —气雾喷射剂

有症状患者的心动过缓

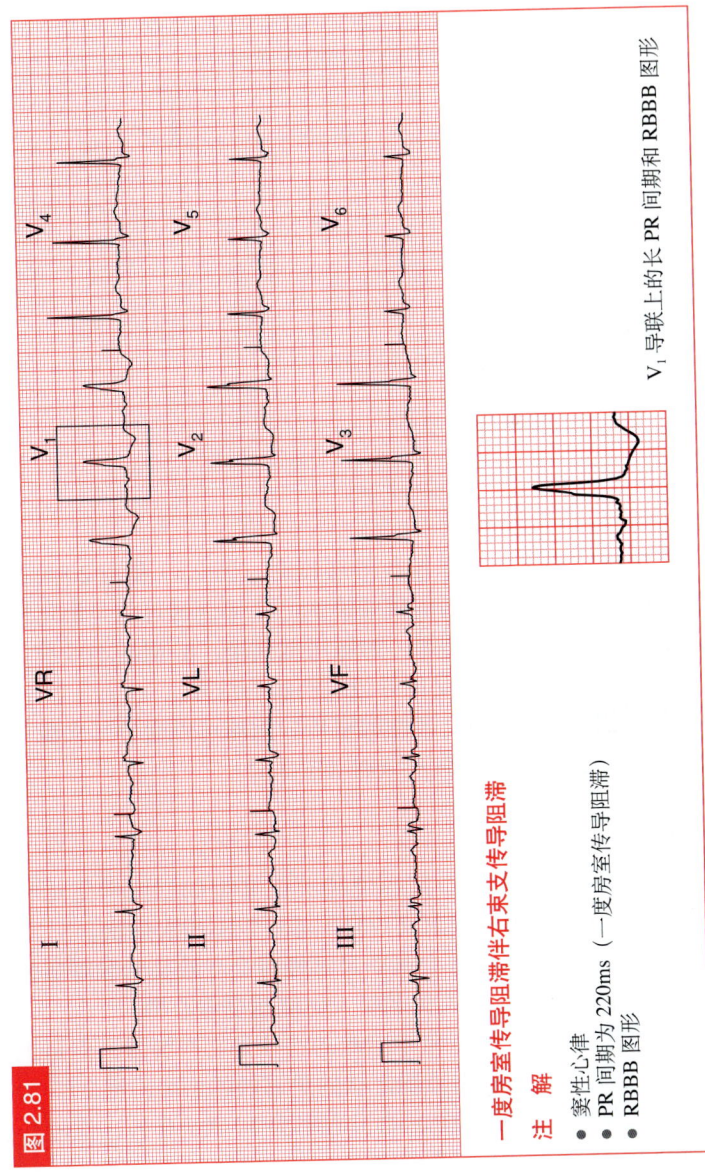

图 2.81

一度房室传导阻滞伴右束支传导阻滞

注 解
- 窦性心律
- PR 间期为 220ms（一度房室传导阻滞）
- RBBB 图形

V_1 导联上的长 PR 间期和 RBBB 图形

图 2.82
窦性静止与房室节性逸搏

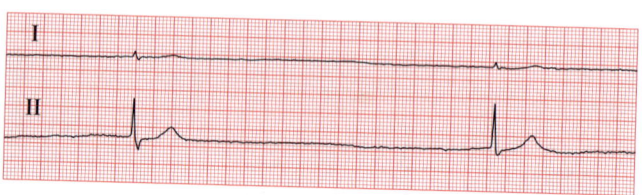

注 解
- 与图 2.81 为同一患者
- 动态心电图
- 无 P 波
- 窄 QRS 波群心律
- 心率为 15 次 / 分,由房室结性逸搏引起

心房颤动和心房扑动

当房室结和希氏束系统传导缓慢时（图 2.83 和图 2.84），心房扑动或心房颤动可伴随出现缓慢的心室率。这可能是服用延长房室结传导药物治疗的结果，如服用地高辛、β-阻滞剂或维拉帕米（异搏定），但也可能是传导组织疾病的结果。

与心房颤动有关的完全性房室传导阻滞可以通过其来源于心室肌的规整的宽 QRS 波群来识别（图 2.85）。

房室传导阻滞

一度房室传导阻滞、文氏型和莫氏 II 型的二度房室传导阻滞、左前分支传导阻滞或束支传导阻滞可以不引起症状。

二度房室传导阻滞在心室率足够慢时会导致头晕和呼吸困难的症状（图 2.86）。年轻人比老年人更能耐受慢心率。

完全性（三度）房室传导阻滞的特征是心率缓慢，但是也可以有仅仅引起乏力和心力衰竭症状的足够快的心率。图 2.87 为一位 60 岁老年男子的心电图，除了心率为 40 次 / 分外，他没什么自觉症状。

有症状患者的心动过缓

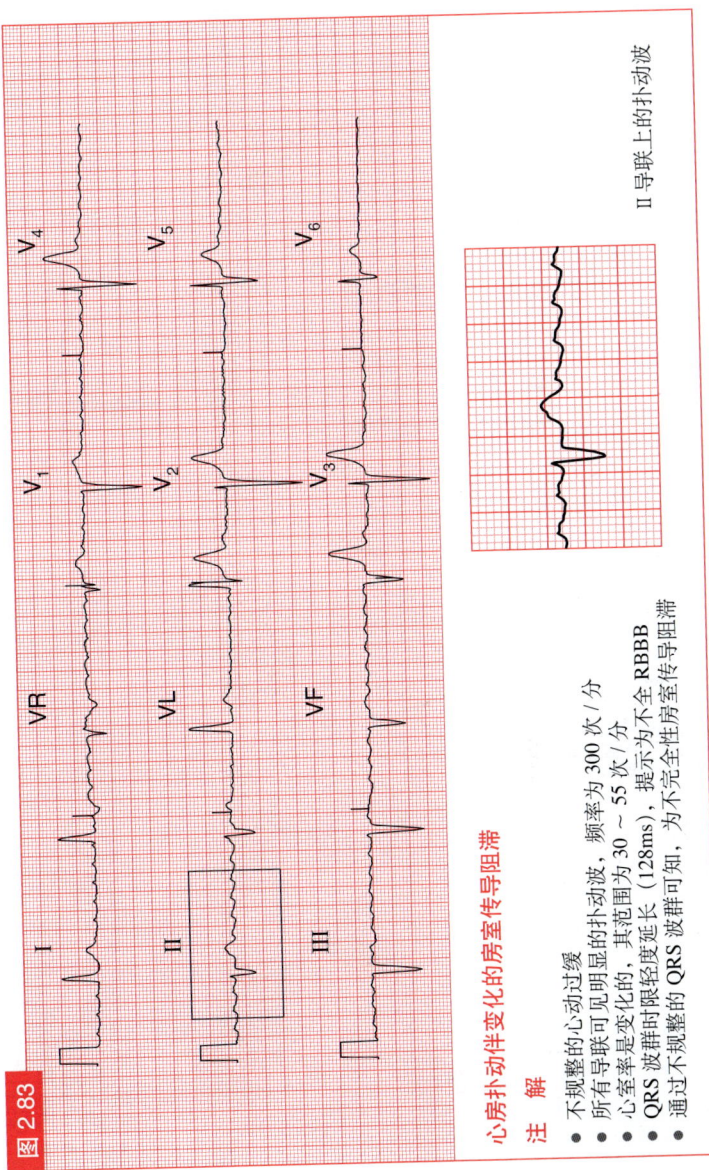

图 2.83 心房扑动伴变化的房室传导阻滞

II 导联上的扑动波

注 解
- 不规整的心动过缓
- 所有导联可见明显的扑动波,频率为 300 次/分
- 心室率是变化的,其范围为 30～55 次/分
- QRS 波群时限轻度延长(128ms),提示为不完全 RBBB
- 通过不规整的 QRS 波群可知,为不完全性房室传导阻滞

2 心悸和晕厥患者的心电图

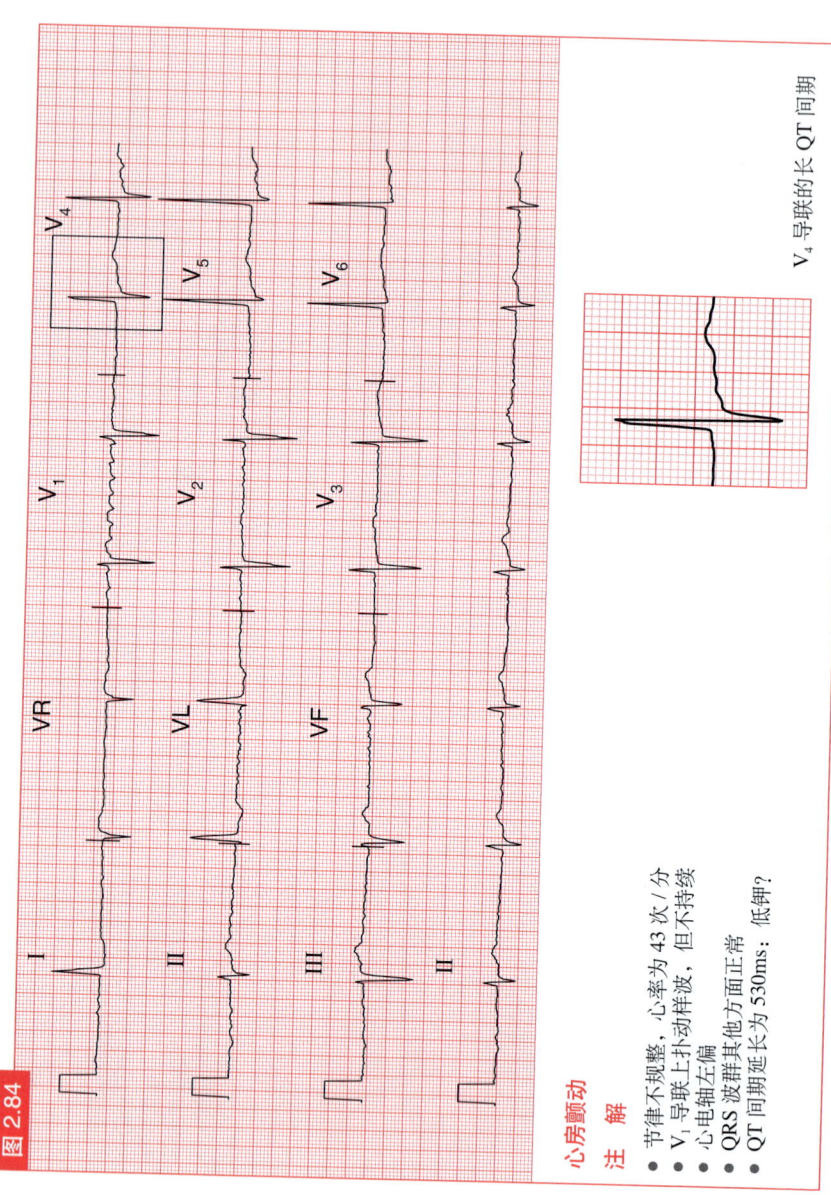

图 2.84

V_4 导联的长 QT 间期

心房颤动

注 解

- 节律不规整，心率为 43 次/分
- V_1 导联上扑动样波，但不持续
- 心电轴左偏
- QRS 波群其他方面正常
- QT 间期延长为 530ms：低钾？

有症状患者的心动过缓　2

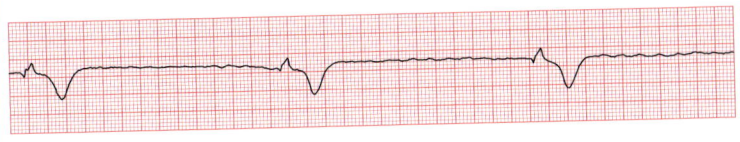

图 2.85
心房颤动与完全性房室传导阻滞

注　解
- 不规则的基线提示为心房颤动
- 规整的宽 QRS 波群，频率约为 15 次 / 分
- T 波倒置

如果心室率非常慢，患者可能会意识丧失，发生"Stokes-Adams"发作，可引起癫痫发作，有时可引起死亡。图 2.88 为一位当心电图表现为窦性心律伴一度房室传导阻滞和 RBBB 时没有自觉症状的患者的心电图，但当其心电图表现为发生完全性房室传导阻滞时出现了 Stokes-Adams 发作（图 2.89）。

框 2.14 概括了房室传导阻滞的原因。

框 2.14　房室传导阻滞的原因

一度和二度房室传导阻滞	完全性房室传导阻滞
• 正常变异	• 特发性（传导组织纤维化）
• 迷走神经张力增高	• 先天性
• 运动员	• 缺血性疾病
• 病窦综合征	• 主动脉瓣钙化相关性
• 急性心肌炎	• 心脏外科手术和创伤
• 缺血性疾病	• 地高辛毒性
• 低钾血症	• 肿瘤、寄生虫、脓肿、肉芽肿和损伤造成的束支传导阻滞
• 莱姆病（伯氏疏螺旋体）	
• 地高辛	
• β- 阻滞剂	
• 钙通道阻滞剂	

2 心悸和晕厥患者的心电图

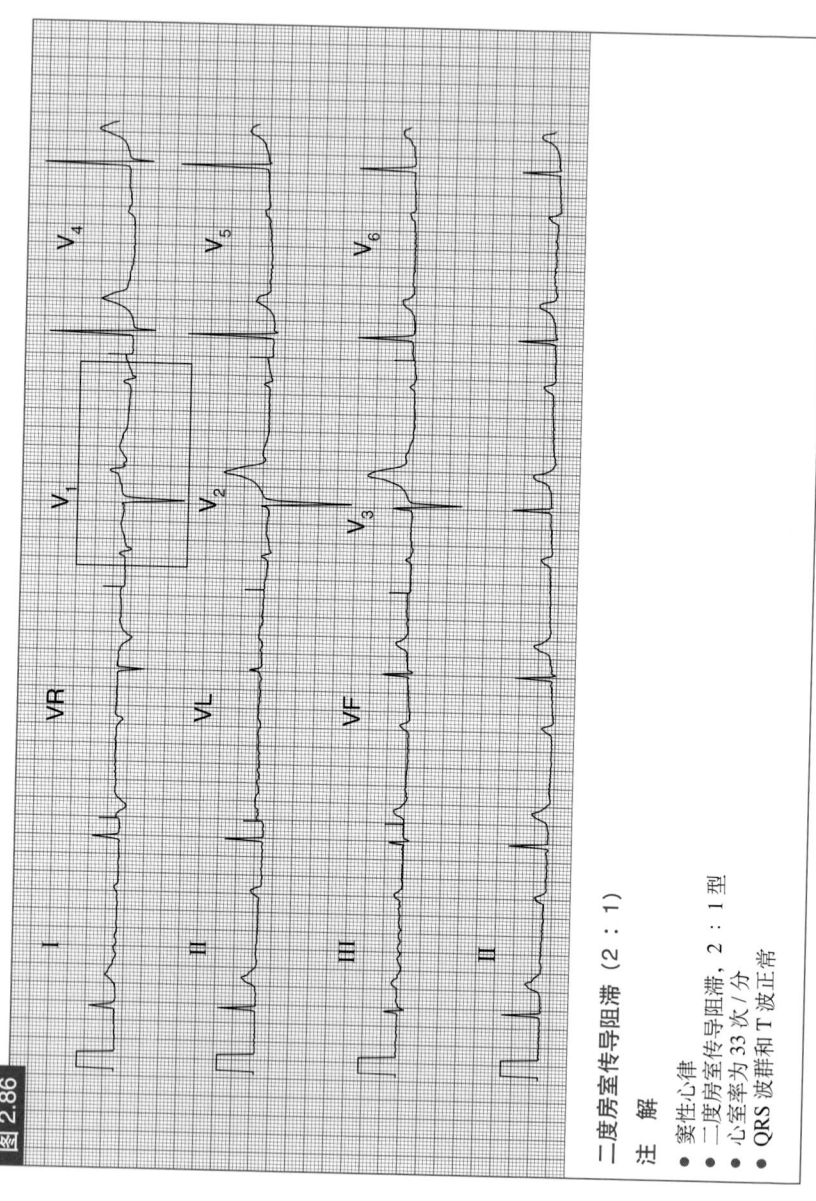

图 2.86

二度房室传导阻滞 (2∶1)

注 解
- 窦性心律
- 二度房室传导阻滞, 2∶1 型
- 心室率为 33 次 / 分
- QRS 波群和 T 波正常

有症状患者的心动过缓

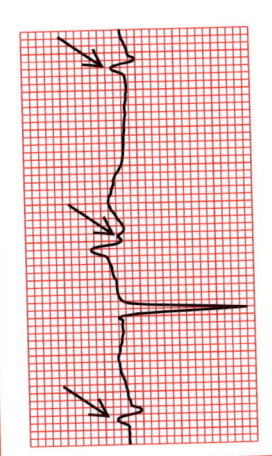

V_1 导联上的 P 波

2 心悸和晕厥患者的心电图

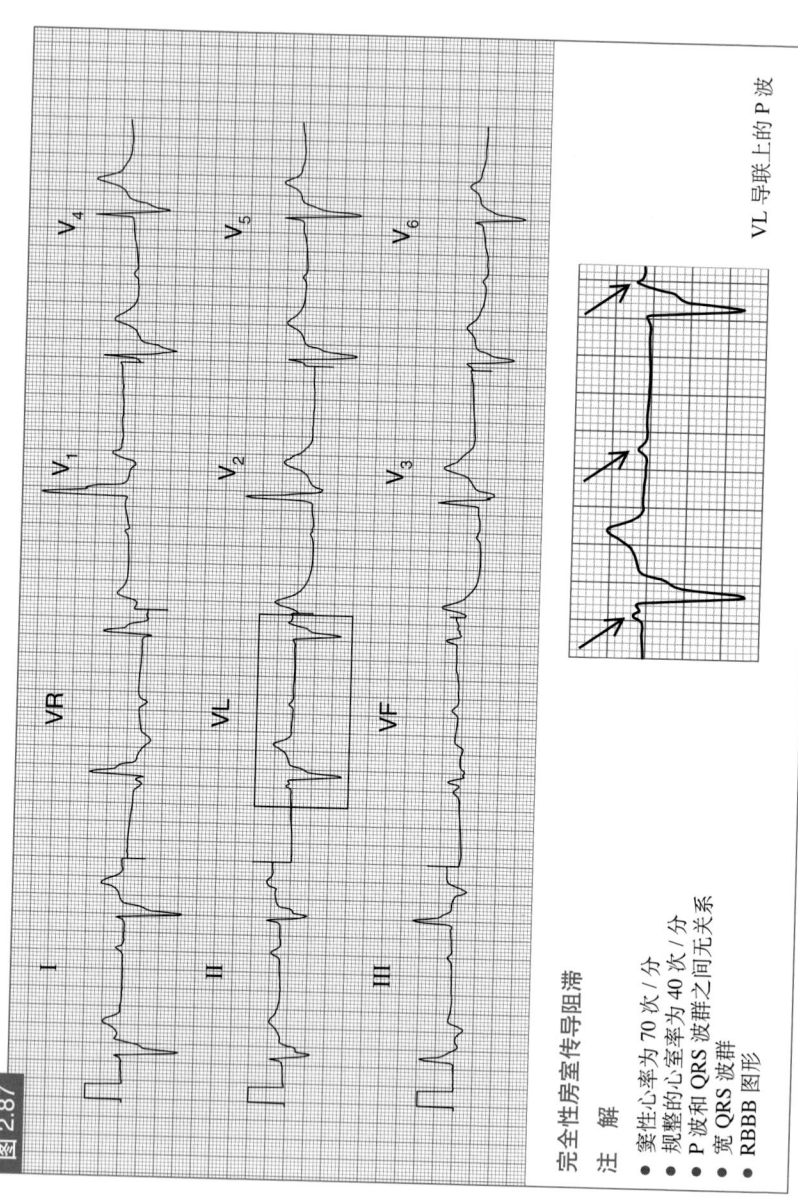

图 2.87

完全性房室传导阻滞

注 解

- 窦性心率为 70 次 / 分
- 规整的心室率为 40 次 / 分
- P 波和 QRS 波群之间无关系
- 宽 QRS 波群
- RBBB 图形

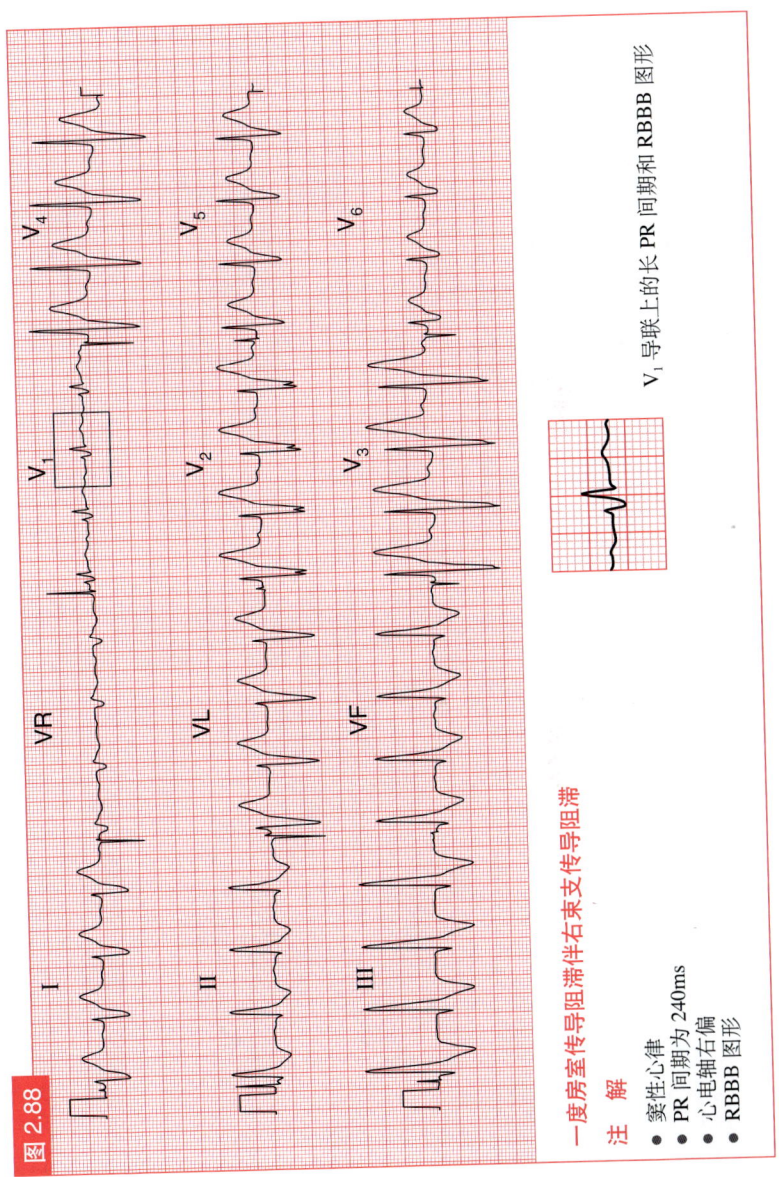

图 2.88

一度房室传导阻滞伴右束支传导阻滞

注 解
- 窦性心律
- PR 间期为 240ms
- 心电轴右偏
- RBBB 图形

V_1 导联上的长 PR 间期和 RBBB 图形

2 心悸和晕厥患者的心电图

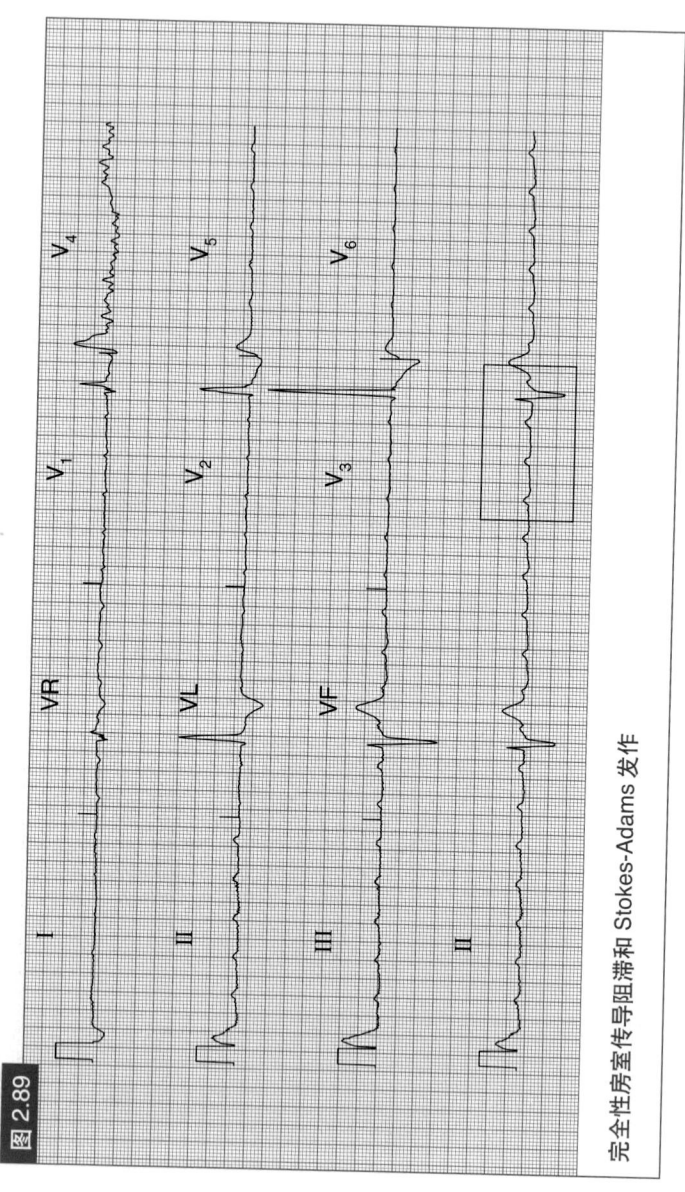

图 2.89 完全性房室传导阻滞和 Stokes-Adams 发作

有症状患者的心动过缓

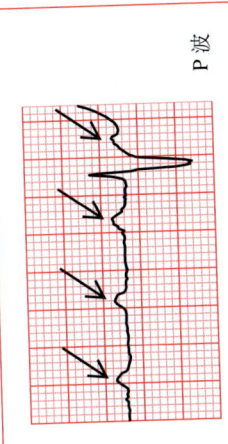

P 波

注 解
- 与图 2.88 为同一患者
- 窦性心率为 140 次 / 分
- 心室率为 15 次 / 分
- P 波与 QRS 波群之间无关系
- 由于心室率缓慢,尽管在 Ⅱ 导联上看到一个 QRS 波群,但在 Ⅰ~Ⅲ、V_1~V_3 导联无 QRS 波群

动态心电图记录

确定患者症状是否是由心律失常引起的唯一方法是:有症状时捕捉到有心律失常表现的心电图。如果症状发作频繁——假设一周二次至三次,那么做一个 24 小时的连续心电图记录(在其发明后被称为"Holter"仪)也许能捕捉到异常表现。当症状发作不频繁时,由患者启动的"有症状的心电图"会更有用。

图 2.90、2.91 和 2.92 是 3 例主诉有晕厥发作的患者的动态心电图,但记录开始时患者的心律均为窦性心律。

当动态心电图记录显示的心律失常与症状不是相伴出现时,其意义难以确定。表 2.5 显示的心律失常为一组 86 位无心脏病的志愿者两个 24 小时的动态心电图。这项研究表明,所谓的危险的心律失常,诸如 VT,可以在健康人群中发生并被毫无察觉地忽略。

室性期前收缩是如此常见,以至它们完全被忽视,虽然,流行病学研究发现,在多个大样本患者研究中,它们可能是心脏病的最初"指征"。

图 2.90

室性心动过速

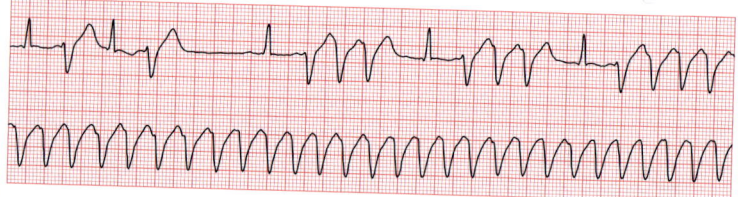

注 解

- 动态心电图记录
- 初始心律为窦性心律伴室性期前收缩
- 然后是一段期前收缩(三个),导致宽 QRS 波群心动过速
- QRS 波群形态变化提示此心动过速是室性的,但需要做 12 导联心电图予以证实

图 2.91
心室停顿

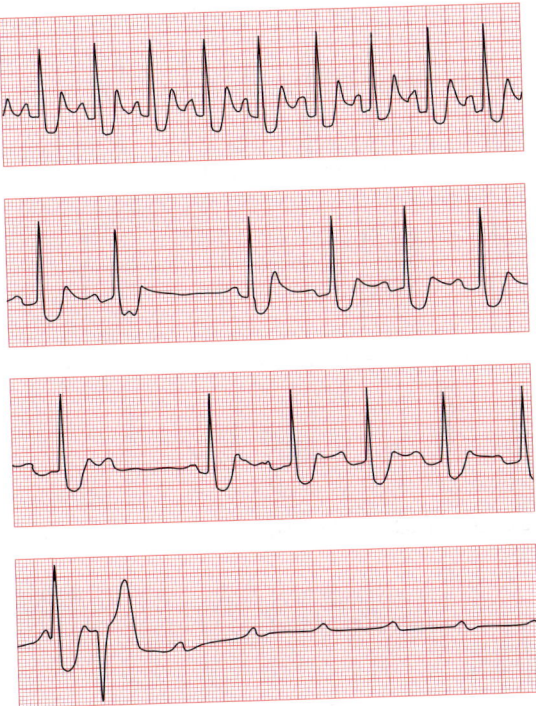

注 解

- 动态心电图记录
- 最上面的图显示：窦性心律伴正常房室传导
- 第二个图显示：窦房阻滞，患者无自觉症状
- 第三个图显示：二度房室传导阻滞，患者仍无自觉症状
- 最下面的图显示：一个室性期前收缩后跟随室性静止。患者由于 Stokes-Adams 发作而意识丧失

图 2.92

心室颤动引起猝死

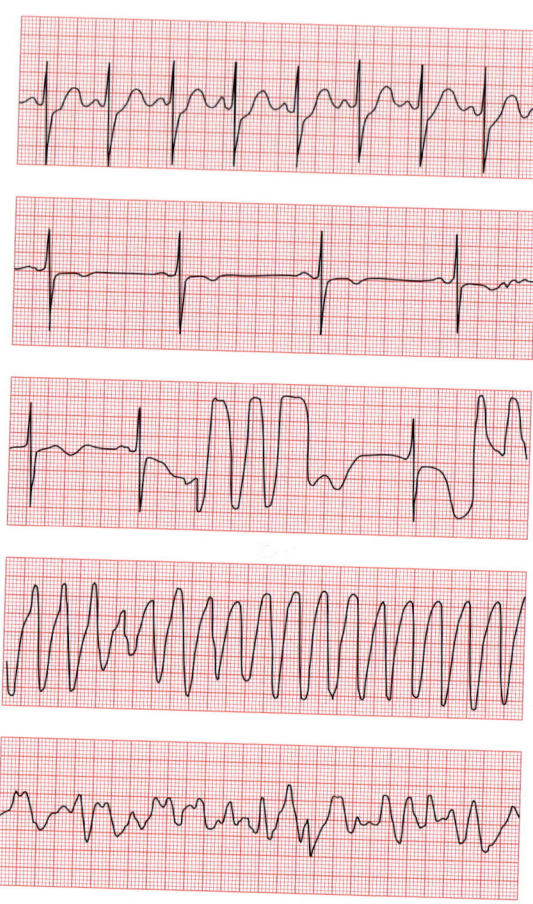

注 解

- 动态心电图记录
- 第一个图显示窦性心律
- 随后发生窦性心动过缓,伴 T 波倒置,提示心肌缺血
- 短阵的 VT 引起多形性室性心动过速
- 随之发生心室颤动

表 2.5 对 86 位健康受试者（年龄在 16～65 岁）进行的 48 小时动态心电图监测，得到的心律失常数据（from Clarke et al 1976 Lancet 2:508-510）

心律失常类型	有心律失常的人数	
室性期前收缩	63	（包括： • 多源性 13 • 二联律 13 • R on T 3）
室性心动过速	2	
室上性心动过速	4	
交界性逸搏	8	
二度房室传导阻滞	2	

诊疗对策

对疑似心律失常的诊疗对策

1. 考虑可能存在的潜在疾病。
2. 简单的检查：
   — 血红蛋白（窦性心动过速）。
   — 甲状腺功能（窦性心动过速或心动过缓）。
   — 胸部 X 线片（用于观察心脏大小和排除轻度心力衰竭的可能性）。
3. 动态心电图：如果症状比较频繁，进行 24 小时心电图监测，如果症状不频繁，进行事件记录。
4. 超声心动图有助于各种结构性心脏疾病的辅助诊断（例如，瓣膜性心脏病，伴心房颤动，或有晕厥的心肌病）。
5. 当怀疑有神经心源性晕厥或体位性低血压时，进行直立倾斜试验。

心律失常引起的心悸

心律失常有时可以被运动促发（图 2.93），如果患者病史提示如此，则做踏板运动试验可能有助于诊断。但这种通过运动诱发心律失常的试验只有在具备完善的急救设备时才能进行。

如果患者主诉为晕厥发作，特别是在头部运动时，则有必要颈动脉窦按压以观察患者是否有颈动脉窦超敏反应。这种做法有可能诱发完全性窦房结抑制，有时可伴发让人不舒服的反应（图 2.94）。

图 2.93

运动诱发的室性心动过速

静息时

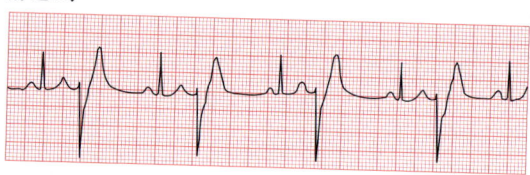

运动时

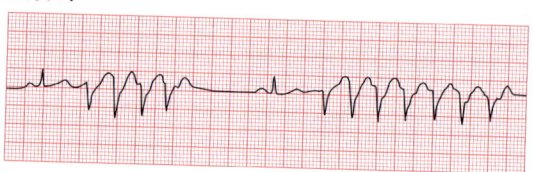

注　解
- 休息时的心电图（上图）显示有频发的室性期前收缩
- 运动过程中（下图），VT 发生

图 2.94

颈动脉窦超敏

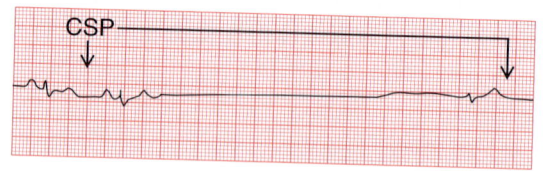

注　解
- 颈动脉窦按压引起所有的心脏活动停止，其为过度的迷走神经效应所致

心律失常的诊疗对策

1. 心律失常需要紧急治疗吗?
   — 如果有不舒服的症状,或有血流动力学失常的表现——需要
   — 如果患者没有症状——可能不需要,除非可能有血流动力学问题
2. 心律失常有明确的病因吗? 可能有的病因是:
   — 心肌梗死,有时随溶栓治疗出现(通常不重要)
   — 药物(特别是抗心律失常药物)
   — 酒精
   — 甲状腺功能亢进
   — 风湿性心脏病
   — 心肌病

心律失常的处置原则

- 任何引起明显症状或血流动力学失常的心律失常必须立即治疗。
- 所有抗心律失常药物都是心脏抑制剂,都有潜在的致心律失常作用。应避免多种药物联合应用。
- 当出现明显的血流动力学损害时,应优先应用电治疗(心动过速时进行心脏电转复,心动过缓时进行起搏治疗)而不是药物治疗。

心搏骤停的处置

具体治疗方法应根据不同患者发生的不同心律失常来选择,特别需要强调的是,要通过以下方面的检查确认发生了心搏骤停:

- 气道
- 呼吸
- 循环

紧急治疗对策是:

- 开始心肺复苏(CPR)。通气与胸部按压的比率应为每 30 次按

压对应 2 次呼吸。
- 在心室颤动和无脉搏室性心动过速时,尽快进行除颤治疗。
- 尽快进行气管插管治疗。
- 准备或确保静脉通路。

可电击复律——心室颤动(VF)或无脉搏室性心动过速(pVT)

紧急治疗对策是:

1. 心前区重击(对 VT 尤为有效)
2. 200J 电除颤
3. CPR 2 分钟
4. 如果不成功,360J 电除颤
5. 如果仍不成功,给予肾上腺素 1mg,静脉注射
6. 360J 电除颤
7. CPR 2 分钟
8. 如果 VF/pVT 持续,给予胺碘酮 300mg,静脉注射
9. CPR 2 分钟后给予进一步的电击
10. 在交替电击前给予肾上腺素 1mg,静脉注射
11. 对于顽固性 VF,给予硫酸镁 2g(8mmol),静脉注射

图 2.95 是成功电除颤的心电图。

图 2.95

心室颤动的直流电(DC)转复

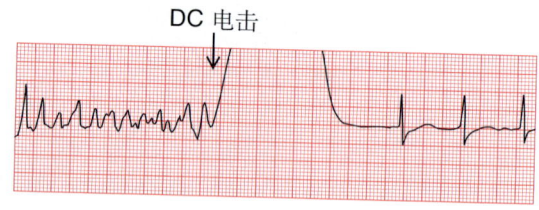

注 解
- 心室颤动用直流电电击转复
- 一种室上性心律(可能是窦性起源的)立即控制了心脏的节律

心搏骤停的处置

不可电击复律——无收缩和无脉搏电活动（PEA）

无脉搏电活动（PEA）这个术语目前已替代了"电机械分离"（EMD）这个术语，因为一些无脉搏的患者仍有一些微弱的心肌收缩，虽然不足以产生心输出量。在 PEA 情况下，应考虑可能存在的病因（框 2.15）。

紧急治疗对策：

1. 心前区重击
2. CPR 30 ∶ 2（通气与胸部按压的比率应为每 30 次按压对应 2 次呼吸）
3. 在不能清楚判断心脏节律是"良性室颤（fine VF）"还是心搏停止时，按 VF 处理，直至 3 次电除颤仍不能改变现有的节律时
4. 肾上腺素 1mg，静脉注射
5. CPR 30 ∶ 2，2 分钟
6. 阿托品 3mg，静脉注射
7. 如果不成功，继续 CPR，每 2 分钟一个周期后，使用肾上腺素 1mg
8. 考虑可以治疗的病因的可能性（所有的一切都开始于 H 或 T）：
   — 缺氧
   — 低血容量症（hypovolaemia）
   — 高钾血症、低钙血症、酸血症（acidaemia）
   — 低温（hypothermia）
   — 张力性气胸（tension pneumothorax）
   — 心脏压塞（cardiac tamponade）
   — 毒性物质或治疗药物过量
   — 血栓栓塞性或机械性阻塞（如肺栓子）

复苏后需要检查的项目：

- 动脉血气分析——如果 pH < 7.1 或如果心脏停搏与三环类抗抑郁药过量有关，给予碳酸盐 50mmol
- 电解质
- 心电图
- 胸部 X 线——主要是为了排除复苏过程中造成的气胸

> **框 2.15　无脉搏电活动（PEA）的原因**
>
> - 心脏压塞
> - 药物过量
> - 电解质紊乱
> - 低温
> - 肺栓塞
> - 张力性气胸

其他心律失常的处置

期前收缩

- 室上性的：不需要治疗。如果患者有症状，则给予解释和安慰。建议停止吸烟，并避免咖啡和酒精。
- 室性的：通常不需要治疗，有下述情况时需要考虑予以治疗：
  — 室性期前收缩频发，以至于心输出量受损
  — 频发的"R on T"现象
  — 患者自觉有不规则的心跳，解释、安慰无效时
- 三个连发的室性期前收缩（"成串"）应按照室性心动过速治疗。

心动过速中的颈动脉窦按压治疗

任何一种心动过速都应首先尝试颈动脉窦按压（CSP）治疗。

窦性心律时，CSP 可使心率暂时减慢，这有助于鉴别节律的起源（图 2.96）。

心房扑动时，由于房室传导阻滞，室性频率下降。房性活动变得更加明显，这有助于节律的识别（图 2.97）。CSP 几乎不能使心房扑动转为窦性心律。

房性心动过速和交界性心动过速发作时，CSP 有可能使之恢复窦性心律（图 2.98）。

心房颤动和 VT 发作时，CSP 无效。

图 2.96
CSP 和窦性心律

无 CSP

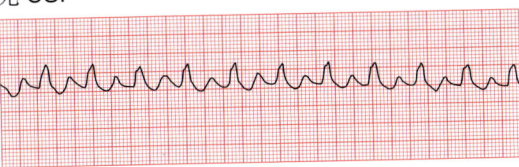

CSP

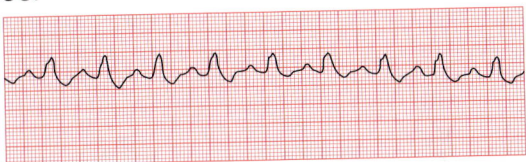

注 解

- 上图显示宽 QRS 波群心动过速
- QRS 波群前的波代表 T 波还是代表 T 波之后跟随的 P 波并不清楚
- 下图显示随着 CSP, 心率减慢, P 波变得清晰可见

图 2.97
心房扑动时 CSP

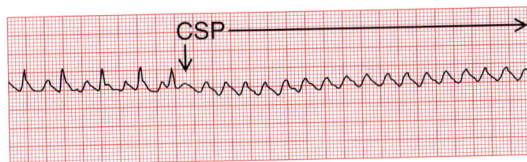

注 解

- CSP 加强房室结的阻滞
- 室性活动被完全抑制
- "扑动"波明显

图 2.98

交界性心动过速时 CSP

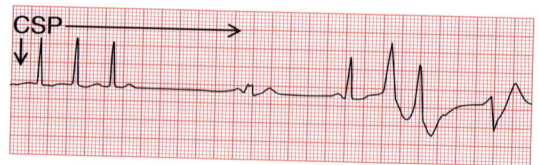

注 解

- CSP 使交界性心动过速转为窦性心律，但本例在转复后出现了多源性室性期前收缩

窦性心动过速

记住：窦性心动过速总是有病因的（见表 2.3，77 页），而应该治疗的恰恰是病因。

房室折返性（交界性）心动过速

尽量按照以下步骤进行治疗：

1. 颈动脉窦按压
2. 腺苷（adenosine）3mg，静脉推注，如果必要，2 分钟后进一步给予腺苷 6mg，如果必要，2 分钟后再一次给予腺苷 12mg。在用药的过程中，可能会出现一些短暂的不良反应，包括气喘、脸红、胸部紧迫感和头晕。
3. 维拉帕米 2.5～5mg，静脉注射，或阿替洛尔（atenolol）2.5mg，静脉注射，以后每隔 5 分钟重复给药，一直到总量为 10mg。注意：这些药物不要一起使用，而且维拉帕米不能用于已经接受 β- 阻滞剂治疗的患者。
4. 直流电转复

房性心动过速

记住：这有可能是由地高辛毒性引起的，治疗上按照交界性心动过速进行。

其他心律失常的处置

心房颤动与心房扑动

必须在控制心室率与转复窦律之间做出选择。要记住,有些患者转复后不可能长期维持窦性心律,这些患者是:

- 有一年以上心房颤动
- 有心脏扩大
- 有左心室受损的表现
- 无论有何种形式的心脏结构异常

如果患者的心室率 > 150 次 / 分,并且有胸痛或其他灌注不良的表现,应该立即给予心脏复律治疗。在急诊室,应立即给予肝素以预防血栓形成。心脏复律可以尝试用胺碘酮静脉注射或氟卡尼(flecainide)静脉注射,但电击复律(100J – 200J – 360J)更可靠。

对没有血流动力学损害及心房颤动已超过 24 小时的患者,在转复前应给予华法林治疗。在这之前有效的抗凝治疗(INR > 2.0)至少需要进行 1 个月的时间。

要控制心室率,可以用以下其中一种方法治疗:

- 地高辛 250μg,静脉缓慢注射,每隔 30 分钟重复使用,直到总量为 1mg
- 维拉帕米静脉注射
- β- 阻滞剂静脉注射
- 胺碘酮静脉注射

并且要记住给予抗凝治疗。

阵发性心房颤动的预防

如果心房颤动发作能自动转复,则称为"阵发性";如果不给予转复治疗会持续存在,则称为"持续性";如果转复治疗也不能恢复窦性心律,则称为"永久性"。

地高辛可能不能预防心房颤动的发作,但预防性地使用某些药物可以使心房颤动几个月或几年不发作,这类药物有:

- 索他洛尔
- 氟卡尼（冠心病患者避免使用）
- 胺碘酮

电转复后可以使用上述这些药物，但一年后仍能维持窦性心律的患者至多只有 40%。

对于非常顽固的病例，可以对房室结进行电消融以造成完全性房室传导阻滞，然后安装永久性起搏器（见第 6 章）。

室性心动过速

室性心动过速（VT）可以用以下其中一种方法治疗：

- 利多卡因 100mg，静脉注射，间隔 5 分钟重复两次，随后输注利多卡因，速度为 2～3mg/ 分。
- 胺碘酮 300mg，静脉注射，药物注入时间＞ 30 分钟；然后用 900mg，药物注入时间＞ 24 小时；然后 200mg，每日 3 次，口服 1 周；然后 200mg，每日 2 次，口服 1 周；以后每日 200mg。
- 阿替洛尔 2.5mg，静脉注射，每隔 5 分钟重复一次，总量为 10mg。
- 氟卡尼 50～100 mg，静脉注射或 100mg，每日 2 次，口服——但冠心病患者避免使用。
- 镁剂 8mmol，静脉注射，药物注入时间＞ 15 分钟；然后 64mmol，药物注入时间＞ 24 小时。

注意：给予胺碘酮时一定要采用深静脉静脉注射方法。剂量过大会延长 QT 间期，并能引起室性心动过速（VT）。长期使用可能会引起皮肤色素沉着、光敏斑、甲状腺或肝功能异常、角膜药物沉积，或偶尔出现肺纤维化。

治疗室性心动过速的二线药物包括丙吡胺和美西律。对于药物不能控制的反复发作，需要用植入性除颤器治疗。

对于先天性长 QT 综合征和阵发性室性心动过速患者，首先考虑应用 β- 阻滞剂治疗，或用植入式除颤器治疗。

WPW 综合征

腺苷、地高辛、维拉帕米和利多卡因可能会通过旁路增强传导，阻滞经过房室结的传导。当发生心房颤动时，使用这些药物是极其危险的，因为它们可以导致心室颤动。因此，这些药物不能用于预激性心动过速的治疗。

减慢旁路传导的药物有：

- 阿替洛尔
- 氟卡尼
- 胺碘酮

这些药物可以用于预防阵发性心律失常，但最可靠的治疗方法是旁路的电消融治疗。

心动过缓

如果心动过缓伴发低血压、外周血灌注不良或逸搏性心律失常，则必须给予治疗。无论何种心动过缓都可用下述方法治疗：

- 阿托品 600μg，静脉注射，每隔 5 分钟重复，直到总量为 1.8mg。注意：过量会引起心动过速、幻觉和尿滞留。
- 异丙肾上腺素 1～4μg/min。注意：过量会引起难以治疗的室性心律失常。只有准备好起搏治疗时才能使用异丙肾上腺素注射方法。

急性心肌梗死患者的临时起搏治疗

起搏治疗应用于下述情况：

- 完全性传导阻滞伴心室率 < 50 次 / 分
- 完全性传导阻滞伴前壁心肌梗死
- 需要异丙肾上腺素输注的任何持续性心动过缓
- 双分支传导阻滞加一度房室传导阻滞

下述情况应考虑起搏治疗：

- 完全性房室传导阻滞
- 二度房室传导阻滞伴心率 < 50 次 / 分
- 束支传导阻滞加一度房室传导阻滞
- 传导阻滞逐渐加重的表现
- 心动过缓伴逸搏心律
- 药物诱发的心动过速

胸痛患者的心电图

病史和体征	216
急性胸痛	218
慢性胸痛	219
患者胸痛时的心电图	220
心肌缺血患者的心电图	220
ST 段抬高性心肌梗死（STEMI）患者的心电图演变	221
非 ST 段抬高性心肌梗死（NSTEMI）患者的心电图演变	257
有心肌缺血而无心肌梗死患者的心电图	257
运动试验	269
运动试验的实际问题	270
对运动试验时心电图变化的解释	272
运动试验的风险	284
肺栓塞患者的心电图	284
其他原因胸痛患者的心电图	291
心包炎	291
主动脉瓣狭窄和主动脉夹层	291
心电图诊断心肌缺血易犯的错误	294
R 波改变	294
ST 段和 T 波变化	294
诊疗对策	309
提示心肌梗死的急性胸痛	309
急性胸痛患者的其他检查	311
慢性胸痛	312

3 胸痛患者的心电图

病史和体征

许多疾病可以引起胸痛，各种各样的非心脏疾病都可以有酷似心肌梗死的胸痛，所以心电图对心肌梗死的诊断是极其有用的。然而，心电图又不如病史与体征重要，因为在心肌梗死发生后的几个小时内心电图可能是正常的。

框 3.1 列出了一些胸痛的原因。

图 3.1 是某急诊科记录的一位 44 岁胸痛不太明显的男性的心电图。当时患者被诊断为病毒性疾病，其心电图被认为在正常范围内。患者被允许回家，但当天晚些时候患者死亡。患者尸检显示为心肌梗死，而且可能是几个小时内的心肌梗死，与患者当时到急诊科就诊时间相符。

框 3.1　胸痛的原因

急性胸痛
- 心肌梗死
- 肺栓塞
- 气胸
- 引起胸膜炎疼痛的其他原因
- 心包炎
- 主动脉夹层
- 食管破裂
- 食管炎
- 椎体塌陷
- 带状疱疹

慢性或反复性胸痛
- 心绞痛
- 神经根痛
- 肌肉痛
- 食管反流
- 非特异性疼痛

病史和体征 3

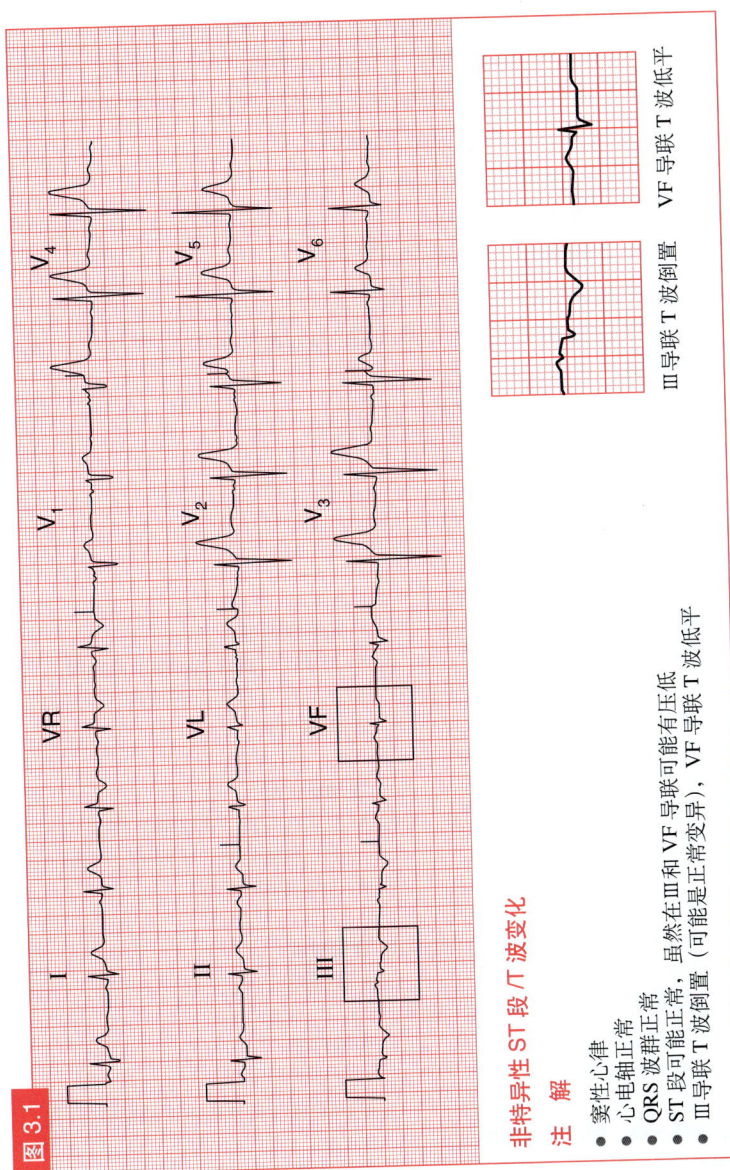

图 3.1

非持异性 ST 段／T 波变化

注 解
- 窦性心律
- 心电轴正常
- QRS 波群正常
- ST 段可能正常,虽然在 III 和 VF 导联可能有压低
- III 导联 T 波倒置(可能是正常变异),VF 导联 T 波低平

217

急性胸痛

不同病因所致急性胸痛的特征概括在框 3.2 中。

胸痛患者的体格检查除了能显示疼痛本身引起的一些症状（焦虑、窦性心动过速、烦躁不安、皮肤湿冷）外，显示不了什么，但有必要寻找一些特异性的症状：

- 左心室衰竭提示心肌梗死
- 颈静脉压升高提示心肌梗死或肺栓塞
- 胸膜摩擦音提示肺栓塞或感染
- 心包摩擦音提示心包炎（病毒性？或继发于心肌梗死？）或主动脉夹层
- 主动脉瓣反流提示主动脉夹层

框 3.2　急性胸痛的特征

心肌梗死
- 中心性
- 放射到颈部、下颌、牙齿、手臂或后背
- 疼痛严重
- 伴有恶心、呕吐和出汗
- 不是所有患者都有典型的胸痛，患者甚至可以没有胸痛

肺栓塞
- 如果是中心性栓塞，则引起与心肌梗死相似的胸痛
- 如果是外周栓塞，则引起胸膜炎胸痛
- 伴有呼吸困难或咯血
- 可以导致血流动力学衰竭

其他肺部疾病，如感染或气胸
- 胸膜炎
  —呼吸困难进行性加重
  —常常伴有咳嗽

心包炎疼痛
- 可能与心肌缺血和胸膜炎痛相似
- 从其坐直和前倾时减轻这一点可以识别出来

主动脉夹层
- 引起典型的"撕裂样"疼痛（不同于心肌梗死的"压榨样"疼痛）
- 通常放射到背部

食管破裂
- 伴随呕吐

脊椎疼痛
- 受姿势影响
- 沿着神经根分布的神经根疼痛

带状疱疹
- 在疹子出现之前很难让人想到
- 皮肤敏感可能算是一个线索

- 双侧手臂脉搏或血压不等提示主动脉夹层
- 骨敏感性疼痛提示肌肉骨骼痛

慢性胸痛

　　主要的鉴别诊断是心绞痛和胸痛之间的鉴别诊断，慢性胸痛常见于中年男性，但常常无法确诊。这种胸痛有时被称为"非典型性胸痛"，但这是一种危险的诊断标签，因为它意味着这样一种诊断，即其症状是"非典型性的"（心肌缺血也可包含其中）。在这些疼痛中，有一些是肌肉骨骼痛、Tietze 综合征的痛，于肋骨连接（costochondral junction）处最明显。因此，在大多数情况下，最好的诊断标签应该是"不明原因性胸痛"，即表明原因待查。

　　关于心绞痛的诊断，其病史的重要特征是胸痛：

- 有一定的预测性
- 通常在一定量的运动后发生
- 天气寒冷或有风时加重
- 可由精神紧张诱发
- 可由性交诱发
- 休息时减轻或缓解，给予短效的硝酸甘油可迅速缓解

　　需要查找的体征有：

- 危险因素的证据（高血压、胆固醇沉着、吸烟的证据）
- 心脏病的体征（主动脉瓣狭窄、心脏扩大、心力衰竭的表现）
- 贫血（将加剧心肌缺血）
- 周围性血管疾病的表现（可能提示也有冠心病）

患者胸痛时的心电图

记住,心电图在心肌梗死的早期阶段可能是正常的,因此:

- 在治疗开始前,必须有一份可以诊断心肌梗死的异常的心电图。
- 假定心电图是患者疼痛发作时做的,其心电图可证实心绞痛患者有心肌缺血存在。
- 肺栓塞时可以有典型的心电图变化,但不常见。
- 心包炎时心电图改变即使出现,也是极不典型的。

心肌缺血患者的心电图

心肌梗死的诊断依赖于病史和体格检查、心肌损害的生化指标检测(特别是肌钙蛋白)以及心电图。如果患者有提示心肌梗死的病史,肌钙蛋白 I 或肌钙蛋白 T 水平升高,则可用于指示有梗死发生,但治疗仍然需要依靠心电图。目前"急性冠状动脉综合征"这个术语的含义包括:

- 心肌梗死伴心电图 ST 段抬高(STEMI——ST 段抬高性心肌梗死)
- 心肌梗死(通过肌钙蛋白升高显示)仅仅伴有 T 波倒置或 ST 段压低(NSTEMI——非 ST 段抬高性心肌梗死)
- 胸痛伴缺血性 ST 段压低,但无肌钙蛋白升高(过去这被称为"不稳定型心绞痛")
- 冠状动脉疾病导致猝死。

对于因胸痛而住院的患者来说,稳定型心绞痛与"不明原因的胸痛"这两个术语仍是完全恰当的诊断标签,但对于这些患者来说,"急性冠状动脉综合征"这个术语是不合适的。

ST 段抬高性心肌梗死（STEMI）患者的心电图演变

"透壁"或"ST 段抬高"是心肌梗死的心电图特征，其演变顺序是：

- 正常心电图
- ST 段抬高
- Q 波演变
- ST 段回落到基线
- T 波倒置

各导联心电图可根据心脏受累的部位显示心肌梗死的典型变化。

下壁心肌梗死

图 3.2、3.3 和 3.4 是同一位有典型心肌梗死病史患者的心电图变化轨迹，这三份心电图分别是：患者住院当时、3 小时后和 2 天后的心电图。其主要的变化在下壁的 Ⅱ、Ⅲ、VF 导联。开始 ST 段抬高，然后 Q 波出现、T 波倒置。

3 胸痛患者的心电图

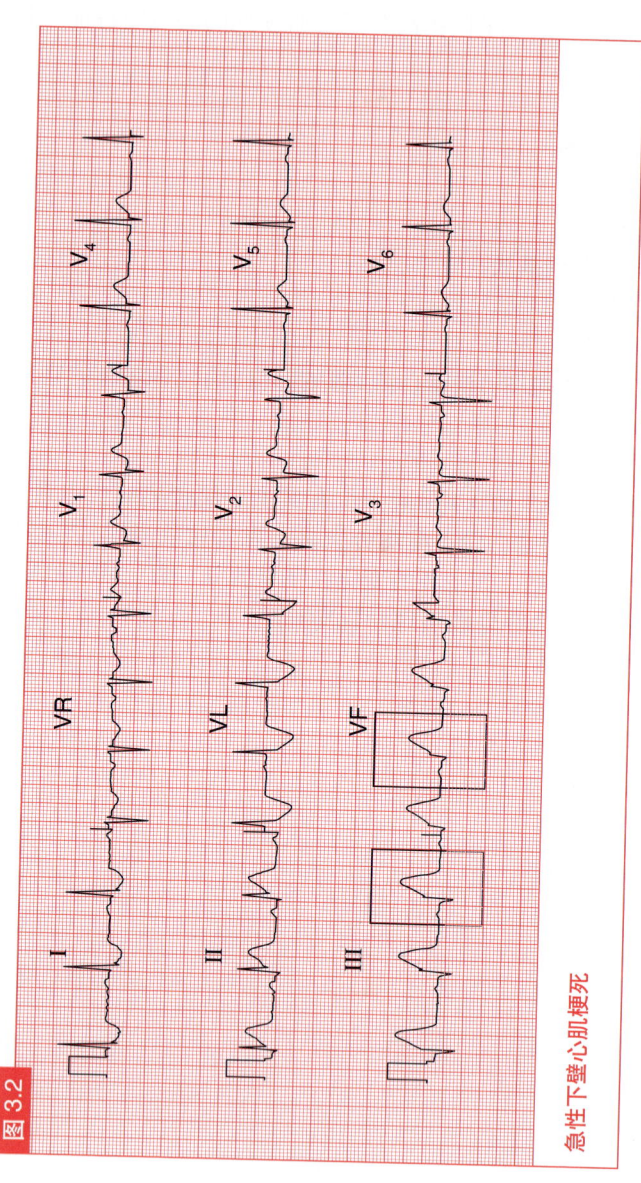

图 3.2　急性下壁心肌梗死

ST 段抬高性心肌梗死（STEMI）患者的心电图演变

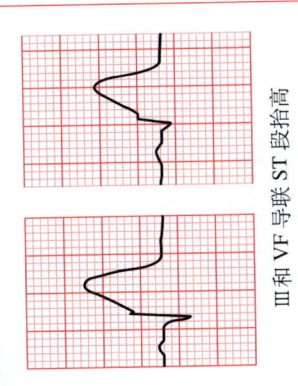

Ⅲ和 VF 导联 ST 段抬高

注 解
- 窦性心律
- 心电轴正常
- Ⅱ、Ⅲ、VF 导联上的小 Q 波
- Ⅱ、Ⅲ、VF 导联 ST 段抬高
- Ⅰ、VL、V_2、V_3 导联 ST 段压低
- Ⅰ、VL、V_3 导联 T 波倒置

3 胸痛患者的心电图

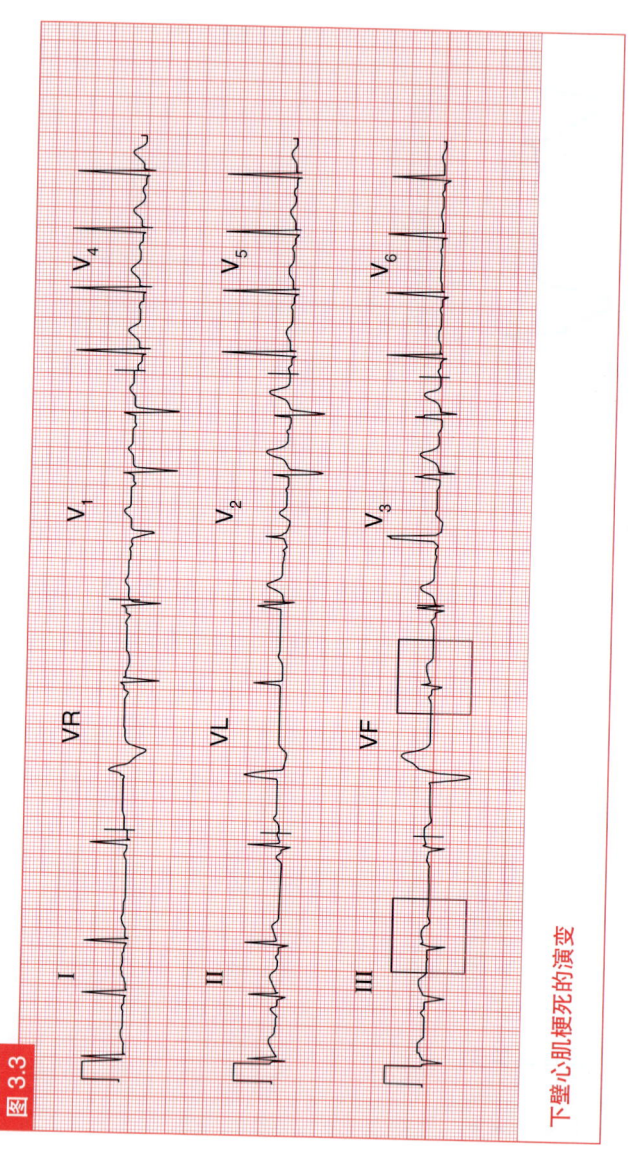

图 3.3　下壁心肌梗死的演变

ST 段抬高性心肌梗死（STEMI）患者的心电图演变

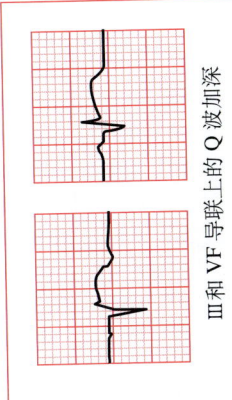

III 和 VF 导联上的 Q 波加深

注 解
- 与图 3.2 和 3.4 为同一患者
- 窦性心律伴室性期前收缩
- 心电轴正常
- II、III、VF 导联上的 Q 波加深
- ST 段回落到正常，但在下壁导联仍然抬高
- I、VL、V$_3$ 导联 ST 段压低减轻

225

3 胸痛患者的心电图

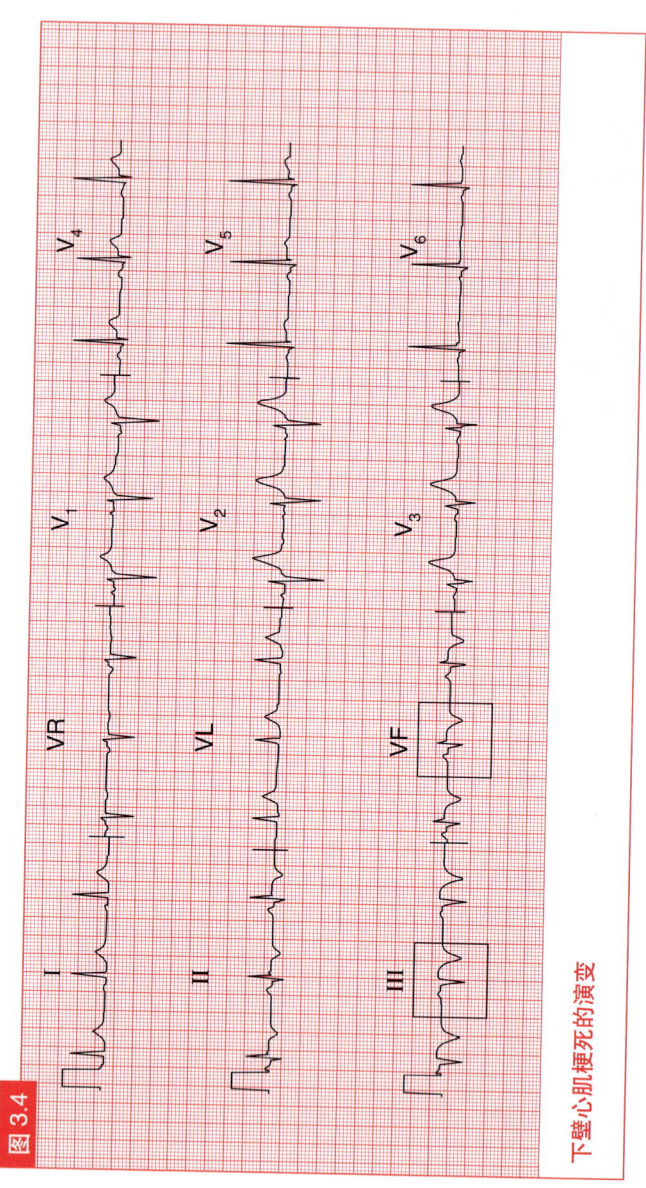

图 3.4 下壁心肌梗死的演变

ST 段抬高性心肌梗死（STEMI）患者的心电图演变 3

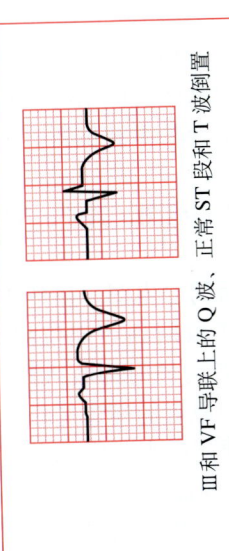

Ⅲ和 VF 导联上的 Q 波，正常 ST 段和 T 波倒置

注 解

- 与图 3.2 和 3.3 为同一患者
- 窦性心律
- 心电轴正常
- Ⅱ、Ⅲ、VF 导联上的 Q 波
- ST 段几乎恢复正常
- Ⅱ、Ⅲ、VF 导联 T 波倒置
- 侧壁缺血明显（如侧壁导联上的 ST 段所示）

前壁和侧壁心肌梗死

前壁心肌梗死的变化需要观察 $V_2 \sim V_5$ 导联。V_1 导联位于右心室，几乎不受影响（图 3.5）。

左心室的侧壁经常与前壁同时受累，I、VL 和 V_6 导联可显心肌示梗死的变化。图 3.6 和 3.7 为同一位急性前侧壁心肌梗死患者的心电图，开始 ST 段抬高，随后侧壁导联 T 波倒置。图 3.7 显示心电轴左偏，提示左前分支受累。

图 3.8 为一位侧壁心肌梗死患者 3 天后的心电图，其 I、VL 和 V_6 导联出现 Q 波和 T 波倒置。

图 3.9 为一位前侧壁心肌梗死患者几周后的心电图。虽然 I 和 VL 导联表现为"陈旧性"的变化，即 ST 段回到等电位线，但 $V_3 \sim V_5$ 导联的 ST 段仍然抬高。如果患者胸痛时即收入院，那么这些变化会被用于提示急性心肌梗死，但患者的疼痛是一月前出现的。持续性的 ST 段抬高在前壁心肌梗死后十分常见：它有时提示左心室动脉瘤的形成，但这不是可靠的证据。

陈旧性前壁心肌梗死常常只导致叫做"不良 R 波演变"的表现。图 3.10 为一位几年前有过前壁心肌梗死的患者的心电图。正常心电图上 R 波的大小从 $V_1 \sim V_5$ 导联或 V_6 导联呈进行性增大。而在本例患者的心电图中，V_3 和 V_4 导联上的 R 波仍然非常小，在 V_5 导联上 R 波才变为正常大小。这种心电图"演变趋势"的丧失提示是陈旧性心肌梗死。

心肌梗死的心电图变化随采集时间的不同而相差极大，而且心电图不是判断心肌梗死发生时间的可靠方法。显示演变的连续记录是通过心电图判断心肌梗死发生时间的唯一方法。

3 ST 段抬高性心肌梗死（STEMI）患者的心电图演变

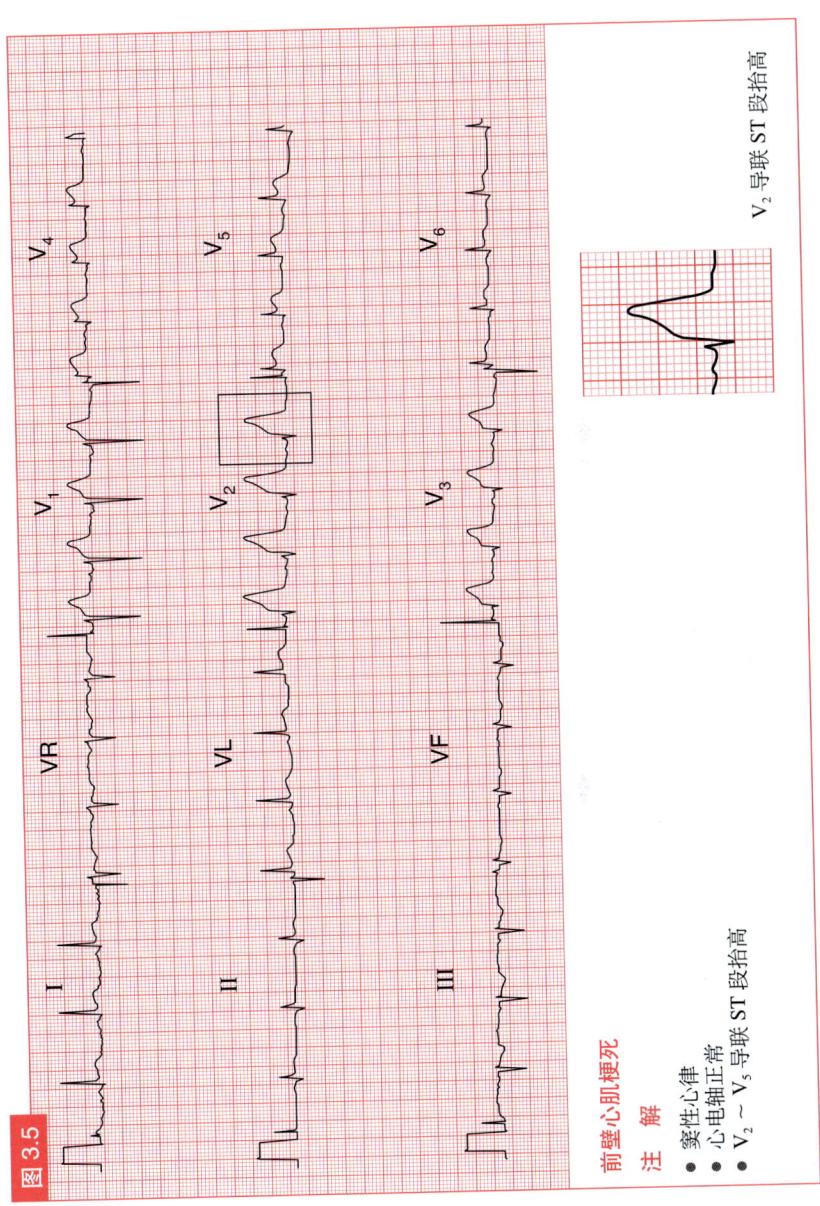

图 3.5

前壁心肌梗死

注 解
- 窦性心律
- 心电轴正常
- $V_2 \sim V_5$ 导联 ST 段抬高

V_2 导联 ST 段抬高

3 胸痛患者的心电图

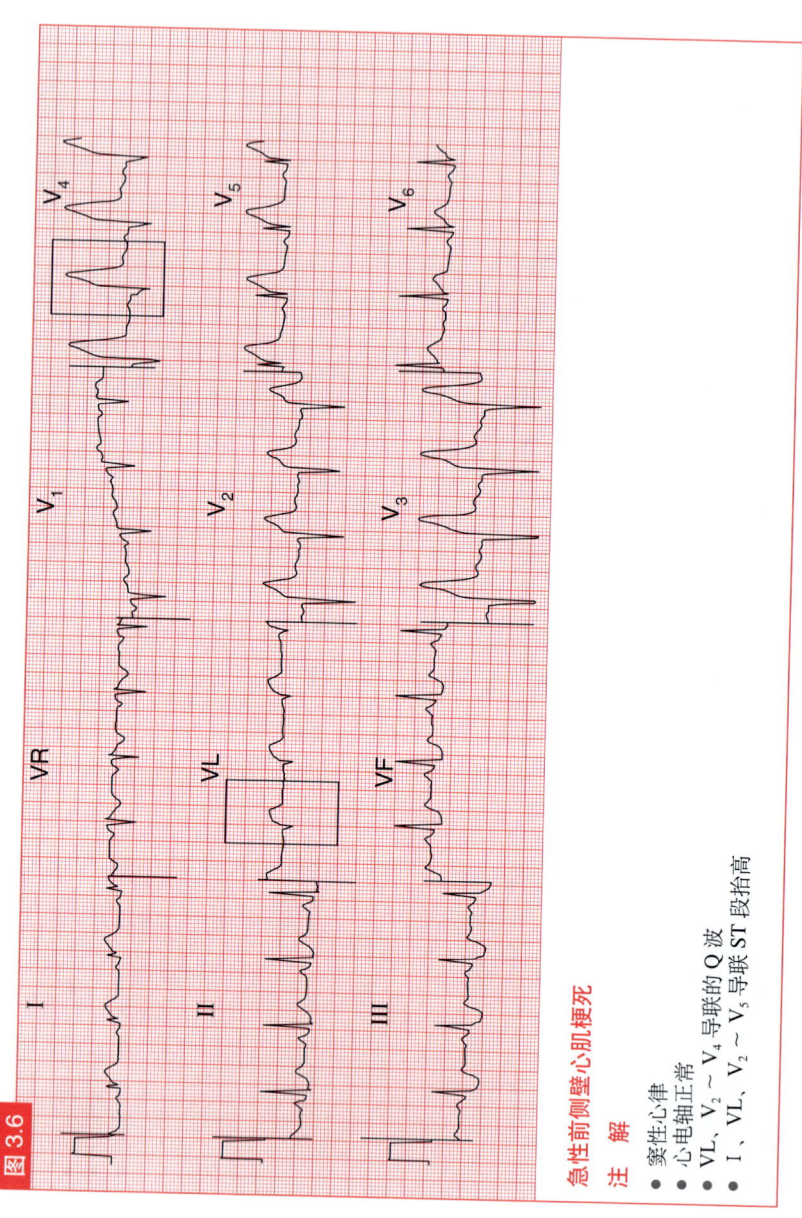

图 3.6

急性前侧壁心肌梗死

注解
- 窦性心律
- 心电轴正常
- VL, $V_2 \sim V_4$ 导联的 Q 波
- I, VL, $V_2 \sim V_5$ 导联 ST 段抬高

ST 段抬高性心肌梗死（STEMI）患者的心电图演变

VL 和 V₄ 导联 ST 段抬高

3 胸痛患者的心电图

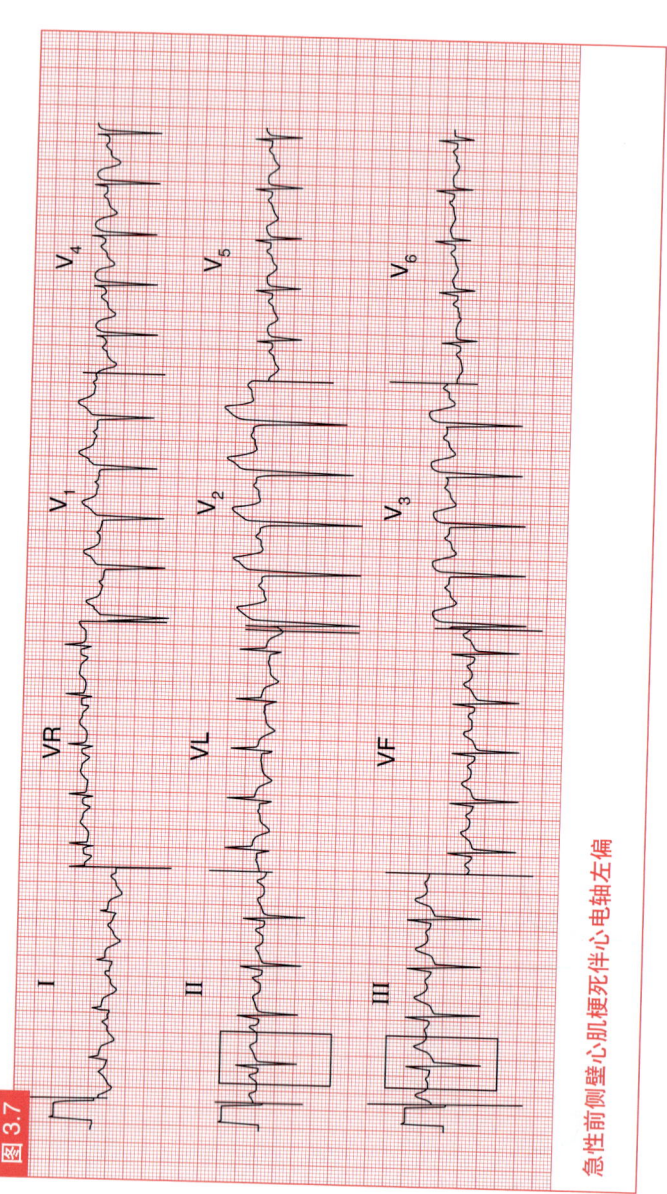

图 3.7 急性前侧壁心肌梗死伴心电轴左偏

ST 段抬高性心肌梗死（STEMI）患者的心电图演变 3

Ⅱ和Ⅲ导联的 S 波：心电轴左偏

注 解
- 与图 3.6 为同一患者
- 窦性心律
- 心电轴左偏
- ST 段回落到正常
- Ⅰ、VL、V_4、V_5 导联 T 波倒置

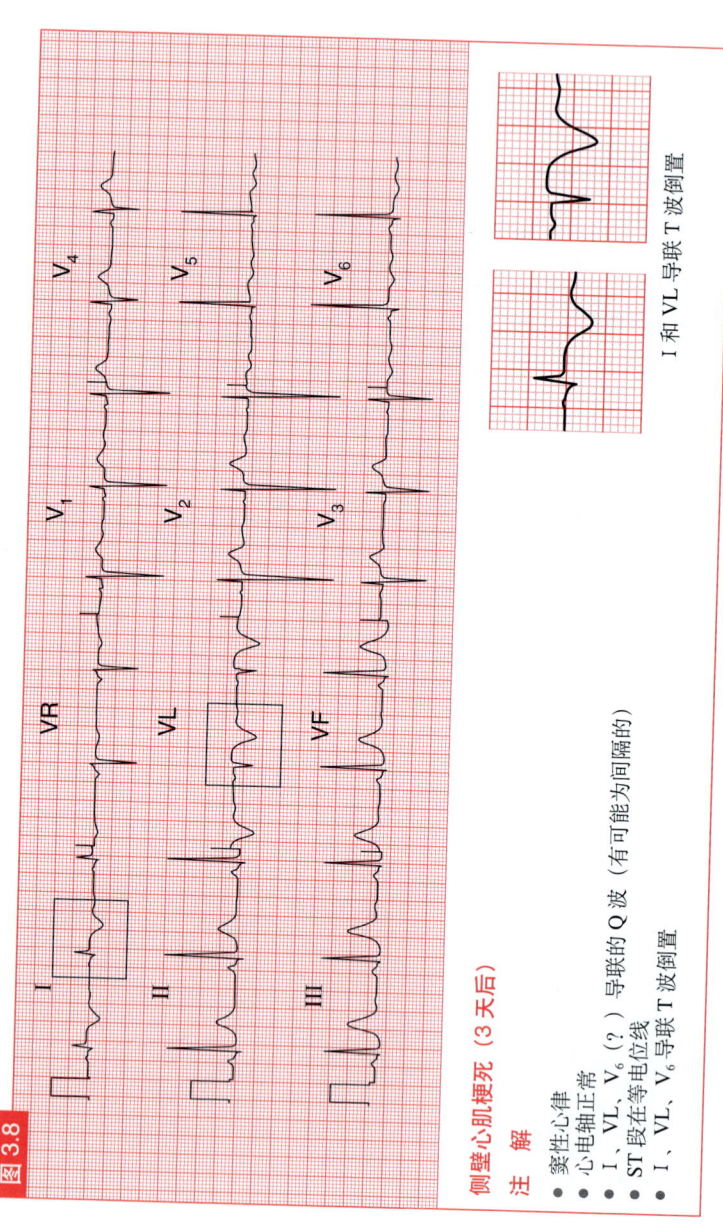

图 3.8 侧壁心肌梗死（3 天后）

注 解
- 窦性心律
- 心电轴正常
- I、VL、V$_6$ 导联的 Q 波（有可能为间隔的）
- ST 段在等电位线
- I、VL、V$_6$ 导联 T 波倒置

I 和 VL 导联 T 波倒置

3 ST 段抬高性心肌梗死（STEMI）患者的心电图演变

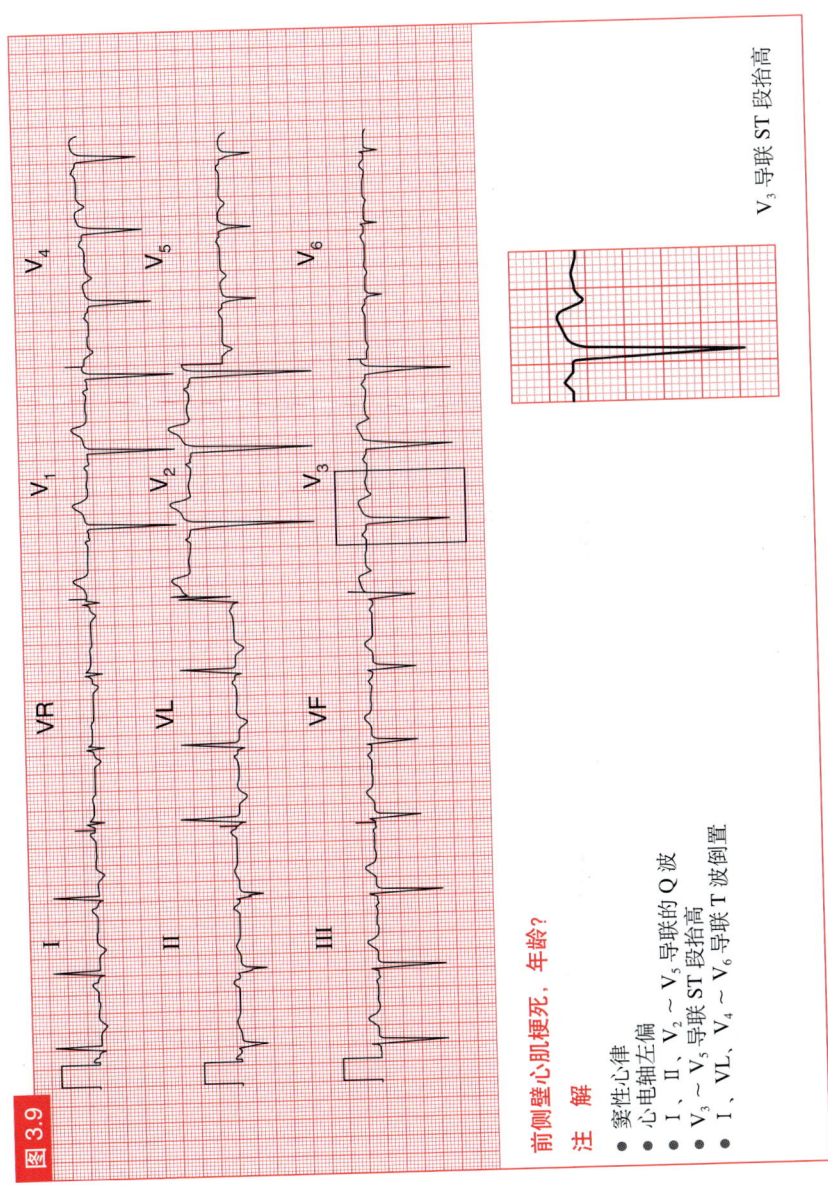

图 3.9

前侧壁心肌梗死，年龄？

注 解
- 窦性心律
- 心电轴左偏
- Ⅰ、Ⅱ、V_2～V_5 导联的 Q 波
- V_3～V_5 导联 ST 段抬高
- Ⅰ、VL、V_4～V_6 导联 T 波倒置

V_3 导联 ST 段抬高

235

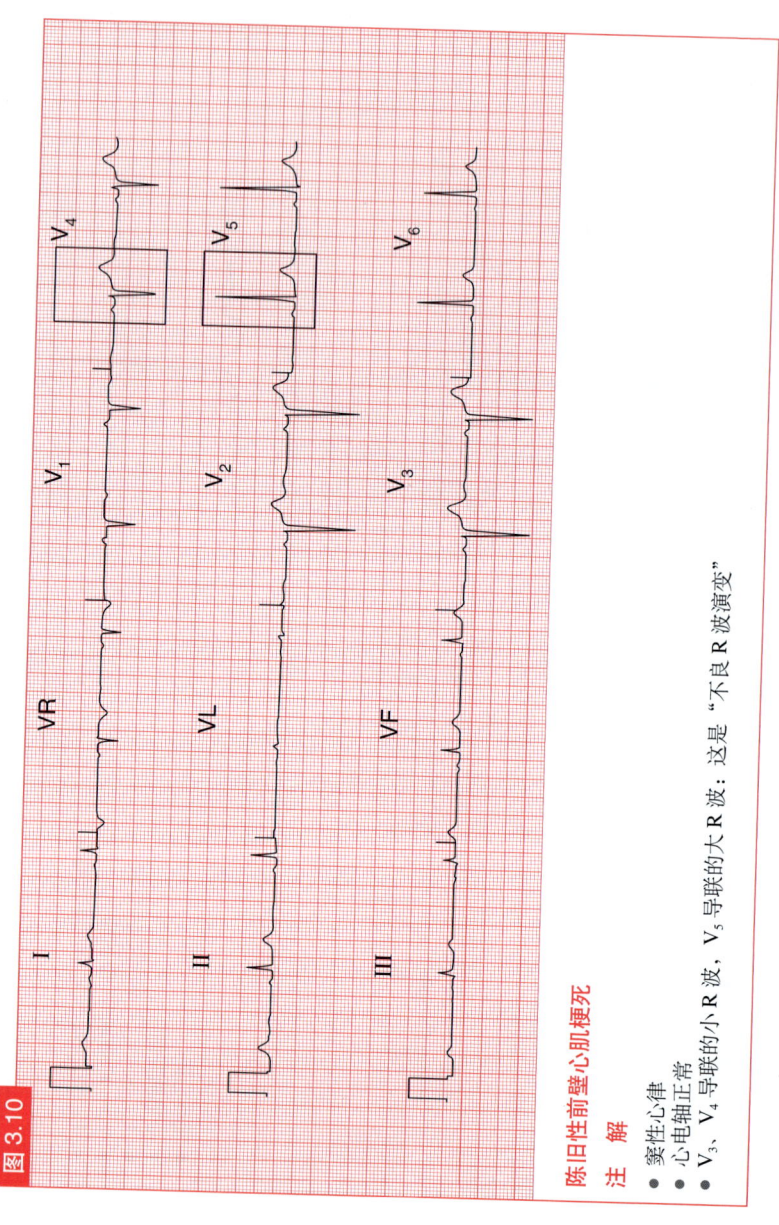

图 3.10 陈旧性前壁心肌梗死

注 解
- 窦性心律
- 心电轴正常
- V_3、V_4 导联的小 R 波，V_5 导联的大 R 波：这是"不良 R 波演变"

ST 段抬高性心肌梗死（STEMI）患者的心电图演变

V₅ 导联的大 R 波

V₄ 导联的小 R 波

后壁心肌梗死

将胸前导联置于左侧胸背部有可能"看到"心脏的后壁,但由于这样做不方便且记录到的 QRS 波群通常比较小,常规上不这么做。

左心室后壁心肌梗死可用普通 12 导联心电图监测,因为它能在 V_1 导联上形成优势 R 波。V_1 导联上 QRS 波群的形态有赖于心电图探测电极上电量的对比。正常右心室除极朝向 V_1 导联,可以记录到一个向上的波(R 波);同时,左心室后壁除极背向电极,可以记录到一个向下的波(S 波)。由于左心室心肌比右心室心肌多,因此对心电图的影响更大,故 V_1 导联 QRS 波群正常主波方向向下,即为小 R 波,深 S 波。在后壁心肌梗死时,背向电极运动的电量丢失,所以在 V_1 导联"见到"的是右心室朝向电极的除极运动,因而记录到的 QRS 波群的主波方向向上。

图 3.11 是一位急性胸痛患者的第一份心电图,其 V_1 导联上 R 波占优势,在 $V_2 \sim V_4$ 导联上有缺血性 ST 段压低。当将胸前电极移至 $V_7 \sim V_9$ 导联的位置时:各导联与 V_5 导联处于同一水平,V_7 移至腋后线,V_9 到达脊柱的边缘,V_8 在两者之间,位于肩胛线。这时心电图就能记录到典型的 ST 段抬高伴 Q 波的急性心肌梗死表现。

右心室心肌梗死

下壁心肌梗死有时合并右心室心肌梗死。临床上,当一位有下壁心肌梗死的患者肺野清晰但颈静脉压升高时,就要怀疑有右心室心肌梗死。此时心脏右侧导联记录的心电图会有 ST 段升高。右侧导联对应左侧导联的位置如下:V_1R 导联在正常 V_2 导联的位置;V_2R 导联在正常 V_1 导联的位置;V_3R 等导联在右侧,与左侧 V_3 等导联的位置相对。图 3.12 是一位急性右心室心肌梗死患者的心电图。

广泛性心肌梗死

左心室一个以上部位的心肌梗死会引起几个不同部位的心电图变化。这通常意味着有一个以上的大的冠状动脉疾病。图 3.13 是一位急性下壁心肌梗死伴明显前壁 ST 段压低患者的心电图。其后,冠状动脉血管造影术显示该患者的左主冠状动脉有明显的

ST 段抬高性心肌梗死（STEMI）患者的心电图演变

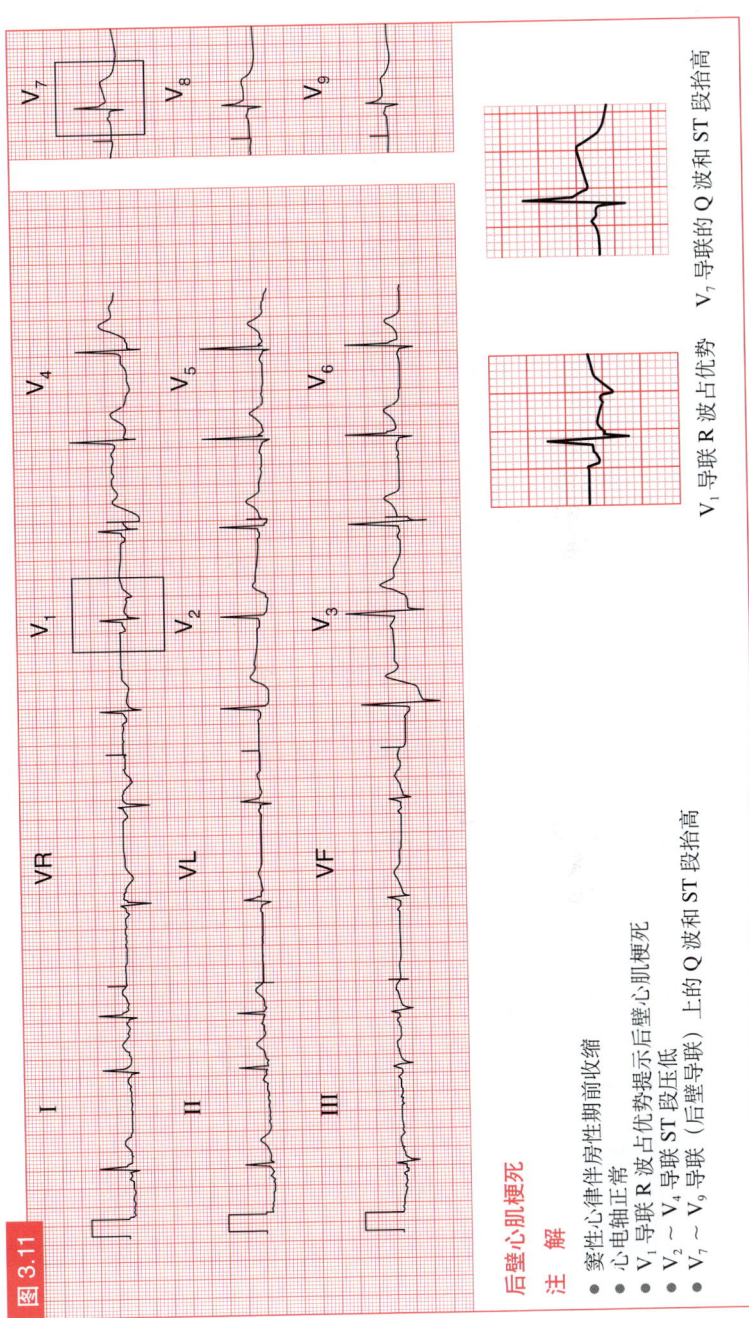

图 3.11 后壁心肌梗死

注 解
- 窦性心律伴房性期前收缩
- 心电轴方向正常
- V_1 导联 R 波占优势提示后壁心肌梗死
- $V_2 \sim V_4$ 导联 ST 段压低
- $V_7 \sim V_9$ 导联（后壁导联）上的 Q 波和 ST 段抬高

3 胸痛患者的心电图

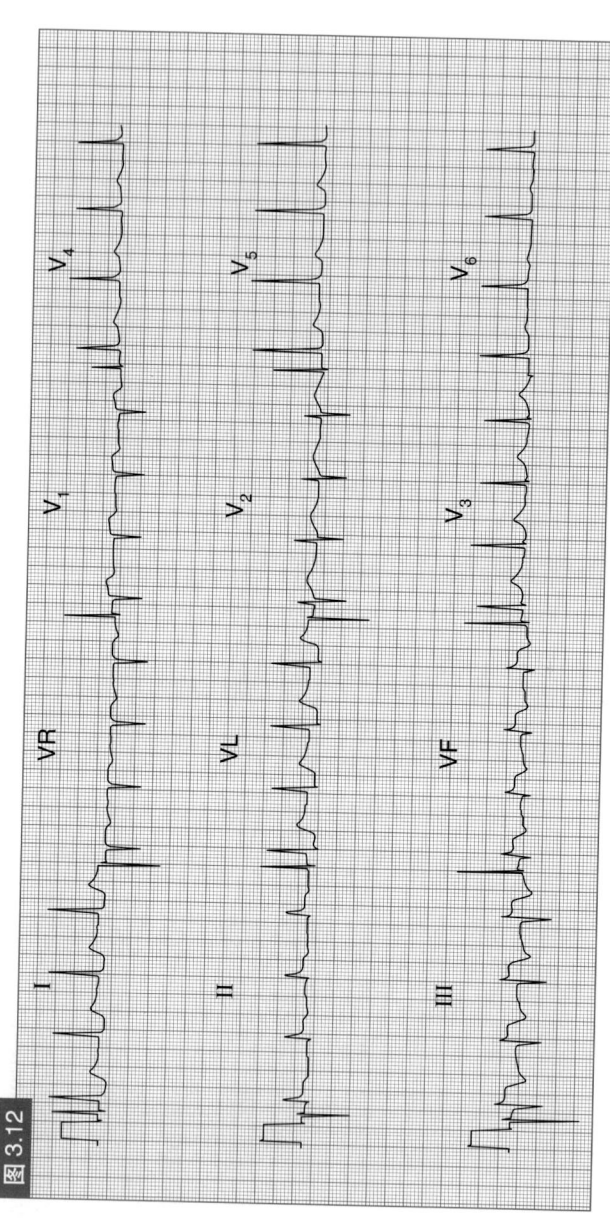

图 3.12

ST 段抬高性心肌梗死（STEMI）患者的心电图演变

下壁心肌梗死和右心室心肌梗死

注 解

- 窦性心律
- 心电轴正常
- Ⅱ、Ⅲ、VF 导联 ST 段抬高
- $V_2R \sim V_5R$ 导联 ST 段抬高
- Ⅲ、VF、$V_2R \sim V_6R$ 导联的 Q 波

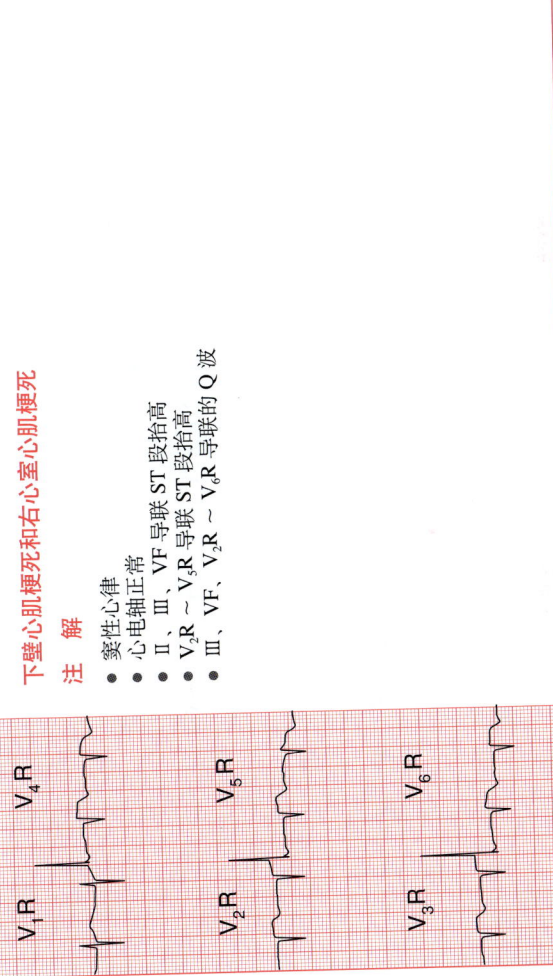

3 胸痛患者的心电图

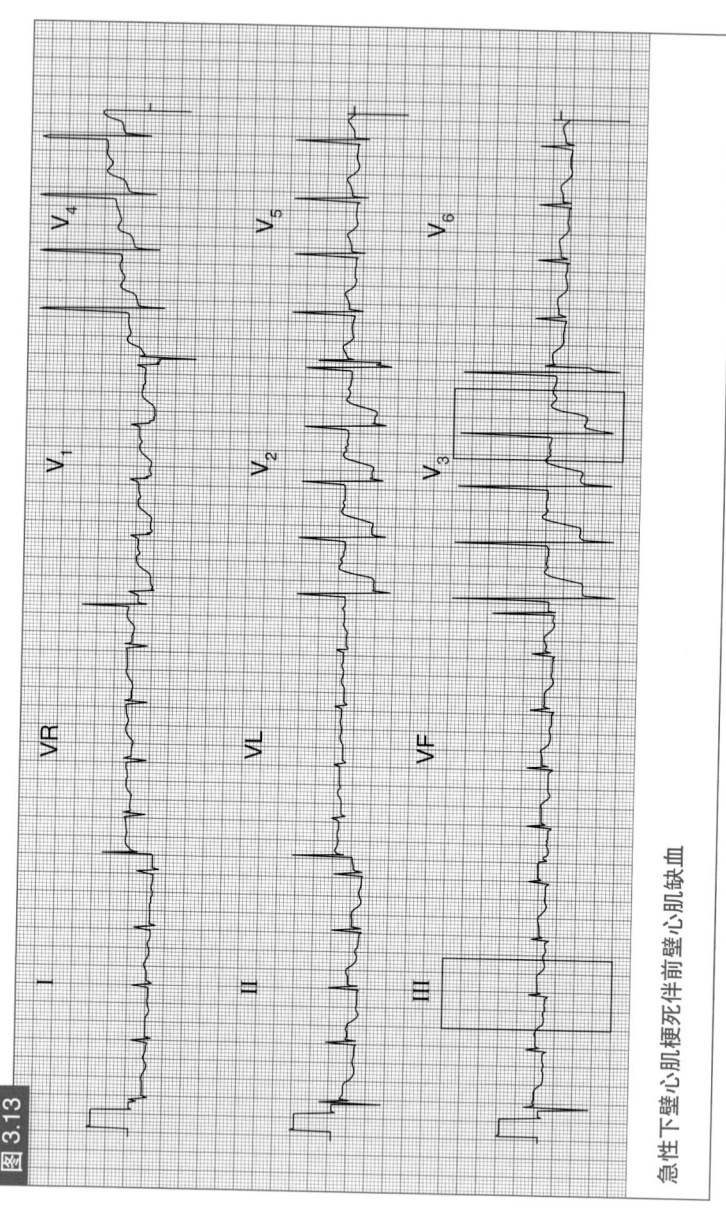

图 3.13　急性下壁心肌梗死伴前壁心肌缺血

ST 段抬高性心肌梗死（STEMI）患者的心电图演变

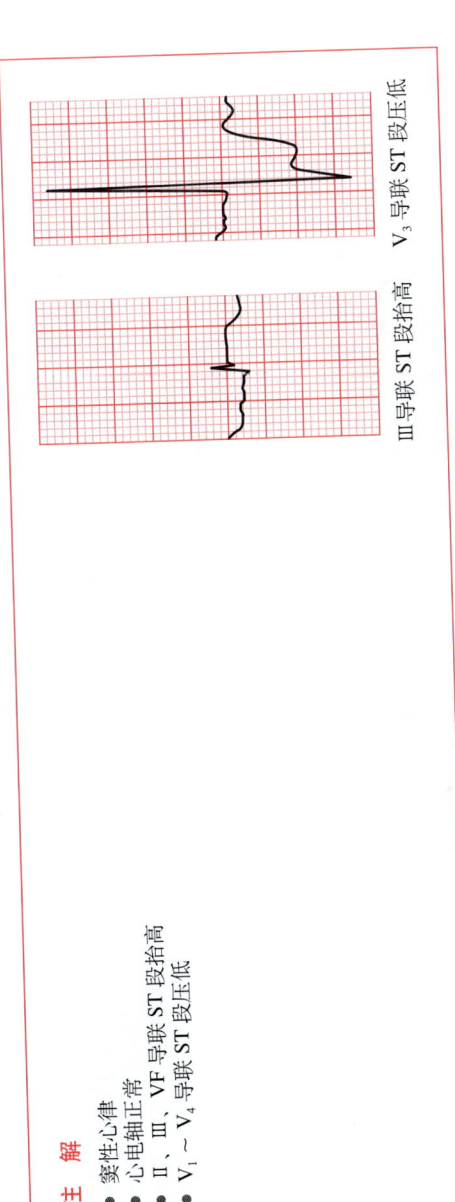

Ⅲ导联 ST 段抬高　　V₃导联 ST 段压低

注 解
- 窦性心律
- 心电轴正常
- Ⅱ、Ⅲ、VF 导联 ST 段抬高
- V₁～V₄ 导联 ST 段压低

243

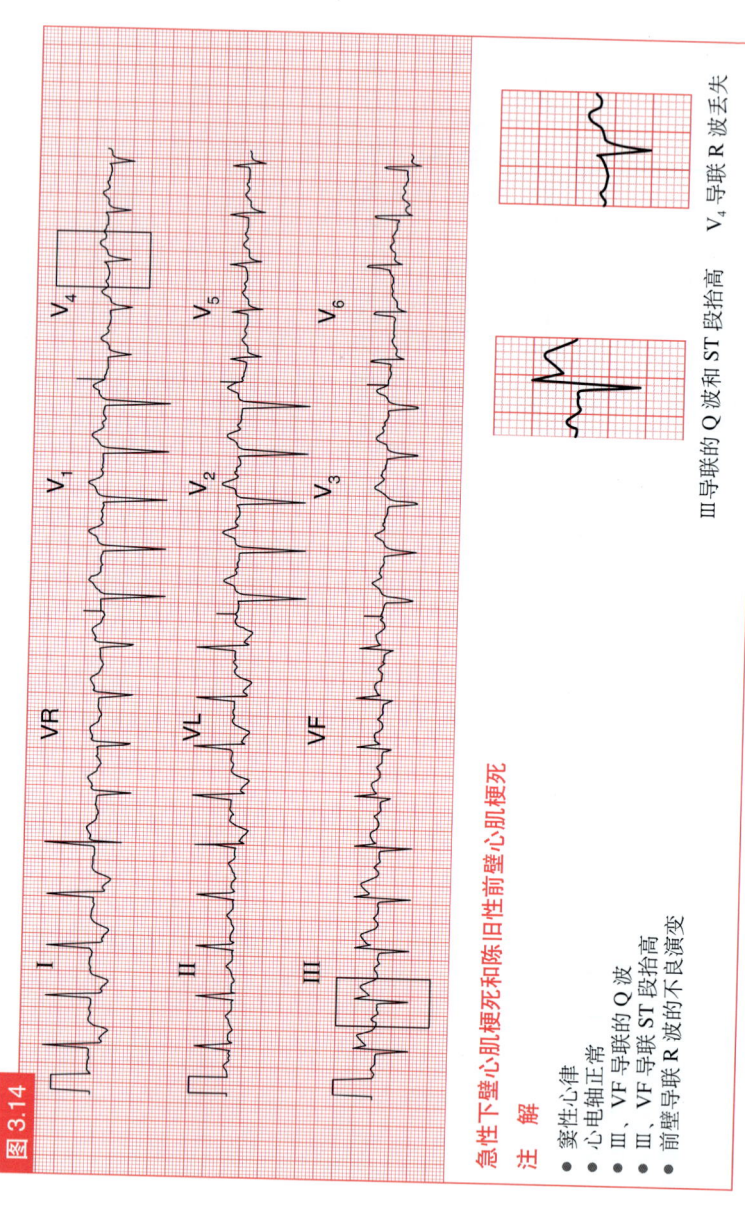

图3.14 急性下壁心肌梗死和陈旧性前壁心肌梗死

注 解
- 窦性心律
- 心电轴正常
- Ⅲ、VF导联的Q波
- Ⅲ、VF导联ST段抬高
- 前壁导联R波的不良演变

Ⅲ导联的Q波和ST段抬高　　V₄导联R波丢失

ST 段抬高性心肌梗死（STEMI）患者的心电图演变

狭窄。

图 3.14 为一位急性下壁心肌梗死患者的心电图，其 $V_2 \sim V_4$ 导联 R 波演变差，提示有陈旧性前壁梗死。

图 3.15 的心电图显示急性下壁心肌梗死和由于一个 STEMI 导致的前壁导联 T 波倒置。

图 3.16 是一位急性前壁心肌梗死患者的心电图，其Ⅲ和 VF 导联的深的 Q 波提示存在陈旧性下壁梗死。

束支传导阻滞伴心肌梗死

左束支传导阻滞

伴左束支传导阻滞（LBBB）时，往往见不到心肌梗死的心电图变化（图 3.17）。然而，这并不意味着这种心电图可以被完全忽视。如果患者的胸痛可能是由于心肌缺血引起的且其心电图上有新出现的 LBBB 图形，那么就可以断定其发生了急性心肌梗死，应给予适当的治疗。

图 3.18 是另一位有 LBBB 的胸痛患者的心电图，但与图 3.17 有明显的不同。其高尖 P 波提示右心房肥大。其 V_6 导联的"顺钟向转位"而无左心室 QRS 波群的图形提示存在肺栓塞或慢性肺病的可能性。

右束支传导阻滞

右束支传导阻滞（RBBB）不一定掩盖下壁心肌梗死的图形（图 3.19）。

在右束支传导阻滞时，前壁心肌梗死较难发现，但 RBBB 不影响 ST 段。所以在这种情况下，如果一位患者有心肌梗死的临床表现，那么其心电图 ST 段抬高很可能是一种有意义的变化（图 3.20）。

ST 段压低伴 RBBB 提示心肌缺血（图 3.21）。但是，在右束支传导阻滞时，前壁导联的 T 波的倒置（图 3.22）更难以解释，因为这是 RBBB 本身常见的特征。

3 胸痛患者的心电图

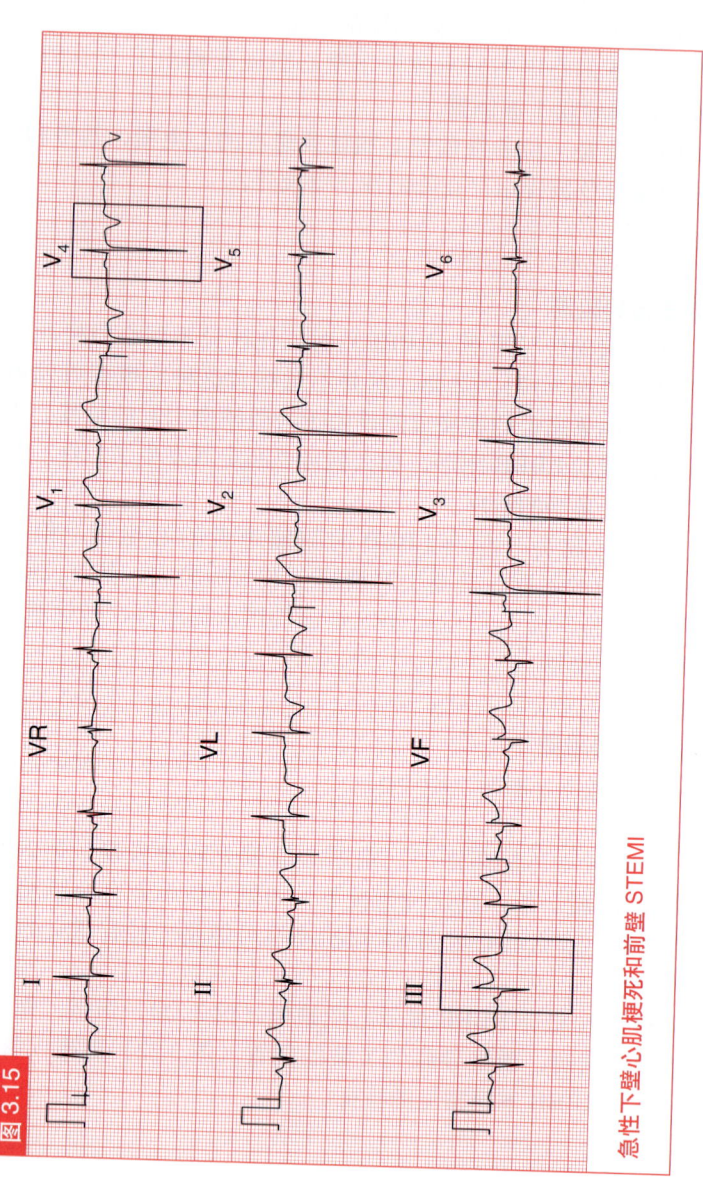

图 3.15 急性下壁心肌梗死和前壁 STEMI

ST 段抬高性心肌梗死（STEMI）患者的心电图演变

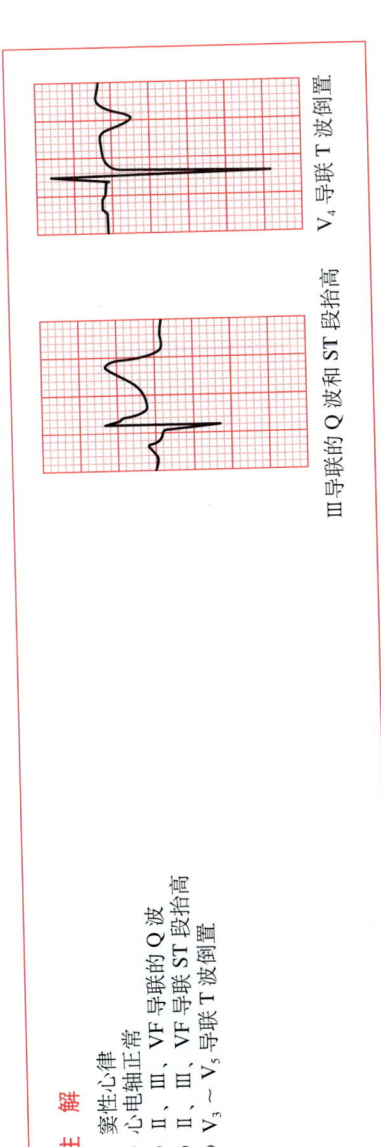

III 导联的 Q 波和 ST 段抬高

V₄ 导联 T 波倒置

注 解
- 窦性心律
- 心电轴正常
- II、III、VF 导联的 Q 波
- II、III、VF 导联 ST 段抬高
- V₃～V₅ 导联 T 波倒置

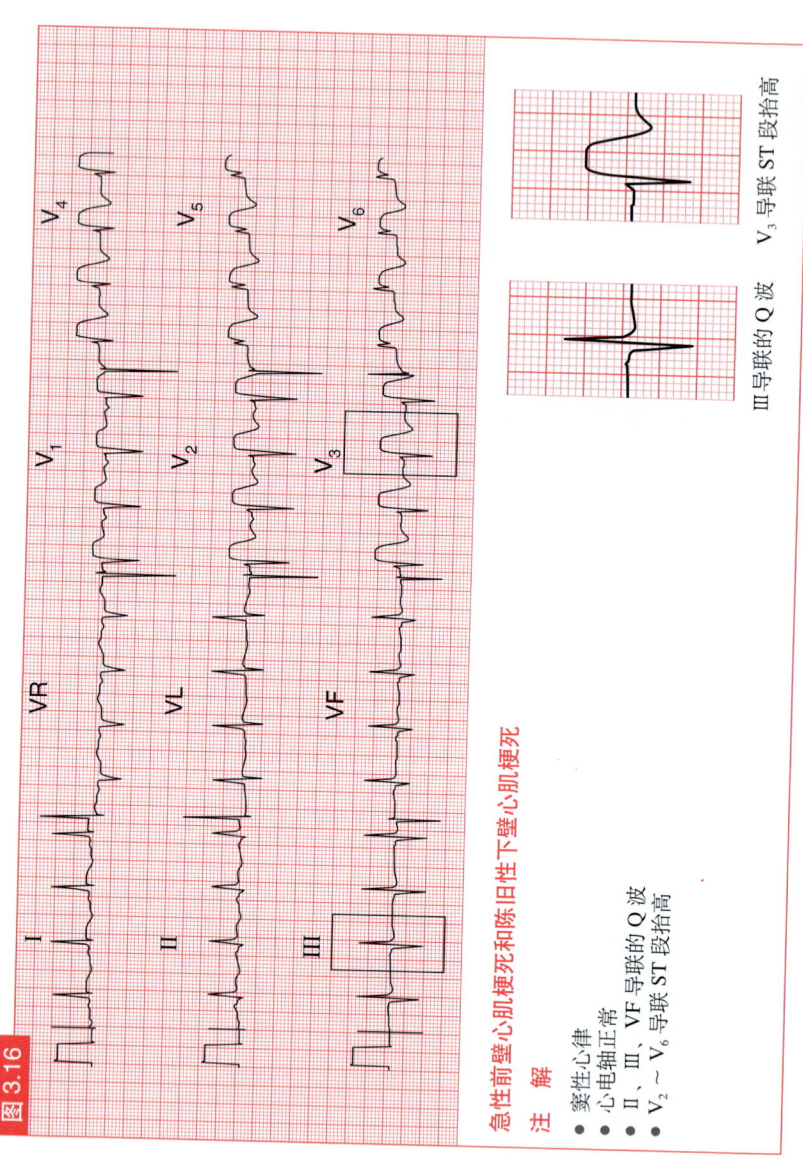

图3.16 急性前壁心肌梗死和陈旧性下壁心肌梗死

注 解
- 窦性心律
- 心电轴正常
- Ⅱ、Ⅲ、VF 导联的 Q 波
- $V_2 \sim V_6$ 导联 ST 段抬高

ST 段抬高性心肌梗死（STEMI）患者的心电图演变

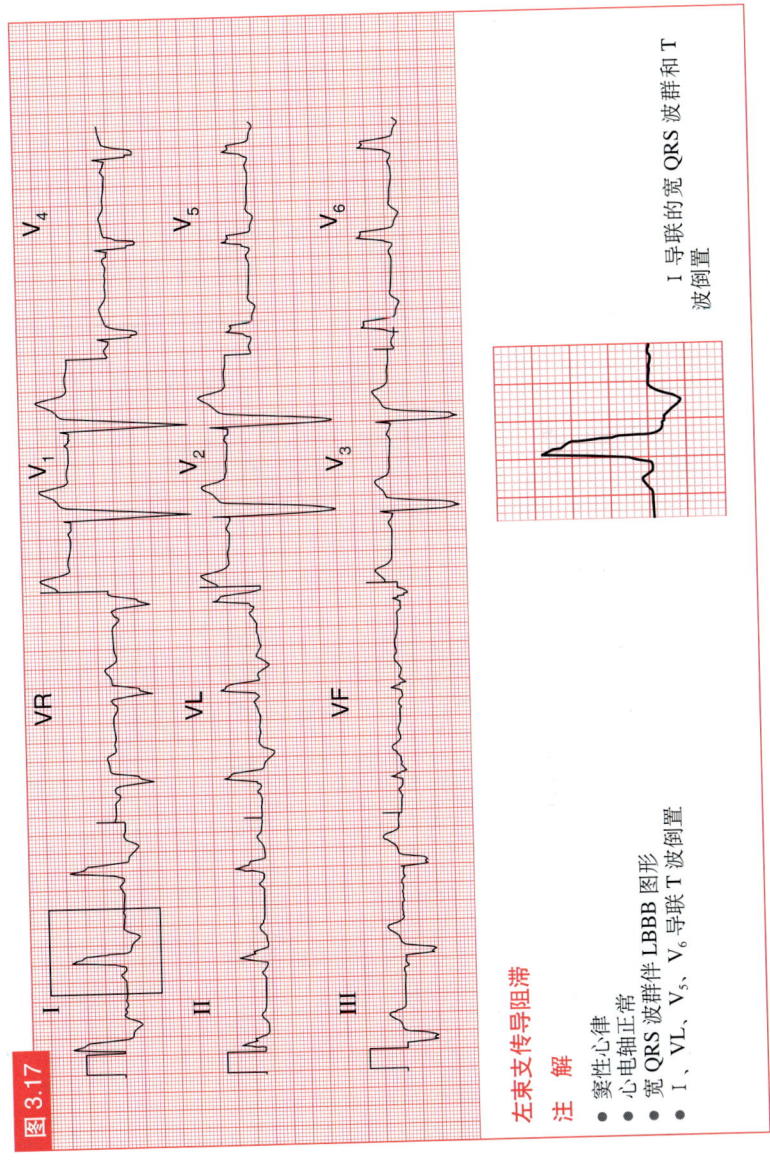

图 3.17

左束支传导阻滞

注　解

- 窦性心律
- 心电轴正常
- 宽 QRS 波群伴 LBBB 图形
- I、VL、V$_5$、V$_6$ 导联 T 波倒置

I 导联的宽 QRS 波群和 T 波倒置

3 胸痛患者的心电图

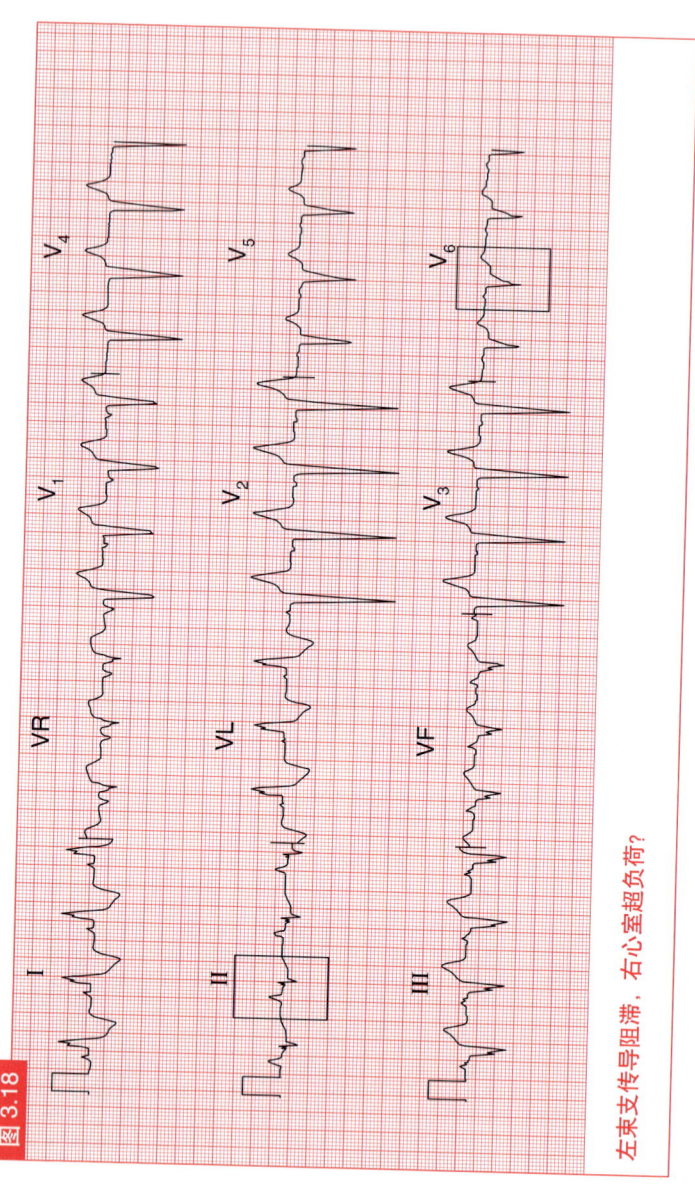

图 3.18

左束支传导阻滞，右心室超负荷？

250

3 ST 段抬高性心肌梗死（STEMI）患者的心电图演变

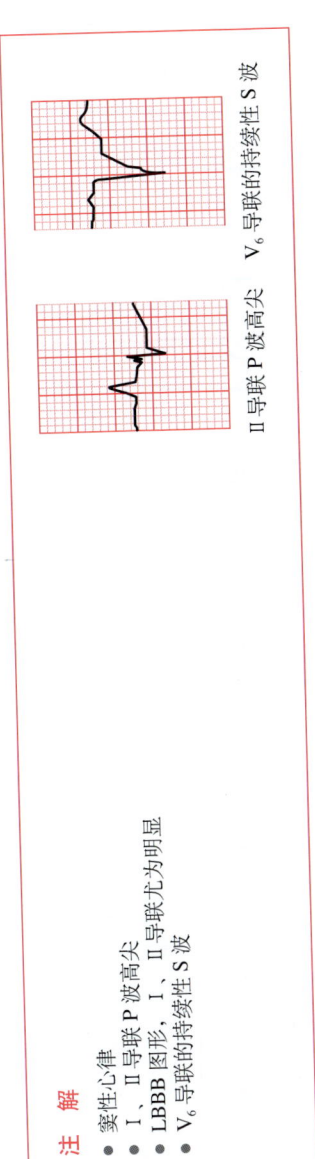

II 导联 P 波高尖　　V₆ 导联的持续性 S 波

注　解
- 窦性心律
- I、II 导联 P 波高尖
- LBBB 图形，I、II 导联尤为明显
- V₆ 导联的持续性 S 波

3 胸痛患者的心电图

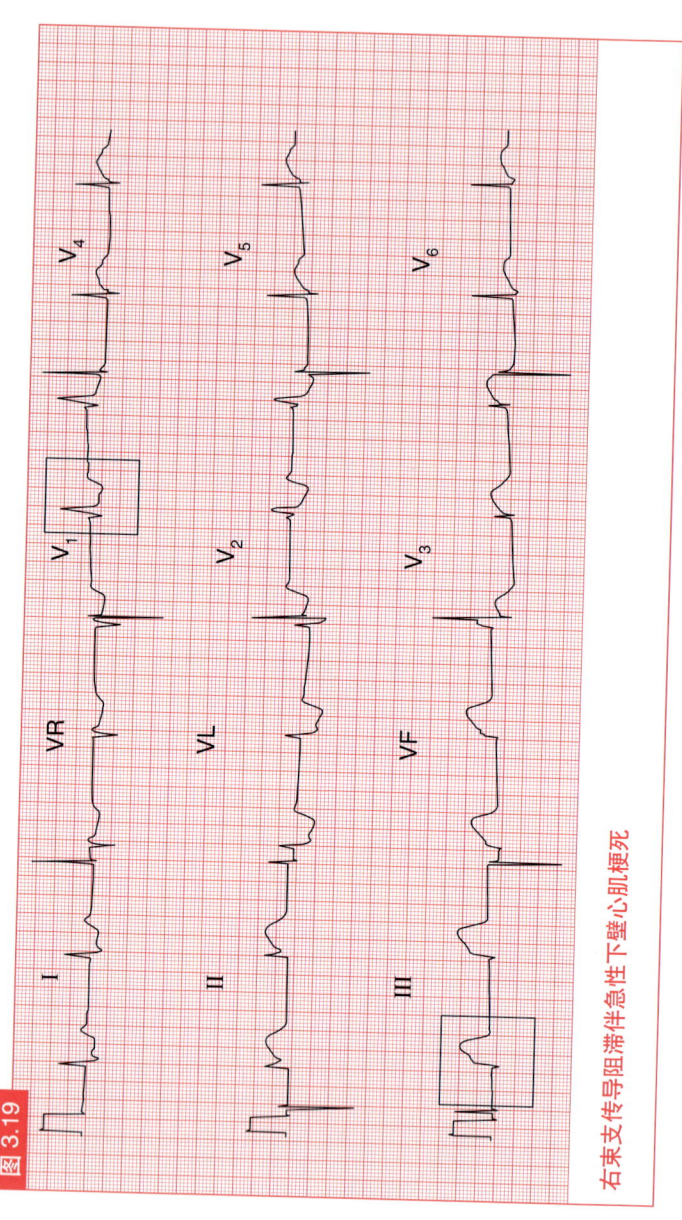

图 3.19　右束支传导阻滞伴急性下壁心肌梗死

ST 段抬高性心肌梗死（STEMI）患者的心电图演变 3

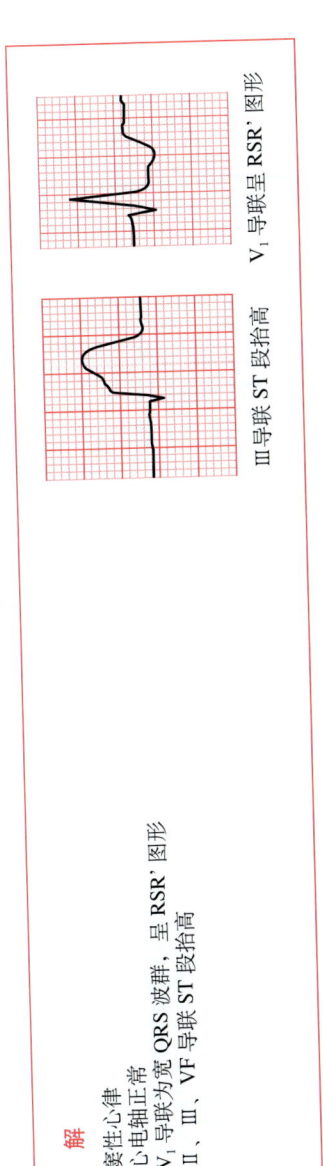

注 解
- 窦性心律
- 心电轴正常
- V_1 导联为宽 QRS 波群，呈 RSR' 图形
- Ⅱ、Ⅲ、VF 导联 ST 段抬高

3 胸痛患者的心电图

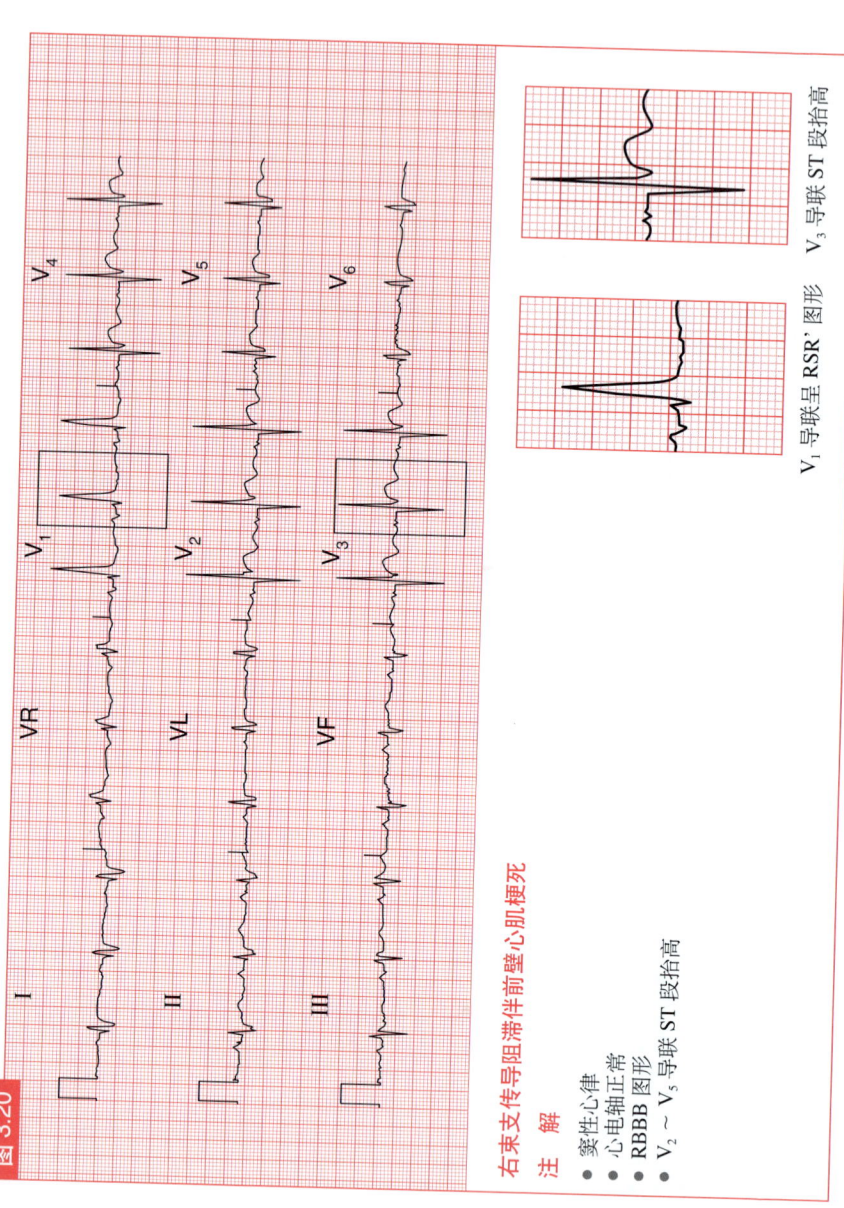

图 3.20

右束支传导阻滞伴前壁心肌梗死

注 解

- 窦性心律
- 心电轴正常
- RBBB 图形
- $V_2 \sim V_5$ 导联 ST 段抬高

ST 段抬高性心肌梗死（STEMI）患者的心电图演变

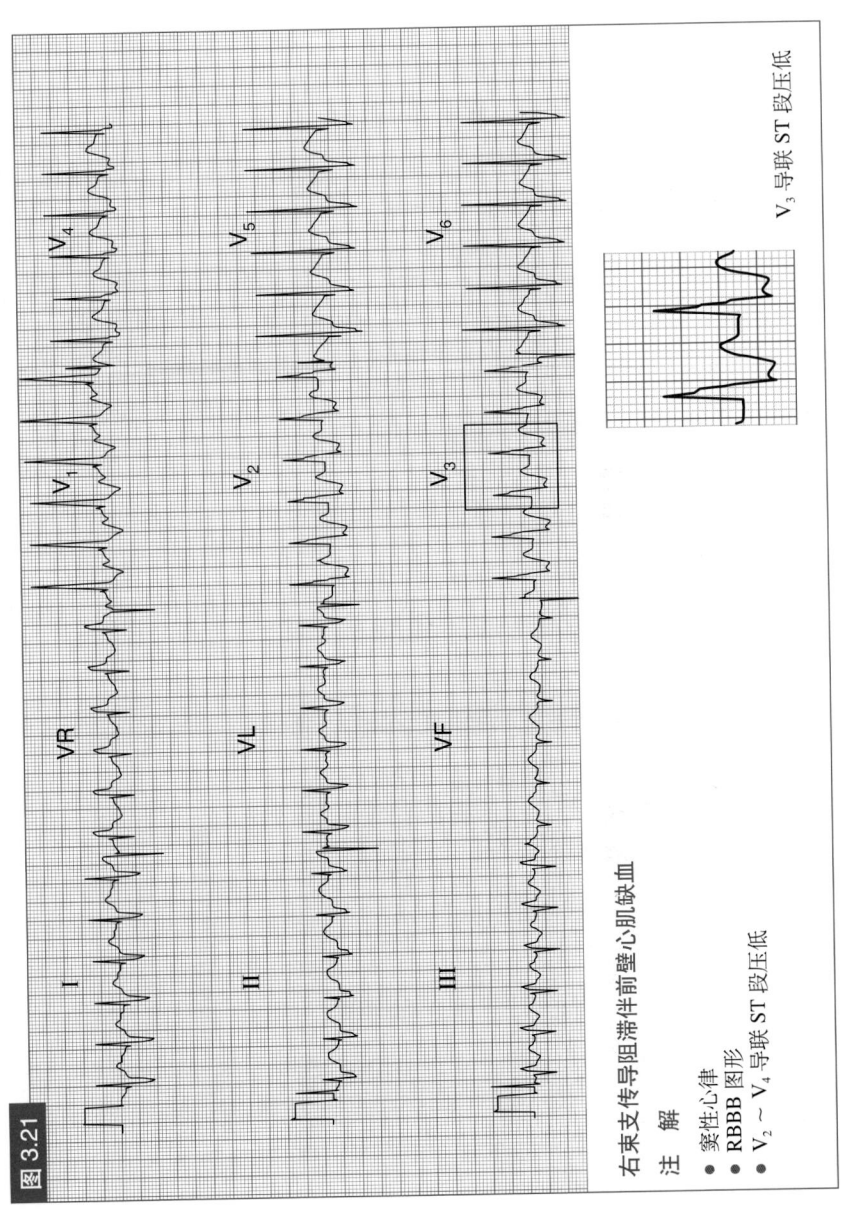

图 3.21

右束支传导阻滞伴前壁心肌缺血

注 解
- 窦性心律
- RBBB 图形
- $V_2 \sim V_4$ 导联 ST 段压低
- V_3 导联 ST 段压低

图 3.22

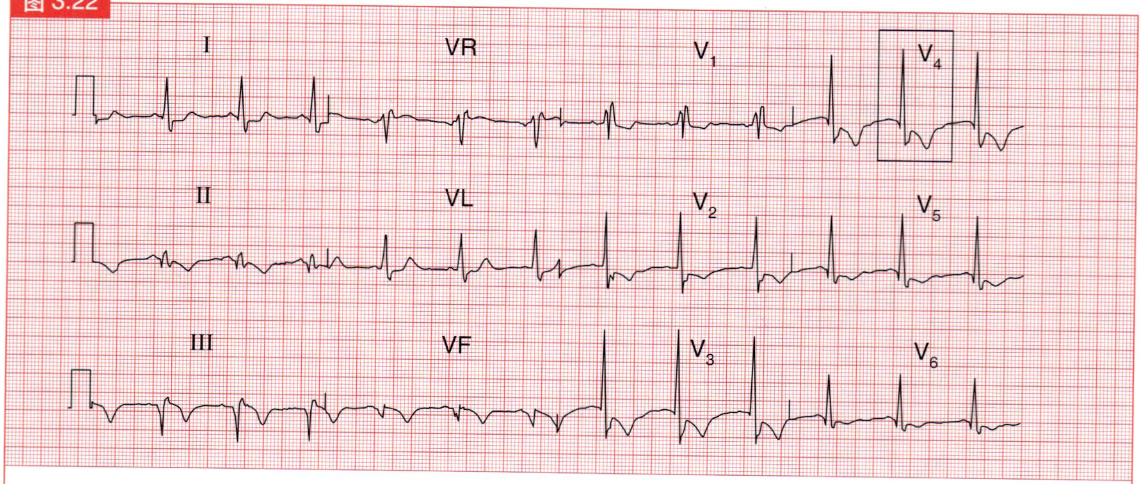

下壁心肌梗死、右束支传导阻滞、前壁心肌缺血（？）

注 解

窦性心律

- II、III、VF 导联 Q 波伴 T 波倒置
- RBBB 图形
- $V_3 \sim V_4$ 导联 T 波倒置

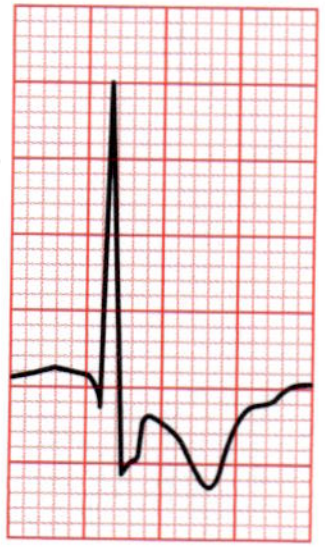

V_4 导联 T 波倒置

非 ST 段抬高性心肌梗死（NSTEMI）患者的心电图演变

当心肌梗死未贯穿心室壁全层时，因无电"窗"形成，所以没有 Q 波；因此称为"无 Q 波心肌梗死"，虽然现在这个术语已经被"NSTEMI"取代。这种心肌梗死会导致复极异常，从而导致 T 波倒置。这种图形最常见于前壁和侧壁导联（图 3.23）。

有时这种心电图图形被称为"心内膜下心肌梗死"，但其心肌病理改变常常不能完全符合"心内膜下"或"透壁"心肌梗死改变。急性 NSTEMI 通常伴有血肌钙蛋白水平升高。与 STEMI 患者相比，NSTEMI 患者在随后 3 个月内再次发生心肌梗死的概率高，但此后两者的致死率相似。

有心肌缺血而无心肌梗死患者的心电图

心肌缺血可引起 ST 段水平性压低，这种表现可随着稳定型心绞痛的疼痛的出现和消失而出现和消失。持续性疼痛和 ST 段压低（图 3.24）可伴有血肌钙蛋白水平升高。当这种情况发生时，患者的预后与 NSTEMI 的预后本质上是一致的。

3 胸痛患者的心电图

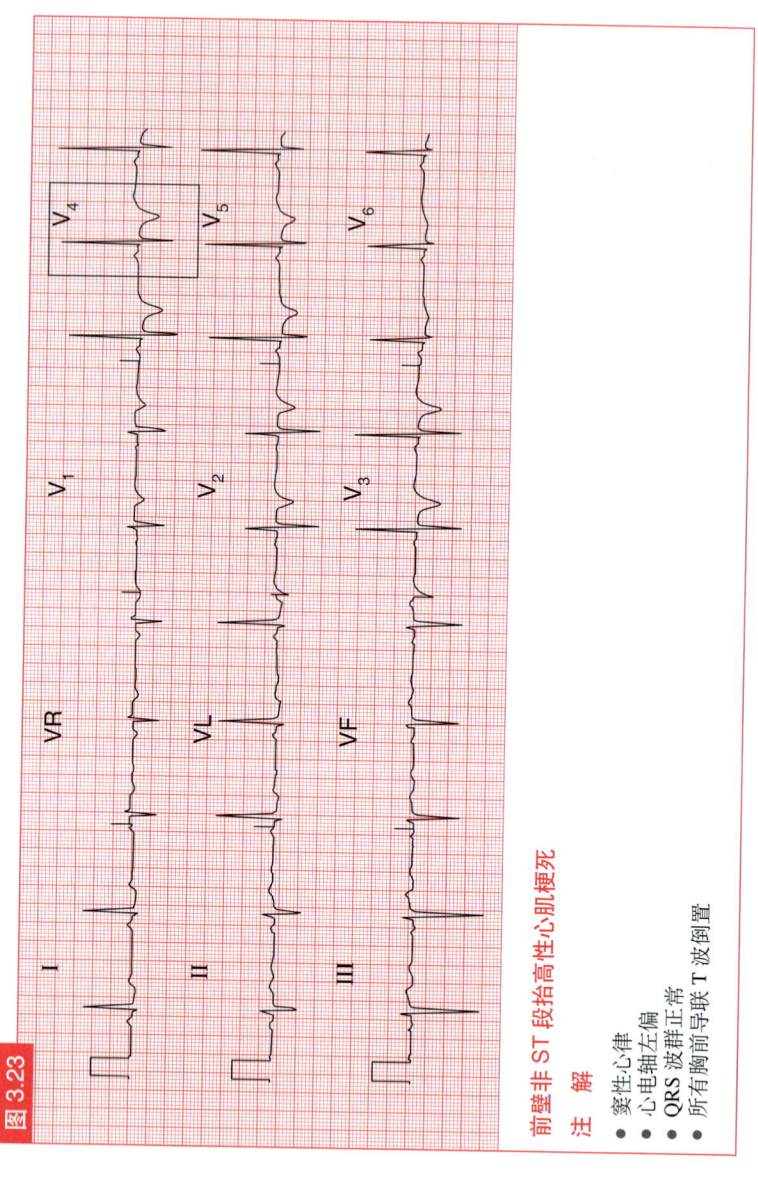

图 3.23

前壁非 ST 段抬高性心肌梗死

注 解

- 窦性心律
- 心电轴左偏
- QRS 波群正常
- 所有胸前导联 T 波倒置

3 有心肌缺血而无心肌梗死患者的心电图

V_4 导联 T 波倒置

3 胸痛患者的心电图

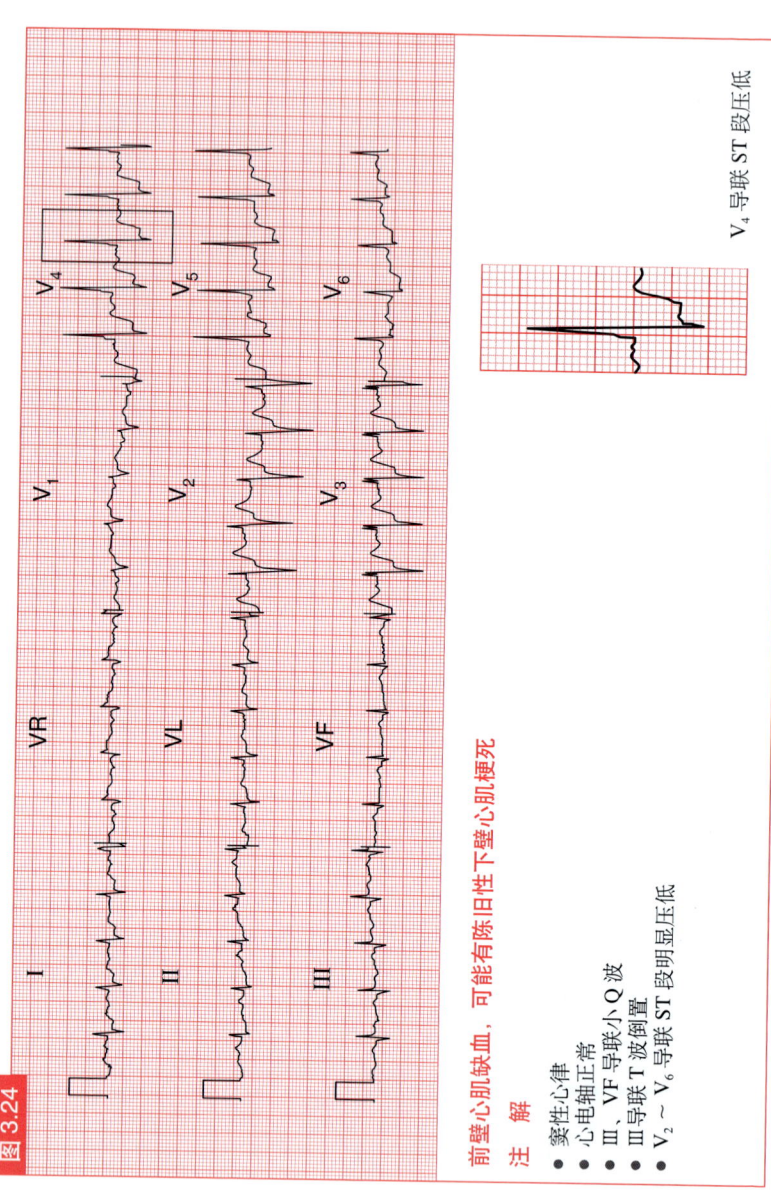

图 3.24

前壁心肌缺血，可能有陈旧性下壁心肌梗死

注 解
- 窦性心律
- 心电轴正常
- Ⅲ、VF 导联小 Q 波
- Ⅲ 导联 T 波倒置
- $V_2 \sim V_6$ 导联 ST 段明显压低

有心肌缺血而无心肌梗死患者的心电图

如果患者胸痛持续，以至要求住院观察治疗，此时即使其心电图上 ST 段压低不明显（图 3.25 和 3.26），无血肌钙蛋白水平升高，但只要有 ST 段压低，患者的预后就相对不好。尽管这些患者基本上是被当做门诊患者对待的，但他们通常需要进一步观察治疗。

心肌缺血可由心律失常促发，而当心率被控制或心律失常得到纠正时，心肌缺血会改善。图 3.27 为一位心房颤动伴快速心室率时显示心肌缺血的患者的心电图（该患者尚未用地高辛治疗）。图 3.28 为一位有房室结折返性心动过速伴心室率超过 200 次/分的患者的心电图，其心电图显示 ST 段缺血性压低。

Prinzmetal "变异性"心绞痛

静息时冠状动脉痉挛也可以导致心绞痛。这种心绞痛一般伴有 ST 段抬高而不是压低。其心电图表现与急性心肌梗死相似，但疼痛缓解时，其 ST 段又可恢复到正常（图 3.29）。因为这种心电图表现是由 Prinzmetal 首先描述的，故其有时被称为 Prinzmetal "变异性"心绞痛。

3 胸痛患者的心电图

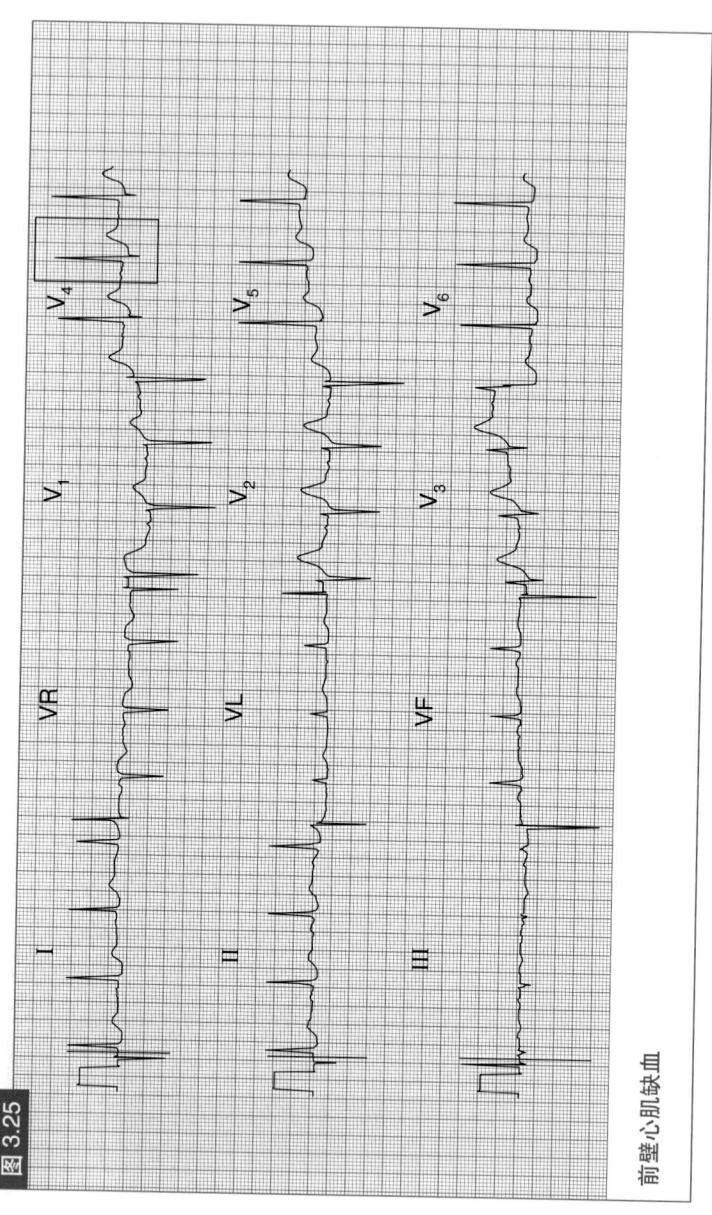

图 3.25　前壁心肌缺血

3 有心肌缺血而无心肌梗死患者的心电图

V_4 导联 ST 段压低

注 解
- 窦性心律
- 心电轴正常
- QRS 波群正常
- $V_4 \sim V_6$ 导联 ST 段压低

3 胸痛患者的心电图

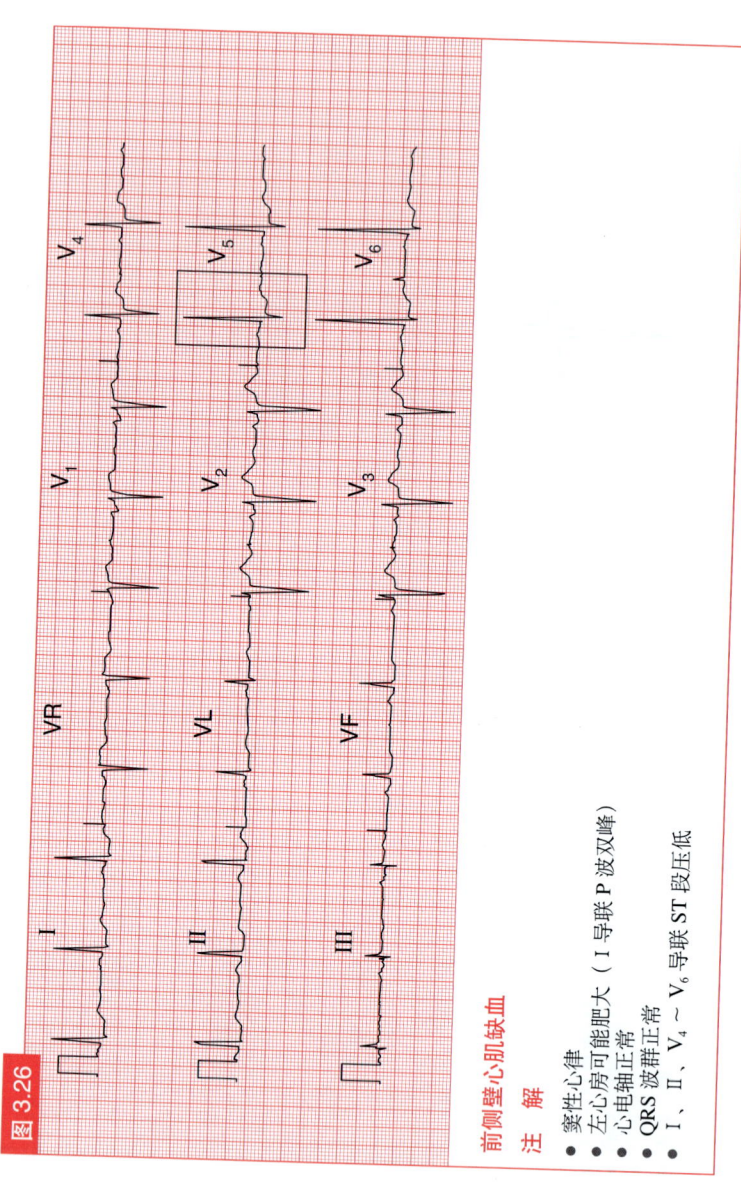

图 3.26 前侧壁心肌缺血

注 解
- 窦性心律
- 左心房可能肥大（I 导联 P 波双峰）
- 心电轴正常
- QRS 波群正常
- I、II、V_4～V_6 导联 ST 段压低

3 有心肌缺血而无心肌梗死患者的心电图

V_5 导联 ST 段压低

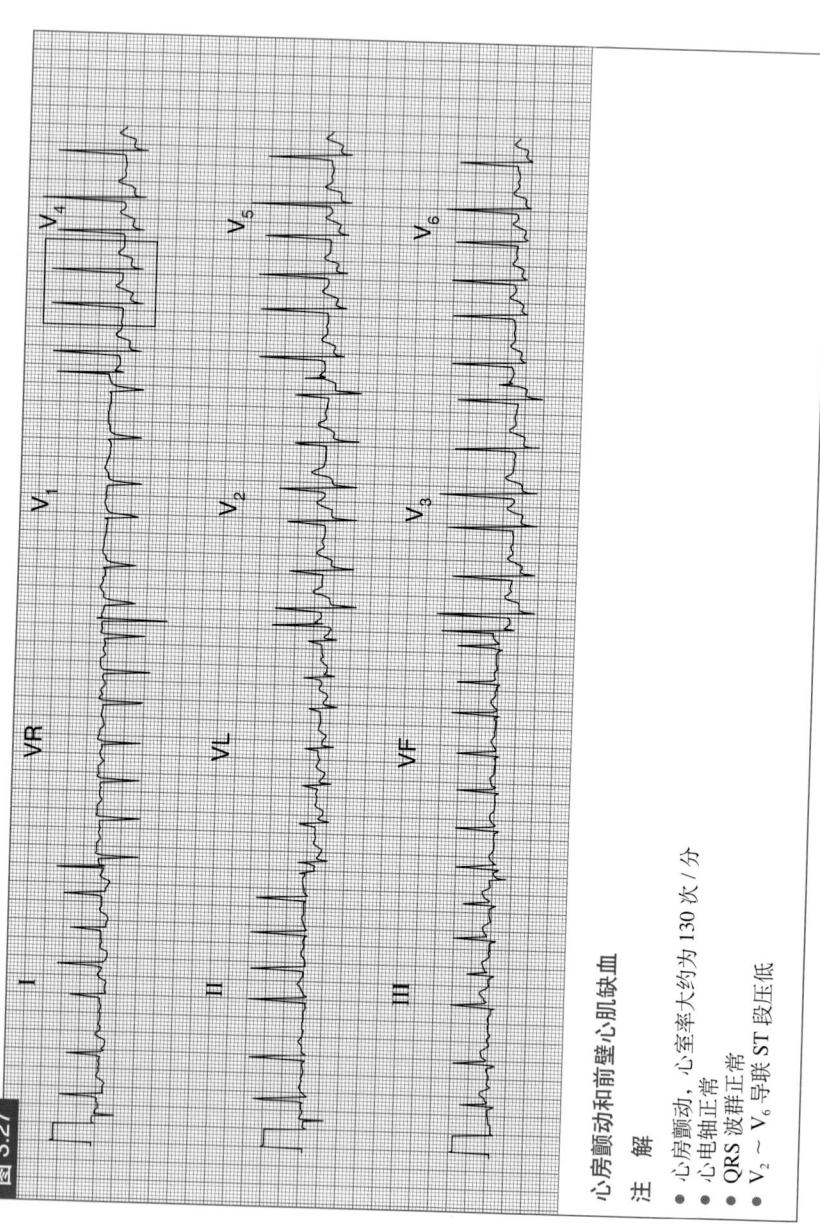

图 3.27

心房颤动和前壁心肌缺血

注 解

- 心房颤动，心室率大约为 130 次 / 分
- 心电轴正常
- QRS 波群正常
- $V_2 \sim V_6$ 号联 ST 段压低

3 有心肌缺血而无心肌梗死患者的心电图

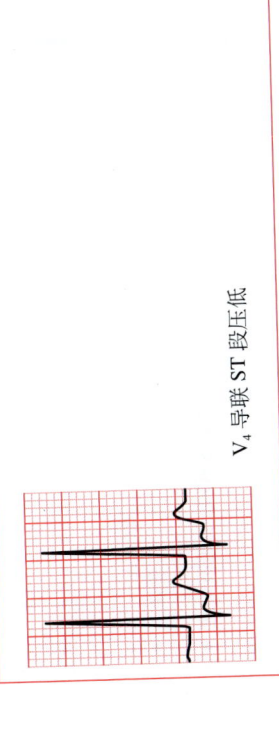

V_4 导联 ST 段压低

图 3.28 房室结折返性心动过速伴前壁心肌缺血

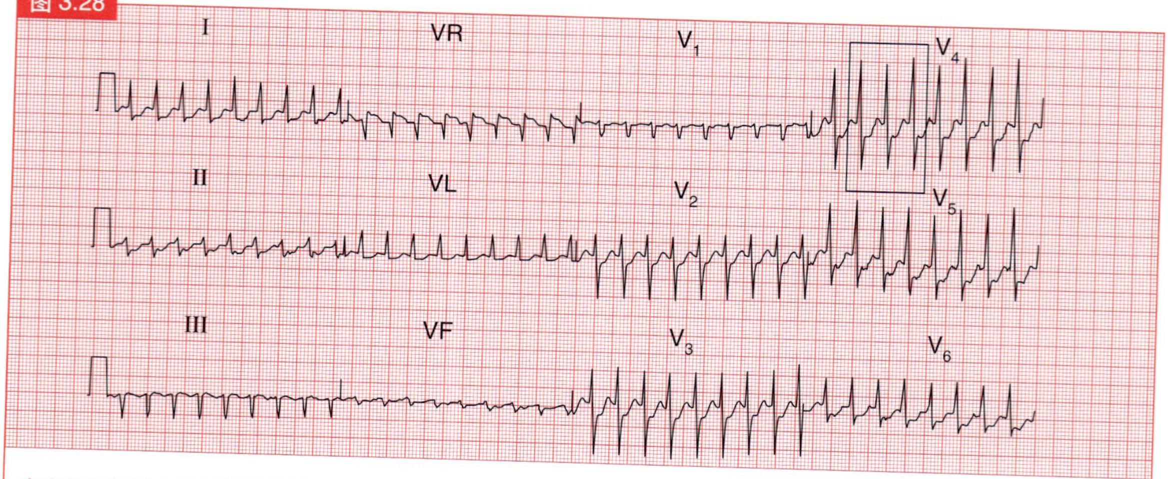

注 解

- 节律规整的窄 QRS 波群心动过速，心室率大约为 215 次/分
- 无 P 波
- V_2~V_6 导联 ST 段压低

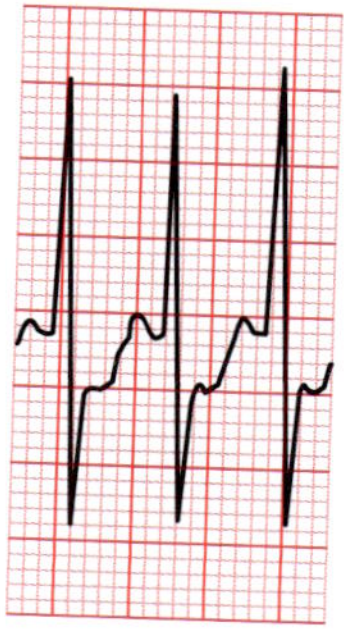

V_4 导联的窄 QRS 波群和 ST 段压低

> **图 3.29**
> Prinzmetal"变异性"心绞痛

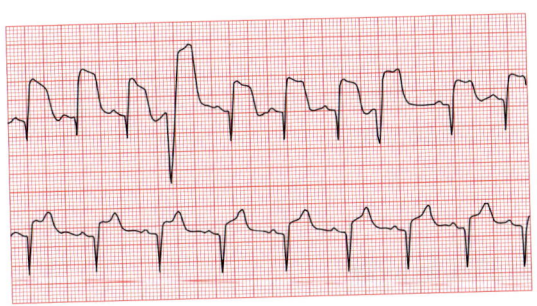

> **注 解**
> - 两图为连续性记录的心电图
> - 开始,患者有胸痛并有 ST 段抬高
> - 第 4 个 QRS 波群可能是一个室性期前收缩
> - 随着患者疼痛的缓解,ST 段回落到正常

运动试验

尽管任何形式的诱发胸痛的运动都应该在心电图上产生心肌缺血性变化,但是,最好进行程序性试验,即能被患者认为是合理易行的试验,并且是谨慎渐次增加运动量的试验。因为不标准的试验往往难以解释结果,而且对于同一患者重复试验的结果无法进行合理的比较。值得强调的是,运动试验除了可以导致心电图 ST 段变化以外,还能提供更有价值的信息。在运动试验过程中要注意观察以下情况:

- 患者对试验的态度
- 限制运动量的原因:
  — 胸痛
  — 呼吸困难
  — 跛行
  — 疲劳
  — 肌肉骨骼问题
- 心脏泵功能

- 能达到的最大心率
- 最高血压值
- 身体素质
  - 最大心率时的运动负荷
  - 运动中心动过速的持续时间
- 心电图中的心肌缺血变化
- 运动诱发的心律失常

运动试验的实际问题

进行程序性运动试验要么用自行车测功计,要么用活动平板。无论用哪种方法,运动都应从低水平开始,使患者易于接受,并应注意逐渐增加难度。在自行车试验中,踏板的速度应保持不变,运动负荷每次可增加 25 瓦特。在活动平板试验中,坡度和速度都可以变化,目前最多采用的是 Bruce 设计的方案(表 3.1)。

从患者在平板试验中取得的负荷量有时用代谢当量(MET)表示。人在休息时,氧气消耗的速率平均为 1 MET,它等于 3.5ml/(kg·min)。然而,很少有人处于平均水平,因为耗氧量因体重、年龄和性别不同而不同。所以 MET 的实际应用意义不大。框 3.3 显示了对各种活动的工作负荷量的估计值,因此,运动耐受性可以显示患者达到的水平(在活动平板试验时测量的)。

每一个运动周期结束的时候都要记录一次 12 导联心电图、心率和血压。从某些方面来说,最大心率和血压比最大运动负荷更重要,因为后者明显受身体素质的影响。然而,运动试验期间记录到的以下情况的心电图是不可靠的:

- 束支传导阻滞
- 心室肥大
- WPW 综合征
- 地高辛治疗
- β- 阻滞剂治疗

表 3.1　Bruce 活动平板运动试验方案，每级 3 分钟

级别	速度		斜度		MET（代谢当量）
	里/小时	千米/小时	等级（%）	斜度	
低水平					
01	1.7	2.7	0	0	2.9
02	1.7	2.7	5	2.9	3.7
标准的 Bruce 方案					
1	1.7	2.7	10	5.7	5.0
2	2.5	4.0	12	6.8	7.0
3	3.4	5.5	14	8.0	9.5
4	4.2	6.8	16	9.1	13.5
5	5.0	8.0	18	10.2	17.0

框 3.3　平均工作负荷量以代谢当量表示

活动	MET
擦洗地板	4.0
园艺	4.0
性交	5.0
整理床铺	5.0～6.0
携带一个中型的旅行箱	7.0

终止运动试验的指征

1. 患者因胸痛、呼吸困难、疲劳或头晕而要求停止。
2. 收缩压开始下降。正常状况下,收缩压随着运动水平的增加而逐渐升高,但在所有受试者,血压升高都有一个拐点,到达拐点时,受试者的收缩压即到达一个平台,其后收缩压就会开始下降。下降 10mmHg 是心脏不能有效泵血的指征,此时应该停止试验——如果试验继续,患者会感到头晕并有可能出现晕厥。在健康受试者中,收缩压下降仅见于工作负荷量过高时,但在有严重心脏病的患者,其收缩压不会随运动量的增加而升高。因此,患者在收缩压下降前完成的运动量是其心脏病严重程度的有用指标。
3. 当患者的心率增加到根据患者年龄预测的最大心率的 80% 时,常规上停止试验。最大心率等于 220 减去患者的年龄。有严重心脏病的患者通常不能达到最大预测心率的 80%,其能达到的最高心率是评估患者心脏状况的另一个有用指标。当然,记录患者可能正在接受的治疗情况也很重要,因为 β- 阻滞剂会限制心率的正常增加。
4. 心律失常发生时应立即停止试验。应用运动试验诱发心律失常已在第 3 章讨论过。许多患者在运动中会出现室性期前收缩,如果不是频发或成对出现,可以忽略。
5. 任何一个导联的 ST 段压低达到 4mm,时均应停止试验。任一导联 ST 段水平性压低 2mm 通常是诊断心肌缺血的指标("阳性"试验);如果试验的目的是为了证实或排除心绞痛的诊断,那么一旦出现上述指标,就不应继续试验。但这个试验对了解患者到底能承受多大的运动量可能是有用的,如果这是试验的目的,而且如果患者的症状不严重,有必要继续进行试验。

对运动试验时心电图变化的解释

运动试验的最终报告应写明试验的全过程、达到的运动负荷、最大心率和最大收缩压、停止试验的原因,以及对于出现的任何心律失常或 ST 段变化的描述。

如果运动试验中 ST 段水平性压低 2mm 或更多,并且静息时恢复,那么这个运动试验通常被认为是心肌缺血"阳性"。如果这些变化伴随心绞痛的出现和消失而出现和消失，则能明确诊断为心肌缺血。图 3.30 和 3.31 显示了同一位患者静息时心电图正常，但运动时有明显的心肌缺血表现。

在运动试验中还能观察到其他心电图变化。图 3.32 和 3.33 是一位几周前有过前壁心肌梗死患者在试验中的心电图。静息时，其前壁导联的 ST 段有持续性抬高；运动时其前壁导联 ST 段抬高更加明显。原因至今仍不能肯定，曾经以为是左心室收缩异常所致，但也有证据提示这只是心肌缺血的另一个心电图表现。无论如何，这无疑是一个异常心电图。

静息时心电图显示 T 波倒置，而运动时 T 波变为直立，这被称为 T 波"伪改善"，这是心肌缺血的征象（图 3.34）。

在运动试验中，上斜性 ST 段压低不是心肌缺血的指标（图 3.35 和 3.36）。但确定 ST 段压低的是上斜性压低还是水平性压低十分困难。

当服用地高辛的患者进行运动试验时也会出现"假阳性"变化。图 3.37 和 3.38 为一位正在接受地高辛治疗的患者的运动试验结果，其冠状动脉造影结果正常。

在被怀疑有冠心病的患者，进行运动试验得到"正确"答案的可能性为 75%。准确地说，运动试验的敏感性为 78%，特异性为 70%。所有试验都会有"假阳性"和"假阴性"结果，这与其敏感性和特异性有关。在中年妇女中，假阳性结果尤为常见。在无症状的受试者中，冠心病的概率低，"假阳性"的概率可能会比"真正阳性"的概率高。而且患者冠心病的可能性越大，阳性结果很可能是"真的"而不是"假的"。统计学（Bayes 定理）看起来很复杂，但最重要的是要记住，运动试验并不是绝对可靠的。

因此，运动试验必须慎重应用和解释。

3 胸痛患者的心电图

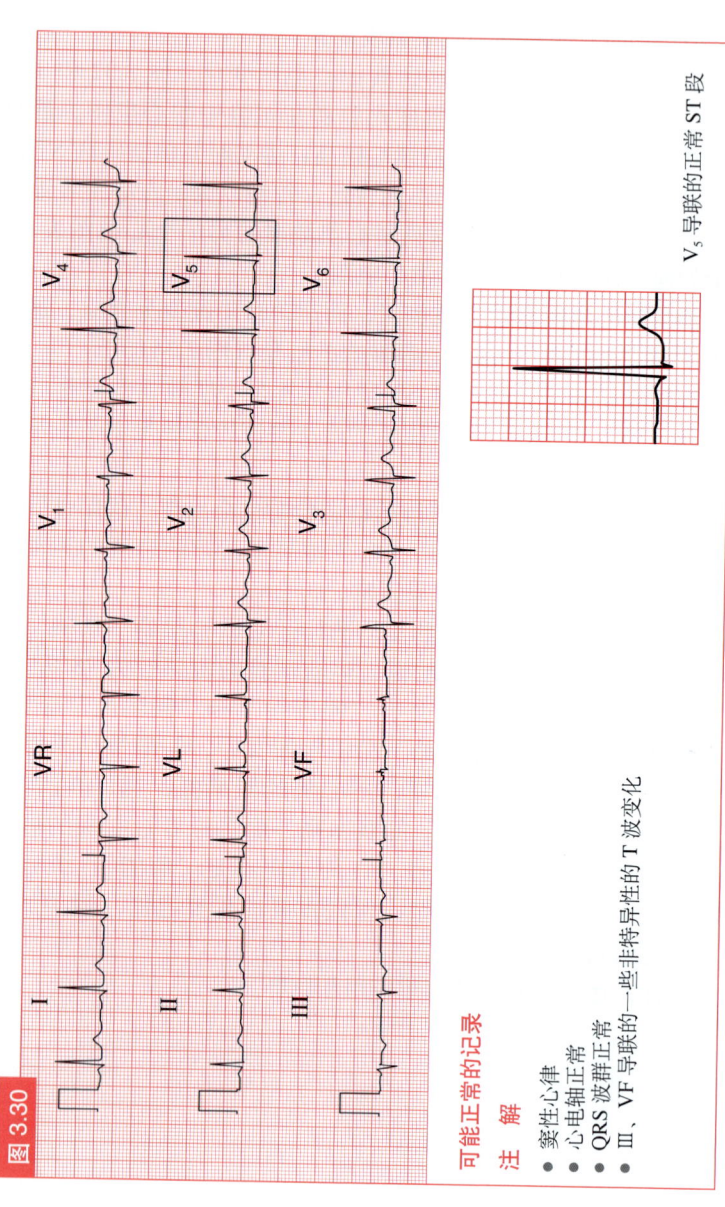

图 3.30

可能正常的记录

注 解
- 窦性心律
- 心电轴正常
- QRS 波群正常
- Ⅲ、VF 导联的一些非特异性的 T 波变化

V_5 导联的正常 ST 段

对运动试验时心电图变化的解释

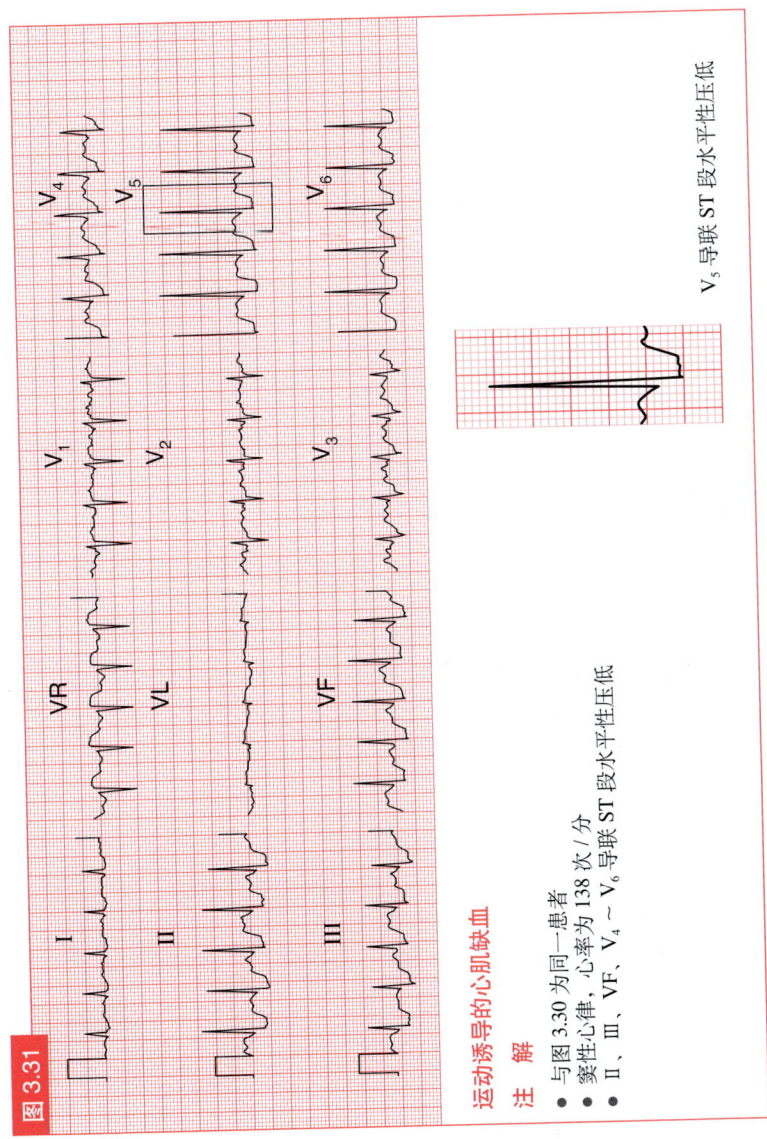

图 3.31

运动诱导的心肌缺血

注 解

- 与图 3.30 为同一患者
- 窦性心律，心率为 138 次/分
- Ⅱ、Ⅲ、VF、$V_4 \sim V_6$ 导联 ST 段水平性压低

3 胸痛患者的心电图

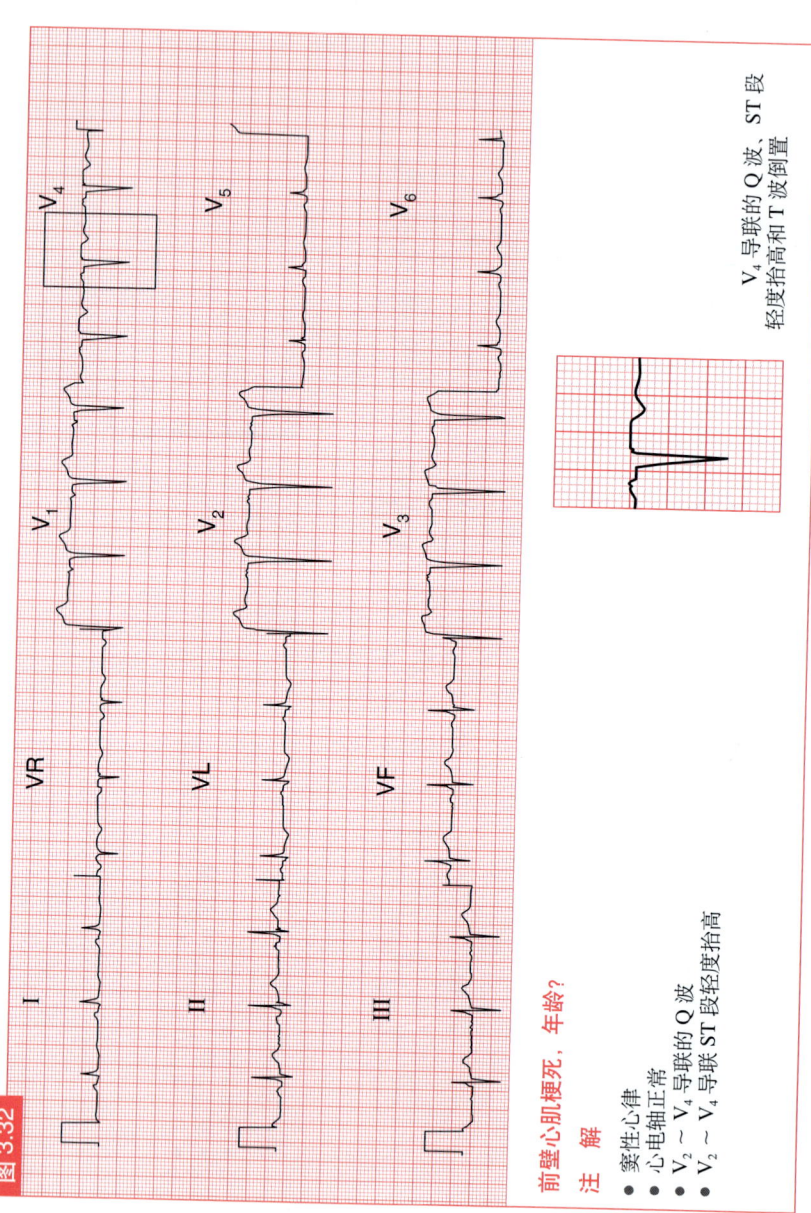

图 3.32

前壁心肌梗死，年龄？

注 解
- 窦性心律
- 心电轴正常
- $V_2 \sim V_4$ 导联的 Q 波
- $V_2 \sim V_4$ 导联 ST 段轻度抬高

V_4 导联的 Q 波，ST 段轻度抬高和 T 波倒置

3 对运动试验时心电图变化的解释

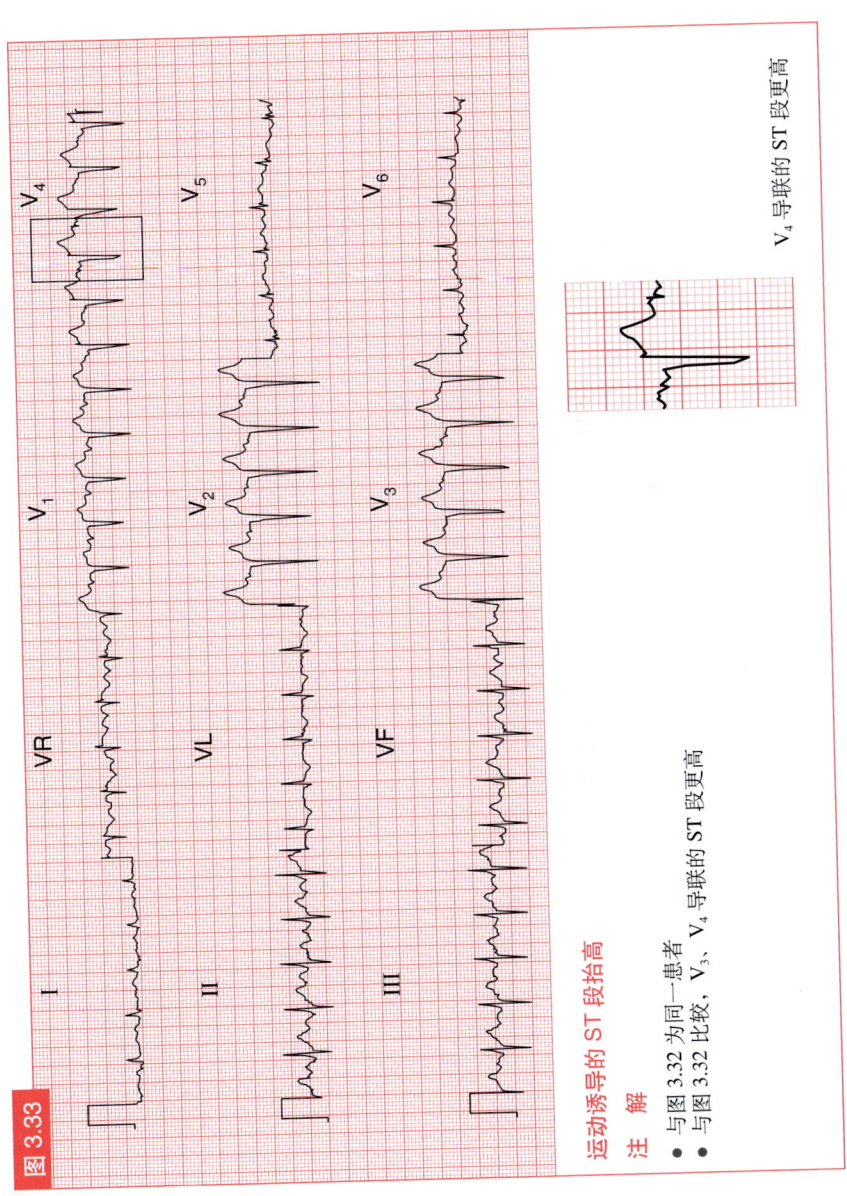

图 3.33 运动诱导的 ST 段抬高

注 解
- 与图 3.32 为同一患者
- 与图 3.32 比较，V_3、V_4 导联的 ST 段更高

V_4 导联的 ST 段更高

3 胸痛患者的心电图

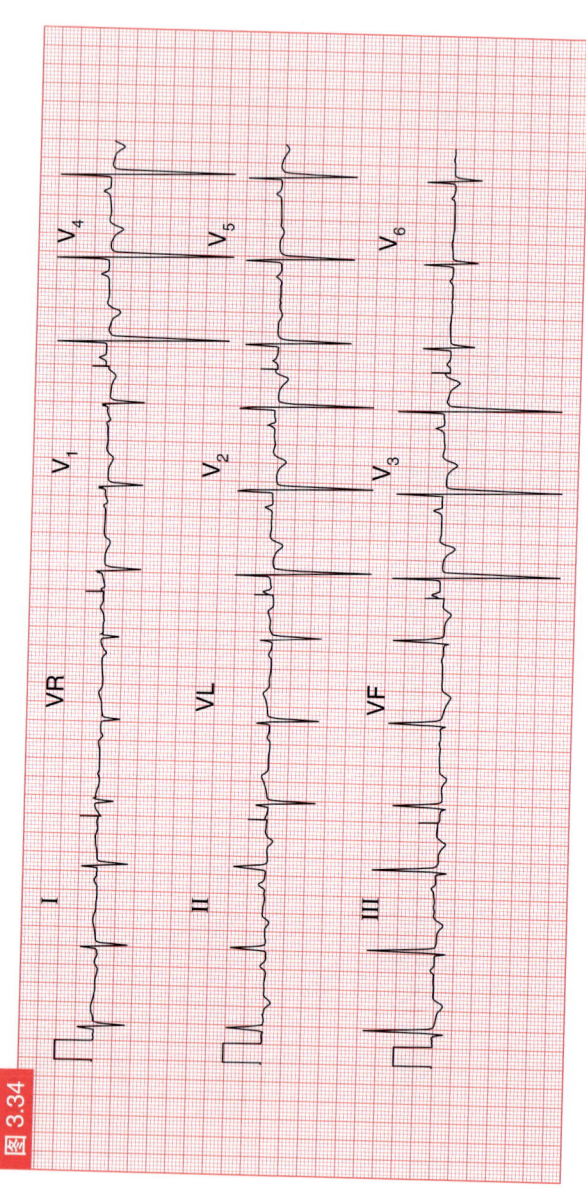

图 3.34

对运动试验时心电图变化的解释

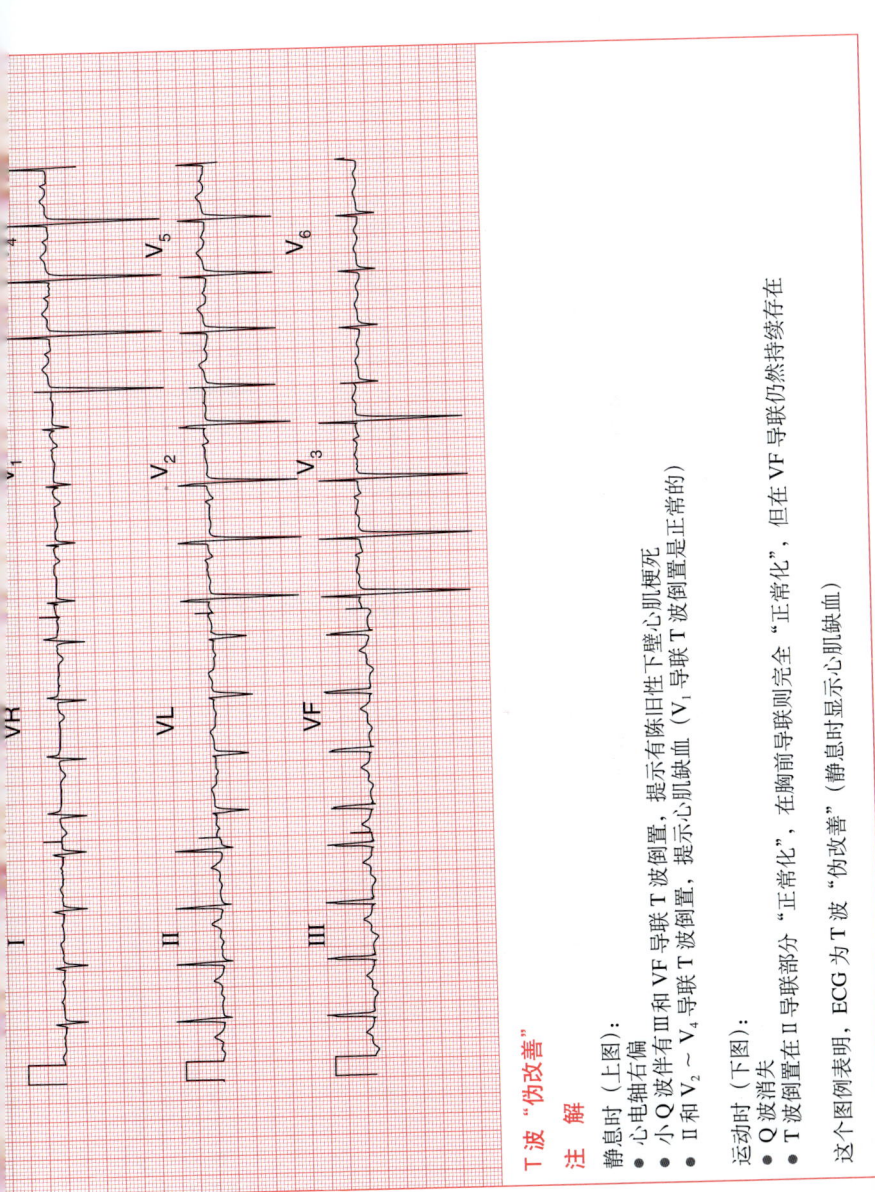

T波"伪改善"

注解

静息时（上图）：
- 心电轴右偏
- 小Q波伴有Ⅲ和VF导联T波倒置，提示有陈旧性下壁心肌梗死
- Ⅱ和V_2～V_4导联T波倒置，提示心肌缺血（V_1导联T波倒置是正常的）

运动时（下图）：
- Q波消失
- T波倒置在Ⅱ导联部分"正常化"，在胸前导联则完全"正常化"，但在VF导联仍然持续存在

这个图例表明，ECG为T波"伪改善"（静息时显示心肌缺血）

279

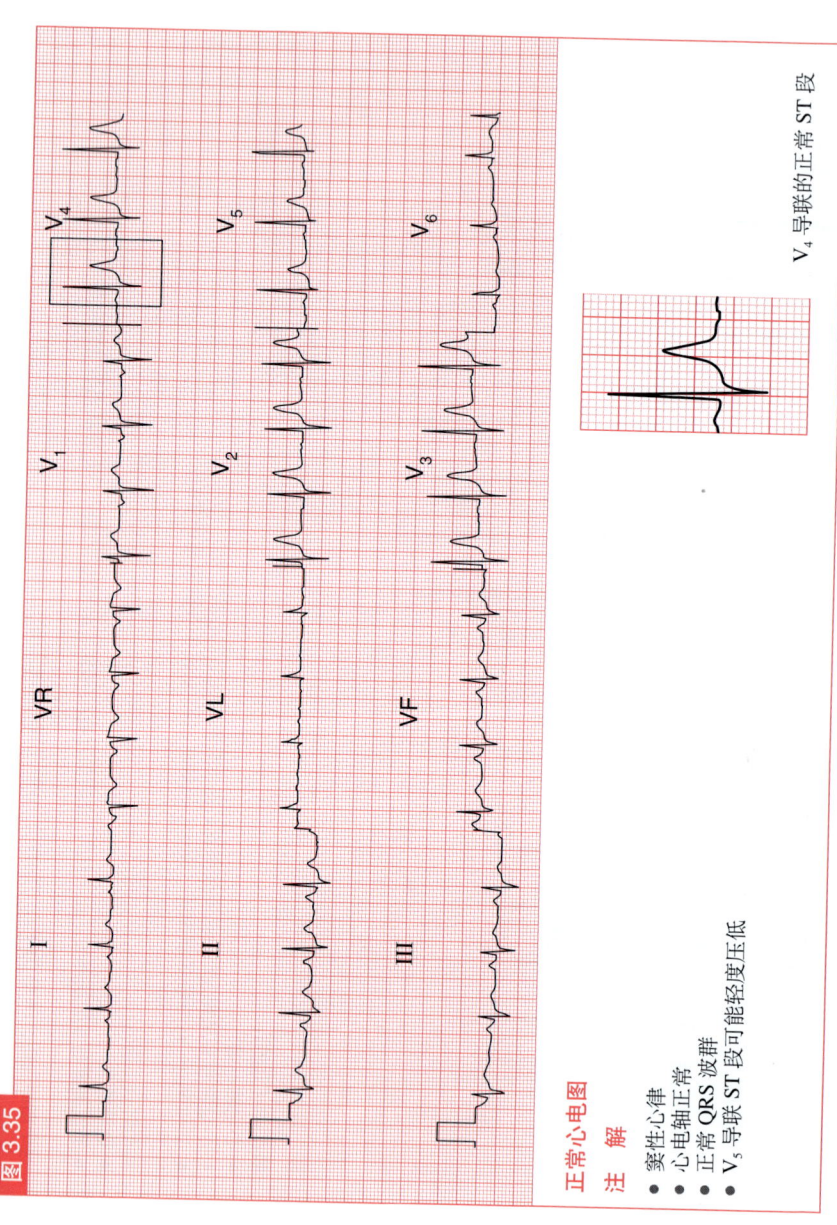

图 3.35 正常心电图

注 解

- 窦性心律
- 心电轴正常
- 正常 QRS 波群
- V_5 导联 ST 段可能轻度压低

V_4 导联的正常 ST 段

3 对运动试验时心电图变化的解释

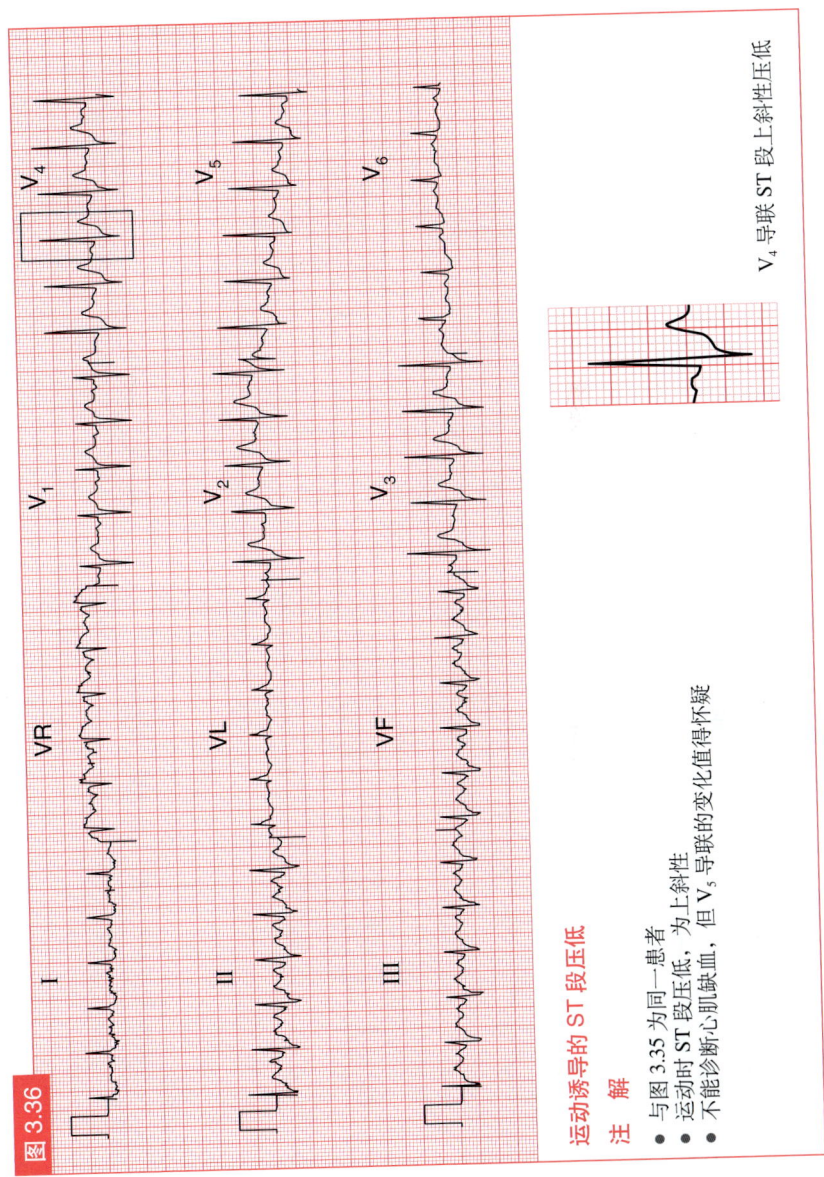

图 3.36 运动诱发的 ST 段压低

注 解
- 与图 3.35 为同一患者
- 运动时 ST 段压低，为上斜性
- 不能诊断心肌缺血，但 V_5 导联的变化值得怀疑

V_4 导联 ST 段上斜性压低

3 胸痛患者的心电图

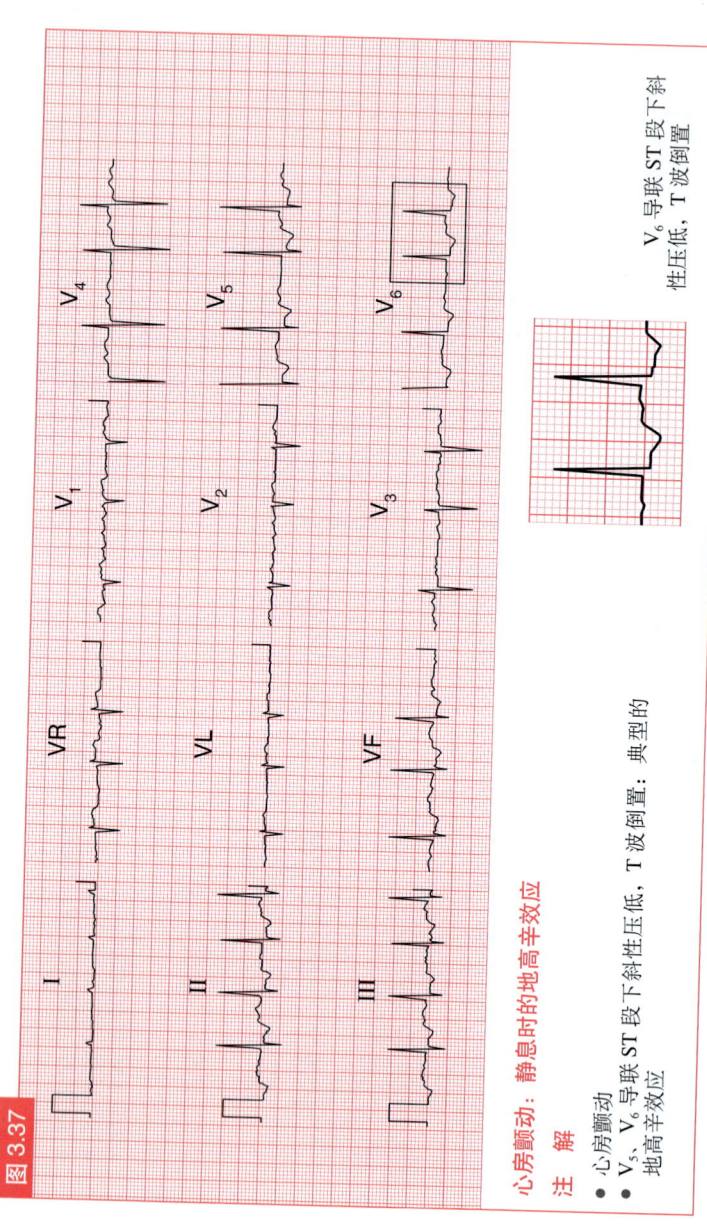

图 3.37

心房颤动:静息时的地高辛效应

注 解
- 心房颤动
- V_5、V_6 导联 ST 段下斜性压低,T 波倒置;典型的地高辛效应
- V_6 导联 ST 段下斜性压低,T 波倒置

3 对运动试验时心电图变化的解释

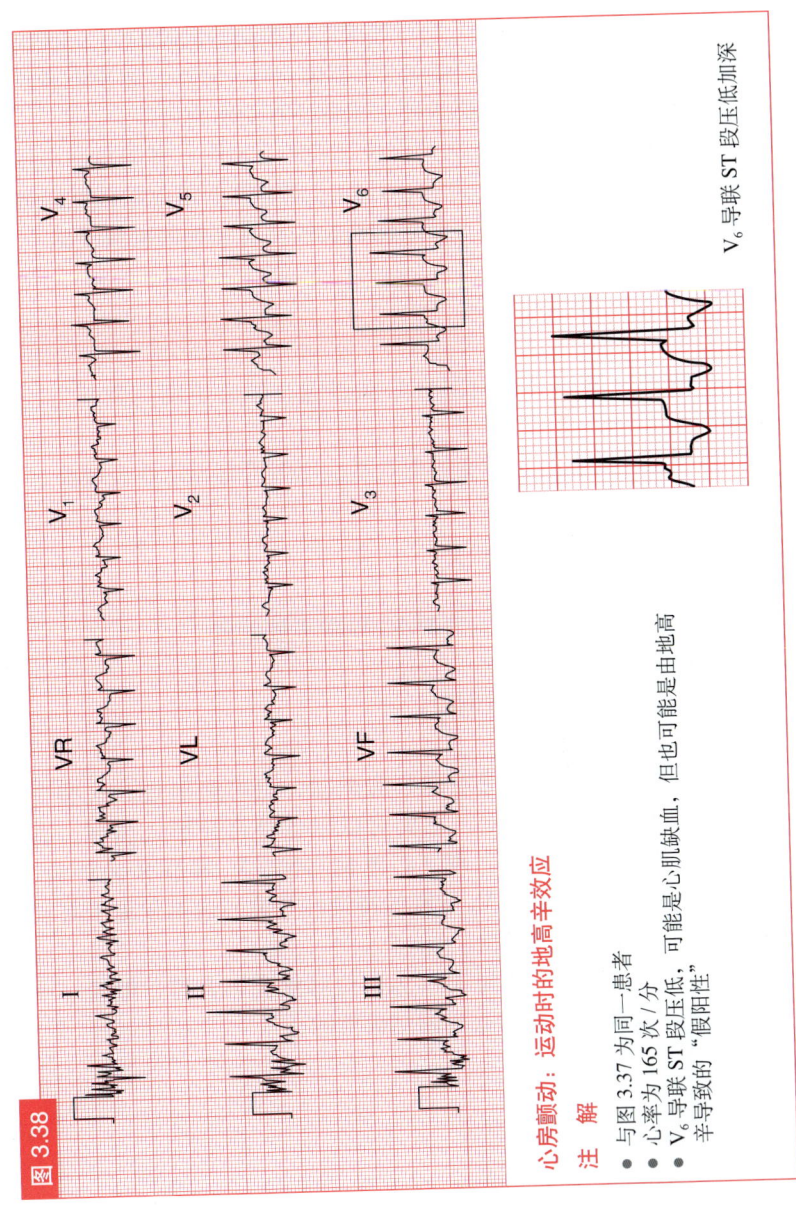

图 3.38

心房颤动：运动时的地高辛效应

注解

- 与图 3.37 为同一患者
- 心率为 165 次/分
- V_6 导联 ST 段压低，可能是心肌缺血，但也可能是由地高辛导致的"假阳性"

V_6 导联 ST 段压低加深

283

运动试验的风险

运动试验时发生室性心动过速或心室颤动的风险约为 1/5000，而发生心肌梗死或猝死的风险约为 1/10 000。另外，如果患者跌倒或跳跃，活动平板机突然关闭，患者还有受伤的风险。

图 3.39、3.40 和 3.41 为同一位患者的心电图，其静息心电图正常，但随着运动试验的进行，开始出现室性期前收缩，然后突然发生心室颤动。这说明进行运动试验需要有完善的抢救设施。

肺栓塞患者的心电图

多数肺栓塞患者会有窦性心动过速，但心电图的其他方面正常。

肺栓塞伴有右心室病变的患者其心电图可有异常性表现：

- 心电轴右偏
- V_1 导联 R 波优势
- $V_1 \sim V_3$ 导联 T 波倒置，有时 V_4 导联 T 波倒置
- RBBB 图形
- Ⅲ 导联出现 Q 波和 T 波倒置

室上性心律失常，特别是心房颤动，也可能出现。这些变化的发生没有特殊的顺序，它们可以以各种合并形式出现。右心室肥大的所有心电图表现（心电轴右偏、V_1 导联 R 波优势、$V_1 \sim V_4$ 导联 T 波倒置、V_6 导联的持续性 S 波）通常仅见于有长期血栓性肺动脉高压患者。

图 3.42、3.43、3.44 和 3.45 为四位肺栓塞患者的心电图——但应记住，大部分患者的心电图是正常的。

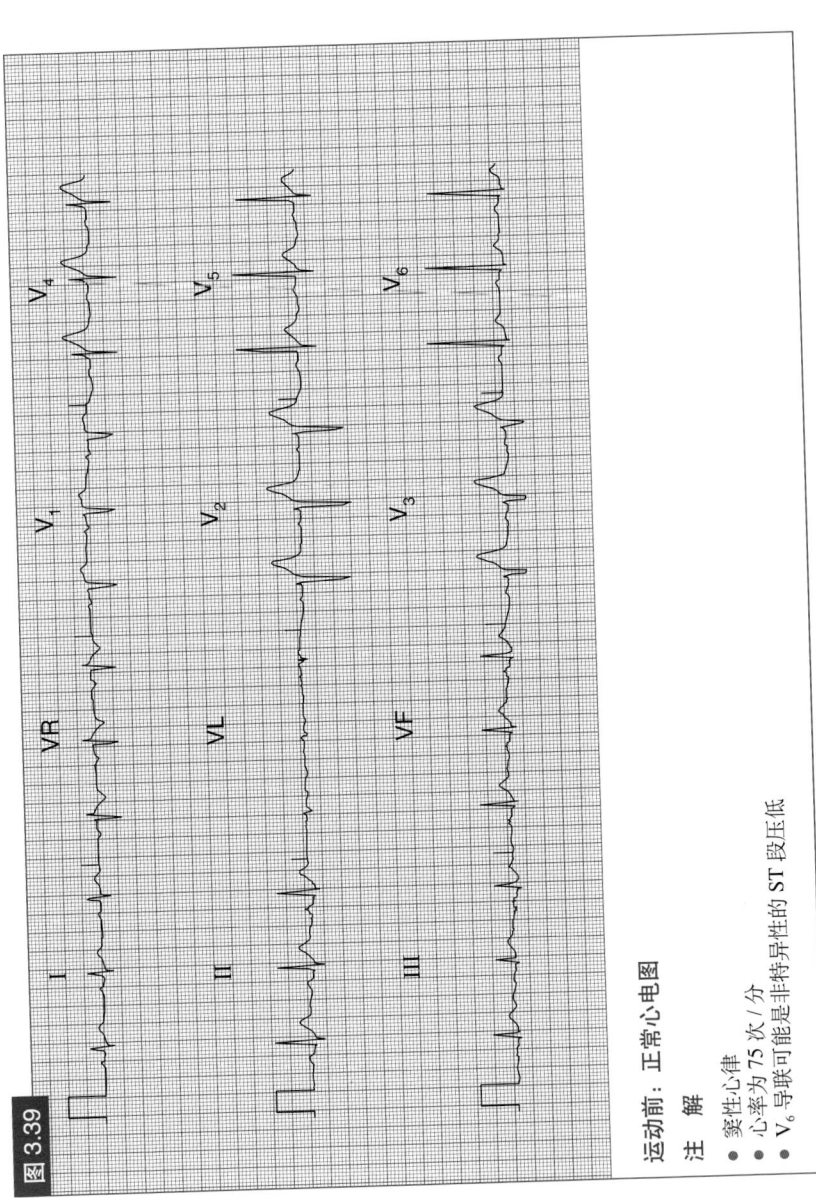

图 3.39

运动前:正常心电图

注 解
- 窦性心律
- 心率为 75 次/分
- V_6 导联可能是非特异性的 ST 段压低

图 3.40

运动诱导的室性期前收缩

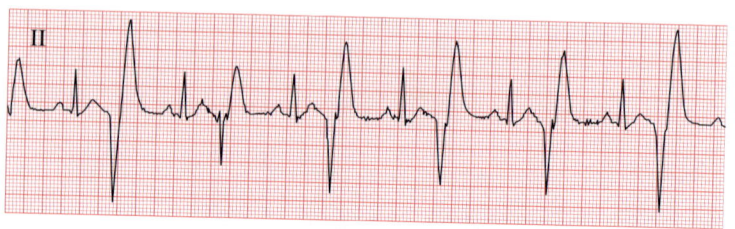

注 解

- 与图 3.39 和 3.41 为同一患者
- 窦性心律伴二联律性室性期前收缩

图 3.41

运动诱导的心室颤动

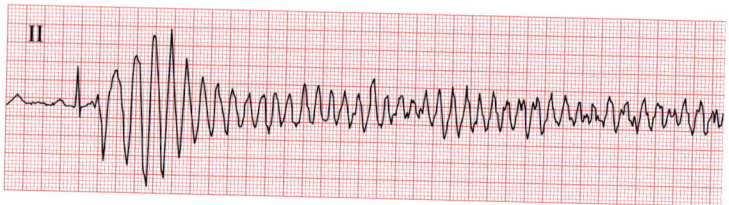

注 解

- 与图 3.39 和 3.40 为同一患者
- 一个窦性心搏后出现了一个室性期前收缩伴"R on T"现象
- 少数几个室性心动过速心搏后出现了心室颤动

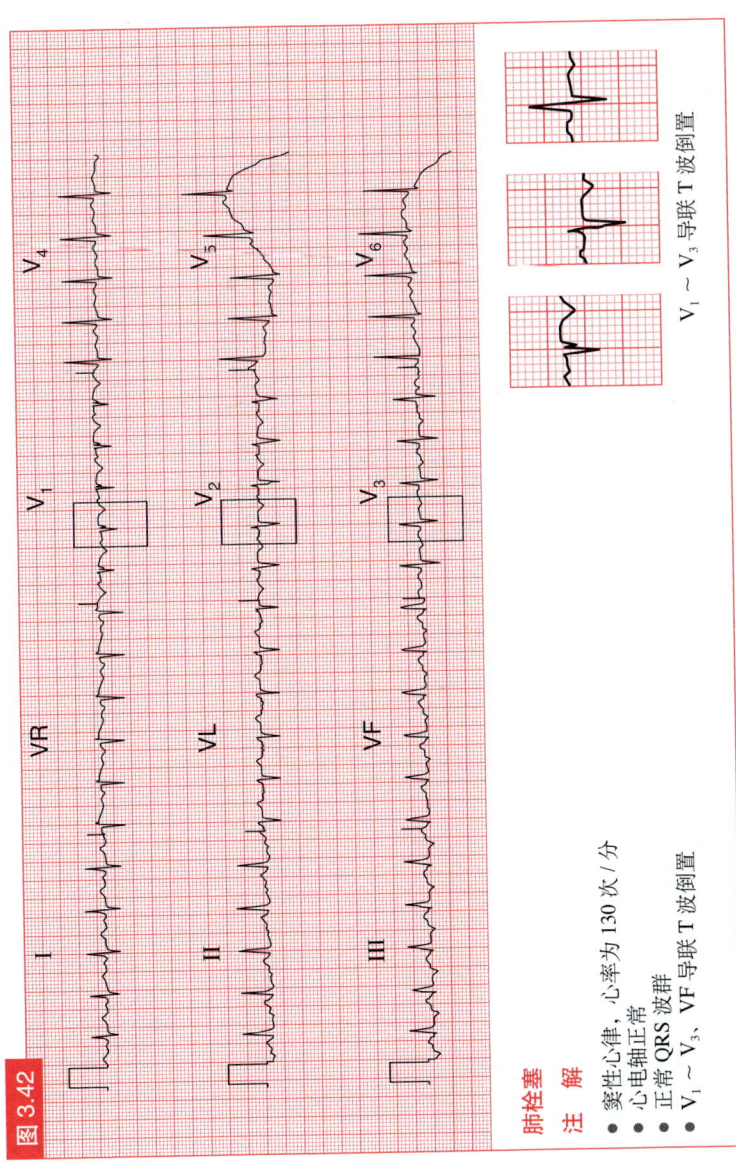

图 3.42 肺栓塞

注 解
- 窦性心律，心率为 130 次/分
- 心电轴正常
- 正常 QRS 波群
- $V_1 \sim V_3$、VF 导联 T 波倒置

$V_1 \sim V_3$ 导联 T 波倒置

3 胸痛患者的心电图

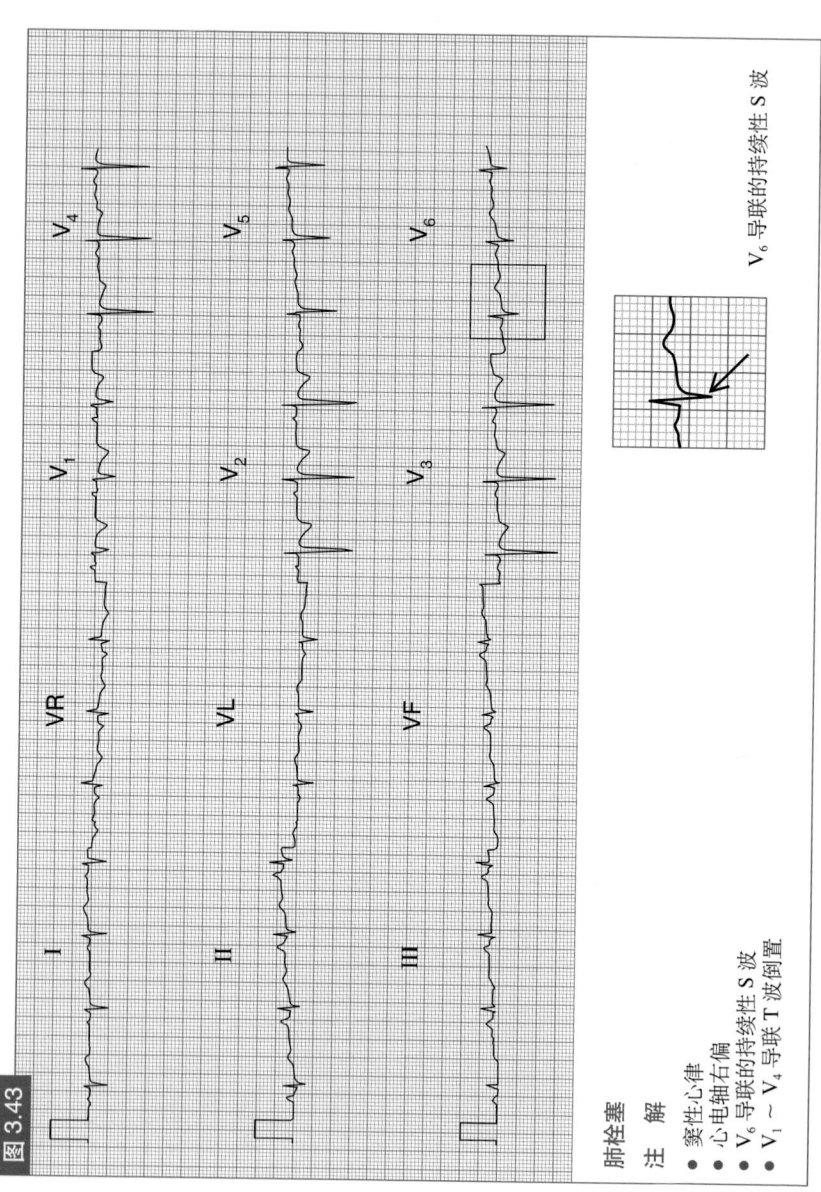

图 3.43

肺栓塞

注 解
- 窦性心律
- 心电轴右偏
- V_6 导联的持续性 S 波
- $V_1 \sim V_4$ 导联 T 波倒置

3 运动试验的风险

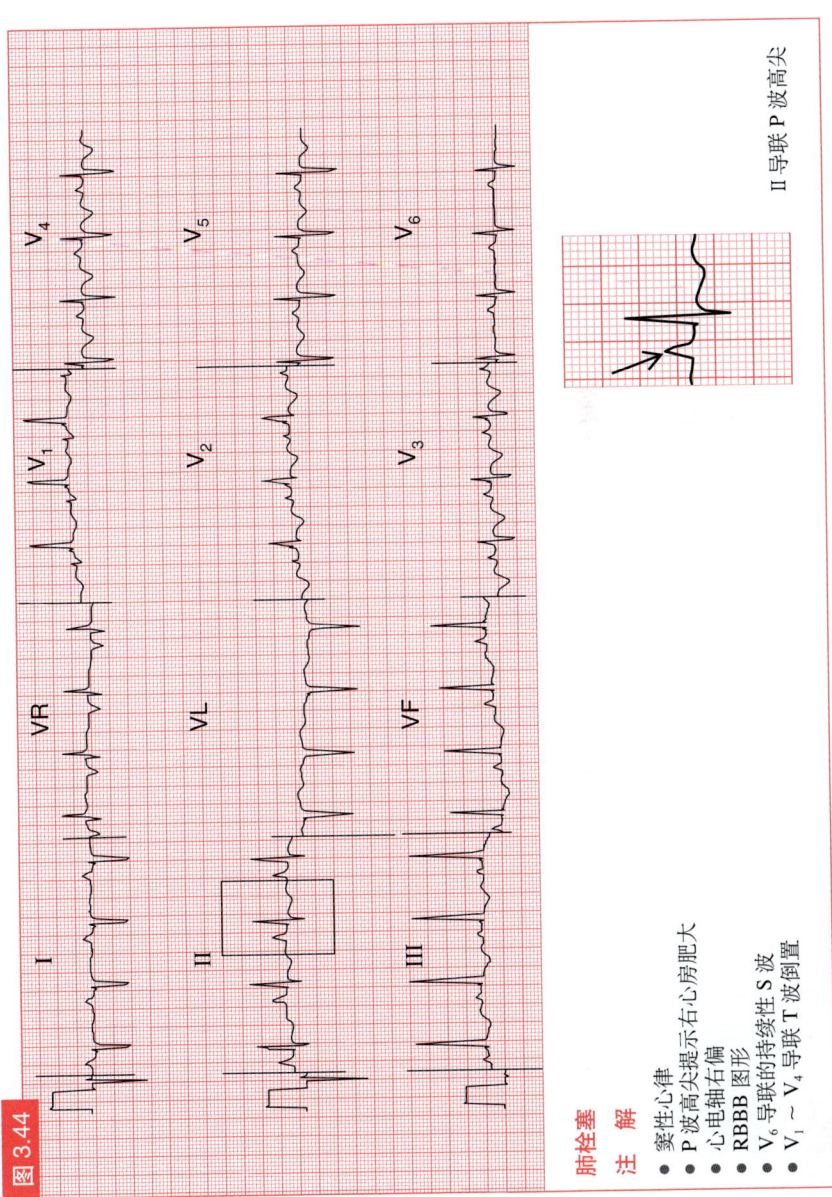

图 3.44

肺栓塞

注 解

- 窦性心律
- P 波高尖提示右心房肥大
- 心电轴右偏
- RBBB 图形
- V_6 导联的持续性 S 波
- $V_1 \sim V_4$ 导联 T 波倒置

II 导联 P 波高尖

3 胸痛患者的心电图

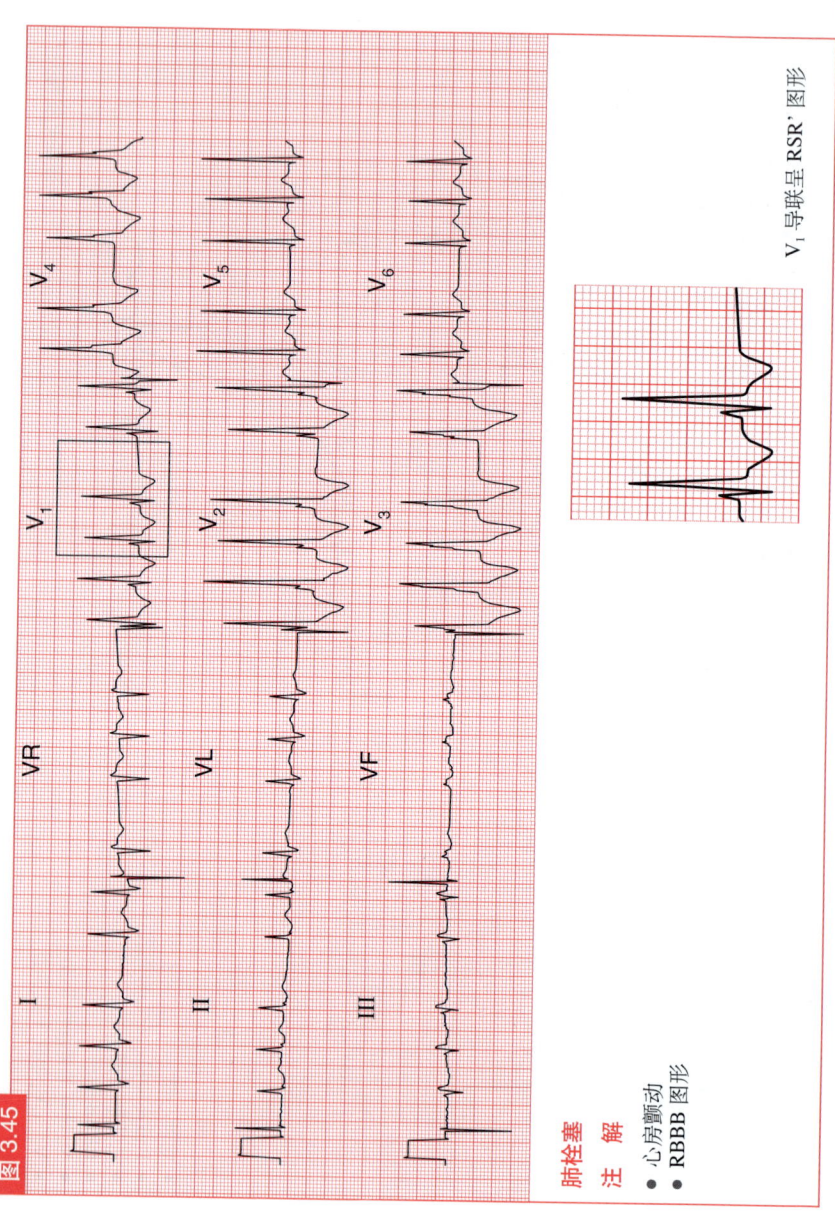

图 3.45

肺栓塞

注 解

- 心房颤动
- RBBB 图形
- V_1 导联呈 RSR' 图形

其他原因胸痛患者的心电图

心包炎

心包炎通常可引起大多数导联 ST 段抬高（图 3.46）。这种心电图改变也为此可能提示心肌梗死；但在心包炎，ST 段抬高不回落，也不存在 Q 波。这种心电图变化实际上是极其少见的：大多数心包炎患者的心电图要么正常，要么有 ST 段 /T 波的非特异性变化。

主动脉瓣狭窄和主动脉夹层

主动脉瓣狭窄是心绞痛的一个重要病因，心电图显示左心室肥大（图 3.47）。但是，心电图对左心室肥大的诊断并不可靠，第 4 章还将进一步讨论左心室肥大和心肌缺血之间鉴别诊断上的困难。

胸痛患者的心电图显示左心室肥大，也提示存在主动脉夹层的可能性。

3 胸痛患者的心电图

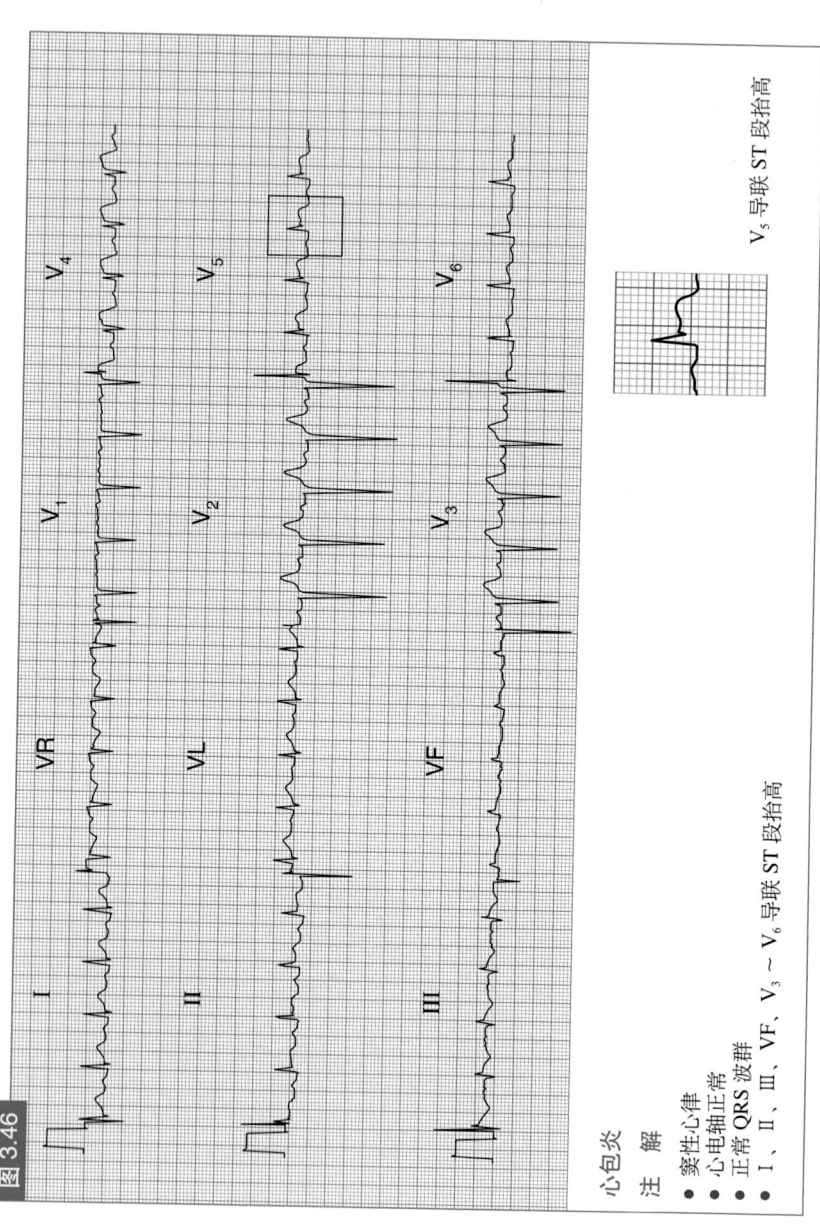

图 3.46

心包炎

注 解
- 窦性心律
- 心电轴正常
- 正常 QRS 波群
- Ⅰ、Ⅱ、Ⅲ、VF、$V_3 \sim V_6$ 导联 ST 段抬高

V_5 导联 ST 段抬高

3 主动脉瓣狭窄和主动脉夹层

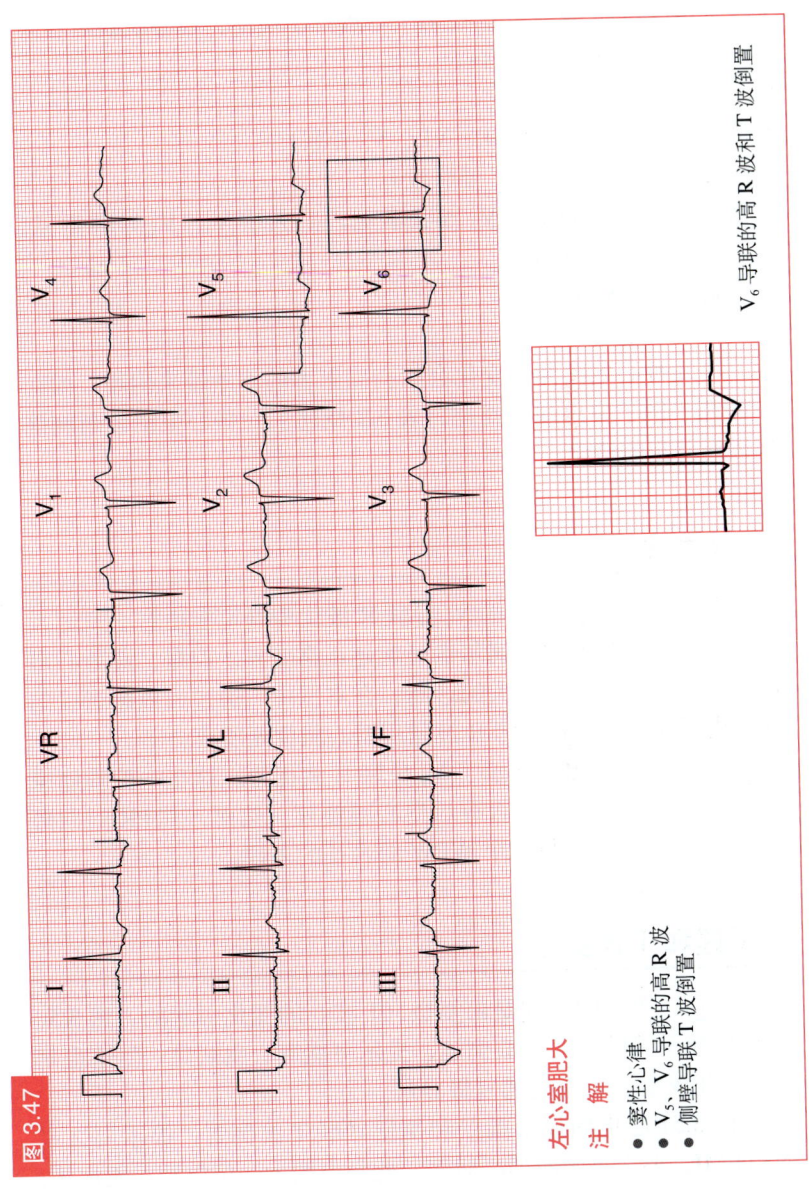

图 3.47

左心室肥大

注 解

- 窦性心律
- V_5、V_6 导联的高 R 波
- 侧壁导联 T 波倒置

V_6 导联的高 R 波和 T 波倒置

293

心电图诊断心肌缺血易犯的错误

心电图的正常变异已在第 1 章进行了描述。与心肌缺血容易混淆的主要心电图表现有：

- 间隔部 Q 波（主要在 II、VL、V_6 导联）
- III 导联有 Q 波，而 VF 导联没有
- 前壁导联 T 波倒置（V_2 导联常见，黑人中 V_2、V_3 导联常见，有时 V_4 导联也可见）
- "高起点" ST 段

有几种心电图异常变化会给胸痛患者的诊断带来困难，如在下面几个例子中出现的问题。表 3.2 概述了一些心电图诊断胸痛病因时易犯的错误。

R 波改变

图 3.48 心电图显示的 V_1 导联 R 波优势既可能由右心室肥大或后壁心肌梗死所致，偶尔也可能是正常变异。但是，此处心电轴正常不支持右心室肥大的诊断。在本例中，通过回顾患者以前的心电图，可知这种优势 R 波是后壁心肌梗死所致。

图 3.49 心电图也显示了 V_1 导联 R 波优势。这在一位胸痛患者，可能又要考虑到是否有后壁心肌梗死。然而，其 PR 间期短并有 delta 波，故这是一个 WPW 综合征的表现。

ST 段和 T 波变化

然而，更多的问题是由复极（T 波）的变化引起的。图 3.50 心电图显示侧壁导联 T 波倒置，提示可能有心肌缺血，但这也是一个 WPW 综合征常见的复极异常。

图 3.51 心电图显示前壁和侧壁导联 T 波倒置，提示要么是 NSTEMI，要么是肥厚型心肌病。此心电图为一位白种、无症状、无心律失常或心脏病家族史的特殊患者的心电图。其心脏超声心动图无心肌病表现，其冠状动脉造影正常，其运动时心电图恢复

3 ST 段和 T 波变化

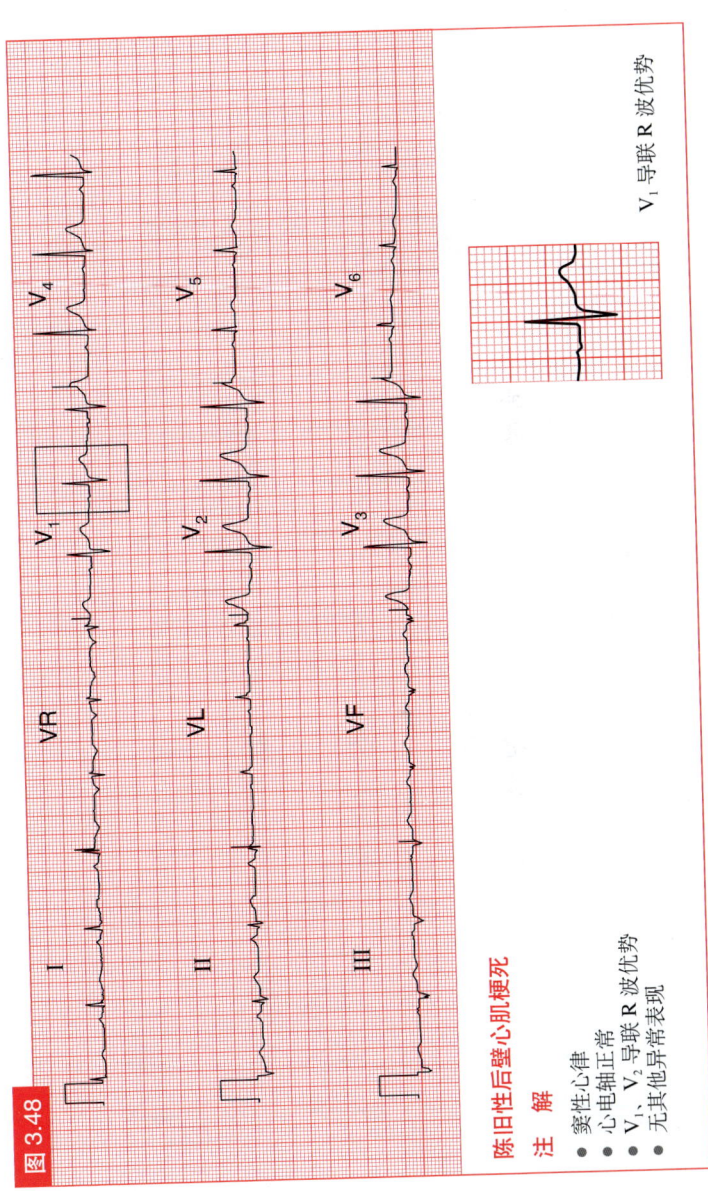

图 3.48 陈旧性后壁心肌梗死

注 解
- 窦性心律
- 心电轴正常
- V_1、V_2 导联 R 波优势
- 无其他异常表现

胸痛患者的心电图

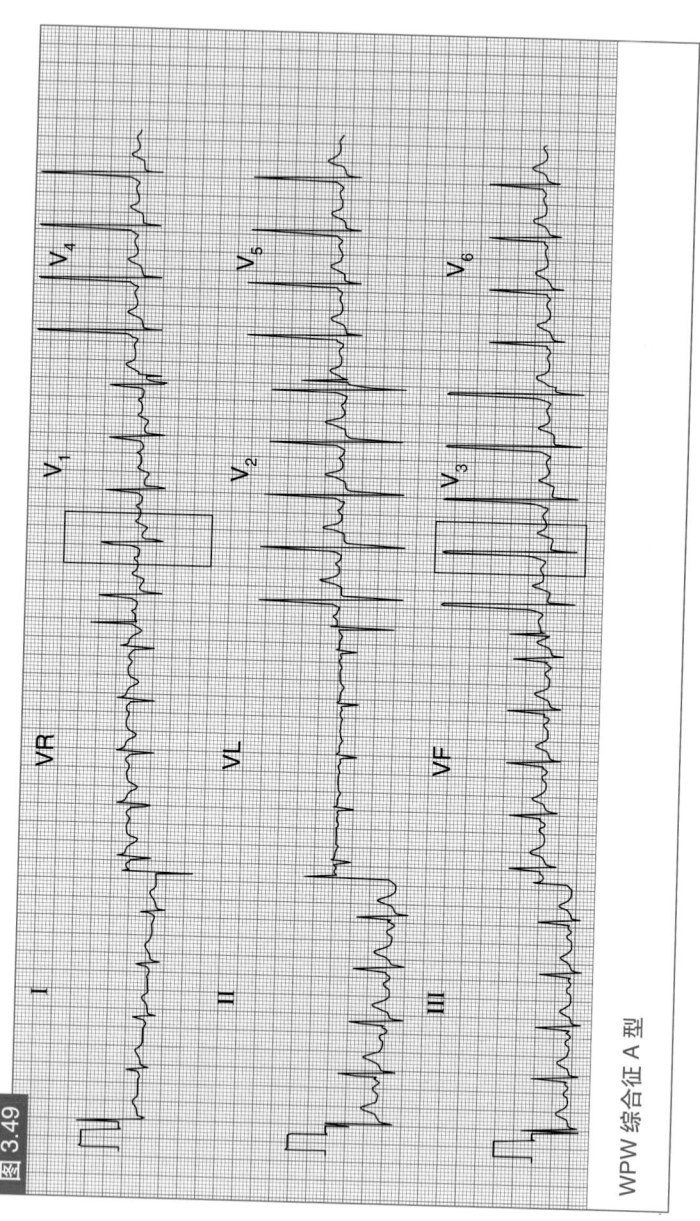

图 3.49

WPW 综合征 A 型

ST 段和 T 波变化

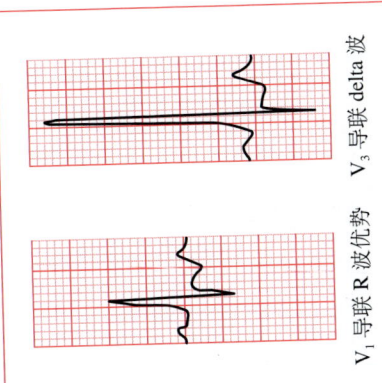

V₁ 导联 R 波优势　　V₃ 导联 delta 波

注　解
- 窦性心律
- PR 间期短
- QRS 波群起始粗钝
- V₁ 导联 R 波优势：WPW 综合征 A 型

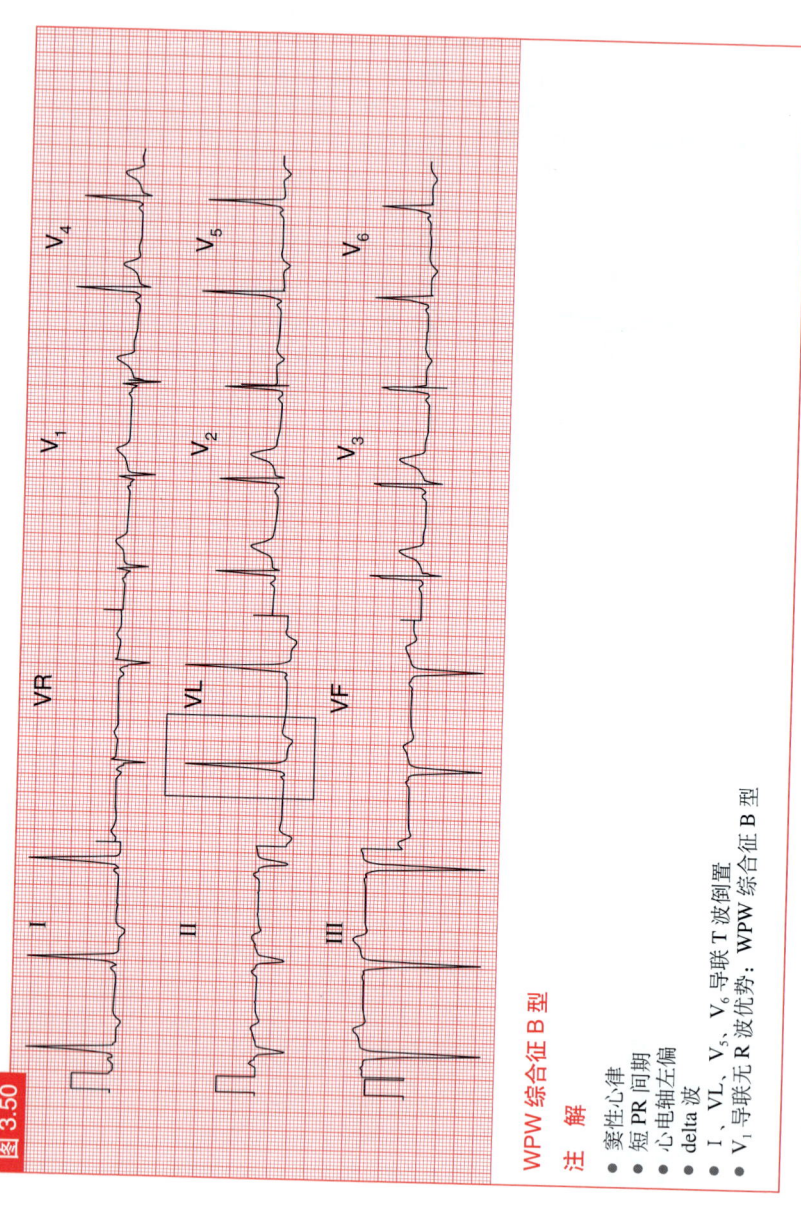

图 3.50

WPW 综合征 B 型

注 解

- 窦性心律
- 短 PR 间期
- 心电轴左偏
- delta 波
- Ⅰ、VL、V_5、V_6 导联 T 波倒置
- V_1 导联无 R 波优势：WPW 综合征 B 型

ST 段和 T 波变化

VL 导联短 PR 间期和 delta 波

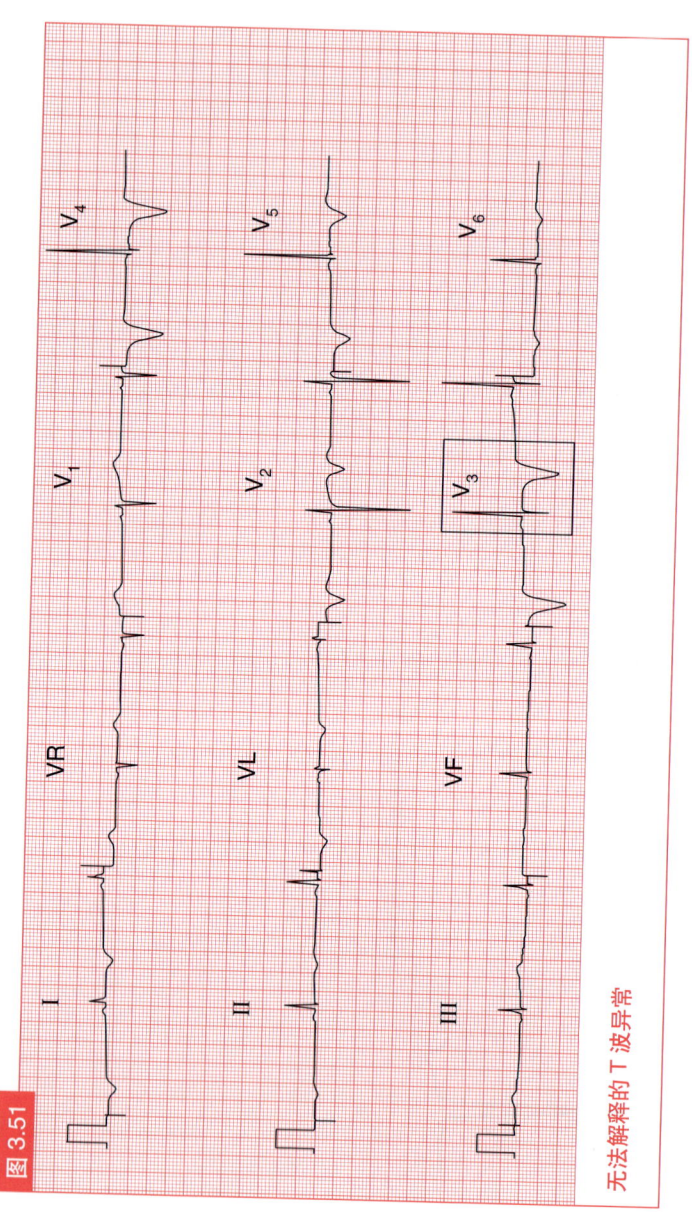

图 3.51 无法解释的 T 波异常

ST 段和 T 波变化

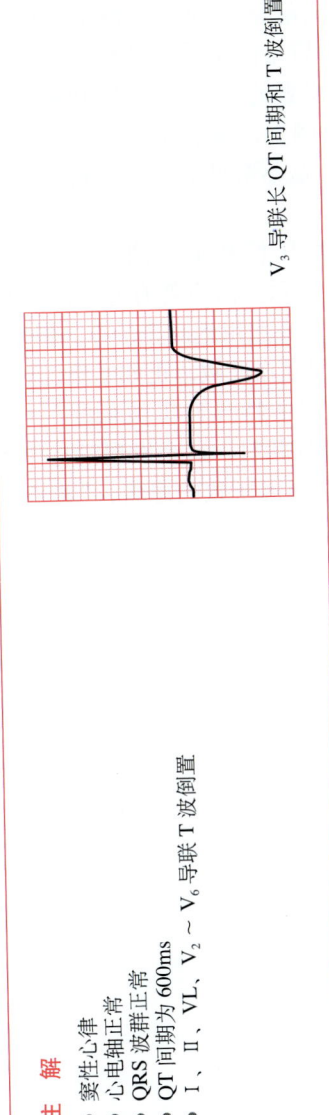

V_3 导联长 QT 间期和 T 波倒置

注 解
- 窦性心律
- 心电轴正常
- QRS 波群正常
- QT 间期为 600ms
- Ⅰ、Ⅱ、VL、V_2~V_6 导联 T 波倒置

正常，故其 T 波倒置和长 QT 间期仍然无法解释。

侧壁心肌缺血和左心室肥大的心电图鉴别极其困难。图 3.52 心电图显示侧壁导联 T 波倒置，Ⅲ和 VF 导联有小的 Q 波，提示可能有陈旧性下壁心肌梗死，而且胸前导联 QRS 波群不是特别高。然而，该患者的侧壁导联 T 波倒置是由左心室肥大所致。

图 3.53 为一位有轻度高血压的患者的心电图，其 QRS 波群高（见第 4 章），并见侧壁导联 T 波倒置，提示左心室肥大。但是，其 V_3 和 V_4 导联也有 T 波倒置，这不常见于左心室肥大。该患者其实是左冠状动脉主干严重狭窄。

地高辛治疗能引起 ST 段下斜性压低和 T 波倒置（见第 5 章），特别是在侧壁导联，如图 3.54 所示。由患者有心房颤动而心室率得到控制的事实可推断，患者正在服用地高辛治疗。但是，V_3 和 V_4 导联的 T 波倒置更可能是心肌缺血所致，正如本例。

心电图上一个极常见的发现是"非特异性 T 波低平"（图 3.55）。当患者十分健康且心脏无临床症状时，这个发现没有什么意义。然而，在胸痛似乎是由心源性病因所致的患者，"非特异性"ST 段/T 波改变可能意味着心肌缺血。

ST 段和 T 波变化

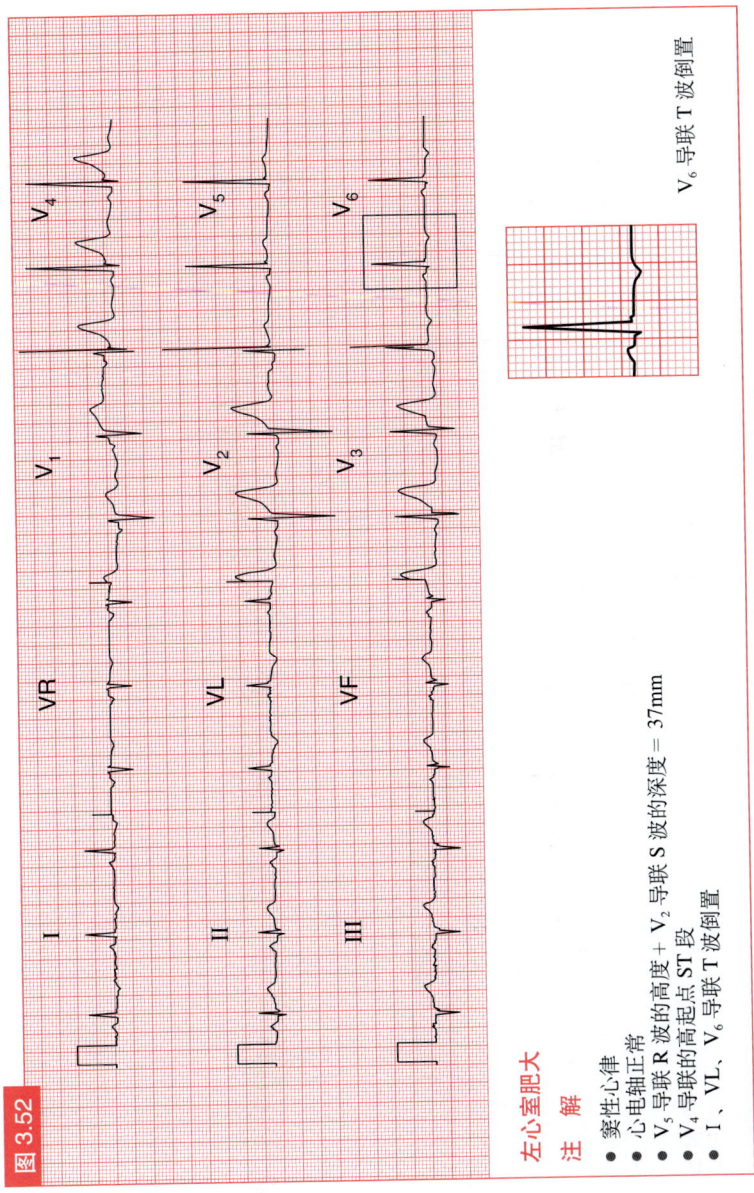

图 3.52

V₆ 导联 T 波倒置

左心室肥大

注 解

- 窦性心律
- 心电轴正常
- V₅ 导联 R 波的高度 + V₂ 导联 S 波的深度 = 37mm
- V₄ 导联的高起点 ST 段
- I、VL、V₆ 导联 T 波倒置

3 胸痛患者的心电图

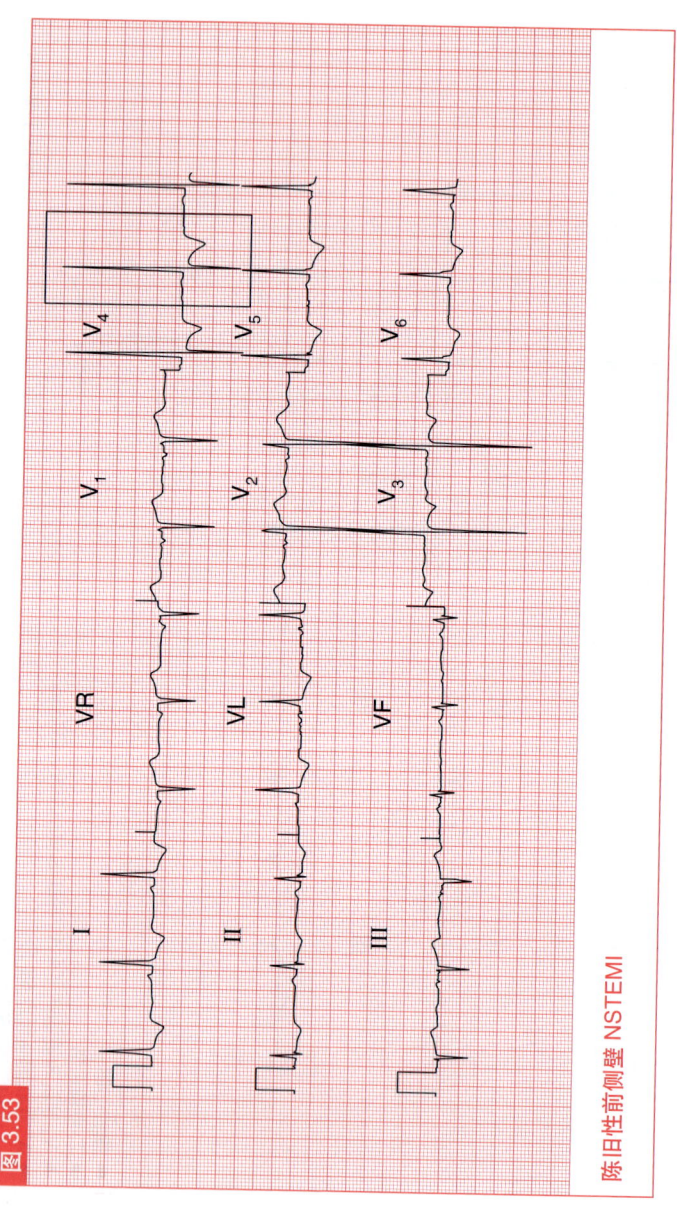

图 3.53 陈旧性前侧壁 NSTEMI

ST 段和 T 波变化

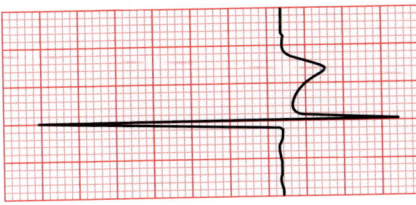

V₄ 导联 T 波倒置

注 解
- 窦性心律
- 心电轴正常
- 高 QRS 波群
- Ⅰ、VL、V₃～V₆ 导联 T 波倒置，但在 V₄ 导联比在 V₆ 导联更明显

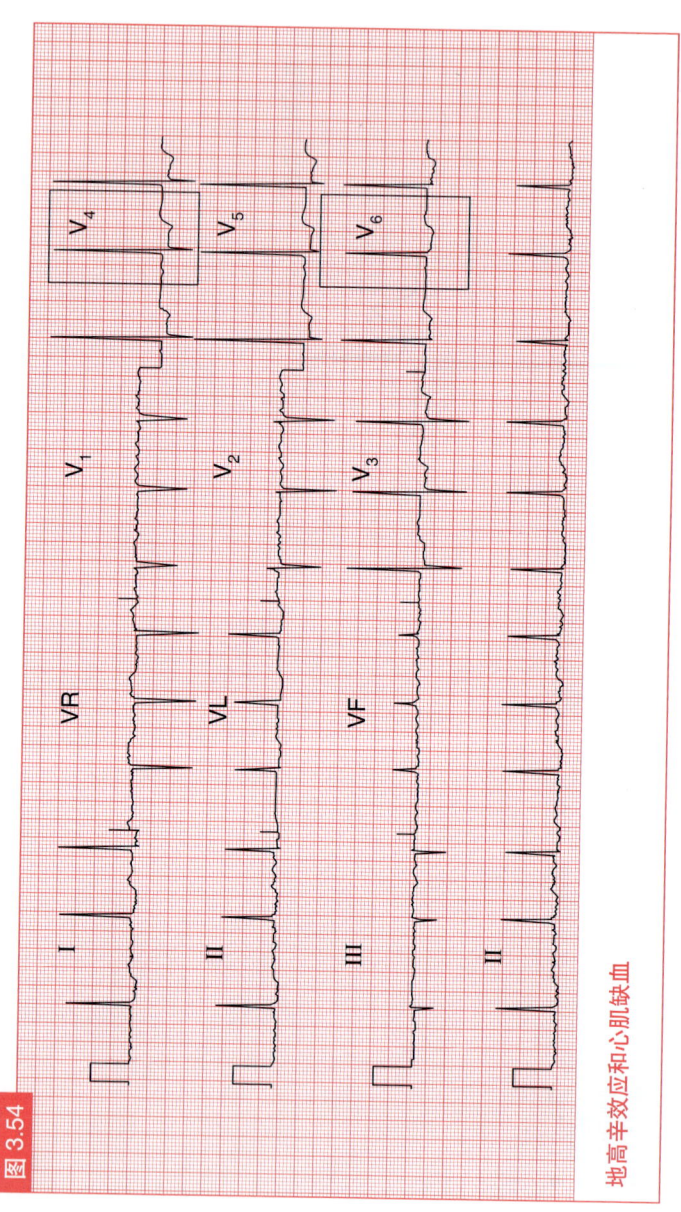

图 3.54 地高辛效应和心肌缺血

ST 段和 T 波变化

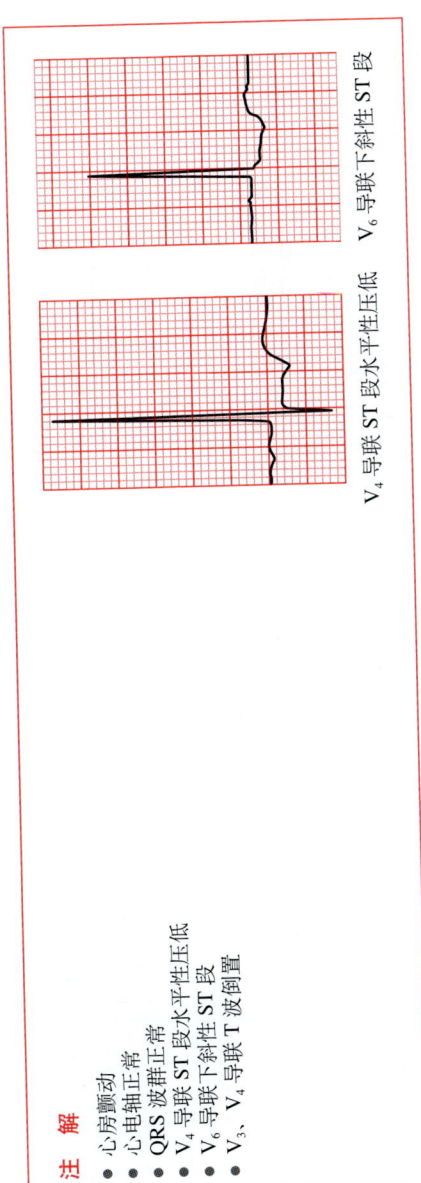

注　解
- 心房颤动
- 心电轴正常
- QRS 波群正常
- V_4 导联 ST 段水平性压低
- V_6 导联下斜性 ST 段
- V_3、V_4 导联 T 波倒置

3 胸痛患者的心电图

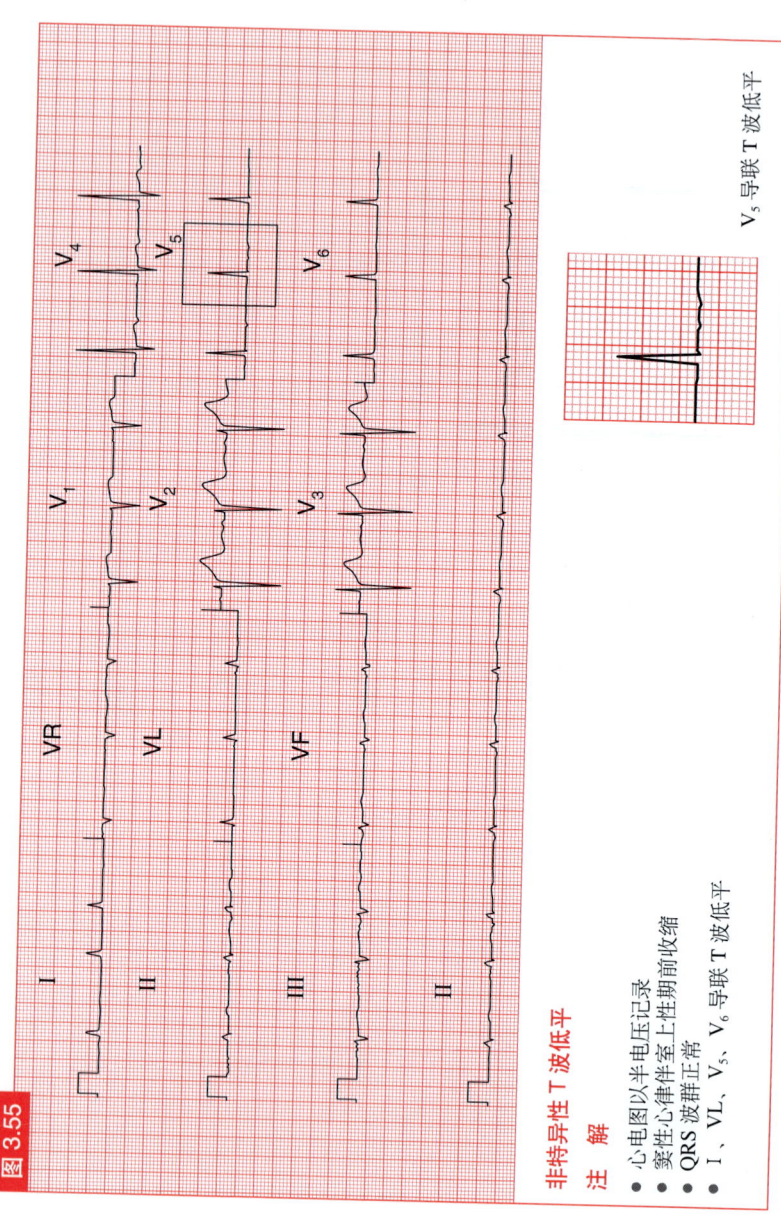

图 3.55

非特异性 T 波低平

注 解

- 心电图以半电压记录
- 窦性心律伴室上性期前收缩
- QRS 波群正常
- I、VL、V_5、V_6 导联 T 波低平

表 3.2 心电图诊断胸痛易犯的错误

疾病	心电图表现	容易混淆的疾病
心电图正常	III 导联有 Q 波,但 VF 导联没有 $V_1 \sim V_3$ 导联 T 波倒置(尤其在黑人中)	下壁心肌梗死 前壁心肌梗死
左心室肥大	侧壁导联 T 波倒置	心肌缺血
右心室肥大	V_1 导联 R 波优势 $V_1 \sim V_3$ 导联 T 波倒置	后壁心肌梗死 前壁心肌梗死
WPW 综合征	$V_2 \sim V_5$ 导联 T 波倒置	前壁心肌梗死
肥厚型心肌病	$V_2 \sim V_5$ 导联 T 波倒置	前壁心肌梗死
蛛网膜下腔出血	各导联 T 波倒置	心肌缺血
地高辛效应	下斜性 ST 段压低或 T 波倒置,尤其在 $V_5 \sim V_6$ 导联	心肌缺血

诊疗对策

应该记住,尽管有时心电图对胸痛的诊断是极为有用的,但并不经常这样。病史和一定的体格检查要重要得多。

提示心肌梗死的急性胸痛

胸痛患者的治疗是不同的,取决于心电图显示的是 ST 段抬高(STEMI)还是非 ST 段抬高(NSTEMI)。这两种类型的患者都可以说有"急性冠状动脉综合征",虽然这个术语现在好像已成为 NSTEMI 的同义词。

STEMI 的心电图在第一小时或第二小时可能是正常的,因此,为了区分 STEMI 和 NSTEMI,应至少每小时重复记录一次 12 导联心电图,直到诊断明确。同时应立即采血测定血肌钙蛋白(T 或 I)和 CK-MB 水平。然而,重要的是要记住,血肌钙蛋白水平可能会到 12 小时才上升,所以在胸痛发作 12 小时内,其测试结果呈阴性不作为参考标准。

STEMI

STEMI 患者需要立即经皮行冠状动脉介入治疗（PCI）或溶栓治疗。

NSTEMI

对于 NSTEMI 患者，应立即给予阿司匹林、低分子量肝素、氯吡格雷、β- 阻滞剂（无禁忌证者）、他汀类药物和硝酸盐治疗。

NSTEMI 有两种风险类别可识别，是为了进行不同的后续治疗。

高危患者有：

- 持续性或复发性胸痛
- ST 段压低
- 糖尿病
- 肌钙蛋白水平升高
- 血流动力学不稳定
- 节律不稳定。

除了上述的基础治疗，这些患者还要在做冠状动脉造影后至出院前静脉输注 Ⅱb/Ⅲa 糖蛋白抑制剂。对于不稳定的患者，需要紧急行血管造影。大多数高危患者往往需要紧急进行血管成形术或心脏搭桥手术。

低危患者包括有以下所有特点的患者：

- 无反复发作的胸痛
- 心电图显示 T 波倒置、T 波低平或无心电图改变
- 12 小时后肌钙蛋白水平正常。

这类患者肝素可以停止使用，但 β- 阻滞剂、硝酸盐类、阿司匹林、他汀类药物和氯吡格雷需要继续使用。尽快进行运动试验，以评估冠状动脉疾病的可能性和严重性。基于运动试验结果和临床特征，决定是否需要进行冠状动脉造影及其紧迫性。

长期治疗

对于所有患者，进行积极的危险因素管理是很重要的，如戒烟、控制体重和定期运动。另外，阿司匹林、β-阻滞剂、他汀类药物需要长期服用，氯吡格雷至少需要服用 9 个月。

急性胸痛患者的其他检查

除非是气胸或其他原因的胸膜炎或动脉瘤破裂，胸部 X 线片很少有帮助。似乎不应让患者滞留在急诊科等待 X 线检查。用便携式设备做 X 线检查意义不大。

如果怀疑有心包炎，可做超声心动图检查，因为大多数心包炎患者会有心包渗出液，易于检测出来。心包炎基础病因决定后续的治疗。框 3.4 列出了引起心包炎的可能原因。

超声心动图检查还可能有助于主动脉夹层的诊断，但不可靠——对于这类疾病，CT 扫描可能是必要的进一步检查。超声心动图对可疑肺栓塞的诊断也有帮助，因为它能显示右心室扩张。

框 3.4　心包炎的病因

- 病毒
- 细菌性（包括结核）
- 心肌梗死后 Dressler 综合征
- 恶性肿瘤
- 尿毒症
- 急性风湿热
- 黏液性水肿
- 结缔组织病
- 放射治疗

慢性胸痛

只要患者病史确定，无论慢性或间歇性胸痛，都必须进行检查和处置。如果可能是心绞痛，但静息时的心电图正常，则运动试验也许有助于确定诊断，并给出心绞痛严重性的粗略估计。

硝酸甘油舌下含服 0.5mg 的试验有助于心绞痛的诊断，在心绞痛情况下，应该鼓励患者尝试和预防性地使用这种药物。β-阻滞剂是预防心绞痛的一线药物。如果患者不能服用 β-阻滞剂（如因为哮喘），则应以钙通道阻滞剂开始治疗，如氨氯地平。尼可地尔和伊伐布雷定也可能是有用的，尤其是在患者不能耐受其他药物时。这些药物可以联合使用，或使用长效的硝酸盐类药物（如单硝酸异山梨醇）替代这类药物中的一种。两类药物的联合使用有时候是有益的，但再增加第三类药物很少能有更多的益处。二级预防措施，包括阿司匹林和他汀类药物的应用，都是必不可少的。

如果考虑进行冠状动脉旁路移植术或经皮冠状动脉腔内成形术，那么冠状动脉造影是必需的检查。所以如果虽然已给予最大限度的内科治疗，但患者仍有症状，则需要进一步检查。对于运动试验中低负荷就出现强阳性指征（如 Bruce 2 级或更少，ST 段压低 3mm）的年轻人来说，冠状动脉造影也是必需的检查。

呼吸困难患者的心电图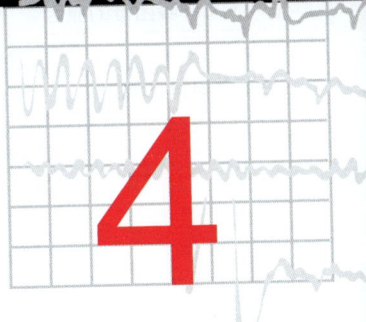

病史和体征	313
节律问题	315
左心受累的心电图	315
左心房肥大患者的心电图	315
左心室肥大患者的心电图	321
类似左心室肥大患者的心电图	329
右心受累的心电图	338
右心房肥大患者的心电图	338
右心室肥大患者的心电图	338
诊疗对策	346

病史和体征

呼吸困难有许多种病因（框4.1）。每一个人偶尔都会有呼吸困难，但有身体不适或体重超重的人比其他人有更多的呼吸困难。呼吸困难也可由焦虑产生，而它若是由身体疾病所致，则重要的病因有贫血、心脏病和肺病；多种病因的合并也常见。病史最重要的作用是有助于确定患者是否确实有身体疾病，如果有，要确定是哪个系统受到影响。

心脏病的呼吸困难要么是由于肺充血致肺硬度增加所致，要么是肺水肿所致。肺充血发生于左心房压力增高时。左心房压力增高是由二尖瓣狭窄或左心室衰竭所致。肺水肿发生于左心房压力超过血清蛋白胶体渗透压时。

4 呼吸困难患者的心电图

框 4.1　呼吸困难的原因

	潜在病因
生理性的和心理性的	• 缺乏锻炼 • 肥胖 • 妊娠 • 运动器官疾病（包括强直性脊柱炎和神经系统疾病） • 焦虑
心脏病 左心室衰竭	• 心肌缺血 • 二尖瓣反流 • 主动脉瓣狭窄 • 主动脉瓣反流 • 先天性心脏病 • 心肌病 • 心律失常
左心房压力增高	• 二尖瓣狭窄 • 心房黏液瘤
肺病	• 慢性阻塞性肺疾病 • 任何间质性肺疾病（如感染、肿瘤、渗出） • 肺栓塞 • 胸膜渗出 • 气胸
心包疾病	• 限制性心包炎
贫血	

充血性心力衰竭（右心室衰竭继发于左心室衰竭）与肺心病（右心室衰竭继发于肺病）难以鉴别。这两种疾病的患者都有呼吸困难，都与肺爆破音相关——肺水肿导致左心衰竭及肺病导致肺心病时，患者可能都有端坐呼吸。心力衰竭时，端坐呼吸是由于原来聚集到腿部的血液返回到有效的血液循环中。在有肺病（特别是慢性阻塞性气道疾病）的患者，其端坐呼吸是因为需要膈肌参与。肺充血和肺病都能引起弥散性呼吸困难。因此，心脏病或肺病的诊断需要依靠阳性的鉴别指标，可从病史或体征中获取。

呼吸困难患者的心电图其主要价值在于：显示患者有无心

脏病，以及是左侧心脏还是右侧心脏受累。心电图在识别节律异常（即可能导致左心室损害，进而产生呼吸困难）和左心室受累的疾病上——特别是在心肌缺血方面是最好的——有其独到的作用。心电图完全正常的患者不大可能有左心室衰竭，当然也有例外。肺病最终将影响右心室，可能引起心电图提示有严重肺病的变化。因此，与提示呼吸困难的病理原因一样，心电图通过显示心脏受累的部位同样有助于诊断。

节律问题

心脏节律的突然变化是呼吸困难的常见原因，甚至是明显的肺水肿的常见原因。心律失常可能是阵发性的，所以患者体检时可能是窦性心律。有突发呼吸困难的患者可能没有意识到发生了心律失常。当突发呼吸困难和心悸同时存在时，需要明确呼吸困难和心悸哪个在先——心悸跟随呼吸困难出现可能是由于焦虑导致窦性心动过速所致。图 4.1 是一位因心房颤动发生肺水肿患者的心电图。

不太惹人注意的节律异常也能产生呼吸困难，特别是运动过程中出现的呼吸困难。快、慢两种节律异常都可以产生呼吸困难。图 4.2 为一位运动时出现了呼吸困难的患者的心电图，部分原因是由于出现了二联律室性期前收缩，导致心输出量显著降低，因其有效心率只有其心电图上记录的心率（76 次 / 分）的一半。

左心受累的心电图

左心房肥大患者的心电图

左心房肥大会引起 P 波双峰。左心房肥大而无左心室肥大是由二尖瓣狭窄引起的典型病变，故这种双峰 P 波有时又被称为"二尖瓣型 P 波"。但这是一种误导，因为大多数心电图有双峰 P 波的患者要么有心电图上表现不明显的左心室肥大，要么有——或许这种情况更常见——完全正常的心脏。因此，双峰 P 波不是左心房肥大的实用指标。

图 4.3 是一位有双峰 P 波提示左心房肥大患者的心电图。其

4 呼吸困难患者的心电图

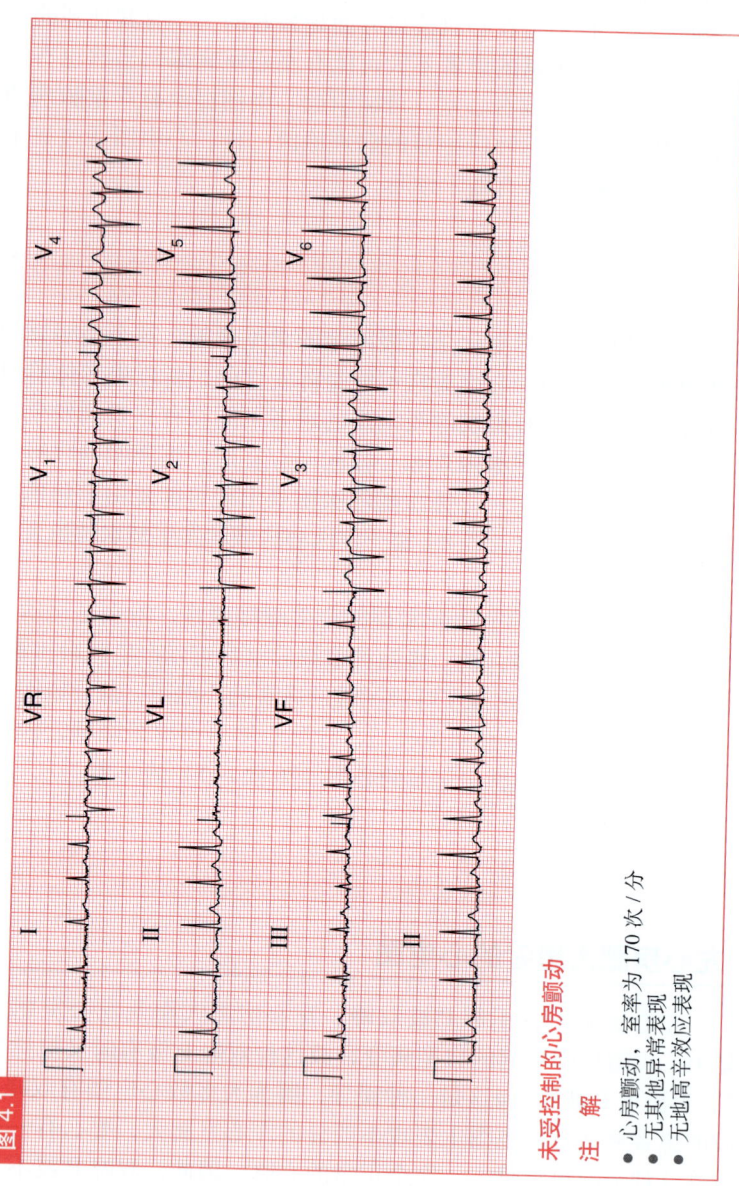

图 4.1

未受控制的心房颤动

注 解
- 心房颤动,室率为 170 次 / 分
- 无其他异常表现
- 无地高辛效应表现

左心房肥大患者的心电图 4

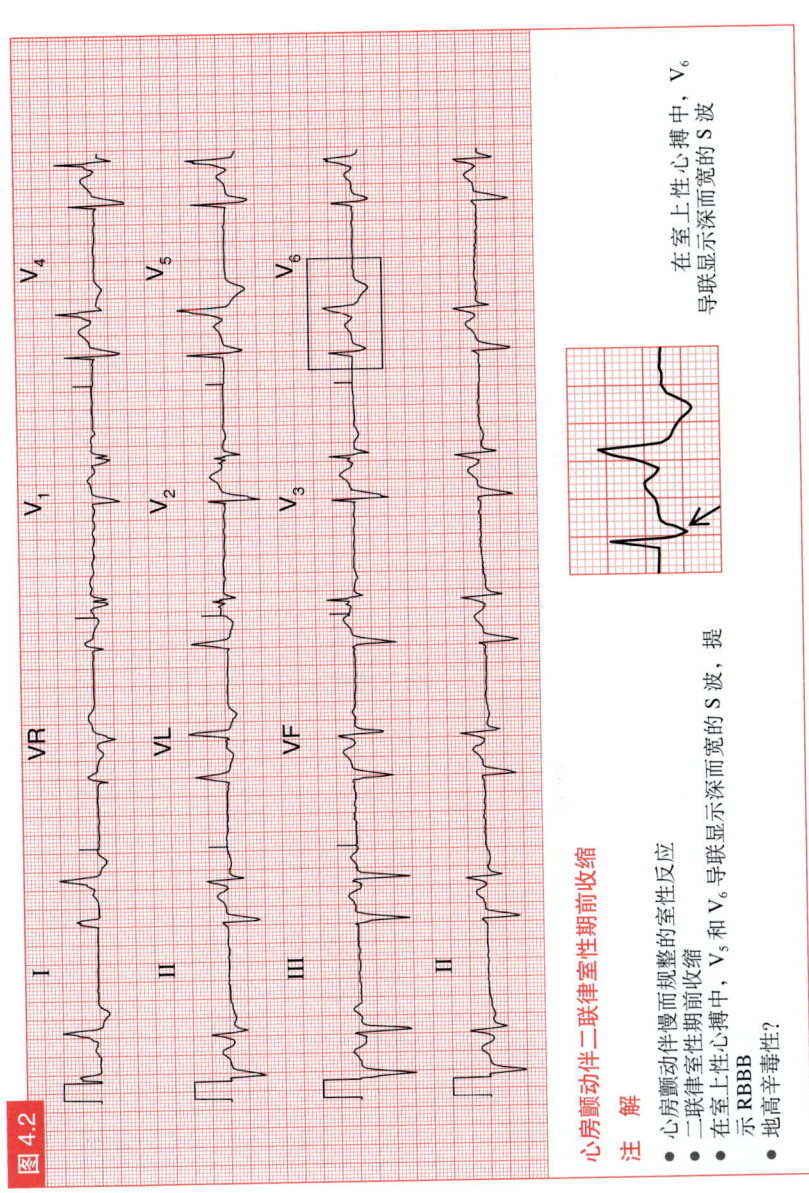

图 4.2

心房颤动伴二联律室性期前收缩

注 解

- 心房颤动伴慢而规整的室性反应
- 二联律室性期前收缩
- 在室上性心搏中，V_5 和 V_6 导联显示深而宽的 S 波，提示 RBBB
- 地高辛毒性？

在室上性心搏中，V_6 导联显示深而宽的 S 波

左心房肥大已被超声心动图证实，该患者还有高血压引起的向心性左心室肥大。

严重的二尖瓣狭窄通常——但不总是——会引起心房颤

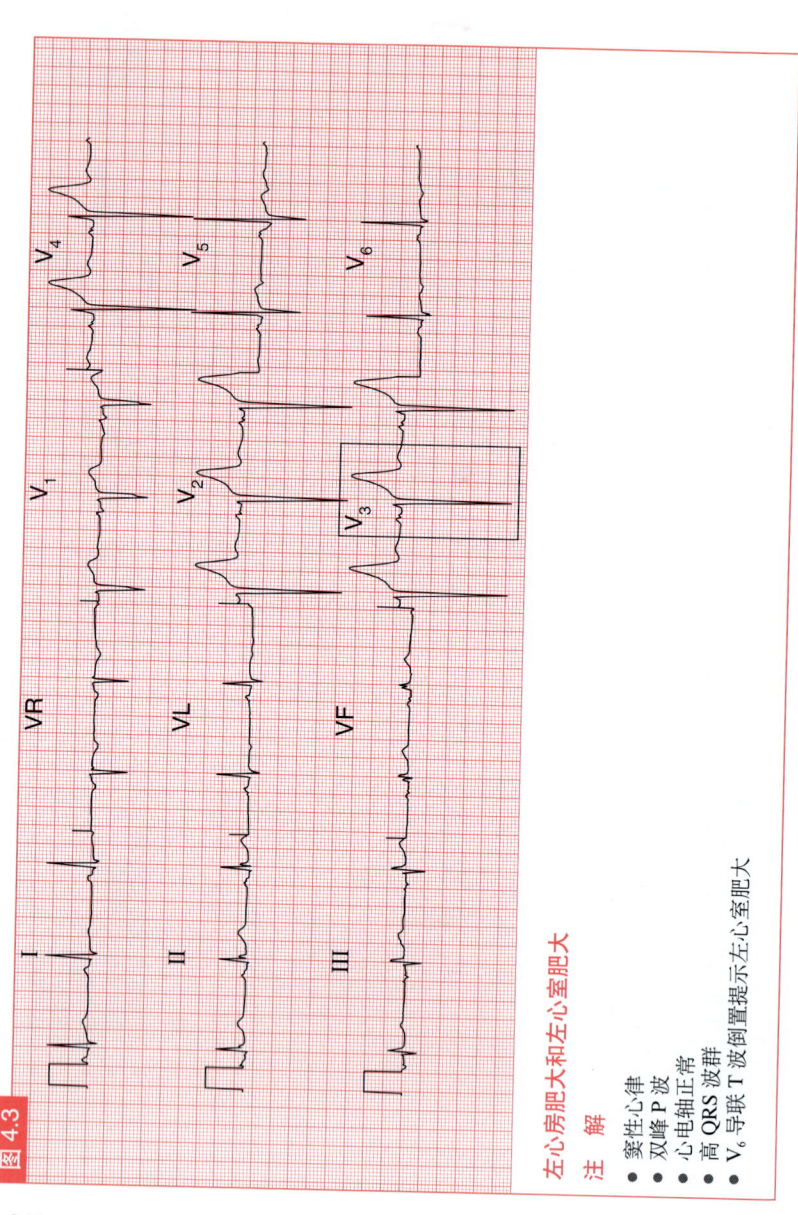

图 4.3

左心房肥大和左心室肥大

注 解

- 窦性心律
- 双峰 P 波
- 心电轴正常
- 高 QRS 波群
- V_6 导联 T 波倒置提示左心室肥大

左心房肥大患者的心电图 4

V_3 导联 P 波双峰

动，所以心电图上见不到 P 波、双峰 P 波或其他类型的 P 波。偶尔，如图 4.4 的患者有肺动脉高压但仍保持窦性心律，心电图上有双峰 P 波伴右心室肥大的表现，使重度二尖瓣狭窄的诊断确定无疑。

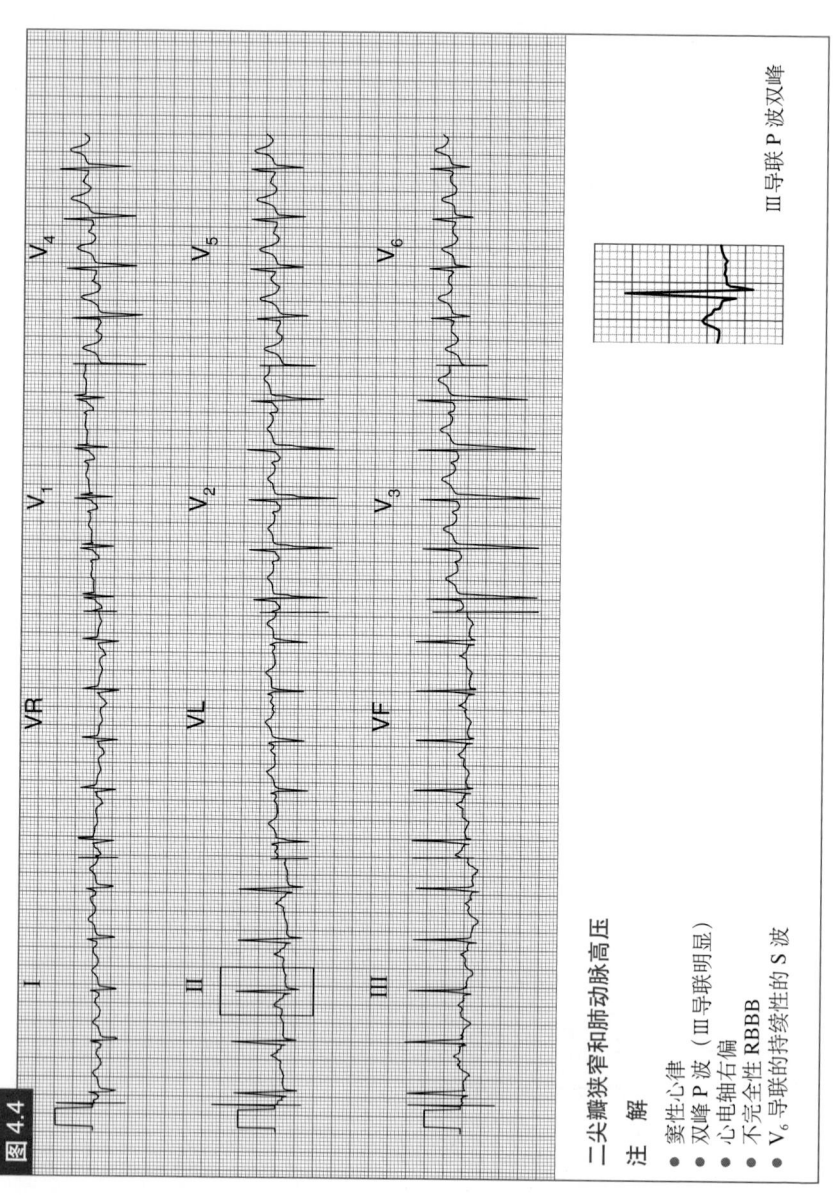

图 4.4 二尖瓣狭窄和肺动脉高压

注 解
- 窦性心律
- 双峰 P 波（III 号联明显）
- 心电轴右偏
- 不完全性 RBBB
- V_6 号联的持续性的 S 波

左心室肥大患者的心电图

左心室肥大可由高血压、主动脉瓣狭窄或关闭不全或二尖瓣关闭不全引起。

左心室肥大的心电图特征有：

- QRS 波群电压增高
- "观察"左心室导联的 T 波倒置：Ⅰ、VL、$V_5 \sim V_6$ 导联

心电轴左偏常见，但其更多是由纤维化引起左前分支传导阻滞所致，而不是由左心室肥大本身所致。实际上，心电图对指示左心室肥大的严重程度不是理想指征。

针对心电图测量已经提出许多标准，用于检测是否存在左心室肥大。这些标准大多数依赖于测量不同导联的 R 波或 S 波，有时候需要将 QRS 波群宽度纳入计算。最常用的指标是 Sokolov-Lyon 电压标准。左心室肥大的定义是：V_1 导联的 S 波的深度加 V_5 或 V_6 导联（以较高者为准）的 R 波的高度超过 35mm。

不幸的是，电压标准对于检测左心室肥大的敏感性很低，基本上是无用的。因为它们常常会导致把完全健康的年轻人诊断为左心室肥大，甚至在非运动员人群中也常常如此（图 4.5）。

左心室肥大的完整的心电图表现是容易识别的。图 4.6 是一位有严重而未治疗的高血压患者的心电图。其显示的"电压标准"当合并 T 波倒置时，可能有临床意义。在本例中患者侧壁导联上的小 Q 波是"间隔部的"，不提示既往有心肌梗死。注意患者 V_6 导联 T 波倒置最显著，而在 V_5 和 V_4 导联呈进行性减低。这种 T 波倒置有时被归入"左心室劳损"的心电图表现，但"左心室劳损"是一个过时的术语，目前已基本上废弃不用了。

严重左心室肥大的最重要的病因是主动脉瓣病变：当主动脉瓣狭窄或关闭不全引起左心室肥大时，必须考虑更换主动脉瓣。主动脉瓣病变常伴有左束支传导阻滞（图 4.7），使左心室肥大的表现完全被掩盖。患者有呼吸困难、胸痛、头晕和主动脉瓣疾病的表现以及心电图显示 LBBB 时，需要紧急处理。

不幸的是，心电图变化的严重性对于说明相应心脏问题的严重性不是一个可靠指征。图 4.8 为一位主动脉瓣中度狭窄（主动

4 呼吸困难患者的心电图

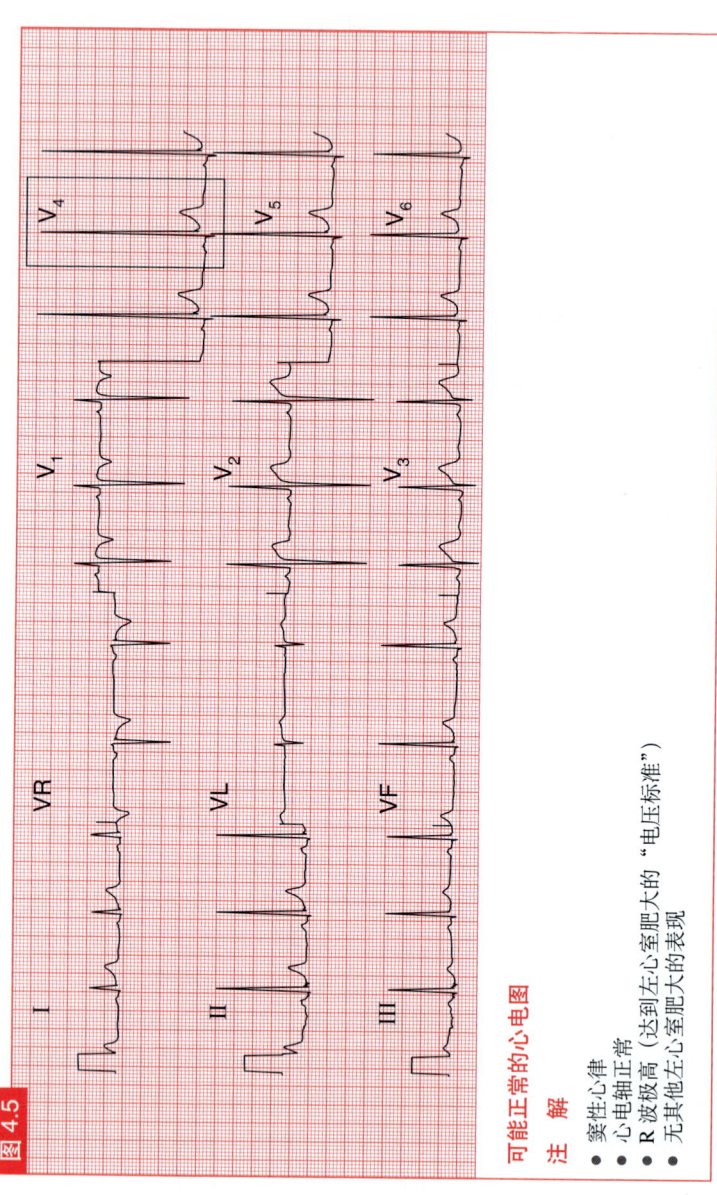

图 4.5

可能正常的心电图

注 解

- 窦性心律
- 心电轴正常
- R 波极高（达到左心室肥大的"电压标准"）
- 无其他左心室肥大的表现

4 左心室肥大患者的心电图

V_4 导联的高 R 波

4 呼吸困难患者的心电图

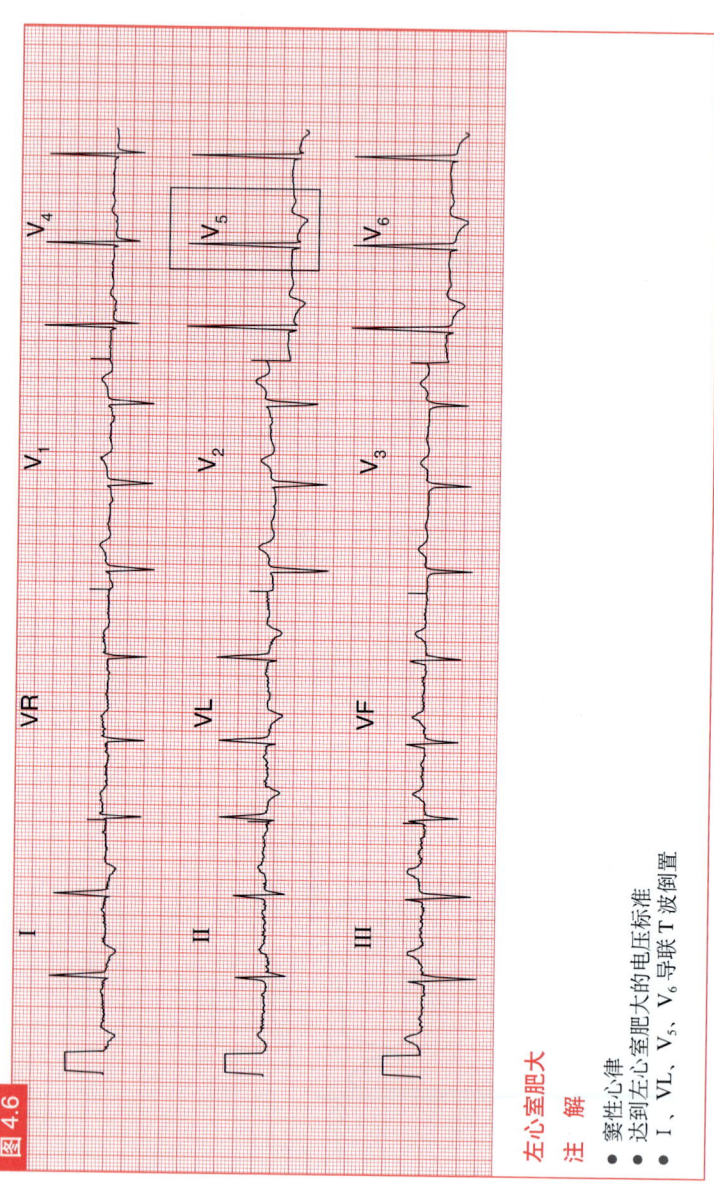

图 4.6

左心室肥大

注 解
- 窦性心律
- 达到左心室肥大的电压标准
- Ⅰ、VL、V_5、V_6 导联 T 波倒置

4 左心室肥大患者的心电图

V₅ 导联的高 R 波和 T 波倒置

4 呼吸困难患者的心电图

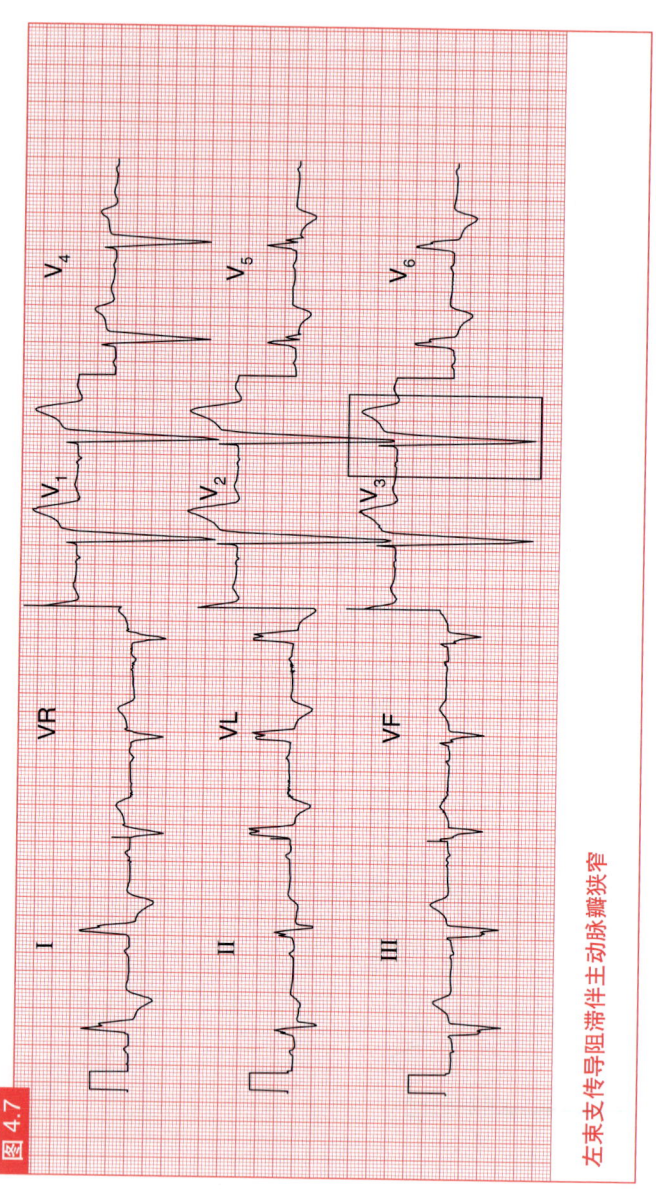

图 4.7 左束支传导阻滞伴主动脉瓣狭窄

4 左心室肥大患者的心电图

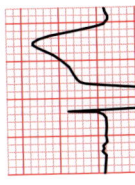

V₃ 导联的宽 QRS 波群和深 S 波

注 解
- 窦性心律
- 心电轴正常
- 宽 QRS 波群伴 LBBB 图形
- V₃ 导联 S 波极深
- Ⅰ、VL、V₅、V₆ 导联 T 波倒置

4 呼吸困难患者的心电图

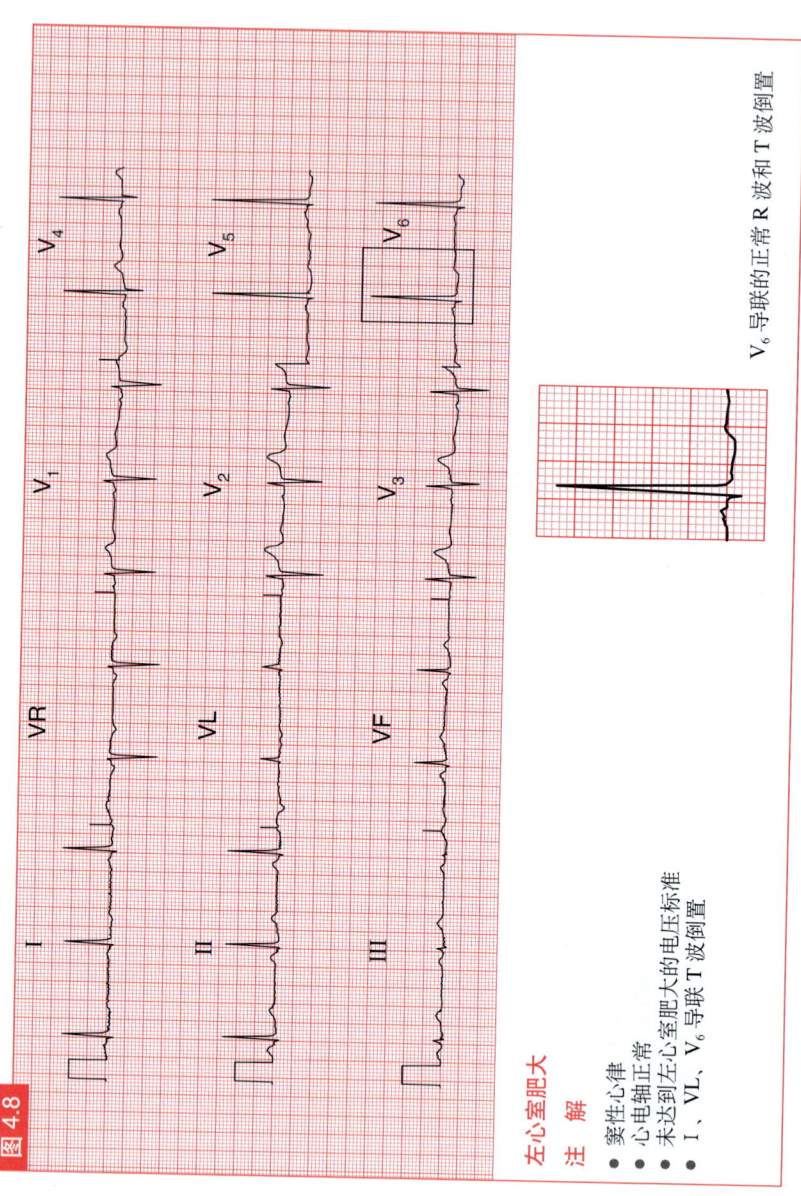

图 4.8

左心室肥大

注 解
- 窦性心律
- 心电轴正常
- 未达到左心室肥大的电压标准
- I、VL、V₆ 导联 T 波倒置

V₆ 导联的正常 R 波和 T 波倒置

脉瓣跨瓣梯度压为 60mmHg）患者的心电图，其侧壁导联 T 波倒置，但未达"电压标准"。

相反，图 4.9 是一位重度主动脉瓣狭窄患者的心电图，其主动脉瓣跨瓣梯度压 > 120mmHg，然而，其心电图几乎无提示严重左心室肥大的表现。

类似左心室肥大患者的心电图

主要问题是要区分侧壁导联 T 波的变化是由左心室肥大还是心肌缺血造成的。这已经在第 3 章讨论过。对此，病史和体格检查极为重要，而心电图不能被孤立地看待。图 4.10 为一位胸痛符合心绞痛的患者的心电图，但该患者未被诊断为心绞痛，其体征提示轻度主动脉瓣狭窄。其心电图上 V_4 和 V_5 导联的 T 波倒置比 V_6 导联的 T 波倒置明显，且 V_3 导联上也有 T 波倒置。其 I 和 VL 导联上 T 波直立。这些变化都倾向于提示心肌缺血，而不是左心室肥大，以后该患者被证实确实有心肌缺血。

图 4.11 是一位有高血压和呼吸困难的患者的心电图。该患者有左心室肥大和冠心病，但心电图上的所有变化可能都是由左心室肥大单独形成的。

如果一位呼吸困难患者其心电图上有明显的侧壁导联 T 波变化（图 4.12），则可能存在肥厚型心肌病。

与左前分支传导阻滞相关的侧壁导联 T 波变化常常与左心室肥大同时发生。但是，在图 4.13 有这种心电图改变的患者，超声心动图证实无左心室肥大。这里的心电图变化一定是由传导系统疾病引起的。

另外一个有可能被误诊为左心室肥大的传导组织异常的例子是 WPW 综合征。图 4.14 是一位有 WPW 综合征 B 型的年轻患者的心电图。按照"电压标准"，其心电图上有左心室肥大的表现，而且其侧壁导联有 T 波倒置，但诊断是根据其短 PR 间期及 delta 波做出的。在这种情况下，QRS 波群的高度和 T 波倒置不能提示左心室肥大。

4 呼吸困难患者的心电图

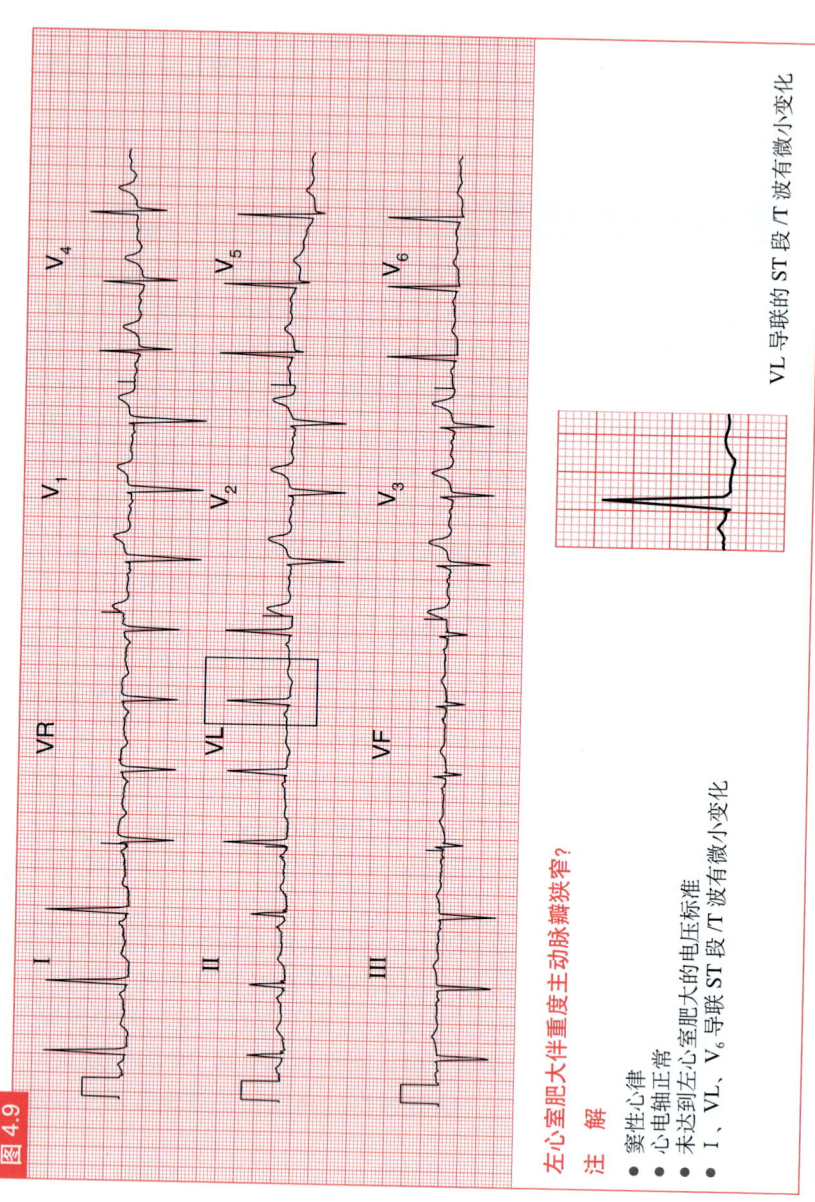

图 4.9

左心室肥大伴重度主动脉瓣狭窄？

注 解
- 窦性心律
- 心电轴正常
- 未达到左心室肥大的电压标准
- I、VL、V_6 导联 ST 段 / T 波有微小变化

VL 导联的 ST 段 / T 波有微小变化

4 类似左心室肥大患者的心电图

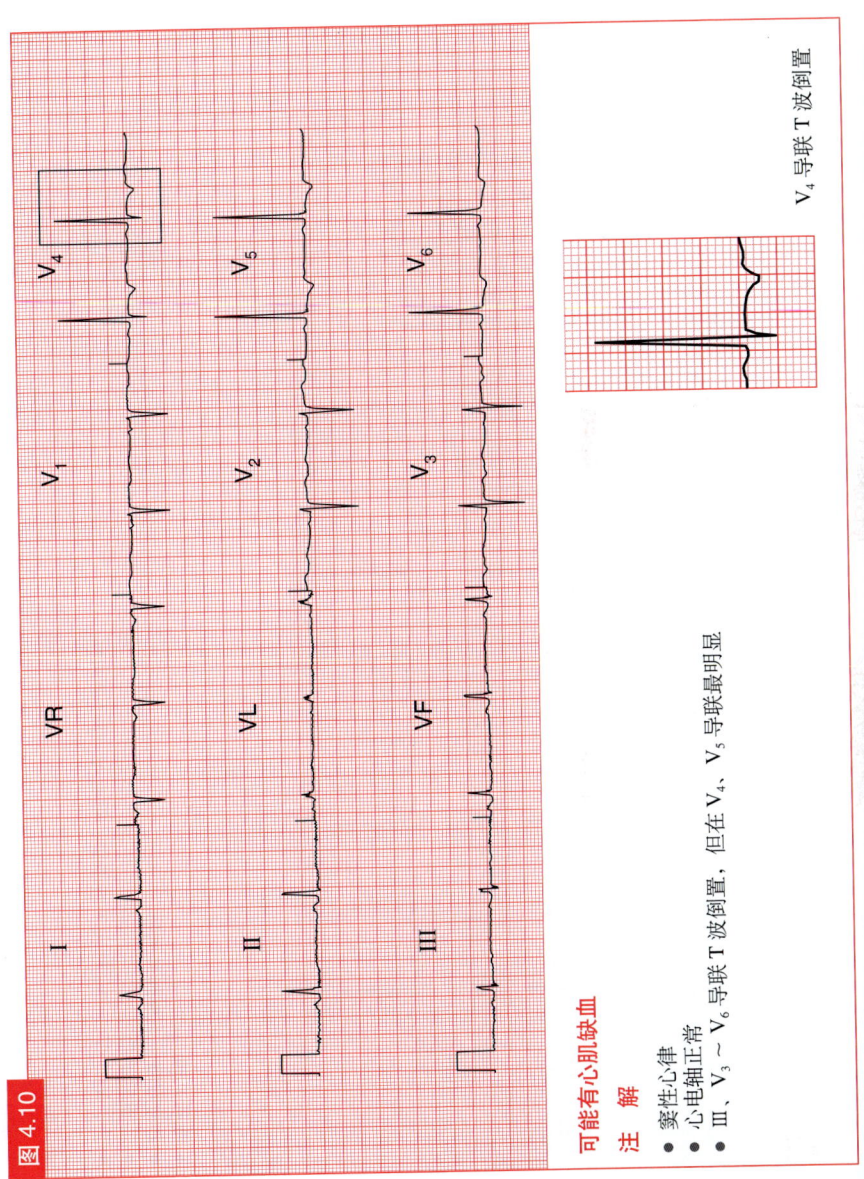

图 4.10

可能有心肌缺血

注 解

- 窦性心律
- 心电轴正常
- Ⅲ、V₃～V₆ 导联 T 波倒置，但在 V₄、V₅ 导联最明显

V₄ 导联 T 波倒置

4 呼吸困难患者的心电图

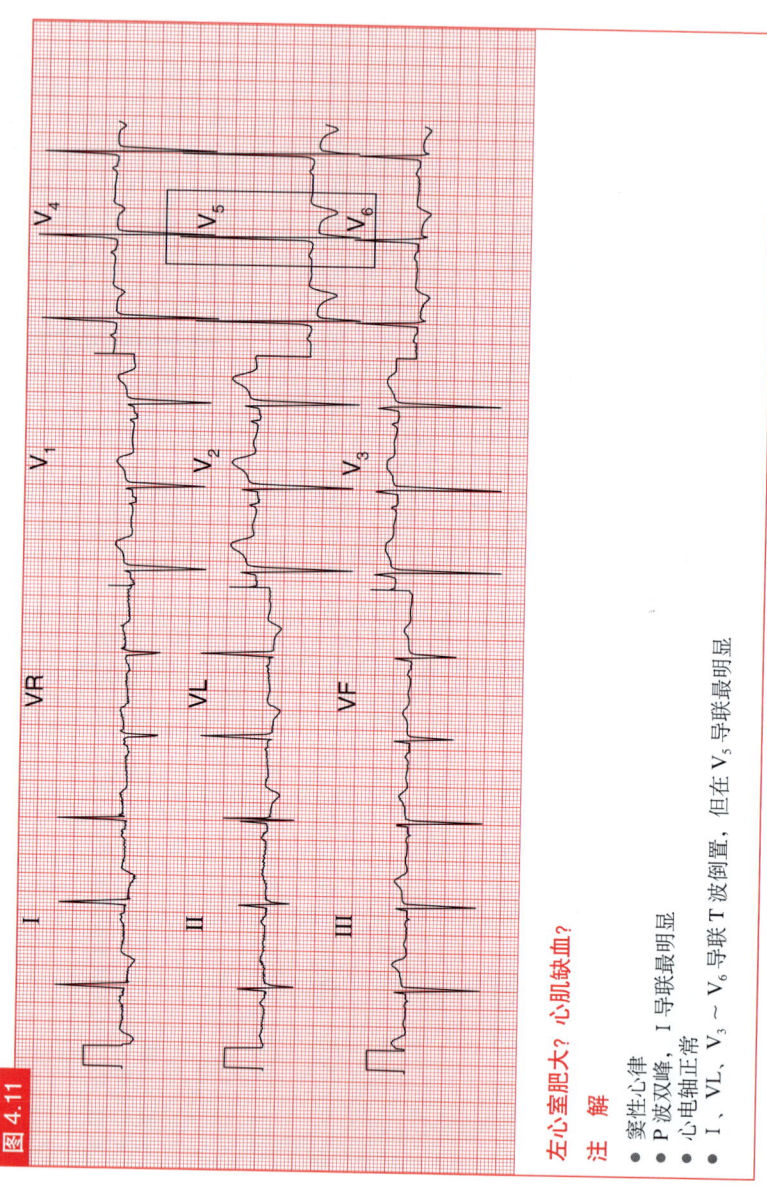

图 4.11

左心室肥大？心肌缺血？

注 解
- 窦性心律
- P 波双峰，I 导联最明显
- 心电轴正常
- I、VL、V_3～V_6 导联 T 波倒置，但在 V_5 导联最明显

类似左心室肥大患者的心电图

V_5 导联的最大的 T 波倒置

4 呼吸困难患者的心电图

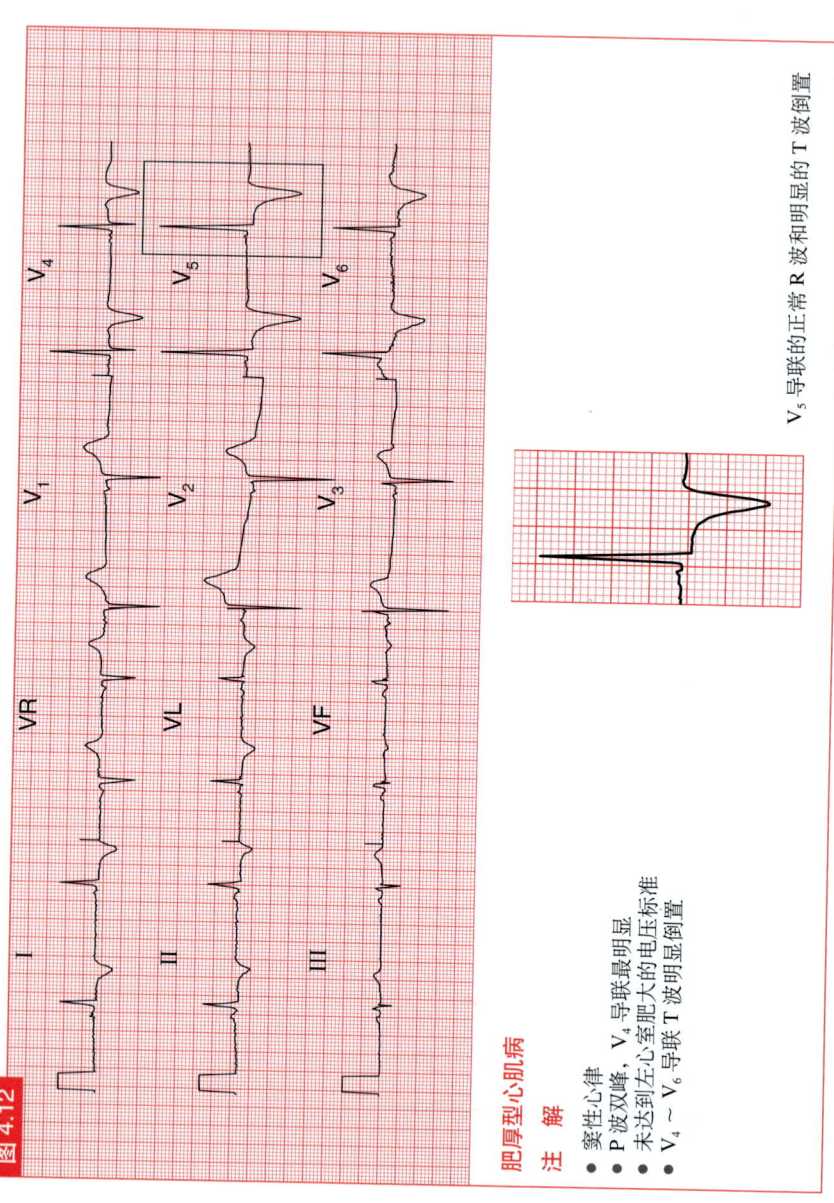

图 4.12

肥厚型心肌病

注 解

- 窦性心律
- P 波双峰，V_4 导联最明显
- 未达到左心室肥大的电压标准
- $V_4 \sim V_6$ 导联 T 波明显倒置

V_5 导联的正常 R 波和明显的 T 波倒置

类似左心室肥大患者的心电图 4

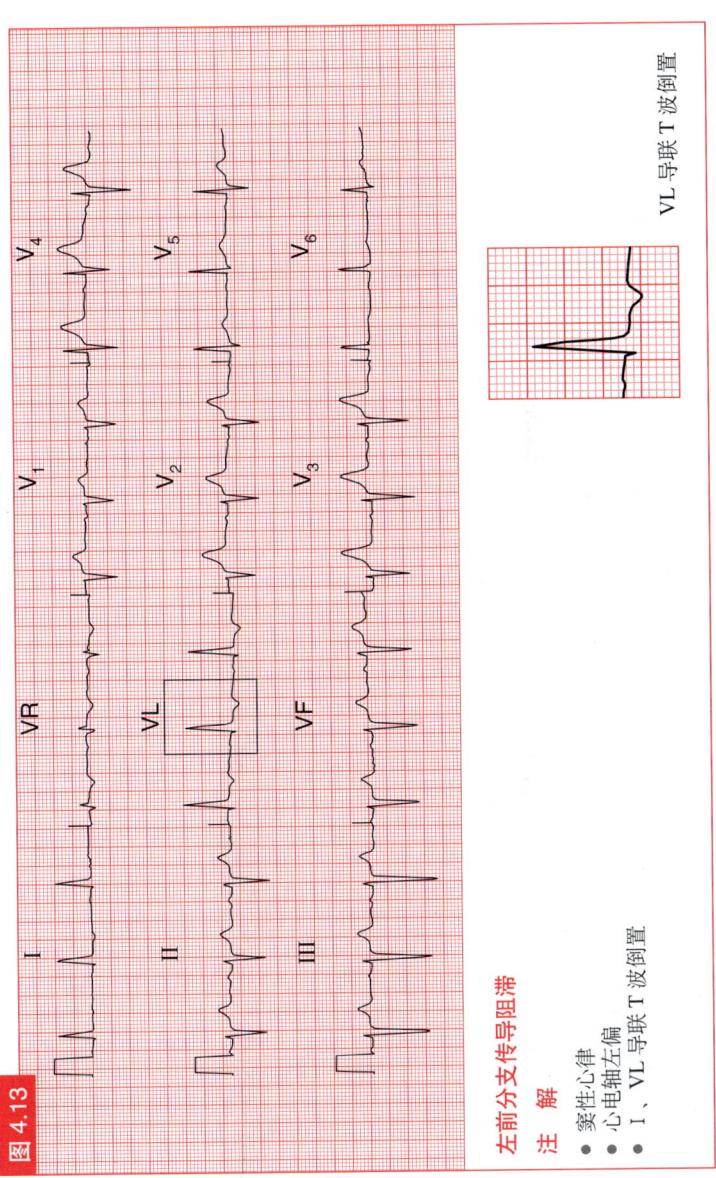

图 4.13 左前分支传导阻滞

注 解
- 窦性心律
- 心电轴左偏
- I、VL导联T波倒置

VL导联T波倒置

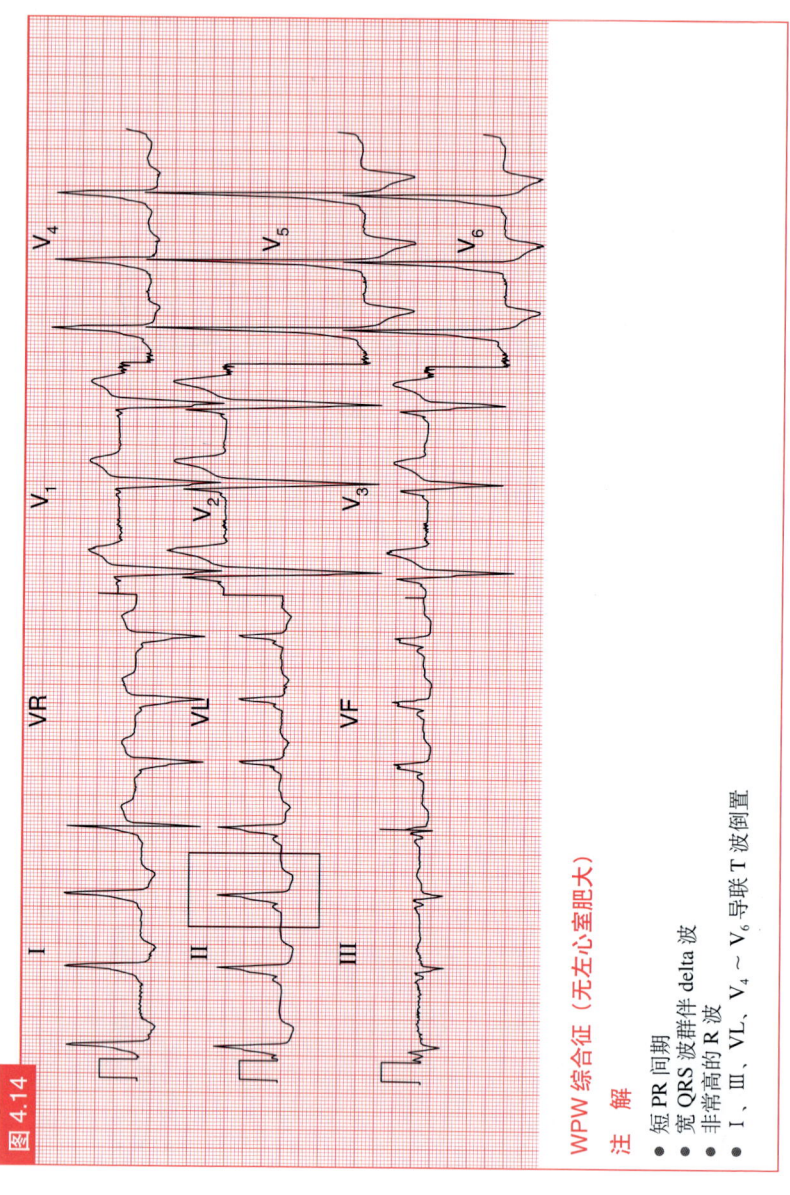

图 4.14

WPW 综合征（无左心室肥大）

注 解

- 短 PR 间期
- 宽 QRS 波群伴 delta 波
- 非常高的 R 波
- Ⅰ、Ⅲ、VL、$V_4 \sim V_6$ 导联 T 波倒置

类似左心室肥大患者的心电图 4

Ⅲ导联短 PR 间期和 delta 波

右心受累的心电图

右心房肥大患者的心电图

右心房肥大会引起高而尖的 P 波。实际上，这种 P 波是 P 波正常范围内的变化，因此，右心房肥大不易诊断。当出现尖峰样 P 波连带右心室肥大的心电图改变时，可推断右心房肥大的存在。不伴有右心室肥大的右心房肥大的表现通常仅见于三尖瓣狭窄患者（图 4.15）。

图 4.16 是一位由严重慢性阻塞性肺病导致右心房和右心室肥大的患者的心电图。

右心室肥大患者的心电图

右心室肥大可由慢性肺病（如慢性阻塞性肺病、支气管扩张）、肺栓塞（特别是反复发作引起血栓栓塞性肺动脉高压时）、原发性肺动脉高压或先天性心脏病引起。这些疾病都没有特异性的异常心电图表现。

与右心室肥大有关的心电图变化有：

- 心电轴右偏
- V_1 导联 R 波优势（即 R 波高度大于 S 波深度）
- 心脏"顺钟向转位"：由于右心室占据了胸前壁的较多位置，以及间隔向侧面移位，胸前导联右心室至左心室 QRS 波群图形的移行点由位于 $V_2 \sim V_4$ 导联之间变成了位于 V_4 和 V_6 导联之间。这样 V_6 导联上出现了持续性的 S 波，而正常 V_6 导联根本无 S 波。
- "观测"右心室导联的 T 波倒置：见于 V_1 和 V_2 导联，偶尔也见于 V_3 导联。

右心室肥大患者的心电图 4

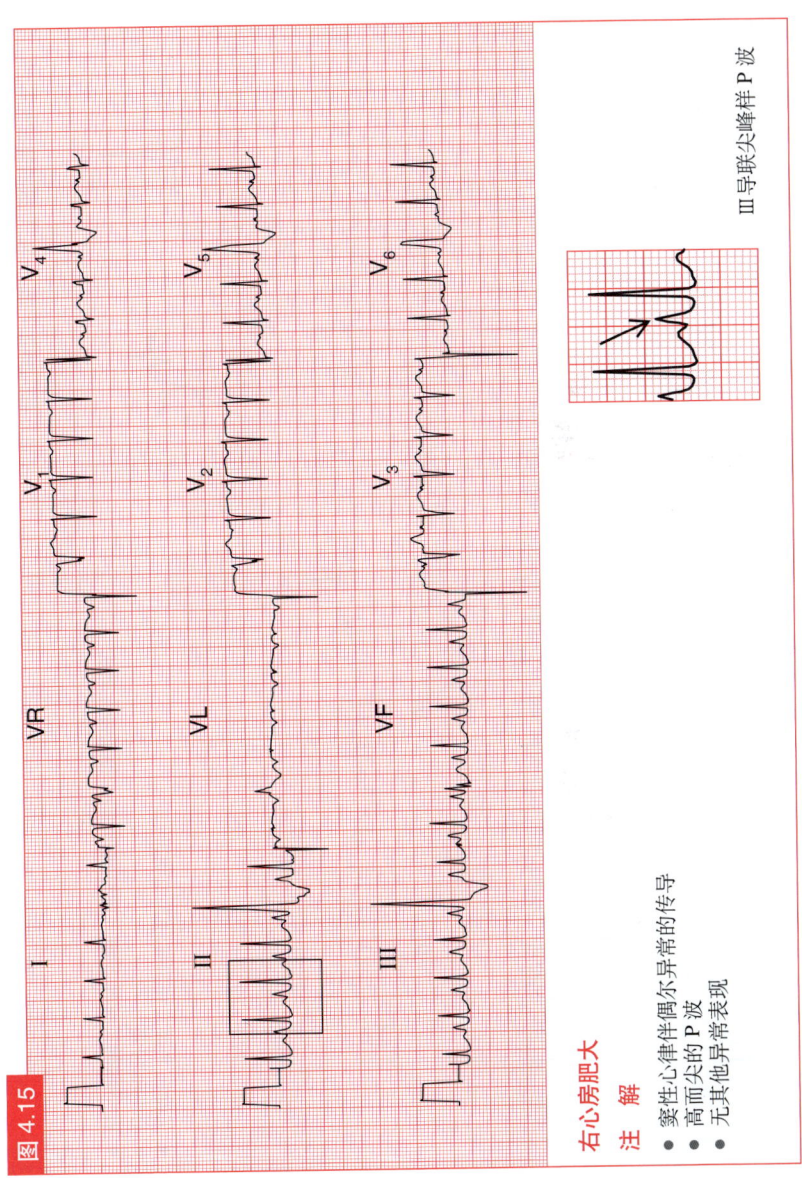

图 4.15

III 导联尖峰样 P 波

右心房肥大

注 解
- 窦性心律伴偶尔异常的传导
- 高而尖的 P 波
- 无其他异常表现

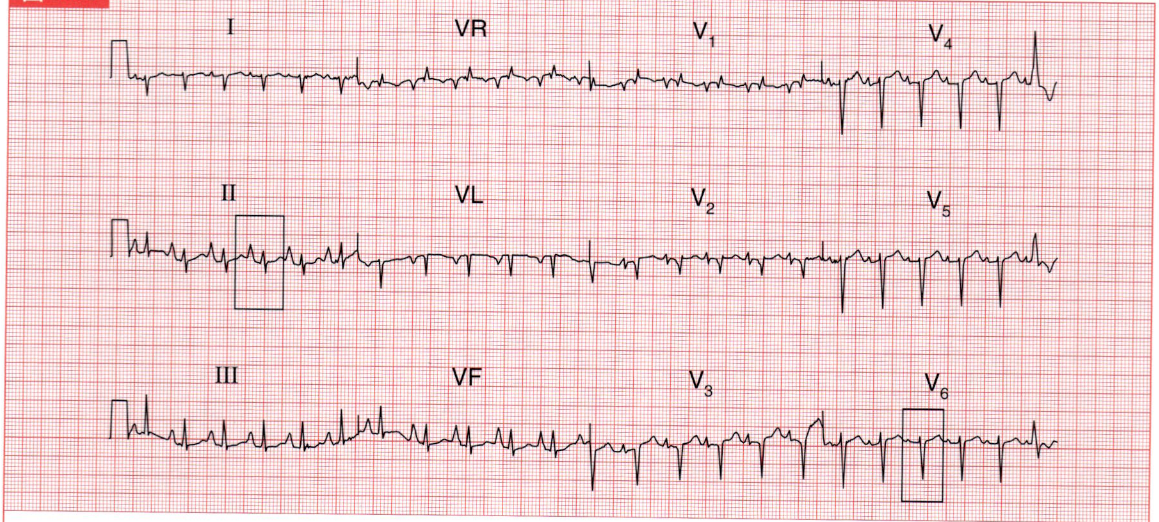

右心房肥大和右心室肥大

注 解

- 尖峰样 P 波，在 III 导联尤为明显
- 心电轴右偏
- V_6 导联的持续性 S 波（顺钟向转位），提示慢性肺病

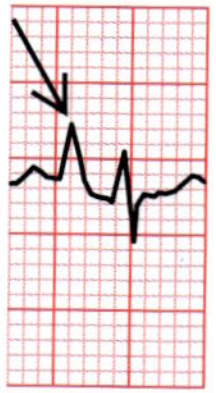

III 导联尖峰样 P 波 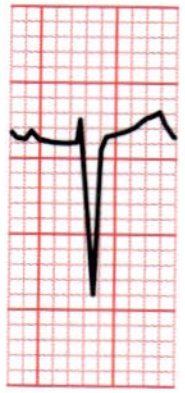　V_6 导联的持续性 S 波

图 4.16

4 右心室肥大患者的心电图

右心室肥大只有在极端情况下才可以根据心电图轻易诊断。图 4.17 是一位由原发性肺动脉高压引起呼吸困难不能行动患者的心电图。

正如左心室肥大的心电图表现一样,没有哪个右心室肥大的心电图变化可以单独为右心室肥大提供明确的诊断依据(见表 4.1)。相反,患者有可能在无特征性心电图表现的情况下,有显著的右心室肥大。心电轴轻度右偏可见于正常人群,V_1 导联 R 波优势,偶尔也能见于正常人群,虽然从未超过 3mm 或 4mm 的高度。V_1 导联 R 波优势也可能提示有一个"正后壁"的心肌梗死(见第 3 章)。在正常受试者中,V_1 和 V_2 导联的 T 波倒置可能是变异(见第 1 章),特别是在黑人中,T 波倒置可能会出现在 V_2 和 V_3 导联。

图 4.18 心电图除 V_1 导联 R 波优势外,无其他右心室肥大的表现。这种心电图可以提示后壁心肌梗死(见第 3 章),但是,该心电图来自一位没有任何症状的年轻人,其体检无异常,超声心动图正常。因此,这是一个正常变异。

图 4.19 是一位年轻女性的心电图,该患者自产后起 4 个月中有进行性加重的呼吸困难。该患者没有胸痛,无既往心电图可参考。其心电图前壁导联 T 波的变化在黑人女性中可能是正常的变异。其 V_3 和 V_4 导联 T 波倒置可能提示前壁心肌缺血,但是,这里的要点是:其 T 波倒置在 V_1 和 V_2 导联最明显,在 V_3 和 V_4 导联进行性减低。这是由右心室肥大引起的特征性的 T 波倒置。本例 T 波倒置结合心电轴右偏和 V_6 导联有持续性 S 波,提示右心室肥大。该患者被证实有反复发作的小的肺栓塞。

4 呼吸困难患者的心电图

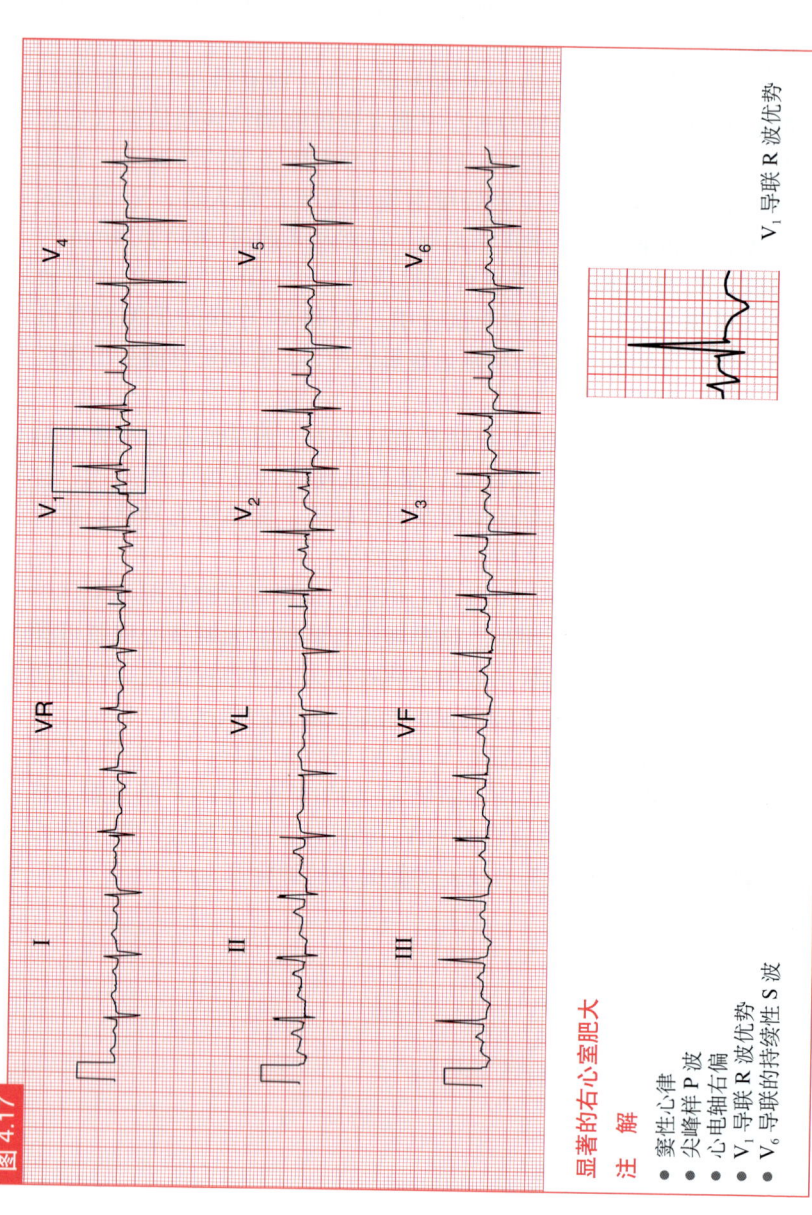

图 4.17

显著的右心室肥大

注 解

- 窦性心律
- 尖峰样 P 波
- 心电轴右偏
- V_1 导联 R 波优势
- V_6 导联的持续性 S 波

V_1 导联 R 波优势

表 4.1　右心室肥大心电图表现的可能原因

心电图特征	原因
心电轴右偏	高瘦型正常人
V_1 导联 R 波优势	正常变异 后壁心肌梗死 WPW 综合征 任何原因的右束支传导阻滞
V_1、V_2 导联 T 波倒置	正常变异，特别是在黑人中 前壁非 ST 段抬高性心肌梗死 WPW 综合征 任何原因的右束支传导阻滞 心肌病
明显的顺钟向转位	右位心

　　V_6 导联的优势 S 波有时被称为"持续性"S 波，因为在正常情况下，这个导联应该显示纯粹的左心室型 QRS 波群，即有优势 R 波，无 S 波。"移行导联"，即 R 波与 S 波相等的导联，显示室间隔的位置，正常这个导联为 V_3 或 V_4 导联。图 4.20 心电图根本不存在"移行导联"，而 V_6 导联有一个小 R 波和一个优势 S 波。这是由于在心前区右心室比通常占据的位置较多所致，这是慢性肺病的特征性变化。

　　当呼吸困难和心脏转位突然发生同时出现时，很可能出现了肺栓塞。图 4.21 为一位胆囊切除术前心电图正常、术后一周出现了呼吸困难伴心房颤动患者的心电图。其 V_6 导联上的深 S 波是肺栓塞引起心房颤动的指征。

　　同左心室肥大心电图一样，轻度或中度右心室肥大的最好证据是：对心电图的异常变化进行连续性的记录。在大多数心电图提示为右心室肥大的患者中，对其潜在疾病的进程往往不能给予明确的诊断。

4 呼吸困难患者的心电图

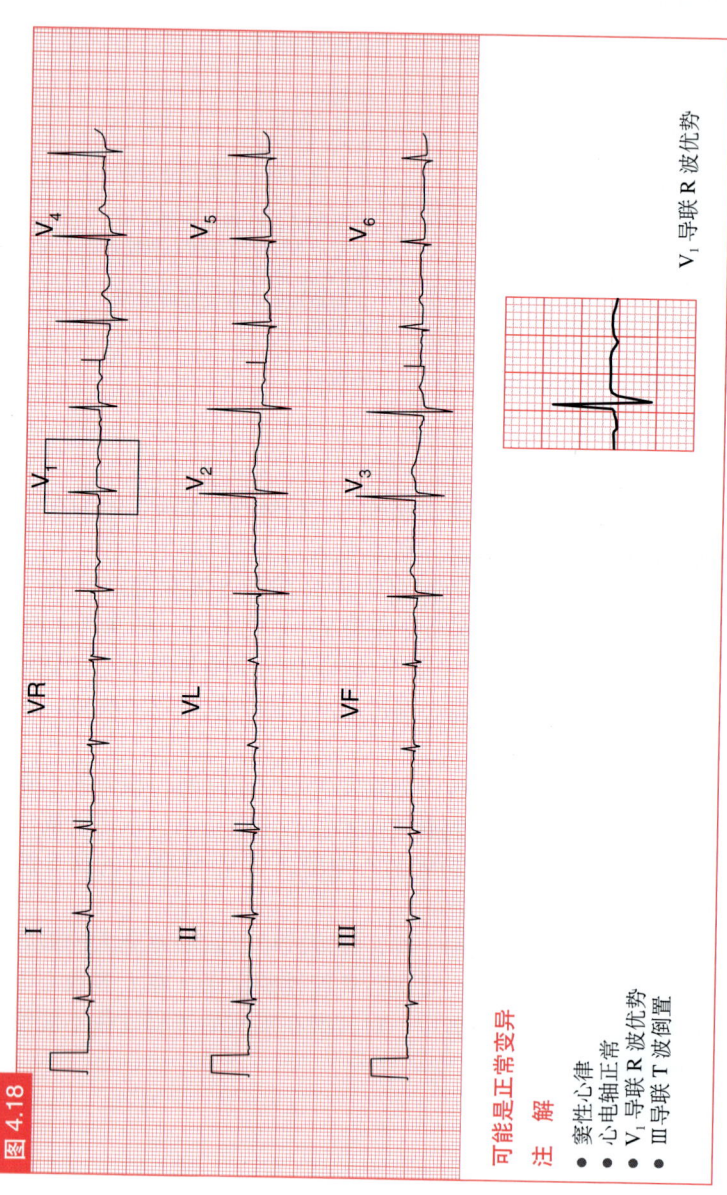

图 4.18 可能是正常变异

注 解
- 窦性心律
- 心电轴正常
- V_1 导联 R 波优势
- Ⅲ 导联 T 波倒置

右心室肥大患者的心电图

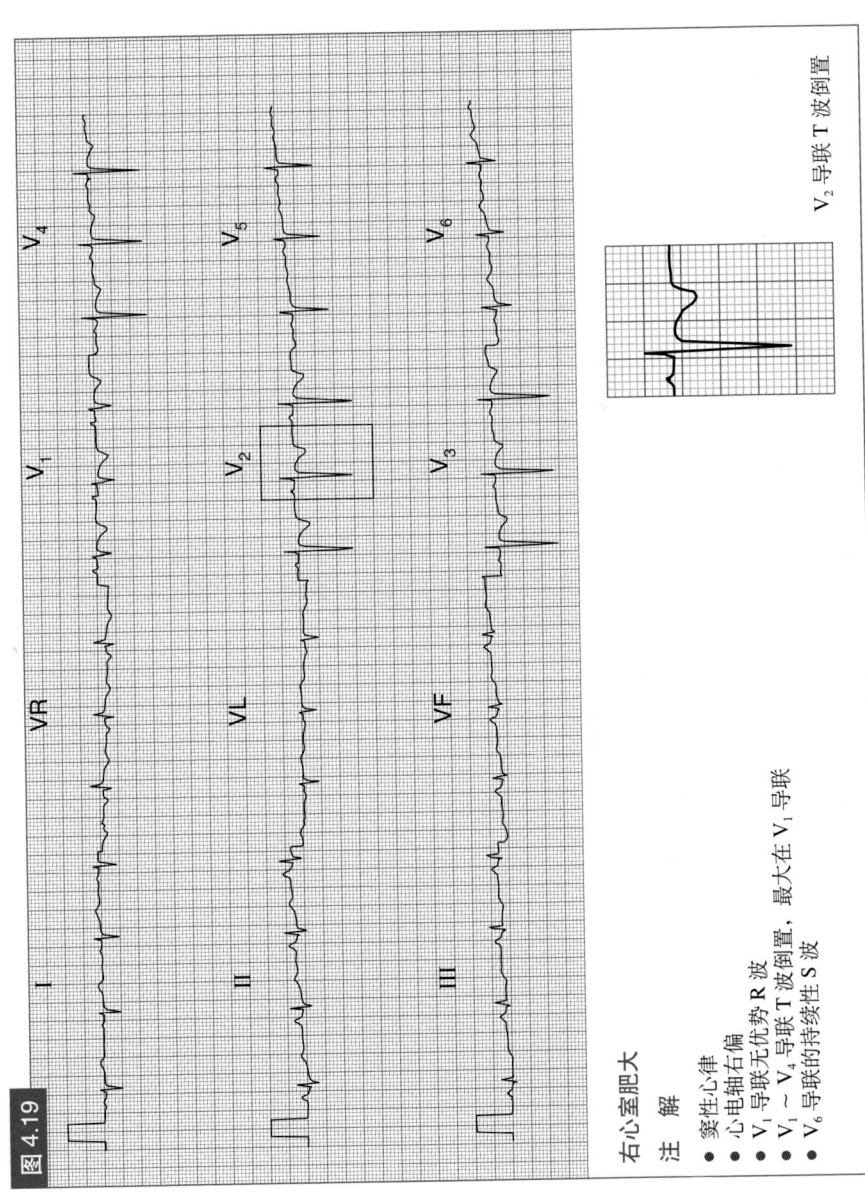

图 4.19

右心室肥大

注 解

- 窦性心律
- 心电轴右偏
- V_1 导联无优势 R 波
- $V_1 \sim V_4$ 导联 T 波倒置，最大在 V_1 导联
- V_6 导联的持续性 S 波

V_2 导联 T 波倒置

诊疗对策

各种类型的心脏疾病对 ECG 的可能影响概括在框 4.2 至 4.8 中。然而，对于大多数有呼吸困难的患者来说，心电图对其诊断和治疗没有太大的用处，因此，最重要的事情是对如何医治患者而不是探讨心电图。

虽然心电图完全正常时，不大可能有心力衰竭，但心电图不能用于诊断心力衰竭。通过说明心肌缺血或一个或多个心腔扩大，心电图可能有助于识别需要治疗的相关疾病。但是，无论心电图表现如何，有急性心力衰竭症状时要进行经验性治疗，不能因等待心电图结果而延迟治疗。

同样，尽管心电图能够提供一些肯定性的证据说明呼吸困难是由肺栓塞或慢性肺病引起的，但是，心电图对其诊断和治疗都不是可靠的方法。同样，心电图不能帮助诊断贫血，虽然它能显示缺血的变化。

总之，呼吸困难患者的处置不能依靠心电图，除非呼吸困难是由继发于心律失常的心力衰竭引起的。此时，心电图对于诊断和监测治疗反应来说都是重要的。

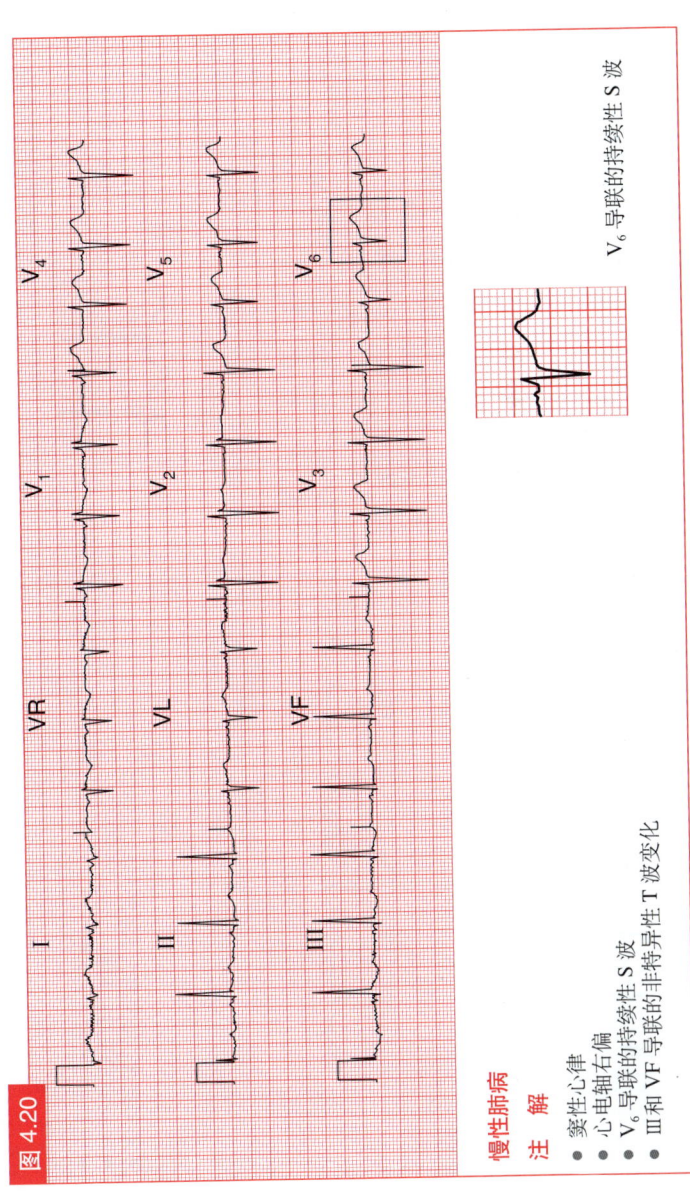

图 4.20

V_6 导联的持续性 S 波

慢性肺病

注 解

- 窦性心律
- 心电轴右偏
- V_6 导联的持续性 S 波
- Ⅲ和 VF 导联的非持异性 T 波变化

4 呼吸困难患者的心电图

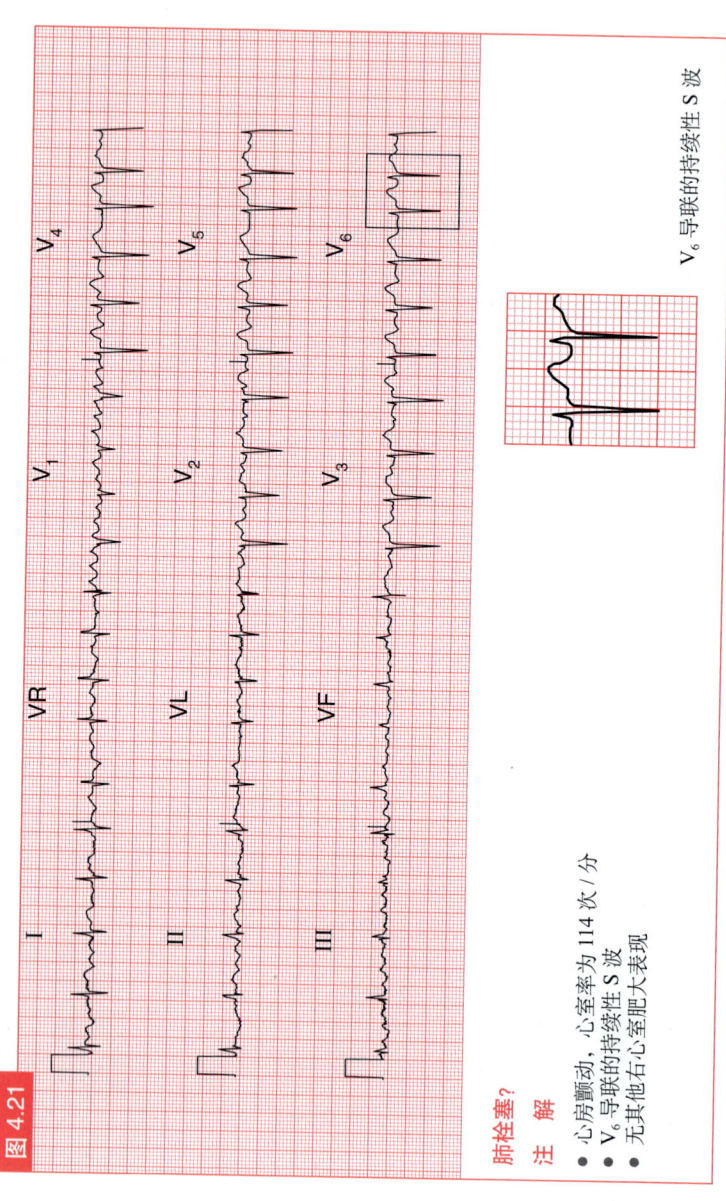

图 4.21

肺栓塞？
注 解
- 心房颤动，心室率为 114 次/分
- V_6 导联的持续性 S 波
- 无其他右心室肥大表现

框 4.2　瓣膜性疾病患者的心电图

二尖瓣狭窄
- 心房颤动
- 左心房肥大，如果为窦性心律
- 右心室肥厚

二尖瓣反流
- 心房颤动
- 左心房肥大，如果为窦性心律
- 左心室肥厚

主动脉瓣狭窄
- 左心室肥厚
- 不完全性左束支传导阻滞（即 V_5、V_6 导联的 Q 波丢失）
- 左束支传导阻滞

主动脉瓣反流
- 左心室肥大
- V_6 导联突出但狭窄的 Q 波
- 左前分支传导阻滞
- 有时出现左束支传导阻滞

二尖瓣脱垂
- 窦性节律或各种各样的心律失常
- Ⅲ、Ⅲ、VF 导联 T 波倒置
- 胸前导联 T 波倒置
- ST 段压低
- 运动诱发的室性心律失常
- 注意：同一位患者不同时间记录的心电图的异常表现可能有变化

双心室肥大
- 左心室肥大加心电轴右偏
- 左心室肥大加顺钟向转位
- 左心室肥大伴 V_1 导联 R 波高大

4 呼吸困难患者的心电图

框 4.3　充血性心肌病患者的心电图

- 心律失常，尤其是心房颤动和室性心动过速
- 一度房室传导阻滞
- 右心房扩大或左心房扩大
- 低振幅的 QRS 波群
- 左前分支传导阻滞
- 左束支传导阻滞
- 右束支传导阻滞
- 左心室肥大
- 非特异性 ST 段和 T 波改变

框 4.4　肥厚型心肌病患者的心电图

- 短 PR 间期
- 各种心律失常，包括室性心动过速和心室颤动
- 左心房肥大
- 左前分支传导阻滞或左束支传导阻滞
- 左心室肥大
- QT 间期延长
- 前壁导联 T 波深倒置

框 4.5　心肌炎患者的心电图

- 窦性心动过速和其他心律失常
- 一度、二度或三度房室传导阻滞
- 增宽的 QRS 波群
- 不规整的 QRS 波群
- Q 波
- QT 间期延长
- ST 段抬高或压低
- 任何导联的 T 波倒置

框 4.6　急性风湿热患者的心电图

- 窦性心动过速
- 一度房室传导阻滞
- 急性心肌炎的 ST 段 / T 波改变
- 与心包炎相关的变化

框 4.7　肺栓塞患者的心电图

- 窦性心动过速
- 房性心律失常
- 右心房肥大
- 右心室肥大
- 心电轴右偏
- 顺钟向转位和 V_6 导联持续性 S 波
- 右束支传导阻滞
- S 波联合出现：在 I 导联伴 Q 波和在 III 导联伴 T 波倒置

框 4.8　慢性阻塞性肺病患者的心电图

- 小 QRS 波群
- 右心房肥大（肺型 P 波）
- 心电轴右偏
- 右心室肥大
- 顺钟向转位（V_6 导联深 S 波）
- 右束支传导阻滞

其他疾病对心电图的影响

5

心电图的伪差	351
先天性心脏病对心电图的影响	356
全身性疾病对心电图的影响	360
血清电解质异常对心电图的影响	368
药物对心电图的影响	374
心电图异常的其他原因	382

对于非原发于心脏的各种疾病来说,心电图不是一个好的检查或诊断方法。然而,一些普通疾病会影响心电图——对此予以认识非常重要,不能因为患者的心电图有异常就简单地断定患者有心脏病。

心电图的伪差

异常肌肉运动的影响

任何肌肉的收缩都是除极引发的,因此都会有电变化。虽然心电图记录仪被设置为对心肌收缩的电频率特别敏感,但心电图也能记录到骨骼肌的收缩。最常见的"心电图异常"图形是高频振荡,它是由于患者不能适当放松导致肌肉紧张所致。

持续的不自主的震颤,如帕金森综合征的震颤(图5.1),可以引起有可能与心律失常混淆的心电图节律异常。

5 其他疾病对心电图的影响

> **图 5.1**
>
> **帕金森综合征**
>
>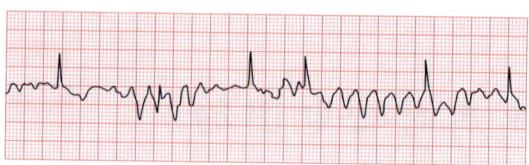
>
> **注 解**
> - 肌肉抖动的频率为 5 次 / 秒,形成的图形与心房扑动相像
> - 节律不规整的 QRS 波群也许提示其节律实际上是心房颤动
> - 这个记录说明观察患者如同观察心电图一样重要

低温

低温可引起寒战,因此可由于肌肉活动引起伪差。而且,心电图上还可以有一些其他变化。低温引起的心电图的特征性变化是"J 波"。J 波是 QRS 波群终点的一个小峰(图 5.2)。

图 5.2 是一位 76 岁女性的心电图,该患者晕倒后在冰冷的房间里躺了较长时间,住院时体温仅为 30℃。开始其心率为 26 次 / 分,节律是心房扑动节律,侧壁导联上可见到 J 波。在其体温恢复过程中,患者出现寒战,尽管其心电图上有肌肉活动形成的伪差,仍然能看到其节律已经转为窦性心律伴一度房室传导阻滞。此时仍然能见到 J 波(图 5.3)。当患者的体温恢复正常时,其 PR 间期也变为正常,J 波消失(图 5.4)。

352

5 心电图的伪差

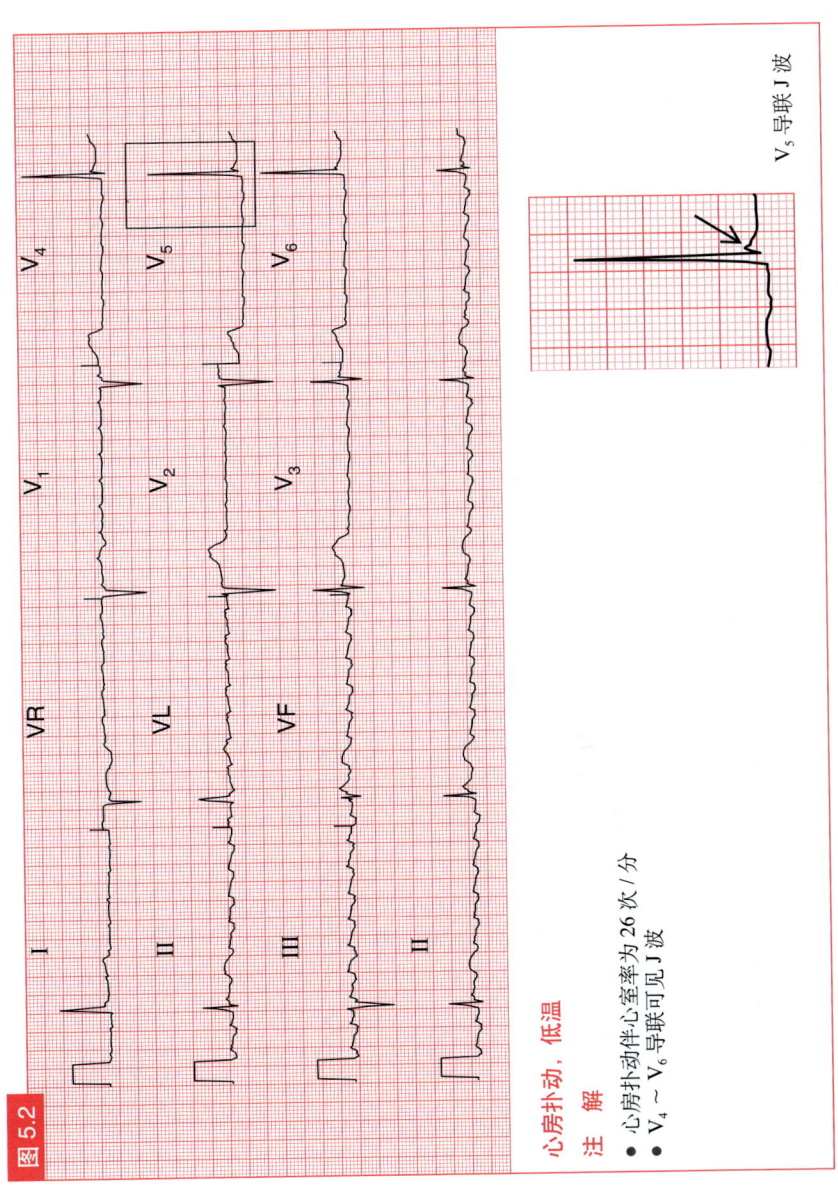

图 5.2

心房扑动，低温

注 解
- 心房扑动伴心室率为 26 次/分
- $V_4 \sim V_6$ 导联可见 J 波

V_5 导联 J 波

图 5.3

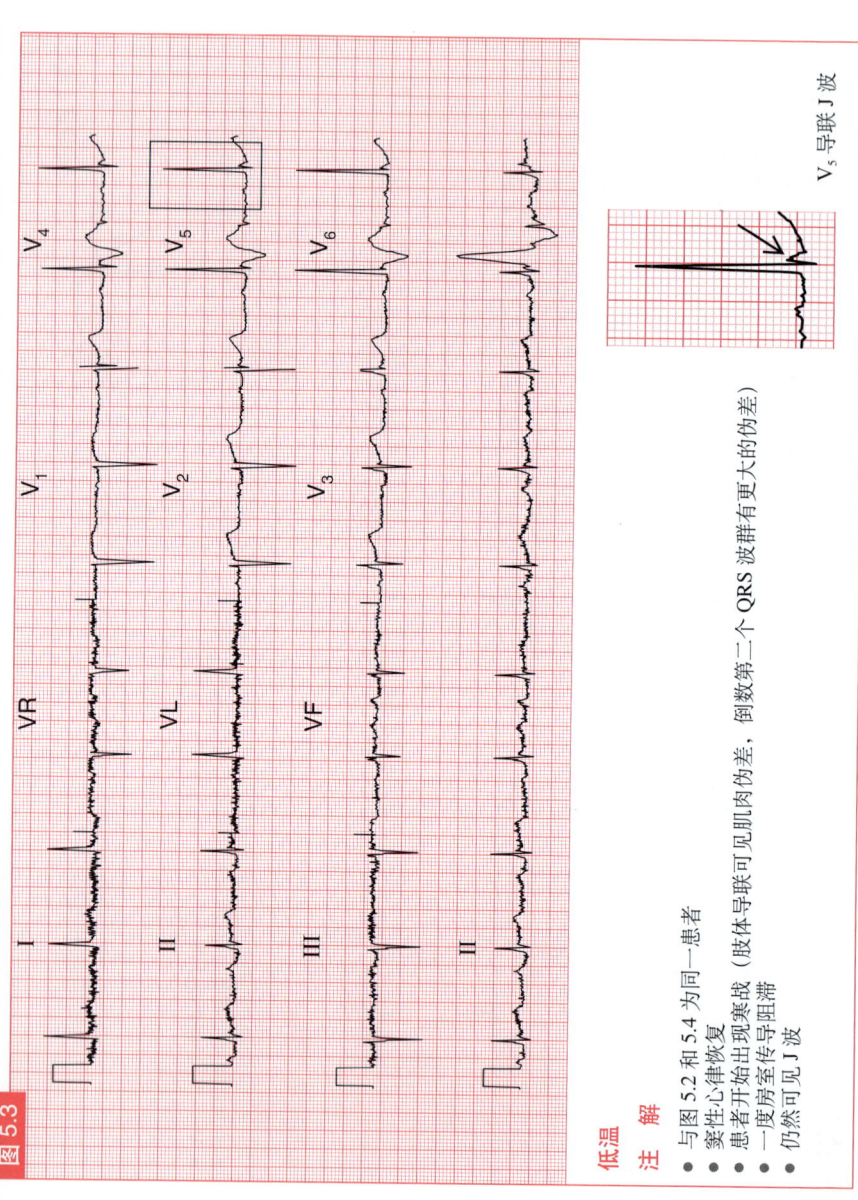

V_5 导联 J 波

低温

注 解
- 与图 5.2 和 5.4 为同一患者
- 窦性心律恢复
- 患者开始出现寒战（肢体导联可见肌肉伪差，倒数第二个 QRS 波群有更大的伪差）
- 一度房室传导阻滞
- 仍然可见 J 波

心电图的伪差 5

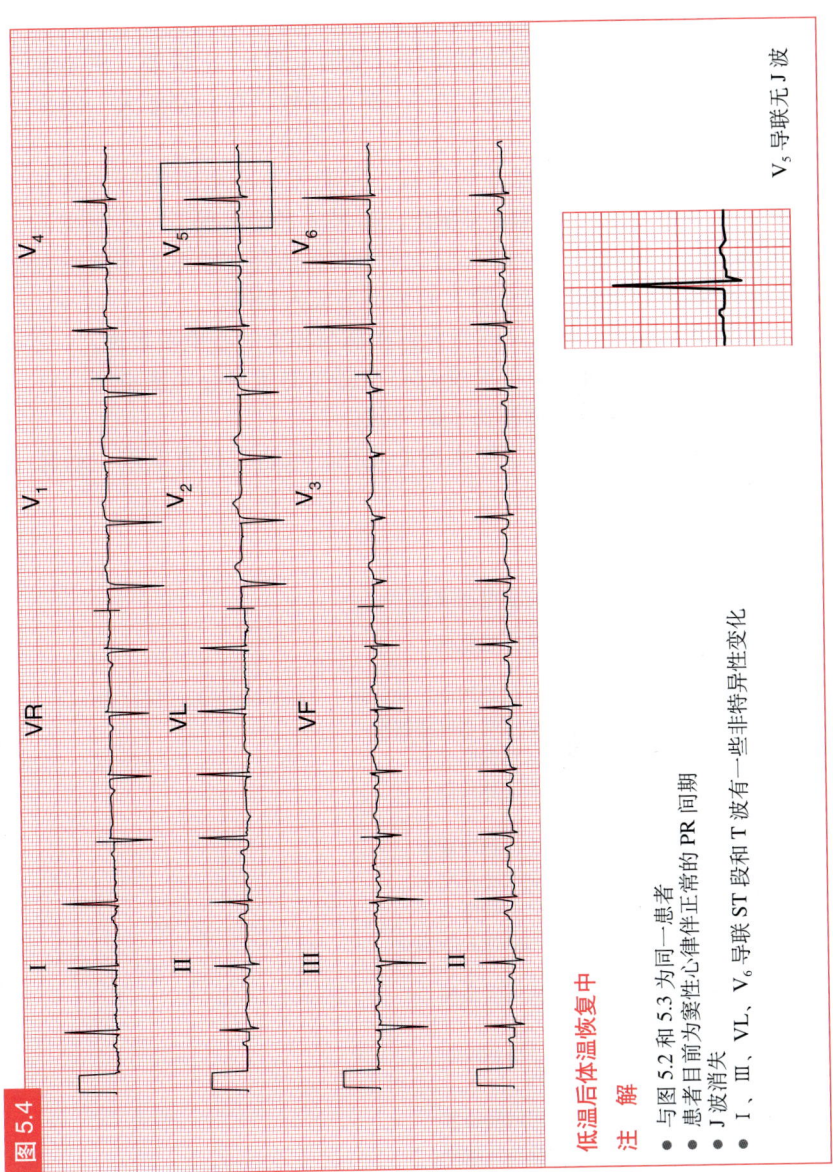

图 5.4

低温后体温恢复中

注 解
- 与图 5.2 和 5.3 为同一患者
- 患者目前为窦性心律伴正常的 PR 间期
- J 波消失
- Ⅰ、Ⅲ、VL、V₆ 导联 ST 段和 T 波有一些非特异性变化

V₅ 导联无 J 波

先天性心脏病对心电图的影响

通过显示哪个心腔扩大，心电图可以为诊断先天性心脏病提供一定的帮助。重要的是要记住（见第 1 章），正常婴儿出生时的心电图表现为"右心室肥大"，并且这种"右心室肥大"的表现在 2 岁内逐渐消失。

如果 2 岁后这种婴儿的"右心室肥大"心电图图形持续存在，那么右心室肥大就确实存在。如果 2 岁前出现了左心室或正常成人的心电图图形，那么左心室肥大可能存在。对于年龄较大的孩子，左心室和右心室肥大的标准与成人相同。

表 5.1 列出一些常见的先天性疾病与相关的心电图表现。

图 5.5 心电图显示了重度右心室肥大的所有心电图特征：它来自一位有重度肺动脉瓣狭窄的男孩。

图 5.6 为显示左心室肥大的心电图，来自一位有重度主动脉瓣狭窄的 8 岁孩子。

表 5.1 常见先天性疾病的心电图表现

心电图表现	先天性疾病
右心室肥大	任何原因的肺动脉高压（如 Eisenmenger 综合征） 重度肺动脉瓣狭窄 法洛四联症 大动脉移位
左心室肥大	主动脉瓣狭窄 主动脉狭窄 二尖瓣反流 阻塞性心肌病
双心室肥大	室间隔缺损
右心房肥大	三尖瓣狭窄
右束支传导阻滞	房间隔缺损 复合性缺损
心电轴左偏	心内膜垫缺损 移位矫正术

5 先天性心脏病对心电图的影响

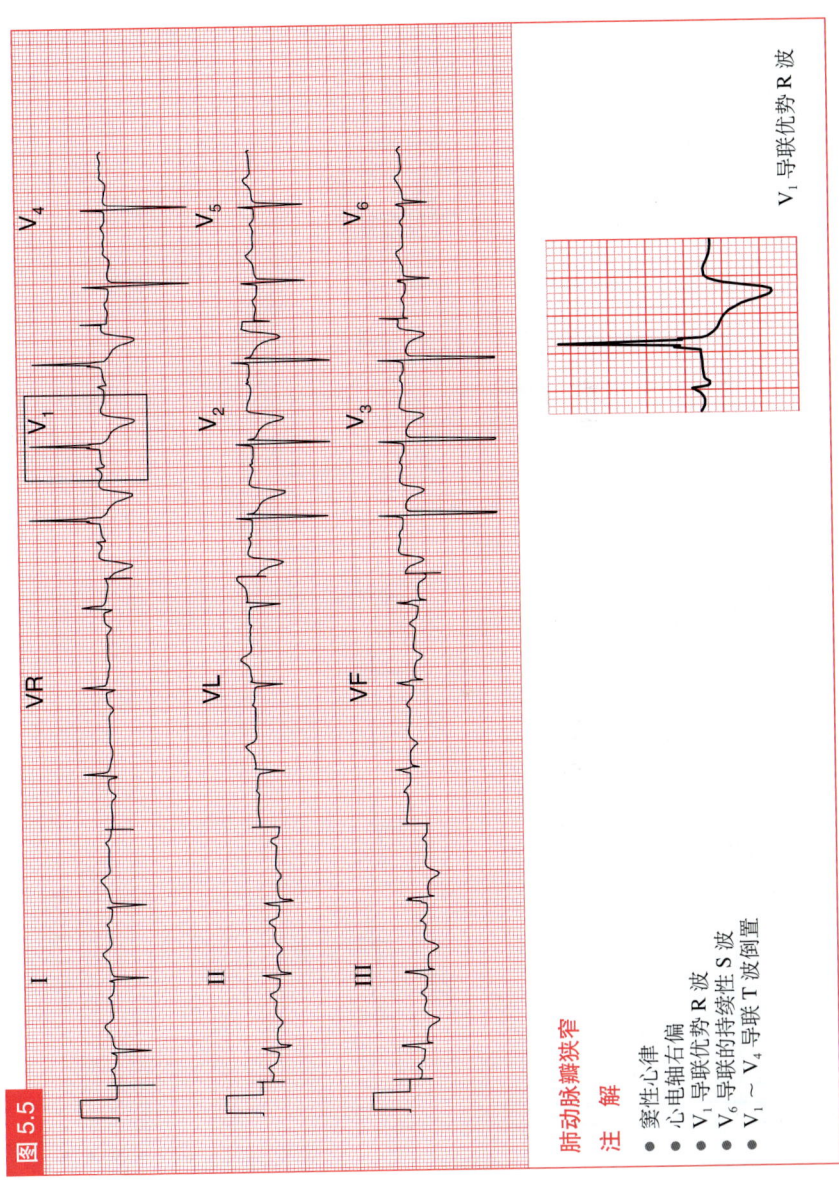

图 5.5

肺动脉瓣狭窄

注 解

- 窦性心律
- 心电轴右偏
- V_1 导联优势 R 波
- V_6 导联的持续性 S 波
- $V_1 \sim V_4$ 导联 T 波倒置

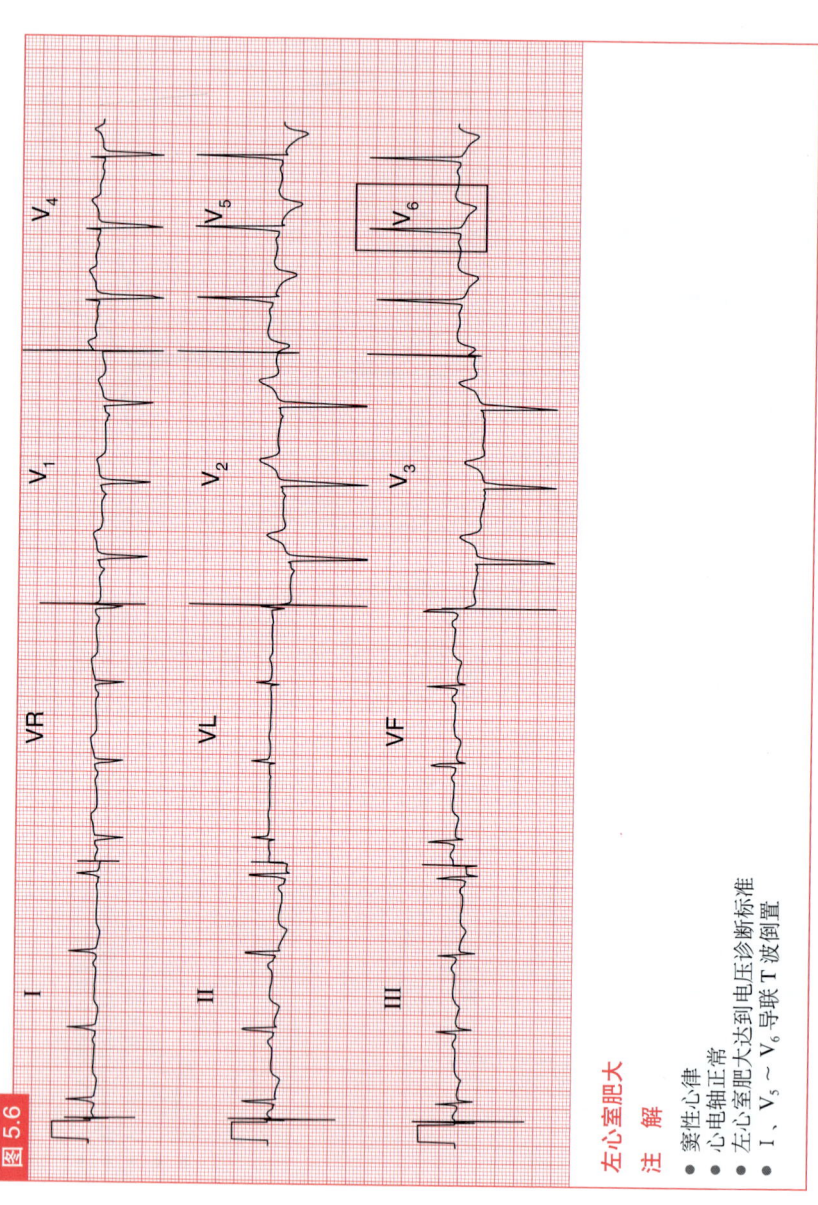

图 5.6

左心室肥大

注 解

- 窦性心律
- 心电轴正常
- 左心室肥大达到电压诊断标准
- I、$V_5 \sim V_6$ 导联 T 波倒置

先天性心脏病对心电图的影响

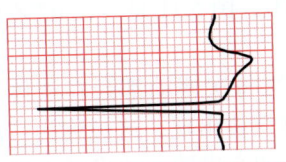

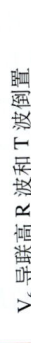

V_6 导联高 R 波和 T 波倒置

图 5.7 心电图显示右心室肥大,此心电图来自一位年轻女性,该患者 20 年前做过法洛四联症部分矫正术。

图 5.8 心电图提示右心房肥大,且呈 RBBB 图形。此心电图来自一位十几岁的孩子,患者有埃布斯坦(Ebstein)畸形和房间隔缺损。

如果患者有某种先天性心脏病,其心电图表现通常非常明显,但房间隔缺损有可能被忽略。图 5.9 是一位 50 岁女性患者的心电图。该患者主诉有轻度但逐渐加重的呼吸困难。因其胸骨左缘可以听到一个颇为不特异的收缩期杂音,她的通科医生给她做了一个心电图,记录到一个显示 RBBB 的心电图。为此她又做了一个超声心动图检查,结果发现她有房间隔缺损。

全身性疾病对心电图的影响

当全身性疾病累及心脏时,特别是会导致异常物质在心肌渗出或沉积的疾病,可以导致心律失常和传导障碍。

甲状腺疾病

甲状腺功能亢进可能是最常见的有可能表现为心脏病的非心脏疾病。特别是在老人中,它能引起心房颤动,并常伴有一个快速的难以用地高辛控制的心室率(图 5.10)。老年患者可能会有心悸或心力衰竭的症状,而且可能会有心房血栓形成。而甲状腺功能亢进本身的症状可能会较轻甚至没有。

恶性肿瘤

肿瘤转移至心脏和心脏周围实际上可引起各种心律失常或传导障碍。恶性肿瘤是引起大量心包渗出的最常见病因,心房颤动伴小 QRS 波群提示可能是恶性心包渗出。图 5.11 是一位 67 岁的转移性支气管癌患者的心电图。

由于心包内存在大量渗出液,心脏每次搏动都会在液体中摇摆,引起大 QRS 波群和小 QRS 波群交替出现,这被称为"电交替"。图 5.12 是另一位支气管癌患者的心电图,该患者表现为室上性心动过速。其电交替提示有心包渗出,虽然本例心电图的 QRS 波群大小正常。

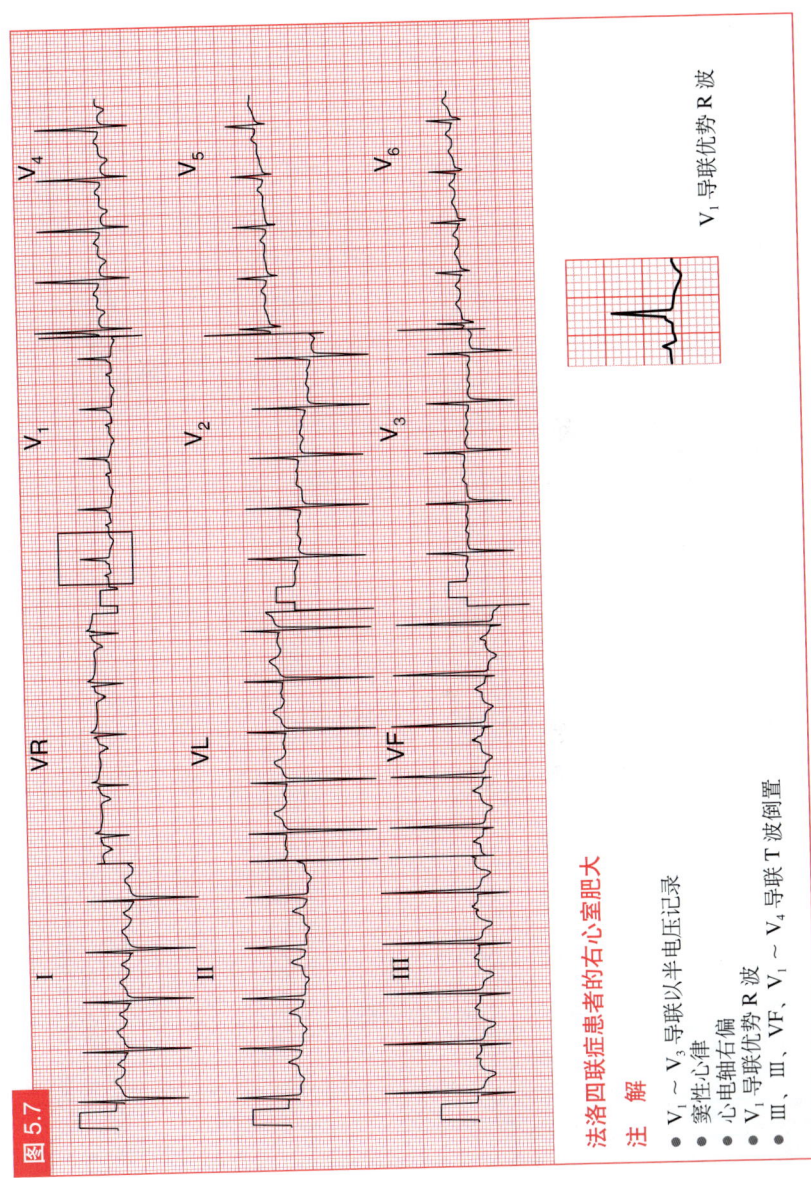

图 5.7 法洛四联症患者的右心室肥大

注解
- $V_1 \sim V_3$ 导联以半电压记录
- 窦性心律
- 心电轴右偏
- V_1 导联优势 R 波
- III、VF、$V_1 \sim V_4$ 导联 T 波倒置

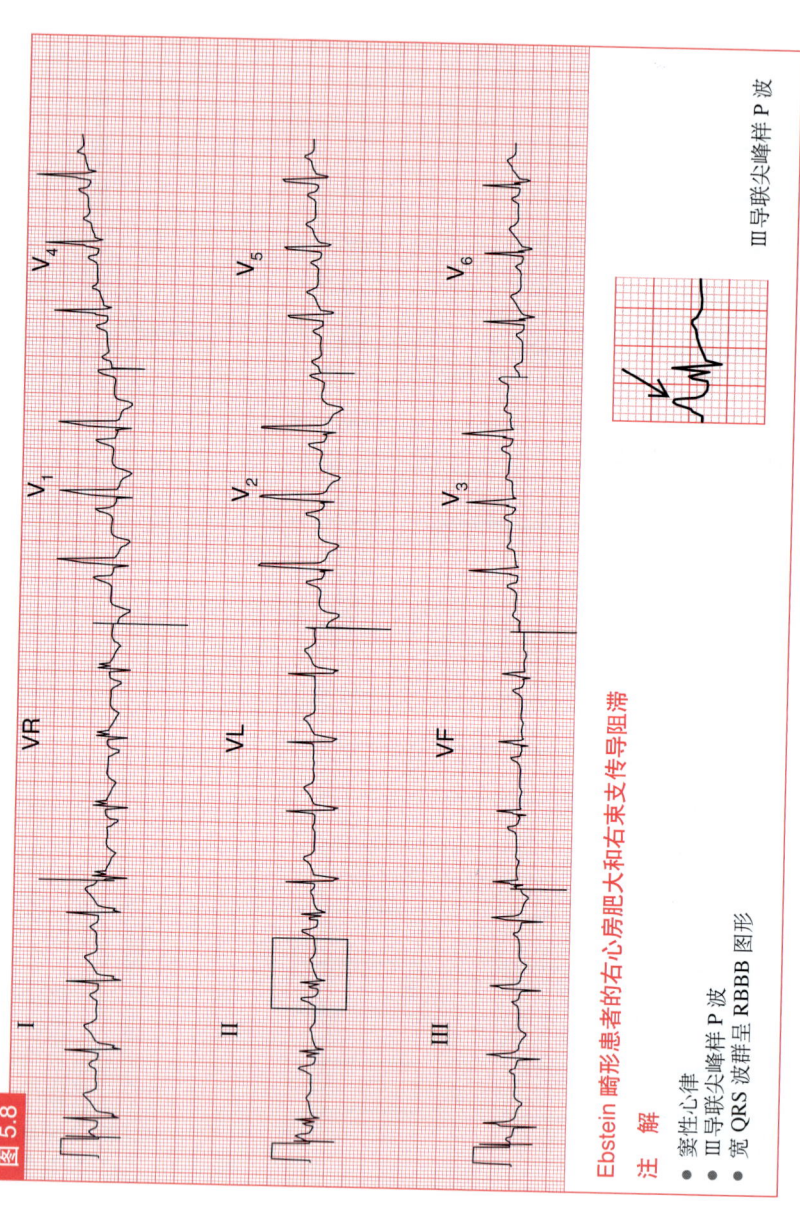

图 5.8 Ebstein 畸形患者的右心房肥大和右束支传导阻滞

注 解
- 窦性心律
- Ⅲ导联尖峰样 P 波
- 宽 QRS 波群呈 RBBB 图形

Ⅲ导联尖峰样 P 波

全身性疾病对心电图的影响 5

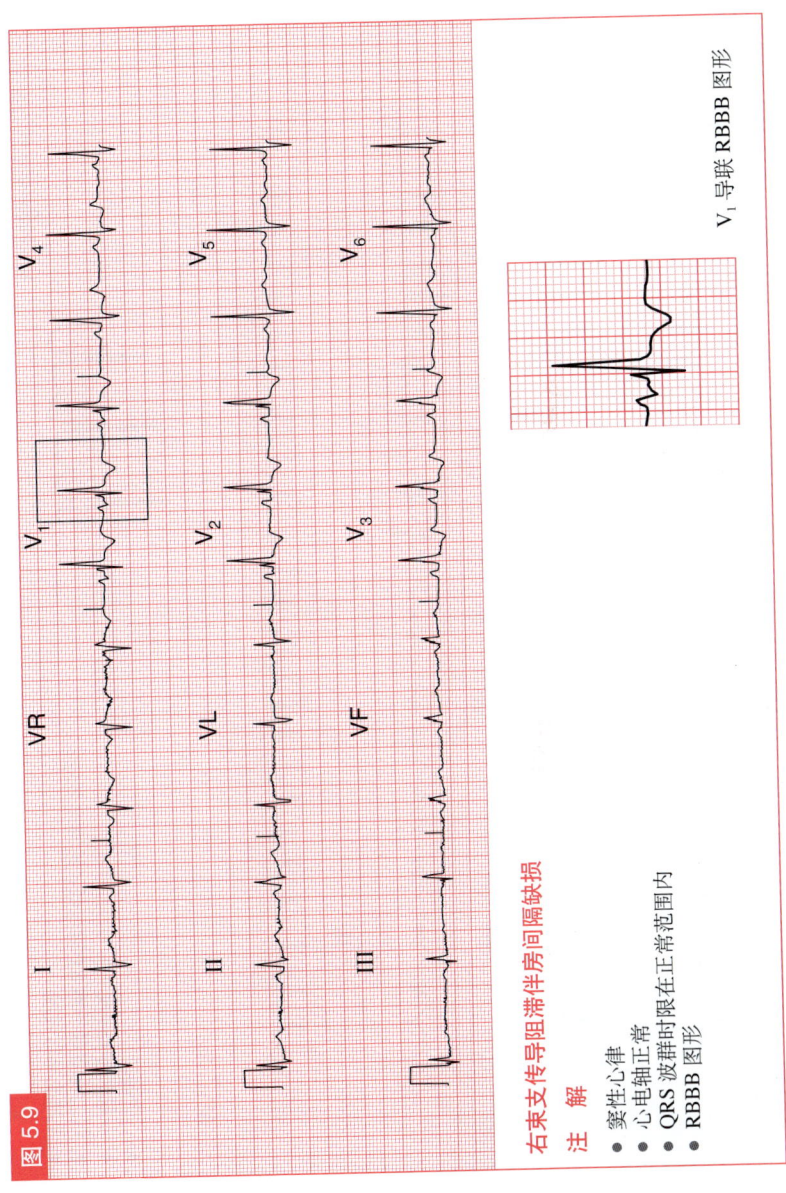

图 5.9 右束支传导阻滞伴房间隔缺损

注 解
- 窦性心律
- 心电轴正常
- QRS 波群时限在正常范围内
- RBBB 图形

V_1 导联 RBBB 图形

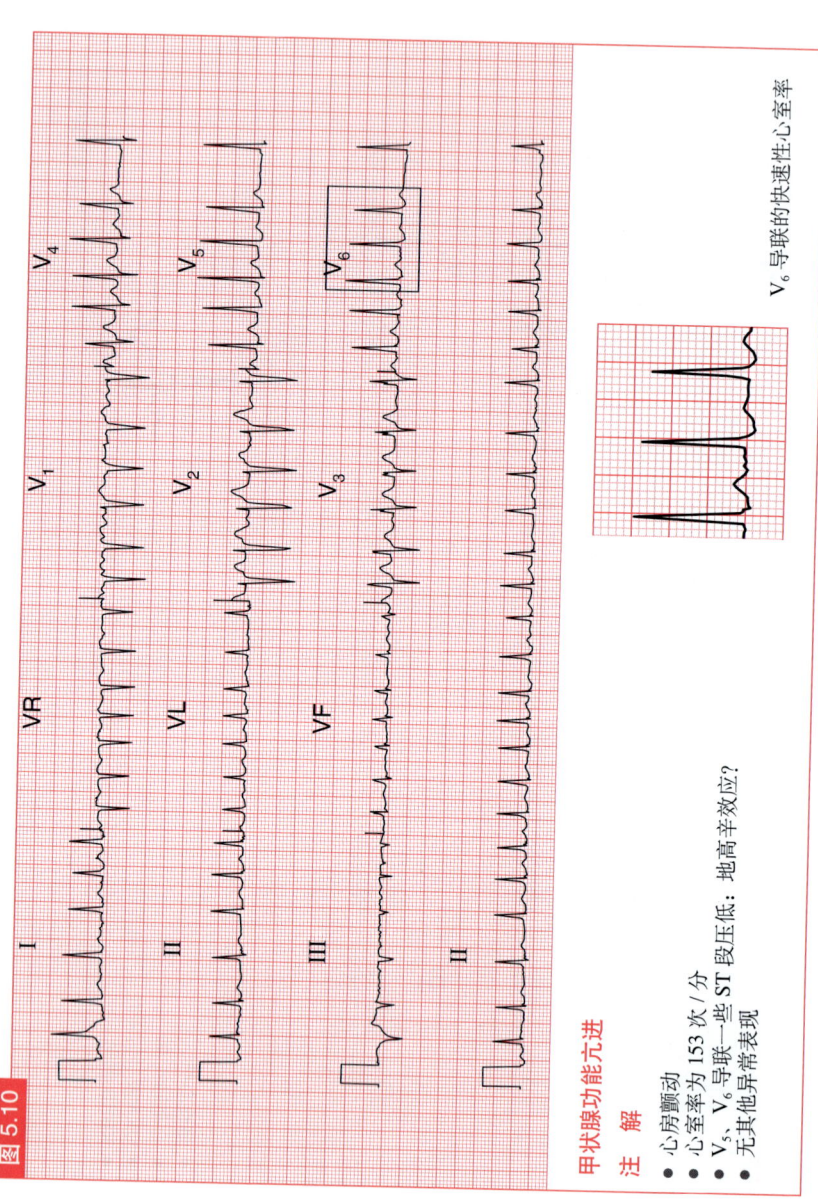

图 5.10

甲状腺功能亢进

注 解
- 心房颤动
- 心室率为 153 次/分
- V_5、V_6 导联一些 ST 段压低：地高辛效应？
- 无其他异常表现

V_6 导联的快速性心室率

5 全身性疾病对心电图的影响

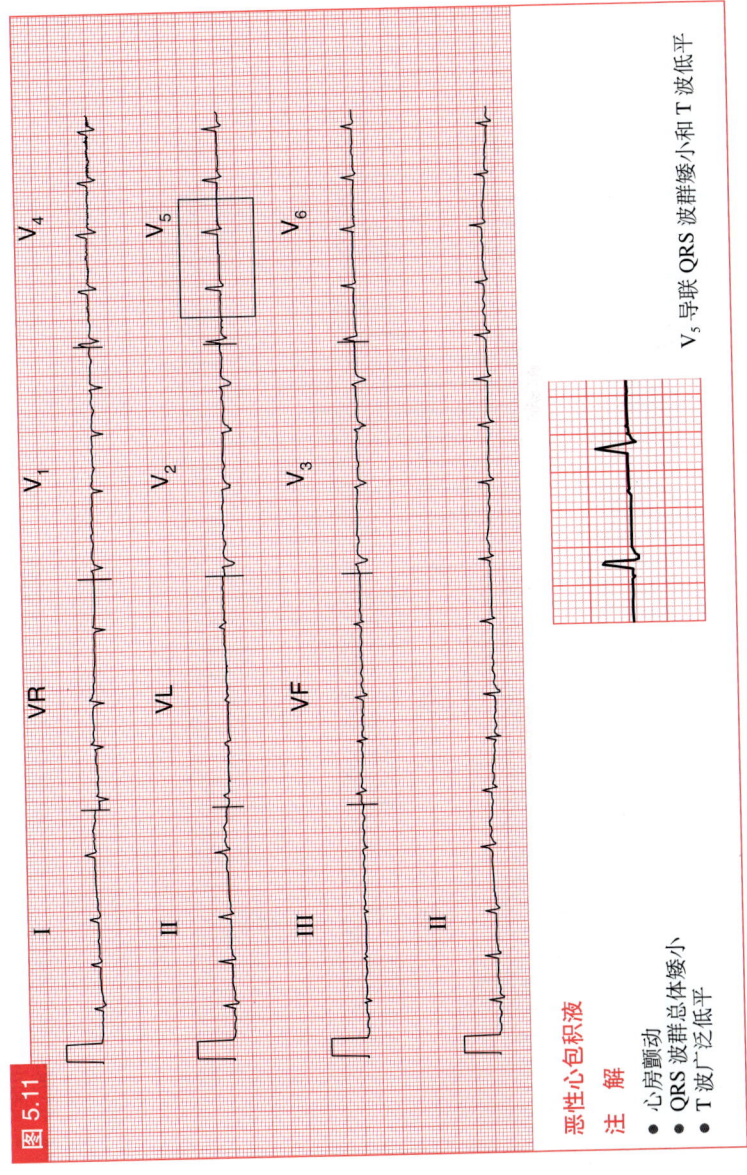

图 5.11

恶性心包积液

注 解

- 心房颤动
- QRS 波群总体矮小
- T 波广泛低平

V_5 导联 QRS 波群矮小和 T 波低平

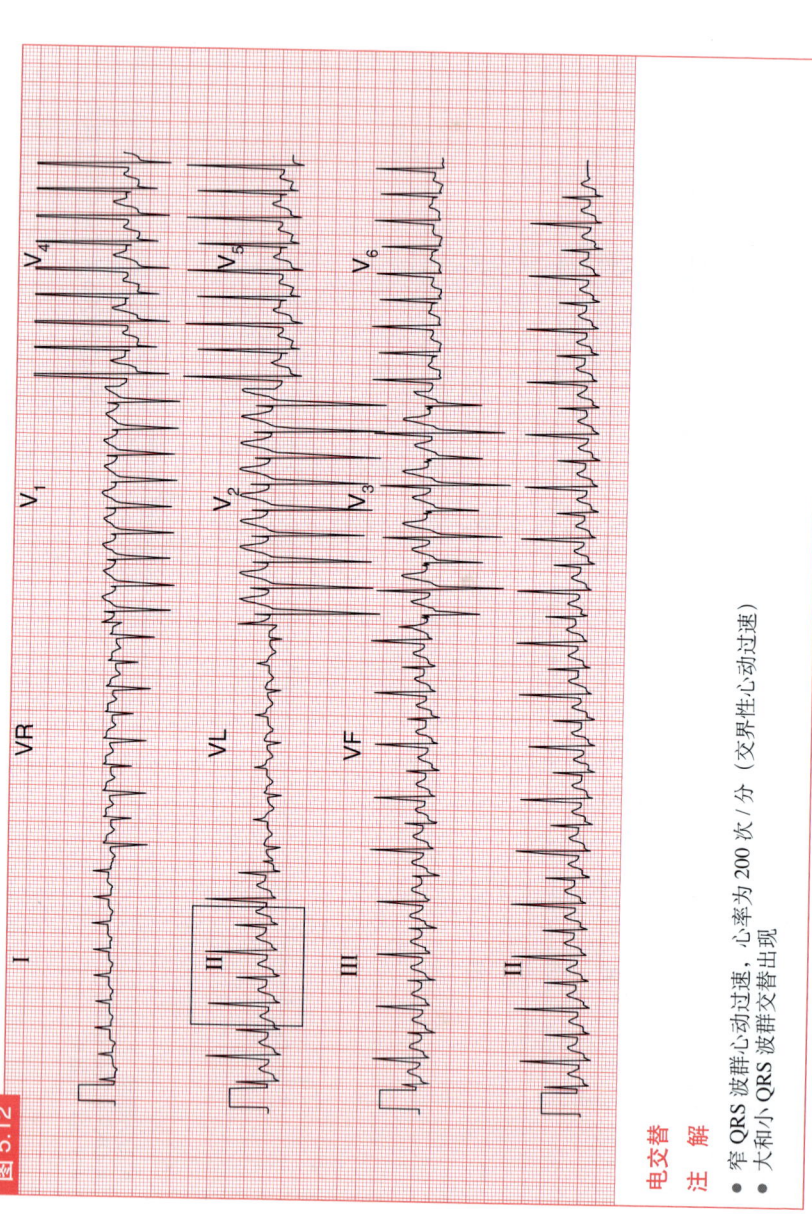

图 5.12 电交替

注 解
- 窄 QRS 波群心动过速，心率为 200 次 / 分（交界性心动过速）
- 大和小 QRS 波群交替出现

全身性疾病对心电图的影响 5

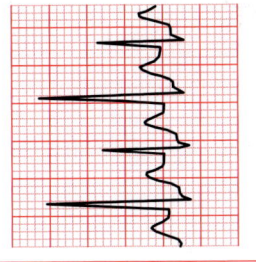

Ⅲ导联的大和小 QRS 波群交替出现

5 其他疾病对心电图的影响

血清电解质异常对心电图的影响

虽然血清钾、镁和钙水平异常能影响心电图,但却很少能见到"典型"变化。偶尔心电图变化可以提示应该做电解质检查,但是,心电图的正常范围是如此之大,以至心电图对指示电解质平衡而言是不切实际的。框 5.1 列出了引起电解质紊乱的可能原因,表 5.2 概括了电解质紊乱可能引起的心电图变化。

框 5.1 电解质紊乱的原因

高钾血症
- 肾衰竭
- 保钾利尿剂(阿米洛利、螺内酯、氨苯蝶啶)
- 血管紧张素转换酶抑制剂
- 甘草
- Bartter 综合征

低钾血症
- 利尿剂治疗
- 抗利尿激素分泌

高钙血症
- 甲状旁腺功能亢进
- 肾衰竭
- 结节病
- 恶性肿瘤
- 骨髓瘤
- 过量的维生素 D
- 噻嗪类利尿剂

低钙血症
- 甲状旁腺功能减退
- 严重腹泻
- 肠瘘
- 碱中毒
- 维生素 D 缺乏

表 5.2 电解质紊乱对心电图的影响

电解质	异常血清电解质水平对心电图的影响	
	低水平	高水平
钾或镁	T 波低平 U 波明显 ST 段压低 QT 间期延长 一度或二度房室传导阻滞	P 波低平 QRS 波群增宽(非特异性室内传导延缓) T 波高尖 ST 段消失 心律失常
钙	QT 间期延长(由于长 ST 段所致)	短 QT 间期伴 ST 段消失

血清电解质异常对心电图的影响

钾

高钾血症能引起心律失常，包括心室颤动或心搏停止、P 波低平、QRS 波群增宽、ST 段压低或丢失及特殊情况下对称性尖峰 T 波。图 5.13 是一位肾衰竭患者的心电图，该患者血钾水平为 7.4mmol/L。纠正血钾水平后，该患者的心律转为窦性，T 波不再呈尖峰样（图 5.14）。

值得强调的是，尖峰样 T 波在完全正常的心电图中也是常见的表现（图 5.15）。

低钾血症在用强利尿剂治疗的心脏病患者中常见。它能引起 T 波低平、QT 间期延长及 U 波出现。图 5.16 为一位缺血性心脏病导致严重心力衰竭患者的心电图。该患者由于呋塞米治疗的同时没有补钾或给予血管紧张素转换酶抑制剂，结果血钾降至 1.9mmol/L。

镁

血清镁水平高和低对心电图的影响与血钾水平高和低对心电图的影响相同。

钙

高钙血症可缩短 QT 间期，低钙血症可延长 QT 间期。但是，在血钙水平的很大范围内，心电图可保持正常。

5 其他疾病对心电图的影响

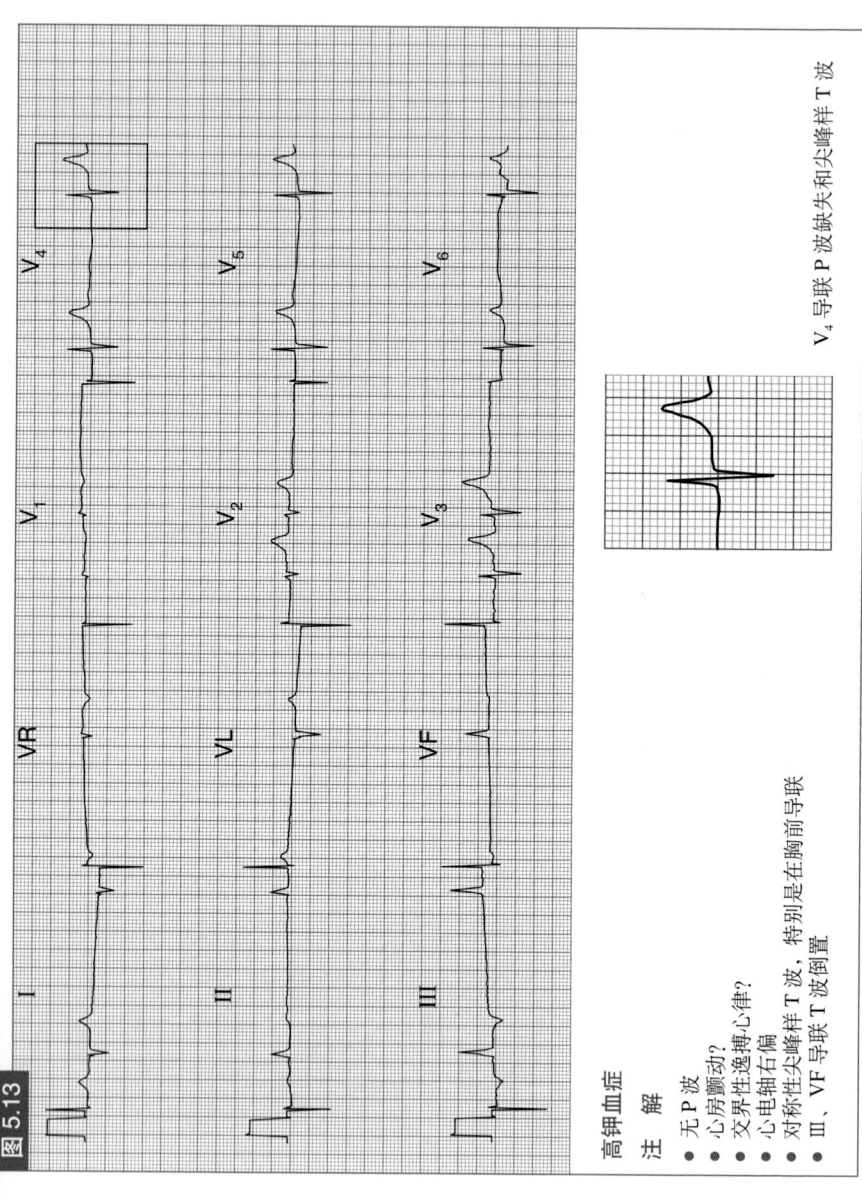

图 5.13

高钾血症

注 解

- 无 P 波
- 心房颤动？
- 交界性逸搏心律？
- 心电轴右偏
- 对称性尖峰样 T 波，特别是在胸前导联
- Ⅲ、VF 导联 T 波倒置

V_4 导联 P 波缺失和尖峰样 T 波

5 血清电解质异常对心电图的影响

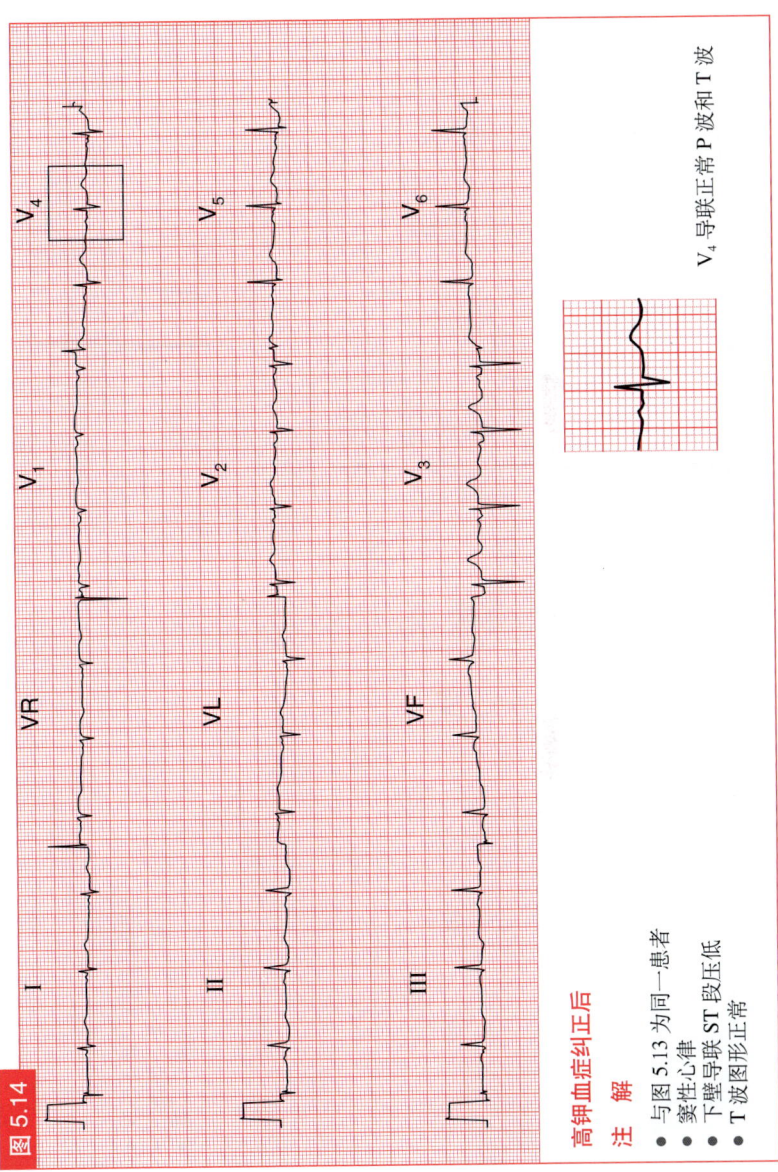

图 5.14 高钾血症纠正后

注 解
- 与图 5.13 为同一患者
- 窦性心律
- 下壁导联 ST 段压低
- T 波图形正常
- V_4 导联正常 P 波和 T 波

5 其他疾病对心电图的影响

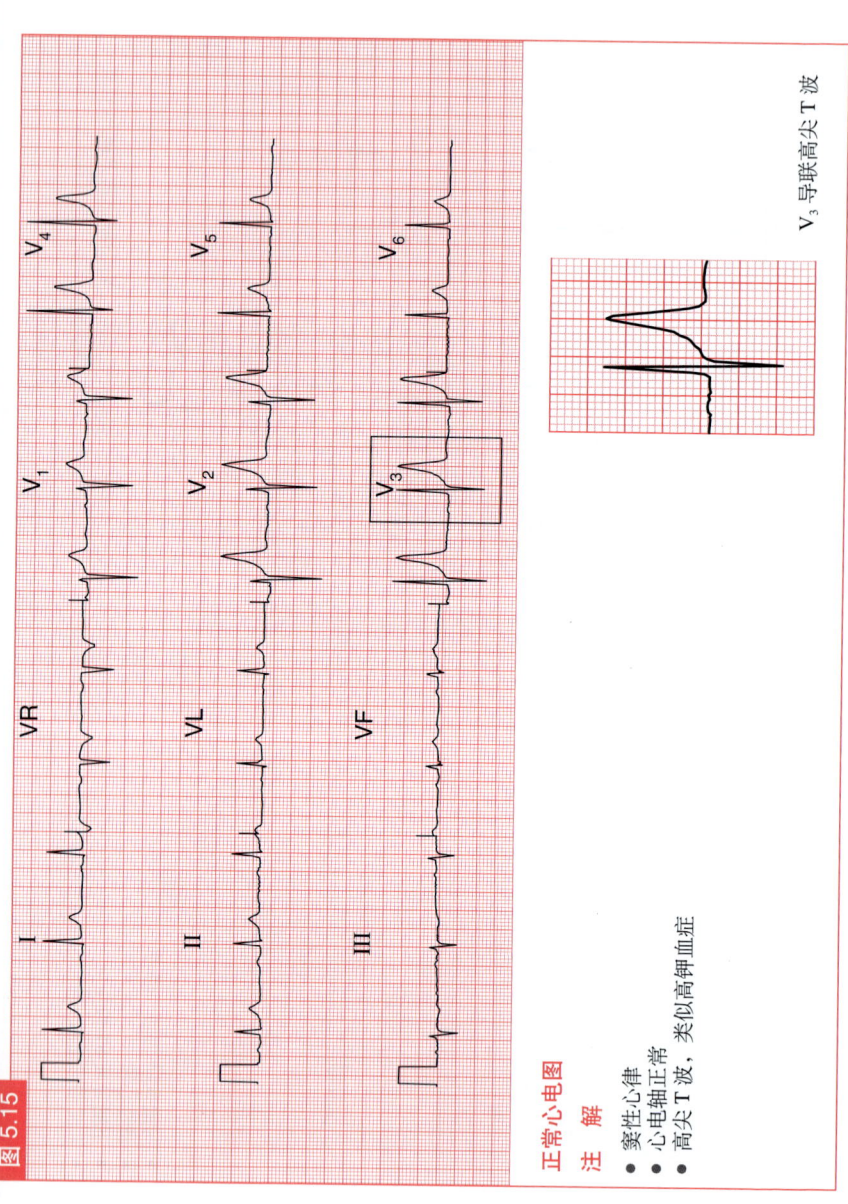

图 5.15

正常心电图

注 解
- 窦性心律
- 心电轴正常
- 高尖 T 波，类似高钾血症

血清电解质异常对心电图的影响 5

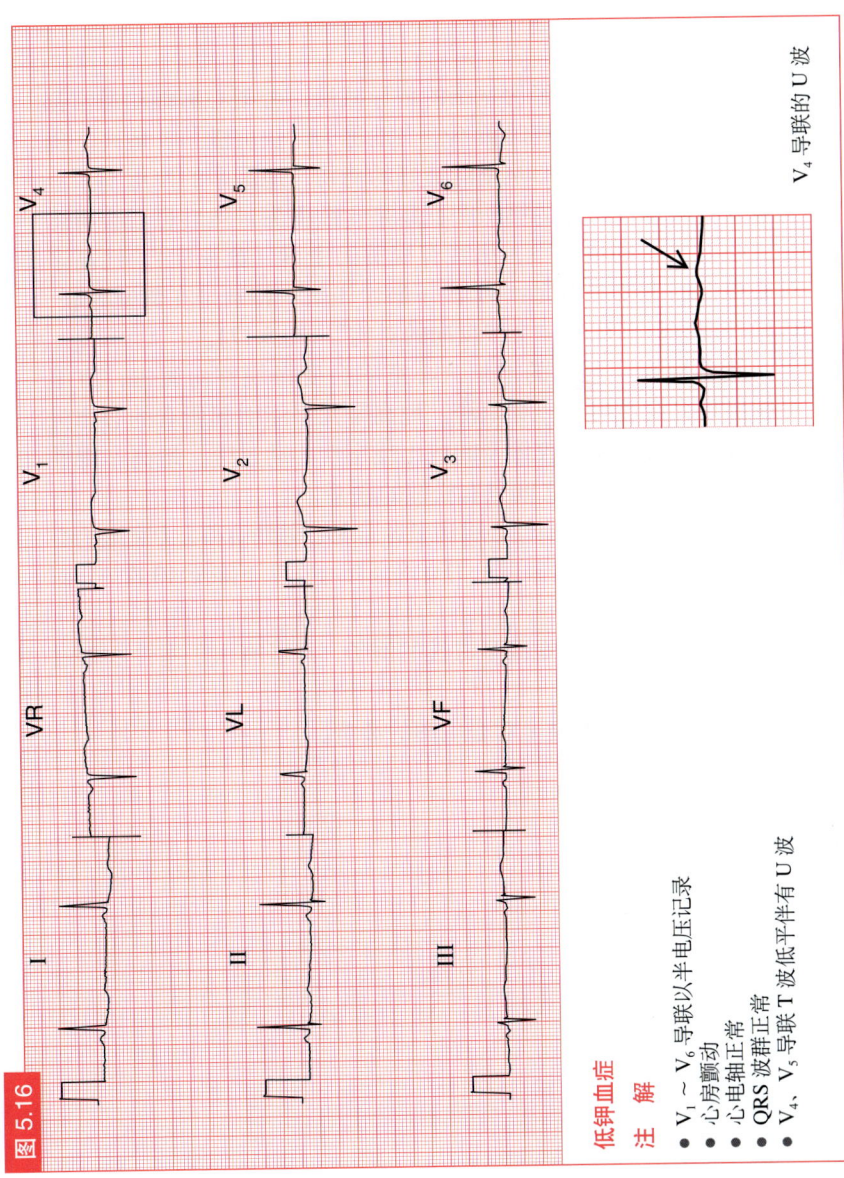

图 5.16

低钾血症

注 解

- $V_1 \sim V_6$ 导联以半电压记录
- 心房颤动
- 心电轴正常
- QRS 波群正常
- V_4、V_5 导联 T 波低平伴有 U 波

5 其他疾病对心电图的影响

药物对心电图的影响

地高辛

除非使用药物使经房室结的传导减慢，否则心房颤动通常都伴有快速心室反应（有时被不恰当地称为"快房颤"）。地高辛仍然是心房颤动中控制心室率的最好的药物。地高辛的使用剂量至关重要：其毒性反应的第一个征兆是食欲丧失，然后患者会有恶心、呕吐。个别情况下，患者有视黄的主诉（黄视症）。地高辛对心电图的主要影响是：ST 段下斜性压低，特别是在侧壁导联。这种表现有时被比做一个"反向的对钩"（图 5.17）。

随着地高辛剂量的增加，心室率会变得规整而缓慢，直至可能出现完全性房室传导阻滞。地高辛几乎能引起所有的心律失常，特别是室性期前收缩及间或出现室性心动过速。地高辛毒性症状与其心电图表现之间只有松散的联系。

图 5.18 是一位充血性心肌病患者出现心房颤动和心力衰竭的心电图。患者出现呕吐，且其心力衰竭因其心室率下降至 40 次 / 分而恶化了。

图 5.19 是另一个地高辛毒性的例子，患者有由于室性心动过速导致的晕厥发作。

框 5.2 列出了地高辛对心电图的影响。

药物对心电图的影响 5

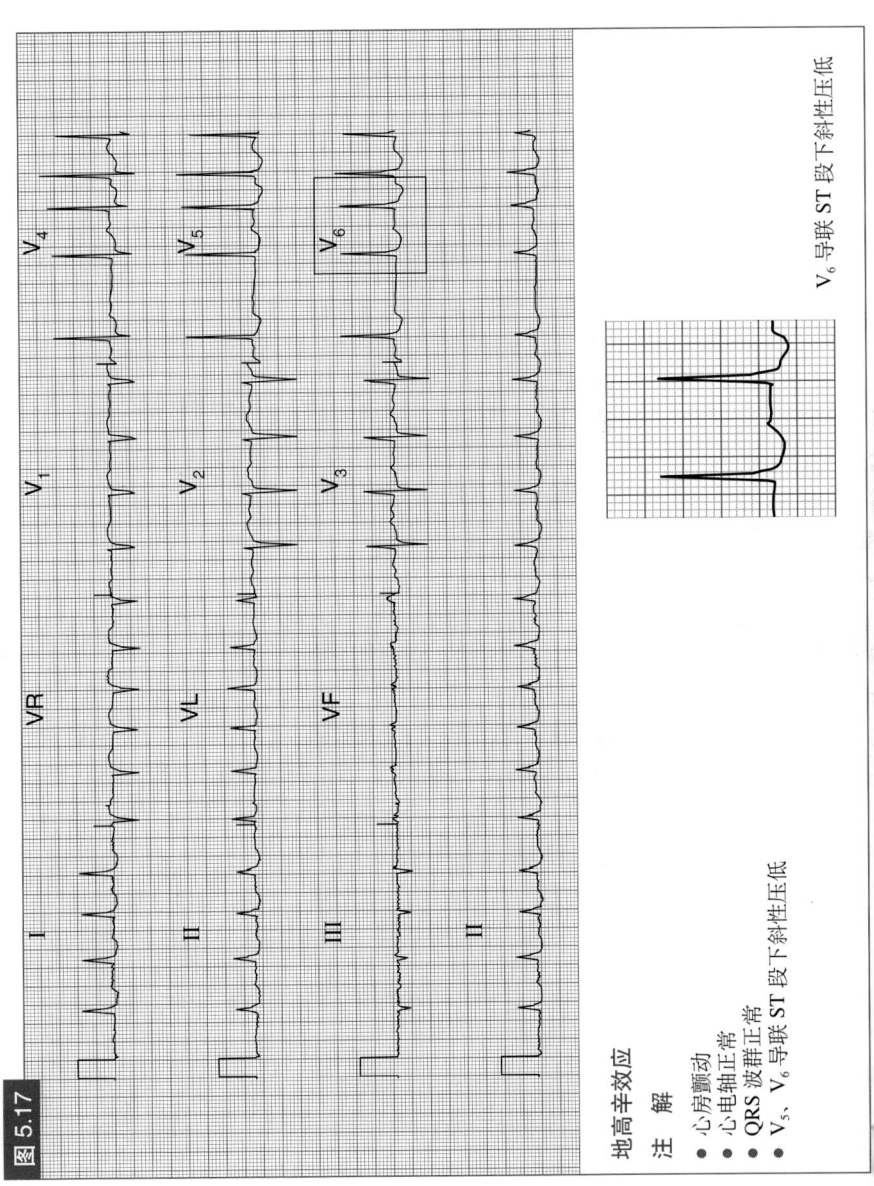

图 5.17 地高辛效应

注 解
- 心房颤动
- 心电轴正常
- QRS 波群正常
- V_5、V_6 导联 ST 段下斜性压低

V_6 导联 ST 段下斜性压低

5 其他疾病对心电图的影响

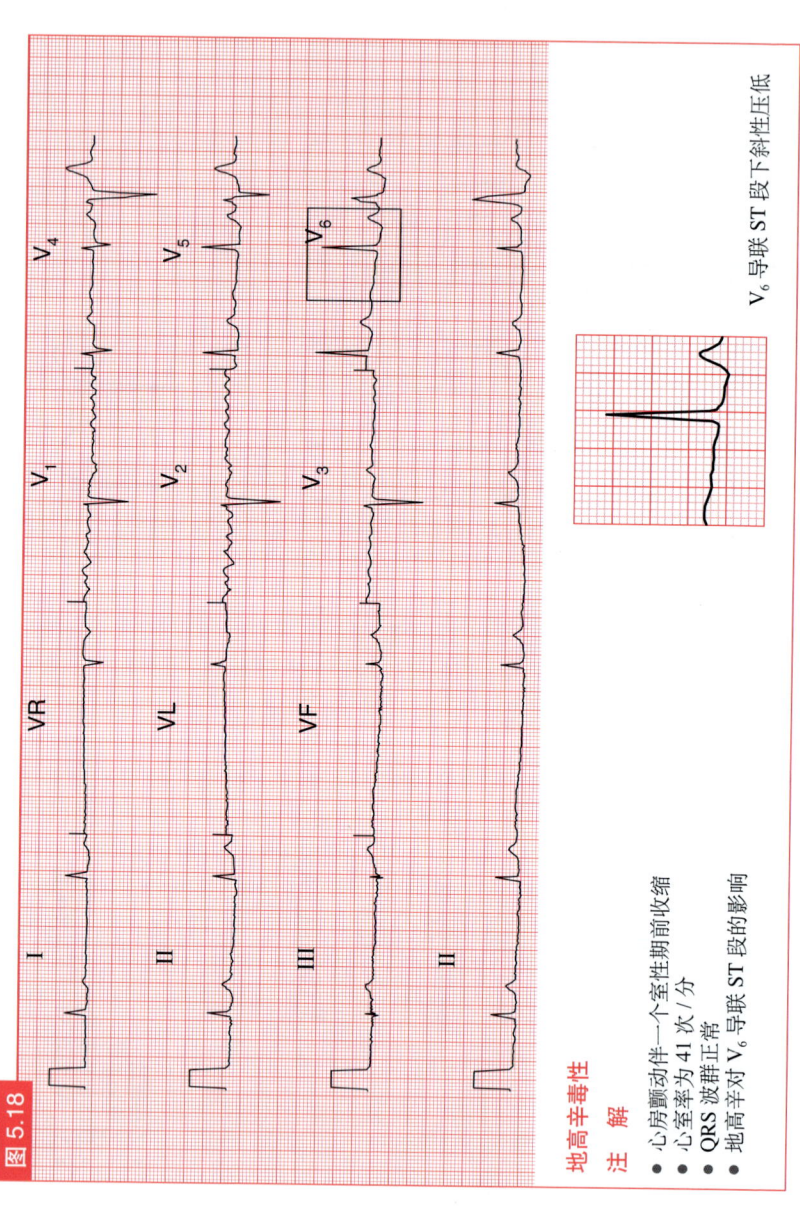

图 5.18 地高辛毒性

注 解
- 心房颤动伴一个室性期前收缩
- 心室率为 41 次/分
- QRS 波群正常
- 地高辛对 V_6 导联 ST 段的影响

V_6 导联 ST 段下斜性压低

5 药物对心电图的影响

图 5.19
地高辛毒性

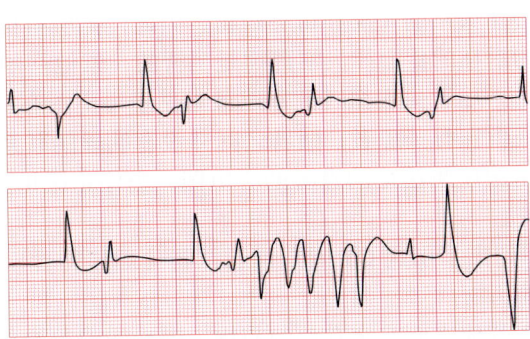

注 解

- 这两个图是连续的记录
- 基础心律是心房颤动；正向的 QRS 波群可能是正常传导的心搏
- 每一个向上的 QRS 波群都跟随着一个明显向下的 QRS 波群，即为室性期前收缩
- 下图出现一个短阵的室性心动过速

框 5.2　地高辛对心电图的影响

- ST 段下斜性压低
- T 波变平或倒置
- 短 QT 间期
- 几乎所有的异常心律均可出现，但特别是：
  —窦性心动过缓
  —阵发性房性心动过速，伴房室传导阻滞
  —室性期前收缩
  —室性心动过速
  —任何程度的房室传导阻滞
- 心房颤动患者出现规整的 QRS 波群提示地高辛毒性

延长 QT 间期的药物

据称有 200 多种药物能引起 QT 间期延长或尖端扭转室速，尤其是抗心律失常的 I 类和 III 类药物。因此，把所有抗心律失常药物都视为潜在的促心律失常药物是明智的，索他洛尔以外的 β-阻滞剂例外。尽管尖端扭转性室速最常见于心电图有 QT 间期延长的患者，但在有些患者，两者之间并没有明显的联系。图 5.20 是一位服用胺碘酮治疗的患者的心电图，当停止服用药物时，T 波变化消失。

框 5.3 列出了引起 QT 间期延长并与尖端扭转性室速相关的一些常用的药物。

有些在其他方面非常有效的药物，因为能引起 QT 间期延长和尖端扭转性室速而被放弃。这类药物有：胃动力剂西沙必利、抗组胺药特非那定、抗血小板药酮色林及血管扩张剂普尼拉明。

"奎尼丁晕厥"在了解其机制前很多年就已经被认识。图 5.21 是一位接受奎尼丁治疗而发生了尖端扭转性室速的患者的心电图。

如果校正后的 QT 间期超过 500ms，或如果患者有提示心律失常的症状，则框 5.3 中列出的药物都不应该继续使用。慎重的做法是，不要给心脏病患者使用已知能延长 QT 间期的药物，而且一定要避免联合使用能延长 QT 间期的药物（如红霉素和酮康唑）。

T 波改变的出现，如图 5.22 心电图所示的一位需要锂治疗的患者，不一定是停止治疗的指征。

框 5.3　与 QT 间期延长和尖端扭转性室性心动过速相关的药物

抗心律失常药物
- 胺碘酮
- 溴苄铵
- 多非利特
- 丙吡胺
- 氟卡尼
- 普鲁卡因胺
- 普罗帕酮
- 奎尼丁
- 索他洛尔

精神科药物
- 阿米替林
- 氯丙嗪
- 多塞平
- 氟哌啶醇
- 丙米嗪
- 锂
- 丙氯拉嗪
- 硫利达嗪

抗菌、抗真菌和抗疟药物
- 克拉霉素
- 氯喹
- 复方新诺明（甲氧苄啶 - 磺胺甲异恶唑合剂）
- 红霉素
- 酮康唑
- 奎宁

抗组胺药
- 苯海拉明

其他类
- 酒精
- 他克莫司
- 他莫昔芬

5 其他疾病对心电图的影响

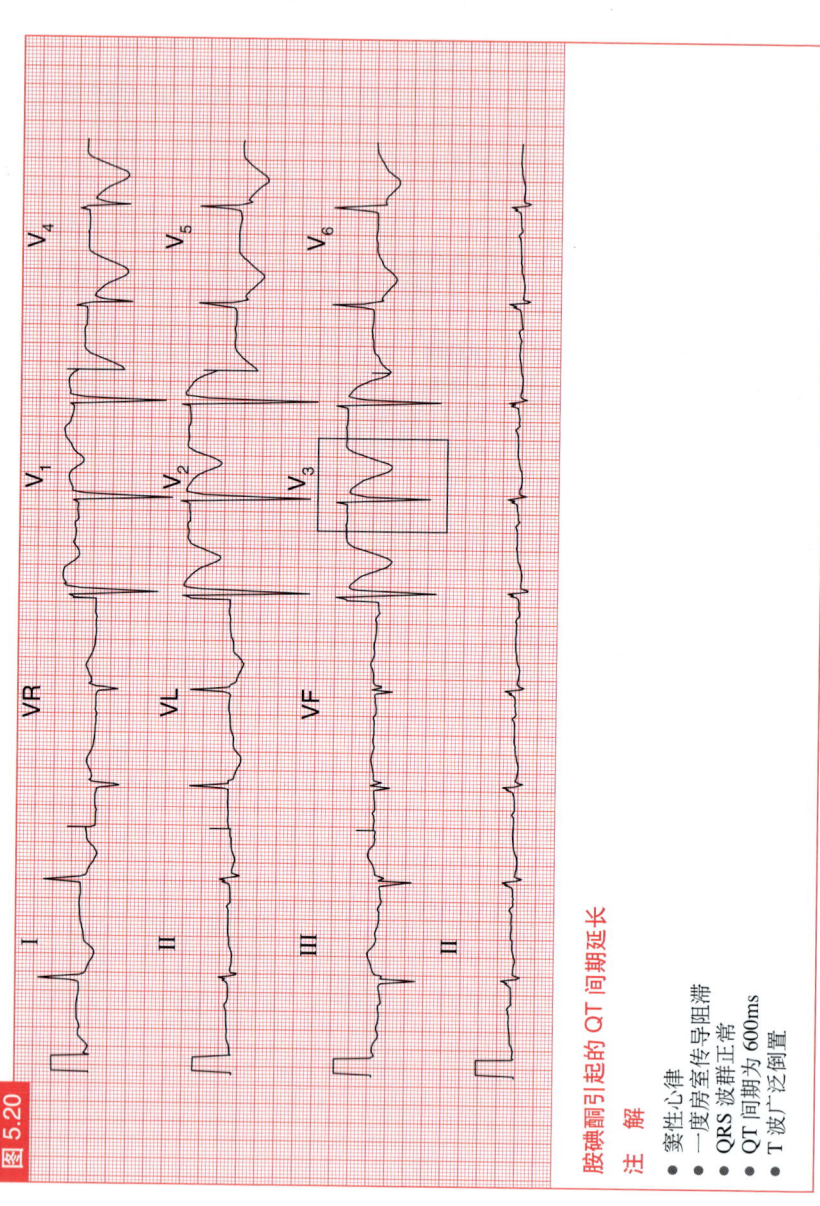

图 5.20 胺碘酮引起的 QT 间期延长

注 解
- 窦性心律
- 一度房室传导阻滞
- QRS 波群正常
- QT 间期为 600ms
- T 波广泛倒置

药物对心电图的影响 5

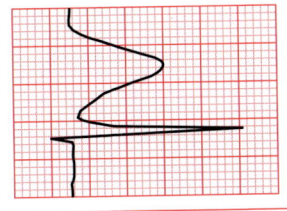

V_3 导联的长 QT 间期和 T 波倒置

图 5.21
奎尼丁毒性

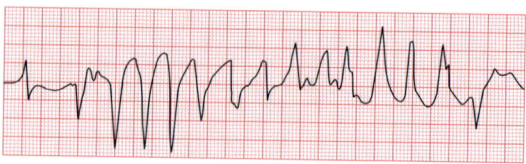

注 解
- 一个单次窦性心搏后发生了一阵尖端扭转性室性心动过速

心电图异常的其他原因

创伤

不管是穿透伤（刺伤）还是胸部挤压伤（通常见于方向盘或安全带所致），都能引起心肌损伤。心脏前面的直接创伤能导致冠状动脉左前降支闭塞，从而出现急性前壁心肌梗死的心电图。而座椅安全带损伤通常与心肌顿挫伤相关，图 5.23 是一位年轻女性发生这种情况时的心电图。

代谢性疾病

大多数代谢性疾病，如 Addison 疾病，与非特异性 ST 段或 T 波变化相关。这些疾病的血清电解质可能没有明显的异常。图 5.24 是一位有严重神经性厌食的年轻女孩的心电图：其血清电解质和甲状腺功能完全正常，但其心电图改变可推测为细胞内电解质异常。

心电图异常的其他原因 5

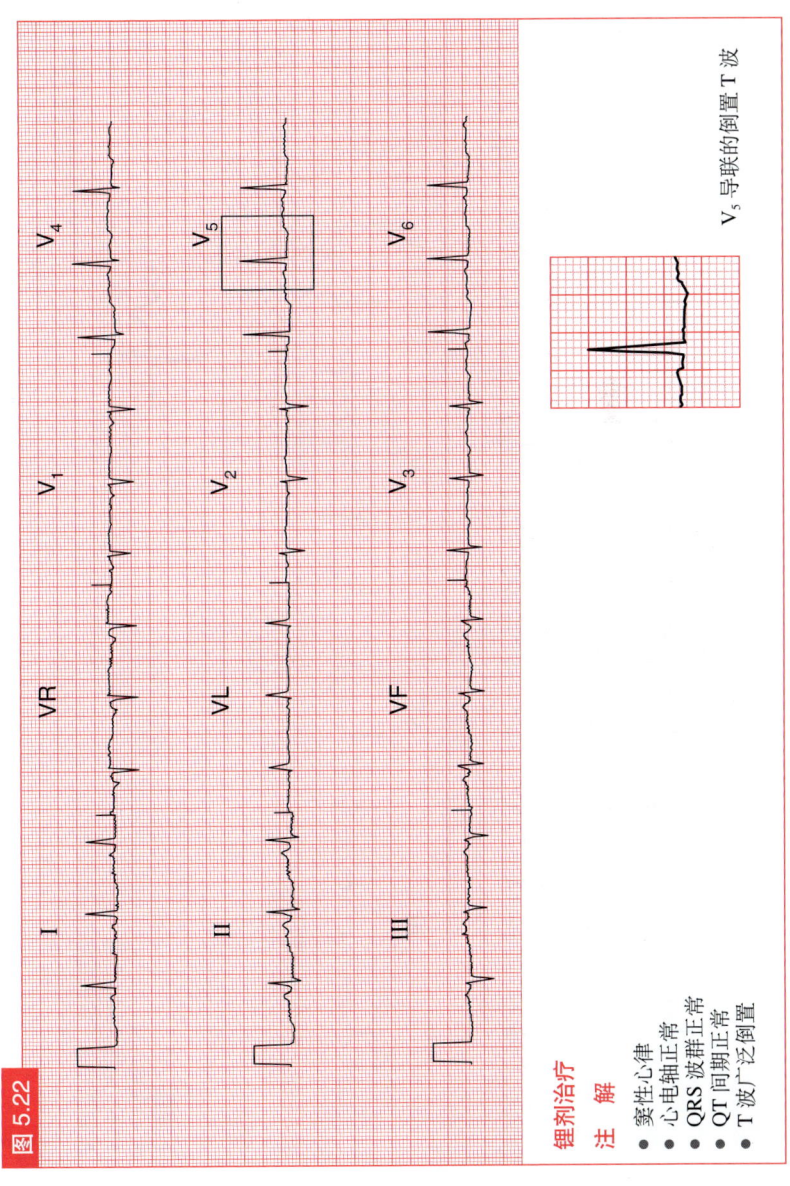

图 5.22

锂剂治疗

注 解
- 窦性心律
- 心电轴正常
- QRS 波群正常
- QT 间期正常
- T 波广泛倒置

V_5 导联的倒置 T 波

5 其他疾病对心电图的影响

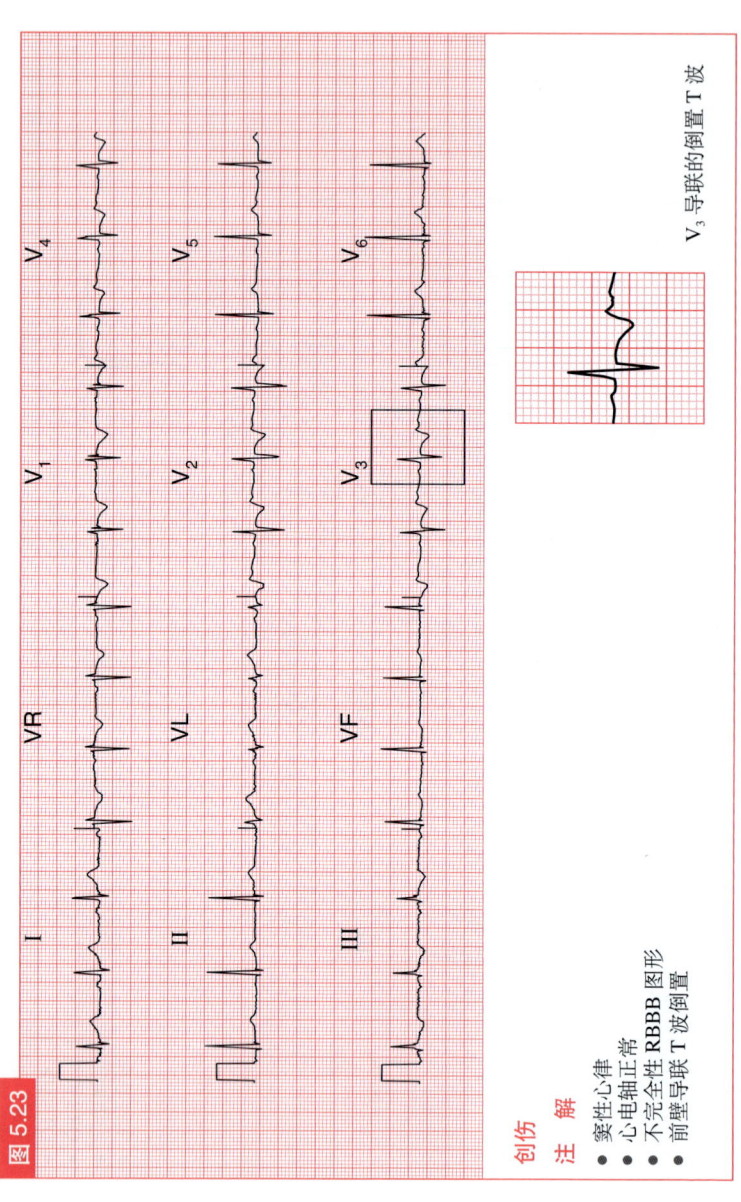

图 5.23

创伤

注 解
- 窦性心律
- 心电轴正常
- 不完全性 RBBB 图形
- 前壁导联 T 波倒置

5 心电图异常的其他原因

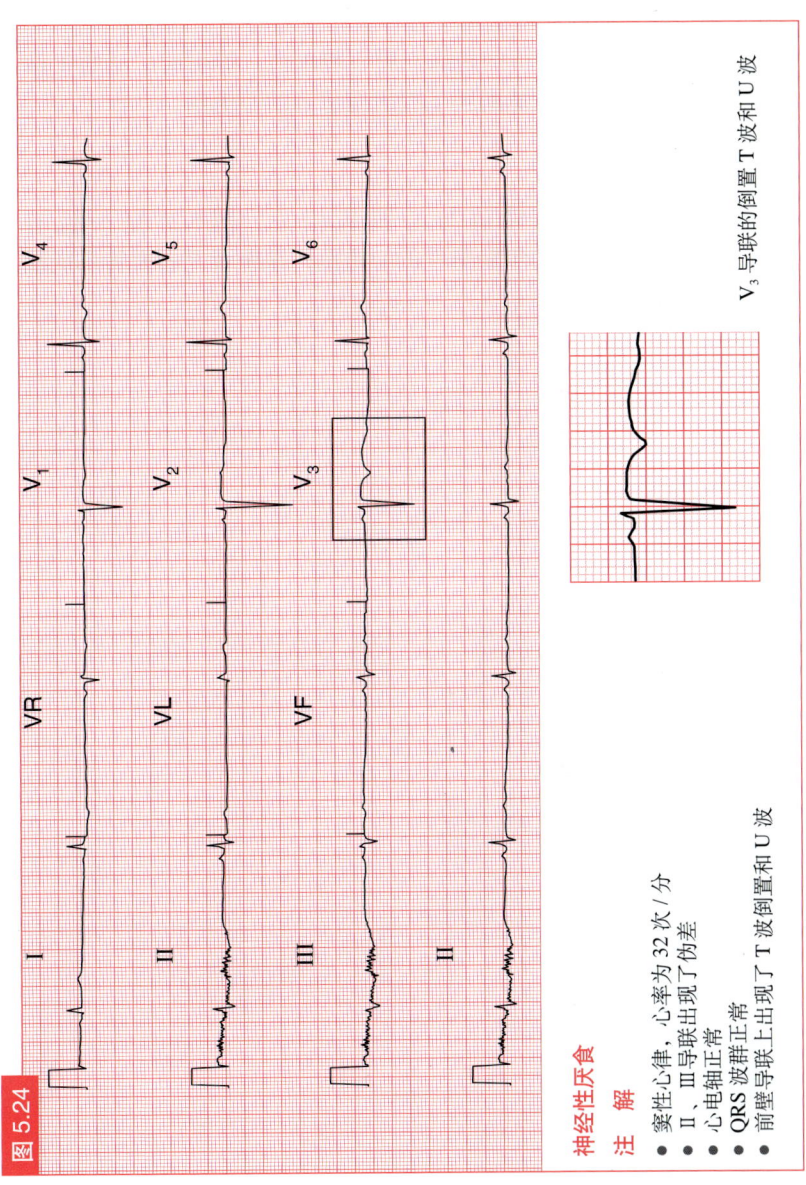

图 5.24

神经性厌食

注 解
- 窦性心律，心率为 32 次 / 分
- II、III 导联出现了伪差
- 心电轴正常
- QRS 波群正常
- 前壁导联上出现了 T 波倒置和 U 波

V_3 导联的倒置 T 波和 U 波

5 其他疾病对心电图的影响

脑血管意外

脑血管意外与心电图异常同时出现往往提示神经系统问题继发于脑血栓,而脑血栓是由于心律失常或左心室血栓引起的。

颅内突发事件,特别是蛛网膜下腔出血,能引起广泛的 T 波倒置。图 5.25 是一位蛛网膜下腔出血患者的心电图。

肌肉病变

许多神经肌肉障碍与心肌病相关。图 5.26 是一位有 Friedreich 共济失调的年轻男性的心电图,该患者无心血管系统症状,心脏正常。

5 心电图异常的其他原因

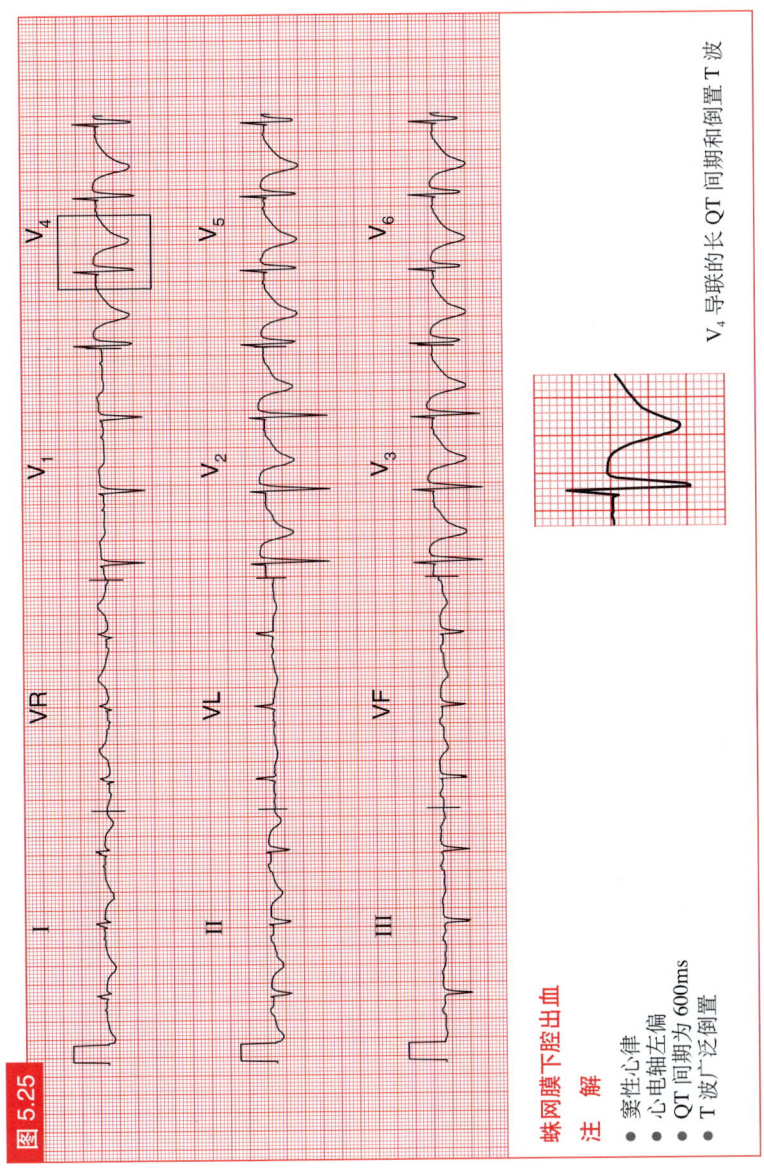

图 5.25 蛛网膜下腔出血

注 解
- 窦性心律
- 心电轴左偏
- QT 间期为 600ms
- T 波广泛倒置

V_4 导联的长 QT 间期和倒置 T 波

5 其他疾病对心电图的影响

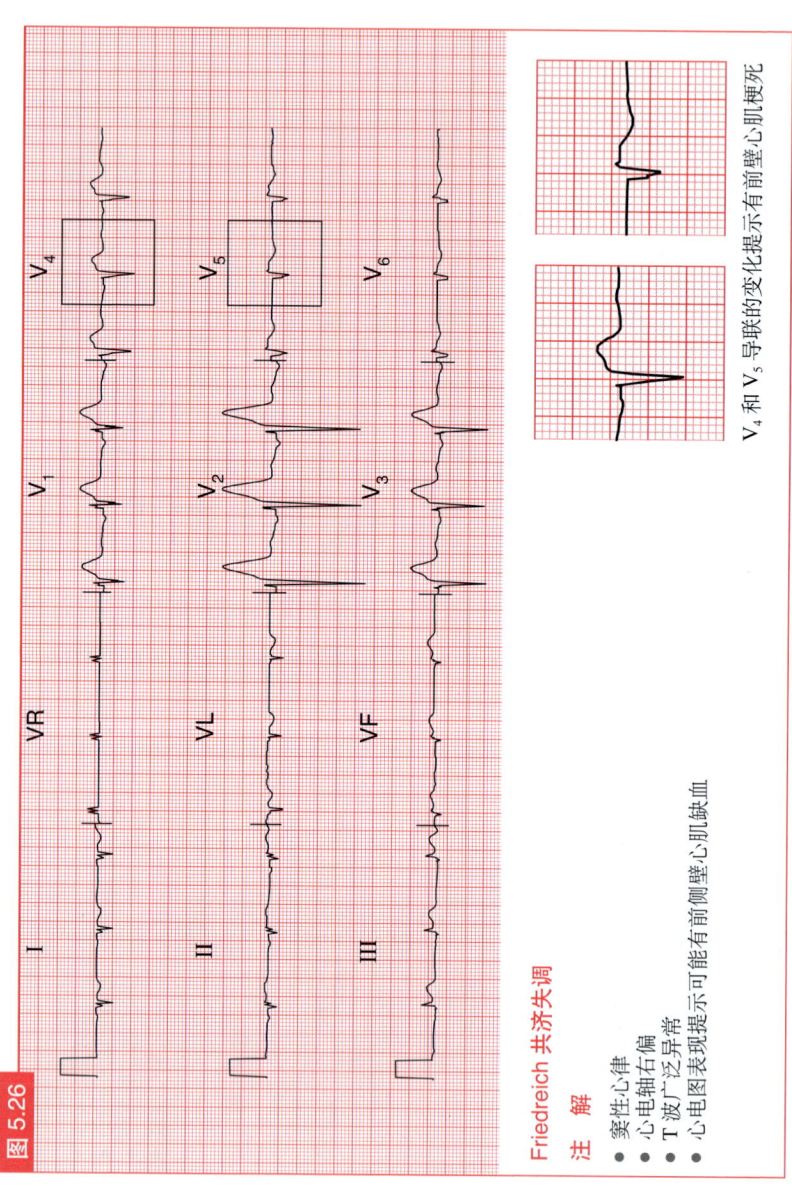

图 5.26

Friedreich 共济失调

注 解

- 窦性心律
- 心电轴右偏
- T 波广泛异常
- 心电图表现提示可能有前侧壁心肌缺血

V_4 和 V_5 导联的变化提示有前壁心肌梗死

心电图与心脏起搏器、除颤器和电生理学

6

起搏器	390
右心室起搏器（VVI）	391
右心房起搏器（AAI）	399
双腔起搏器（DDD）	402
心脏再同步疗法	407
植入型心律转复除颤器装置	409
异常的起搏器功能	415
心脏电生理学和心电图	422
电生理学和导管消融术	428

本章介绍最常用的心内装置，并显示心脏电生理学如何用于心律失常的管理。

12导联心电图对于心脏传导障碍和心律失常的诊断是必不可少的工具，其诊断结果有助于制订患者的治疗措施，包括患者是否需要植入装置，如起搏器和心脏转复除颤器。这些装置中的任一种植入患者心脏后，都可以应用患者的12导联心电图来识别装置的类型并进行故障诊断。

腔内心电图记录器是将带有一个或多个裸露金属电极的绝缘导线经皮通过静脉送入心脏。这些记录（腔内心电图）与体表心电图相比能更加准确地显示激动在心脏的传播。

起搏器

现在起搏器和其他心脏装置的应用已越来越常见,特别是在老年患者中。虽然这些装置的植入和检测通常是由专科医生进行的,但在普通临床实践中植入这些装置的患者也常常会遇到。起搏器的类型可以通过其涉及的心腔编号来识别(见表 6.1,在本章末尾)。患者常常携带标有植入装置类型的卡片,患者的植入装置外观特征也可以通过胸部 X 线平片显现。因此,胸部 X 线检查是搏器评定的一个必要组成部分。因此,本章包含一系列 X 线平片。在心电图分析之前,用 X 线检查确定装置的类型是至关重要的。

所有起搏器都可以执行两种基本功能:起搏和感知。无论起搏器功能正常和异常,大多数心电图都可以以起搏和感知功能来解释。

起搏

电脉冲在起搏电极顶端的一个极和起搏电极近端更近的第二个极之间产生(双极),或由起搏器装置盒自身产生(单极)。这能引起周围心肌去极化,动作电位即由此点向外传导,由此起搏的心腔收缩。起搏器是程序控的,起搏器起搏是按设定的基础心率反复进行的,虽然起搏器感知的结果是抑制这个过程(见下文)。

感知

起搏器持续不断地监测电极导线顶端附近的电活动。

如果单腔起搏器感知到一个固有的心脏除极,在一个预定间期内,起搏器会抑制起搏。在自发心脏活动存在的情况下,这种功能可以防止起搏器同时起搏。

在双腔起搏器中,感知到除极波可以抑制同腔室的起搏,或可以触发不同腔室的起搏。例如,如果感知到心室的固有心跳,则一段时间内心室的起搏会被抑制。如果感知到心房除极波,在设定的 PR 间期后会触发心室起搏,但这种情况只有在没有感知到心室活动时进行。因此,心室的起搏可以在 AV 区追踪心房活动,从而适当协调心房和心室的收缩。

起搏器的命名

大多数起搏器系统的起搏模式可以用 NBG 起搏器代码来描述[*]。

在 NBG 代码中：

- 首字母描述起搏心腔（A、V 或 D）
- 第二个字母描述感知心腔（A、V、D 或 O）
- 第三个字母描述对感知事件的反应（I、D 或 O）
- 第四个字母（R）用于程序编码功能

NBG 代码中的字母表示如下内容：

A = 右心房
V = 右心室
D = 双腔
O = 无
I = 抑制

右心室起搏器（VVI）

VVI 是最常用的起搏器类型之一，通常有一根电极导联植入右心室顶端（图 6.1）。此电极可感知右心室的电活动，如果没有感知到自发的电活动，其就会在预定的间期后起搏心室。注意，单极和双极起搏器导联在常规胸部 X 线检查中并不容易区分。框 6.1 列出了 VVI 起搏的适应证。

心电图表现

随着双极右心室起搏，心电图的特征表现是：在起搏脉冲尖峰信号后跟随一个左束支传导阻滞形态的宽 QRS 波群（因为心脏去极化来源于电极顶端的右心室）（图 6.2）。起搏脉冲尖峰信

---

[*] NBG（NASPE/BPEG Generic）是由北美起搏和电生理学学会和英国起搏和电生理学小组发布的。

图 6.1

显示右心室起搏器的胸部 X 线片

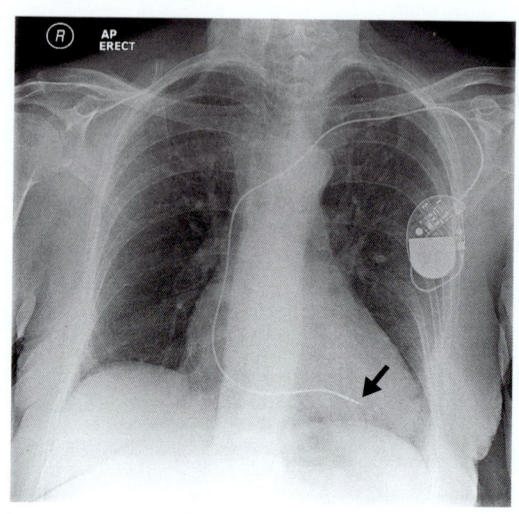

注 解

- 起搏器位于左肩下方的皮下囊袋内
- 起搏导联通过锁骨下静脉,其电极头端位于传统的右心室心尖部(箭头所示)

框 6.1　VVI 起搏的适应证

- 心室率缓慢或停搏的心房颤动
- 窦房结疾病(心动过缓 - 心动过速综合征),患者有心房驱动性心动过速(如快速型房颤),但在相对心动过缓期间,阻止药物对心率的控制
- "备份"心脏起搏器,由于窦房结疾病或房室传导阻滞,患者偶尔出现心脏停搏,但主要是自发的心脏节律
- 在老年人中,太复杂的设备不太可能改善其功能

右心室起搏器（VVI） 6

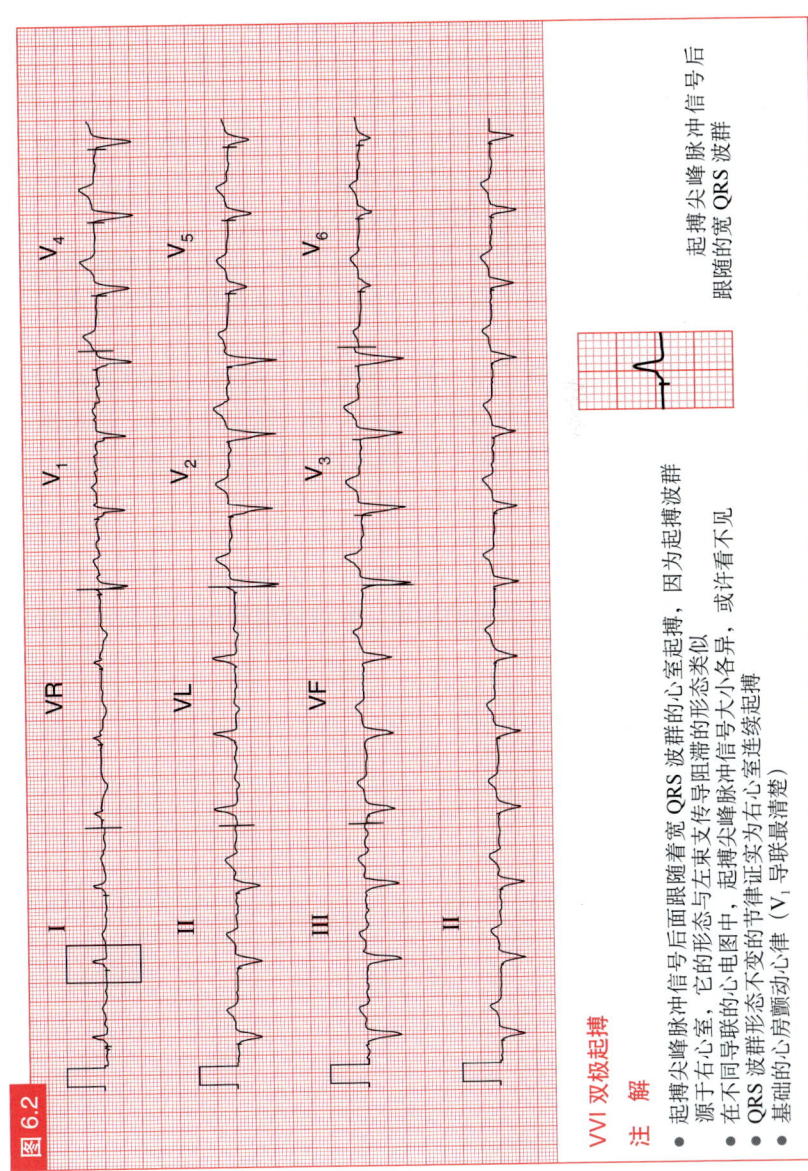

图 6.2

VVI 双极起搏

注　解

- 起搏尖峰脉冲信号后面跟随着宽 QRS 波群的心室起搏，因为起搏波群源于右心室，它的形态与左束支传导阻滞的形态类似
- 在不同导联的心电图中，起搏尖峰脉冲信号大小各异，或许看不见
- QRS 波群形态不变的节律证实为右心室连续起搏
- 基础的心房颤动心律（V₁ 导联最清楚）

起搏尖峰脉冲信号后跟随的宽 QRS 波群

393

号在心电图的不同导联和不同患者中其大小和形态各不相同，而且不是所有导联都能看见这种信号。

在单极起搏中，因为电环路是在电极顶端和起搏器盒之间，与相应的双极起搏相比，起搏脉冲尖峰信号大得多。因为在双极起搏中，两极之间的距离较近（图6.3）。

如果起搏器感知到自发的心脏活动，则在预定时间段内起搏会被抑制。由此心电图会显示间歇性起搏——数量不等的心室起搏节律和相关的心室节律（图6.4和6.5）。

在装有程控心脏起搏器患者的心电图上，如果固有心率超过程序化起搏频率，因其具备备份功能，则在偶尔慢心律时根本不可能看到起搏心率。

从心电图上可以确定基本的心房节律，这对制订临床治疗方案可能是重要的，如抗凝治疗。它们有可能是窦性心律、心房颤动（图6.4）、心房扑动（图6.5）或完全性传导阻滞（图6.6）。

额外功能

心室频率应答式起搏器（VVIR）可以预先设定更高水平的心率，运动时，随着活动量的增加，允许增加起搏心率。这有利于锻炼时增加心率。

右心室起搏器（VVI）

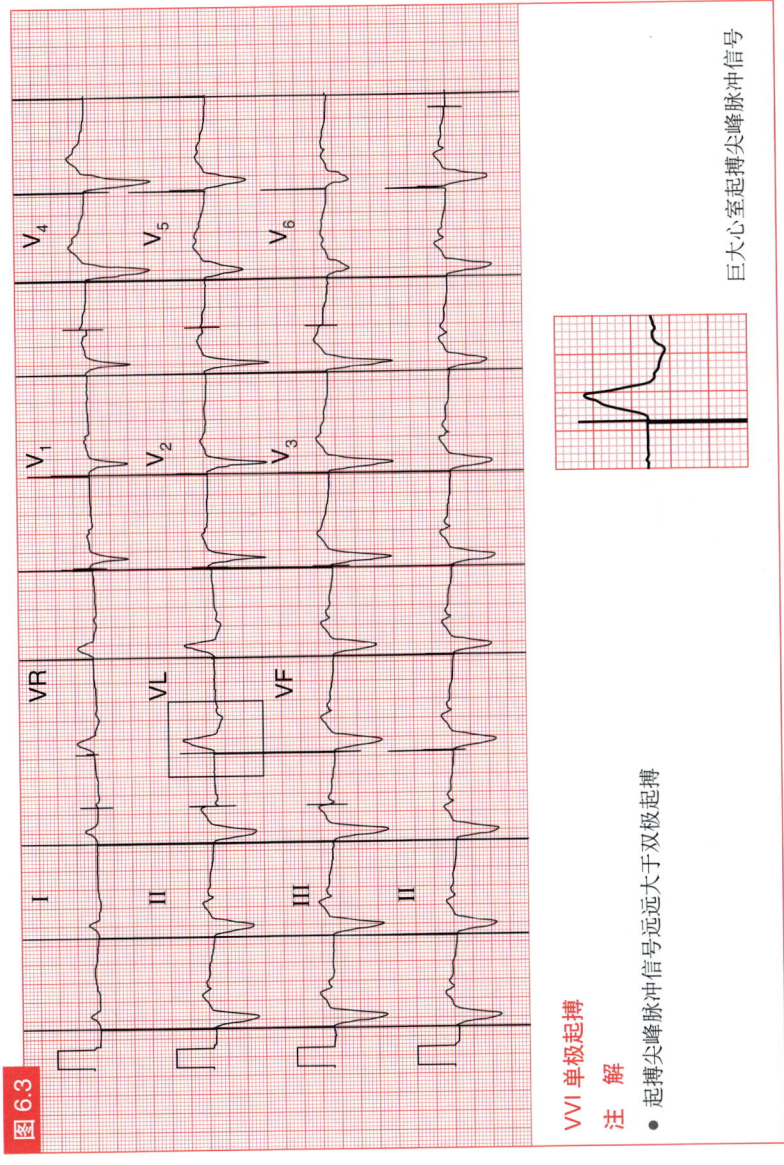

图 6.3

VVI 单极起搏

注　解

● 起搏尖峰脉冲信号远远大于双极起搏

巨大心室起搏尖峰脉冲信号

6 心电图与心脏起搏器、除颤器和电生理学

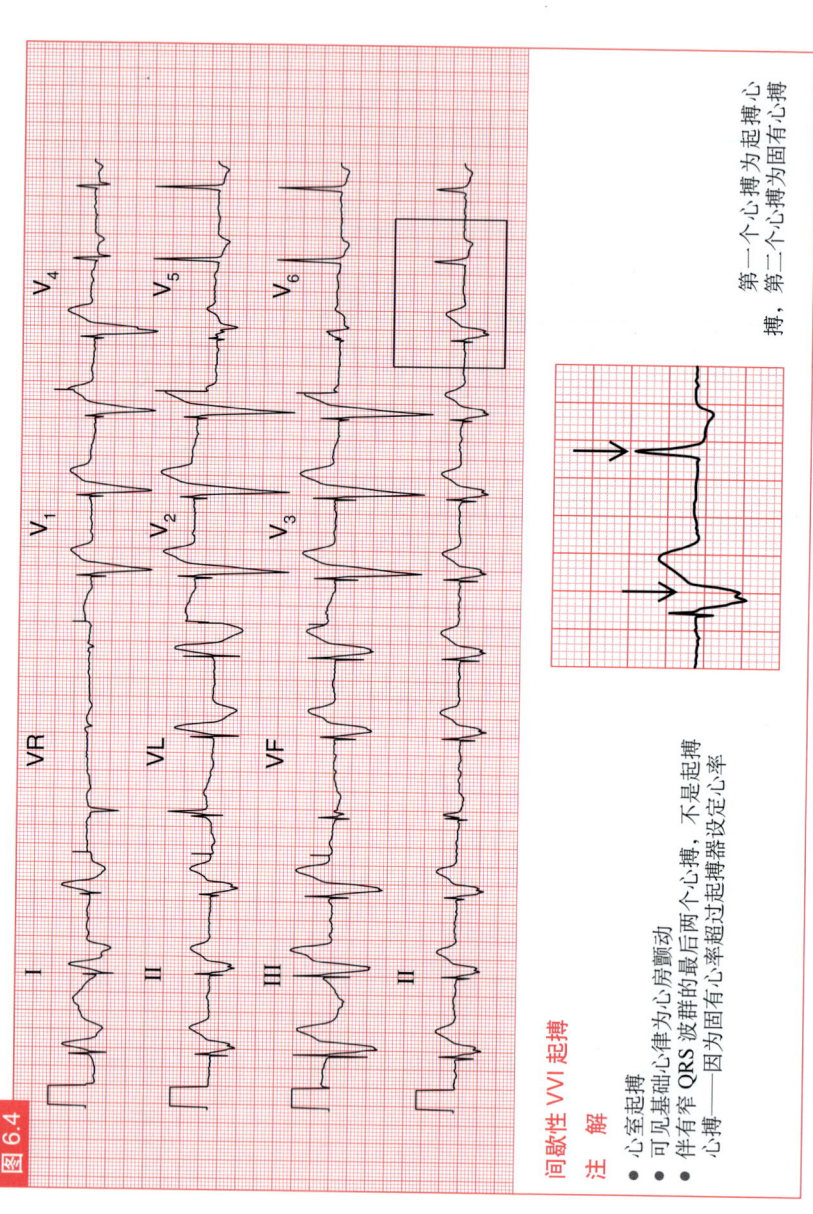

图 6.4 间歇性 VVI 起搏

注解
- 心室起搏
- 可见基础心律为心房颤动
- 伴有箭头 QRS 波群的最后两个心搏，不是起搏心搏——因为固有心率超过起搏器设定心率

第一个心搏为起搏心搏，第二个心搏为固有心搏

右心室起搏器（VVI） 6

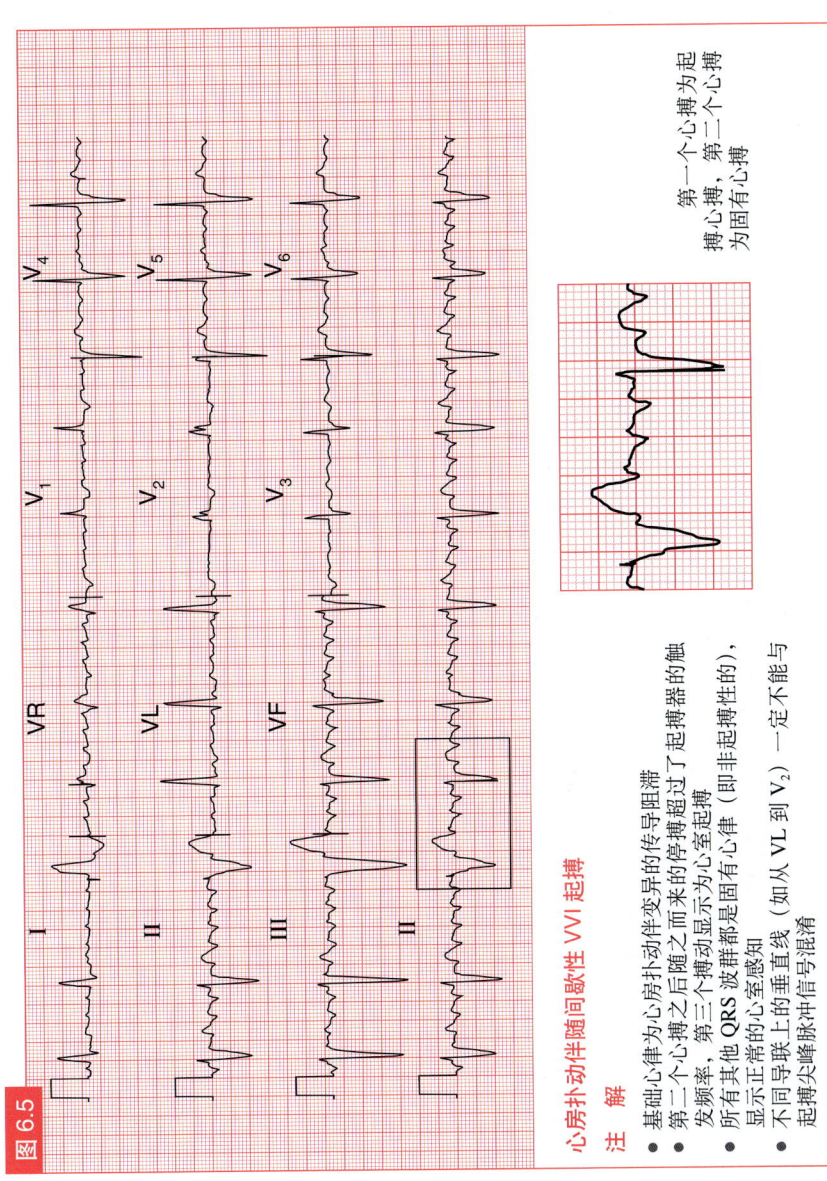

图 6.5　心房扑动伴随间歇性 VVI 起搏

注 解

- 基础心律为心房扑动伴变异的传导伴起阻滞
- 第二个心搏之后随之而来的停搏超过了起搏器的触发频率，第三个心搏显示为心室起搏
- 所有其他的 QRS 波群都是固有心律（即非起搏性的），显示正常的心室感知
- 不同导联上的心垂直线（如从 VL 到 V_2）一定不能与起搏尖峰脉冲信号混淆

第一个心搏为起搏心搏，第二个心搏为固有心搏

397

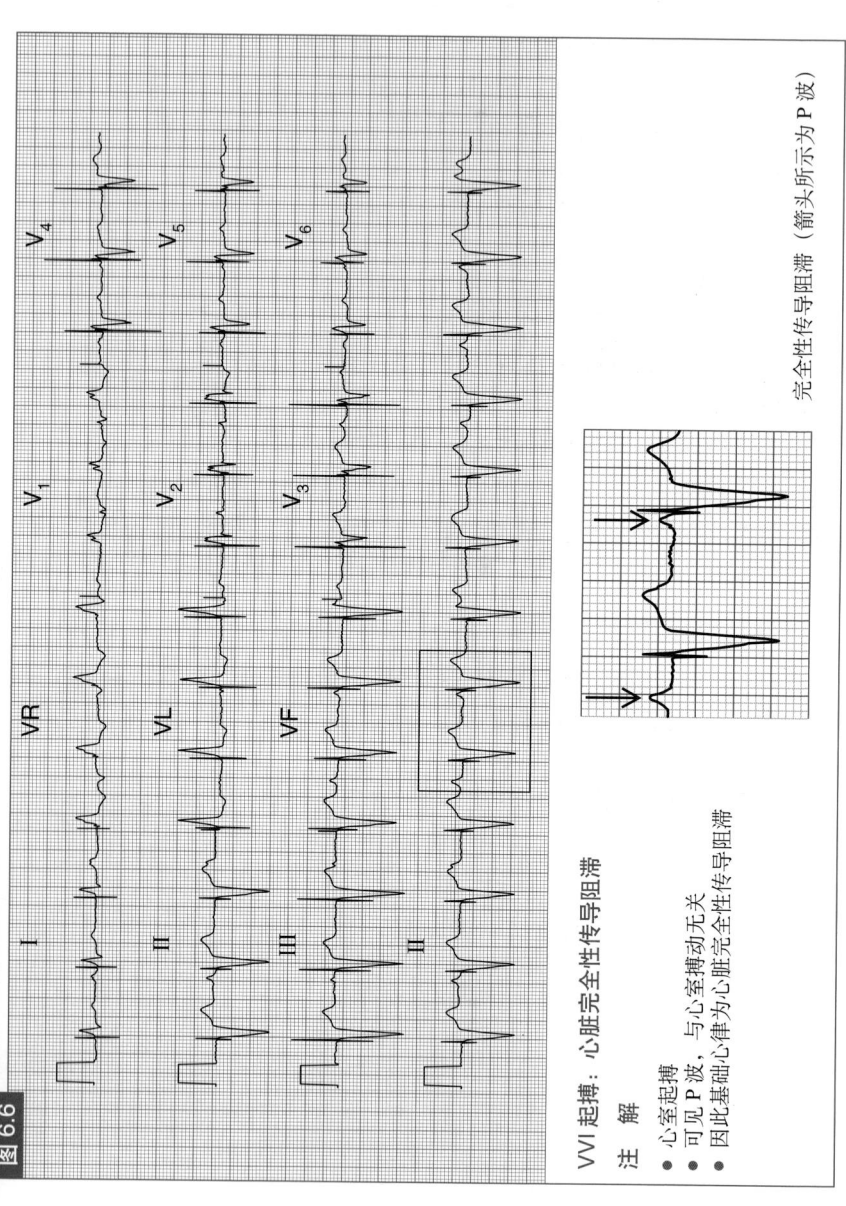

图 6.6 VVI 起搏：心脏完全性传导阻滞

注 解
- 心室起搏
- 可见 P 波，与心室搏动无关
- 因此基础心律为心脏完全性传导阻滞

完全性传导阻滞（箭头所示为 P 波）

右心房起搏器（AAI）

这是一种很少使用的起搏模式，它是将单根电极导线植入右心房中，通常是在心耳（图 6.7）。这种类型的起搏器可以感知右心房内的自发活动，如果窦性心率低于预先设定的频率水平，其就会起搏。

框 6.2 总结了 AAI 起搏的适应证。

心电图表现

随着心房起搏，心电图的特征是：在起搏尖峰信号后跟随一个起搏的 P 波。PR 间期和 QRS 波群通常是正常的，说明房室结没有疾病（图 6.8）。

伴随间歇性起搏，如果起搏器感知到自发的心房活动，在预定的间期内，心房起搏将被抑制。植入心房起搏器通常有助于纠正十分罕见的窦性停搏。因此，ECG 在大多数时间正常，没有起搏心搏。

额外功能

心房频率应答式起搏器（AAIR）可以预先设定更高水平的心率，起搏器检测到运动时，随着活动量的增加，允许增加起搏心率。这有利于锻炼时增加心率。

"心率骤降反应"允许起搏器通过心房起搏对突发心房频率下降做出反应，可以尽量阻止神经心源性晕厥发作时引起的意识丧失。

图 6.7

右心房起搏器的胸部 X 线片

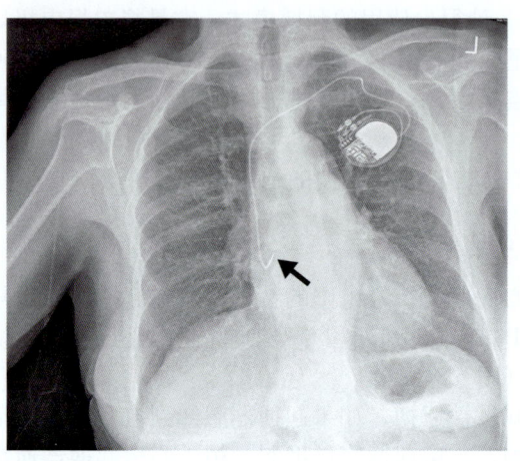

注 解

- 起搏器部件位于左胸前
- 心房单根电极导线经锁骨下静脉被送至右心耳（箭头所示）

框 6.2　AAI 的适应证

- 无房室结疾病证据的窦房结疾病
- 患有颈动脉窦晕厥的年轻患者

右心房起搏器（AAI）

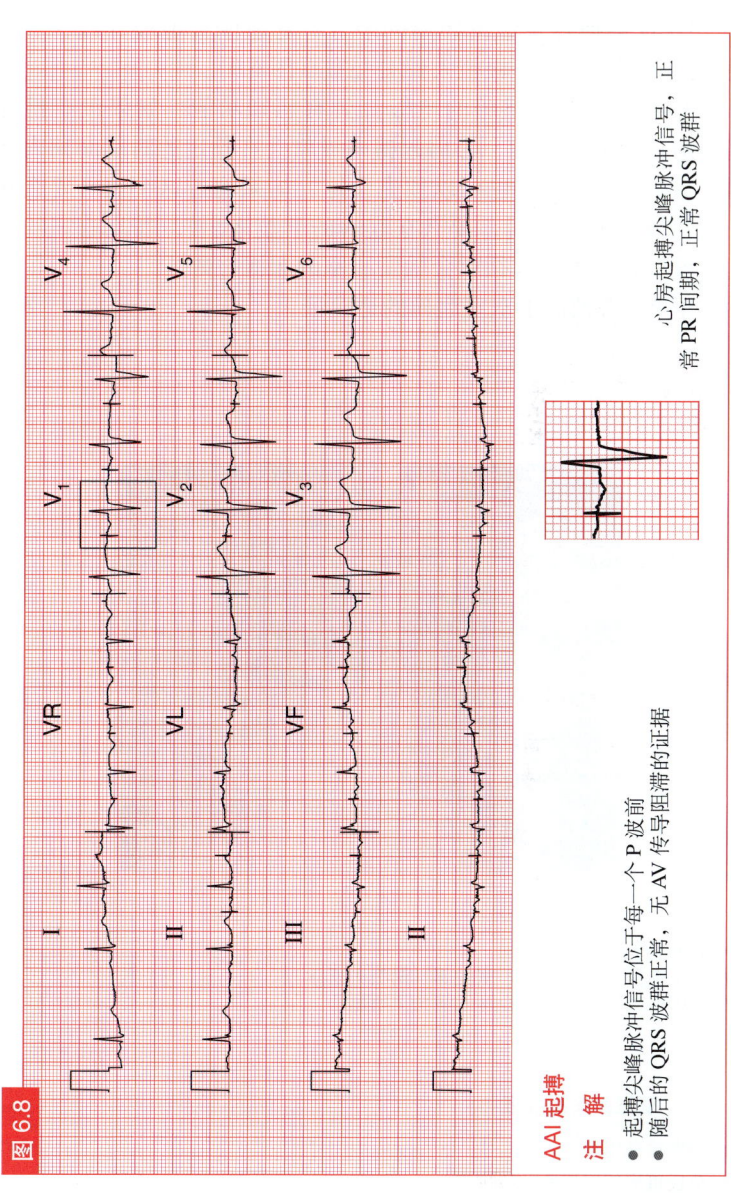

图 6.8

AAI 起搏

注 解

- 起搏尖峰脉冲信号位于每一个 P 波前
- 随后的 QRS 波群正常，无 AV 传导阻滞的证据

心房起搏尖峰脉冲信号，正常 PR 间期，正常 QRS 波群

双腔起搏器（DDD）

DDD 起搏器是经常使用的装置，它有两根电极导线，一根植入到右心房，另一根植入到右心室（图 6.9）。

右心房和右心室腔的电极都具有感知功能。如果没有检测到心房自身的电活动，心房起搏电极就会在预定的时间间期内起搏。最大的 PR 间期也可以预先设定。如果超过这个值（要么在一个自发的 P 波之后，要么在起搏的 P 波之后），并且心室的激动波没有感知到，那么就会触发心室的起搏心搏。

框 6.3 中列出了双室起搏的适应证。

图 6.9
双腔起搏的胸部 X 线片

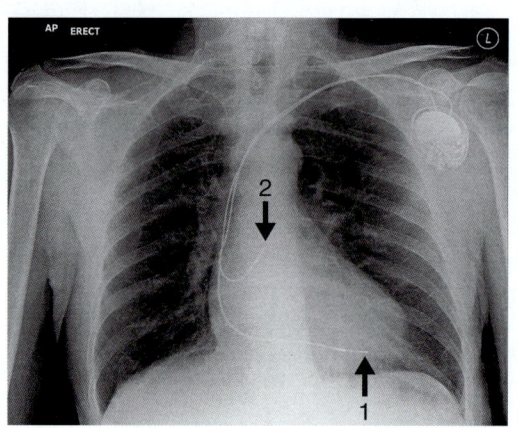

注 解
- 起搏器位于左胸前
- 心室电极导线置于右心室尖部（箭头 1 所示）
- 心房电极导线置于右心耳（箭头 2 所示）

框 6.3　双室起搏适应证

- 房室传导阻滞
- 莫氏Ⅲ型二度房室传导阻滞
- 三度房室传导阻滞
- 心动过缓 - 心动过速综合征

心电图表现

当心房和心室都被起搏时，心房起搏尖峰信号后面跟随一个起搏的 P 波，心室起搏尖峰信号后面跟随一个起搏的心室激动波（图 6.10）。

当自身固有的心房率超过心房起搏频率阈值时会发生"心房跟随"。感知到心房除极波，但自身固有的 PR 间期超过设定的 AV 延迟——就会触发心室起搏。心电图显示没有心房起搏尖峰信号，但有自发的 P 波，随后是心室起搏尖峰信号和起搏的心室激动波（图 6.11）。

心房起搏心室跟踪可能是不寻常的，但理论上可是能发生的情况。如果自身固有的心房率慢于心房起搏频率阈值，但 PR 间期小于预先设定的 AV 延迟，这种情况就会出现。因此，就会看到心房起搏激动波和自身固有的 QRS 波群。心电图上可能可以看到在心房起搏尖峰信号、跟随起搏的 P 波和自身固有的心室激动波。

在间歇起搏时可以感知到自身固有的心房激动波或心室电活动——该心腔的起搏就会被抑制。如果没有超过预先设定的 PR 间期，可感知到心房收缩，随后可能会跟随一个经房室传导的激动波和一个感知的 QRS 波群，心电图上就会显示一些自身固有的节律和一些间歇性起搏的节律（图 6.12）。

特殊功能

在活动量增加的情况下，频率应答式起搏模式（DDDR）允许起搏率增加到预先设定的更高水平，允许心率随运动有一些增加。

若感知到心房活动频率较高，Anti-AF 模式将会触发心房起搏，提示心房出现了心律失常。此目的是为了控制心房在较低的频率下活动。

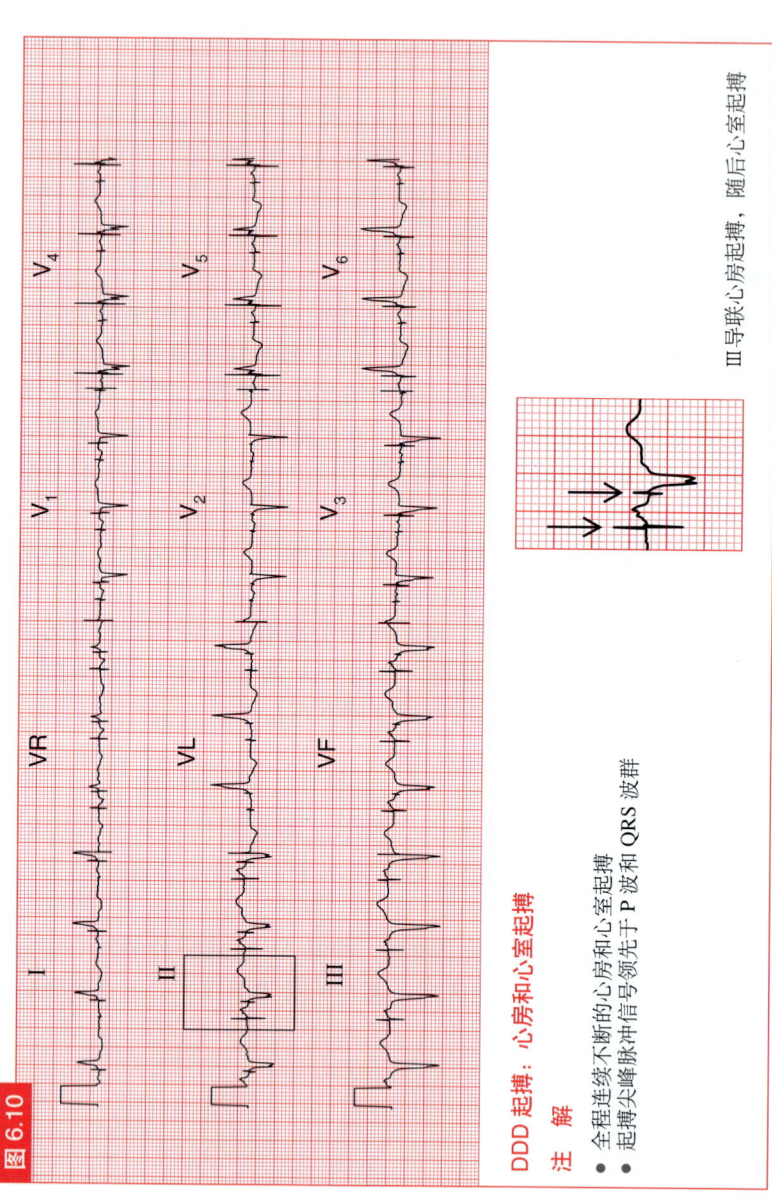

图 6.10 DDD 起搏：心房和心室起搏

注 解
- 全程连续不断的心房和心室起搏
- 起搏尖峰脉冲信号领先于 P 波和 QRS 波群

Ⅲ 号联心房起搏，随后心室起搏

双腔起搏器（DDD） 6

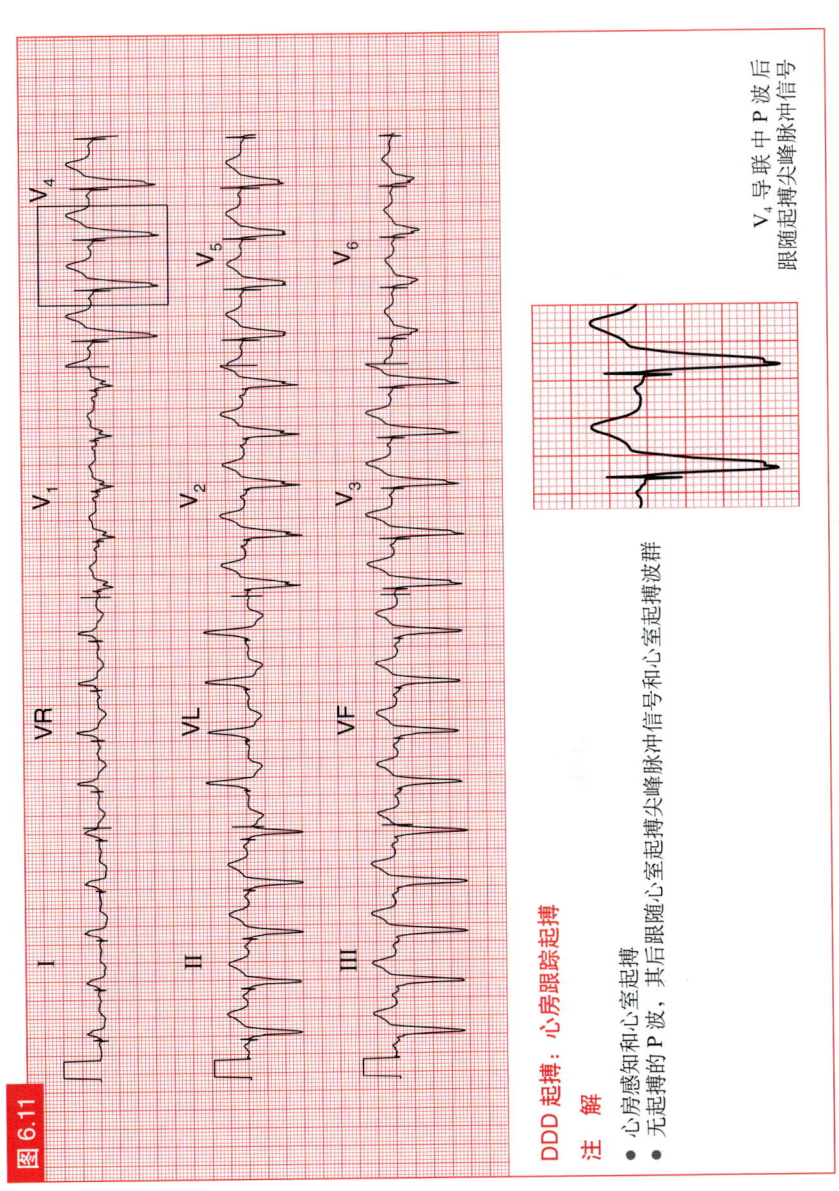

图 6.11

DDD 起搏：心房跟踪起搏

注 解

- 心房感知和心室起搏
- 无起搏的 P 波，其后跟随心室起搏尖峰脉冲信号和心室起搏波群

V_4 导联中 P 波后跟随起搏尖峰脉冲信号

6 心电图与心脏起搏器、除颤器和电生理学

图 6.12

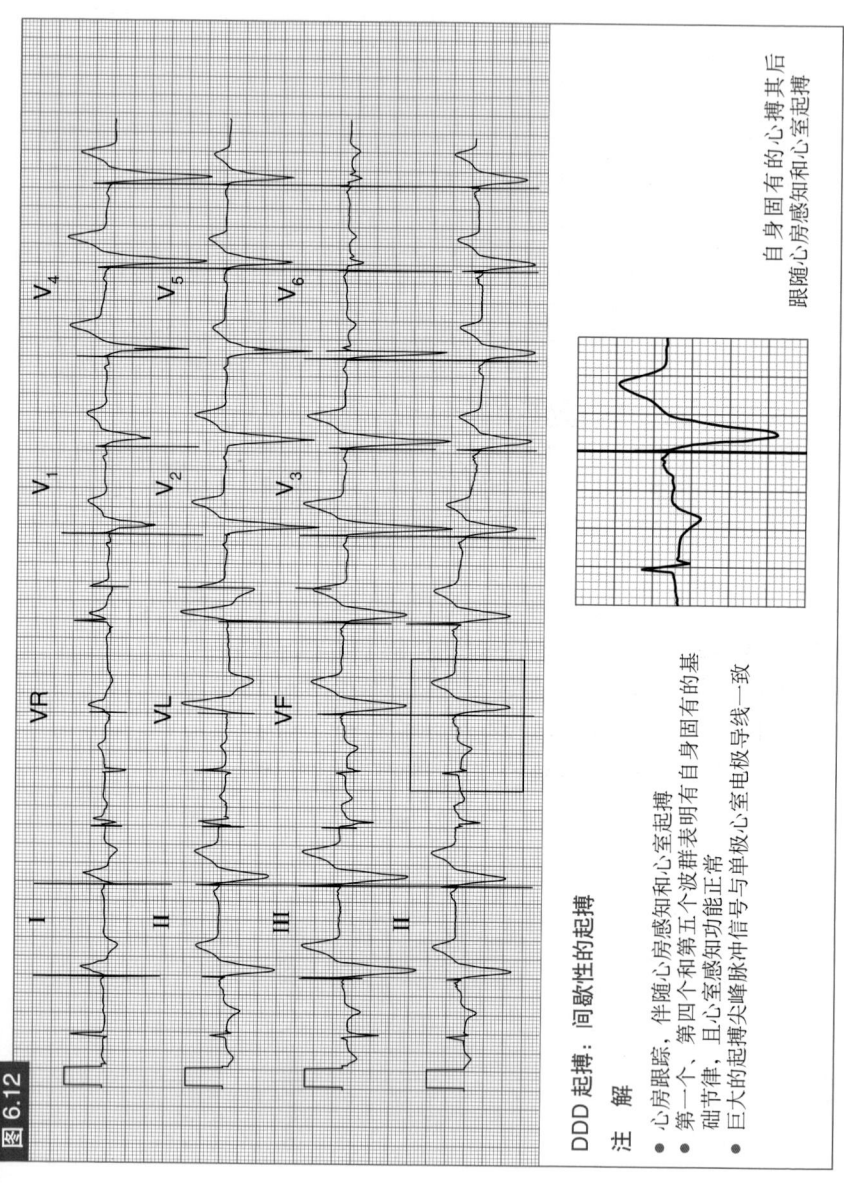

DDD 起搏：间歇性的起搏

注 解

- 心房跟踪，伴随心房感知和心室起搏
- 第一个、第四个和第五个波群表明有自身固有的基础节律，且心室感知功能正常
- 巨大的起搏尖峰脉冲信号与单极心室电极导线一致
- 自身固有的心搏其后跟随心房感知和心室起搏

心脏再同步疗法

心脏再同步疗法（cardiac resynchronization therary, CRT）这种技术也被称为双心室起搏，或简单地称为"双室"。

有严重心力衰竭的患者，尤其是心电图显示左束支传导阻滞、宽 QRS 波群的患者，可能有同步心脏收缩失调。此时，收缩期左心室的两侧的同时收缩被取代，左心室间隔和游离壁之间的收缩有相当大的延迟。这样会减少每搏输出量并加重心力衰竭。通过同时起搏左心室游离壁和间隔，可以使收缩重新同步。这种功效可以通过两根起搏电极达到——一根放置到冠状窦的分支（冠状循环的静脉系统，流入右心房），一根即右心室电极，起搏间隔。再同步化起搏可提高心输出量并减轻心力衰竭症状。除了右心室和冠状静脉窦电极，通常还有一根心房电极。如果是窦性心律，心房收缩对于心输出量的增加可能会作出重要贡献（图 6.13）。

CRT 适应证

大量临床研究表明，在合适的患者中，CRT 可以改善左心室功能和左心室射血分数，并能提高运动耐力。在尽管对心力衰竭给予了最佳药物治疗但仍有症状的患者，植入 CRT 可减少发病率和各种原因的死亡率。因此，CRT 现在被认为是一个标准化的治疗（见框 6.4）。但其在症状较轻、有房颤或起搏器依赖的患者中的作用尚不确定。由于 CRT 是一种有创的且价格昂贵的治疗手段，选择合适的患者显得尤为重要。

图 6.13
双室起搏的胸部 X 线片

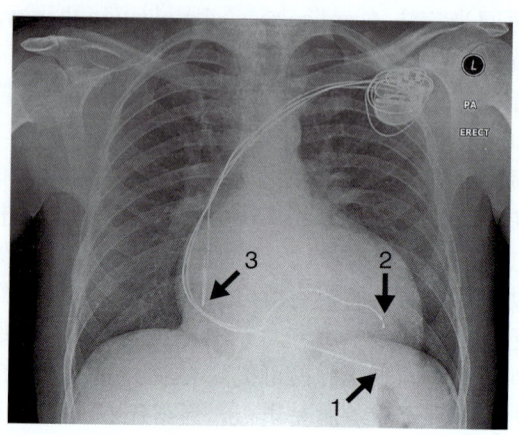

注 解

- 心室电极导线位于右心室尖部（箭头 1 所示）
- 冠状窦电极导线用于激发左心室起搏（箭头 2 所示）
- 心房电极导线位于右心耳的位置（箭头 3 所示）

框 6.4　心脏再同步疗法的适应证

这些仍然不确定，但目前已推荐给患者：

- 最佳药物治疗，且
- 射血分数低于 35%，且
- 左束支传导阻滞伴 QRS 波群时限大于 150ms（或 120～149ms，并且有超声心动图证明的不同步），且
- NYHA 分级为 Ⅲ 或 Ⅳ 级，有心力衰竭症状

植入型心律转复除颤器装置

心电图表现

双心室起搏是"强制性的",因为此时除非心脏是在起搏节律下,否则再同步无法实现。如果需要,起搏要通过严格程控保证 AV 延迟,或通过药物抑制固有心律。

起搏尖峰脉冲信号可能是复杂的,也可能有两种成分。起搏心搏的 QRS 波群要么是一个窄的左束支传导阻滞图形,要么是右束支传导阻滞图形(图 6.14)。

没有心房电极导线的患者通常会有心房颤动或心房扑动。

特殊功能

有重度急性左心功能不全的患者发生室性心律失常的风险增加,因此,一些 CRT 装置被合并植入心室植入式心脏转复除颤器(cardioverter defibrillation element, CRTD)。CRTD 与传统的双心室起搏装置是以相同的方式发挥作用,但其还具备 ICD 的附加功能(见下文)。

植入型心律转复除颤器装置

植入型心律转复除颤器(implanted cardioverter defibrillator, ICD)装置是专为发生室性心律失常或心脏猝死风险增加的患者设计的。它们具有以下功能:

- 起搏器
- 转复除颤器
- 控制室性心动过速。

起搏功能

ICD 装置具有与传统起搏器相同的功能。它们可以是单腔或双腔的,也可以是双心室的(CRTD)。在不需要起搏功能的患者,ICD 通常是一种单腔系统,可以程控作为备份 VVI 使用。这种装置将处于连续的感知检测模式。

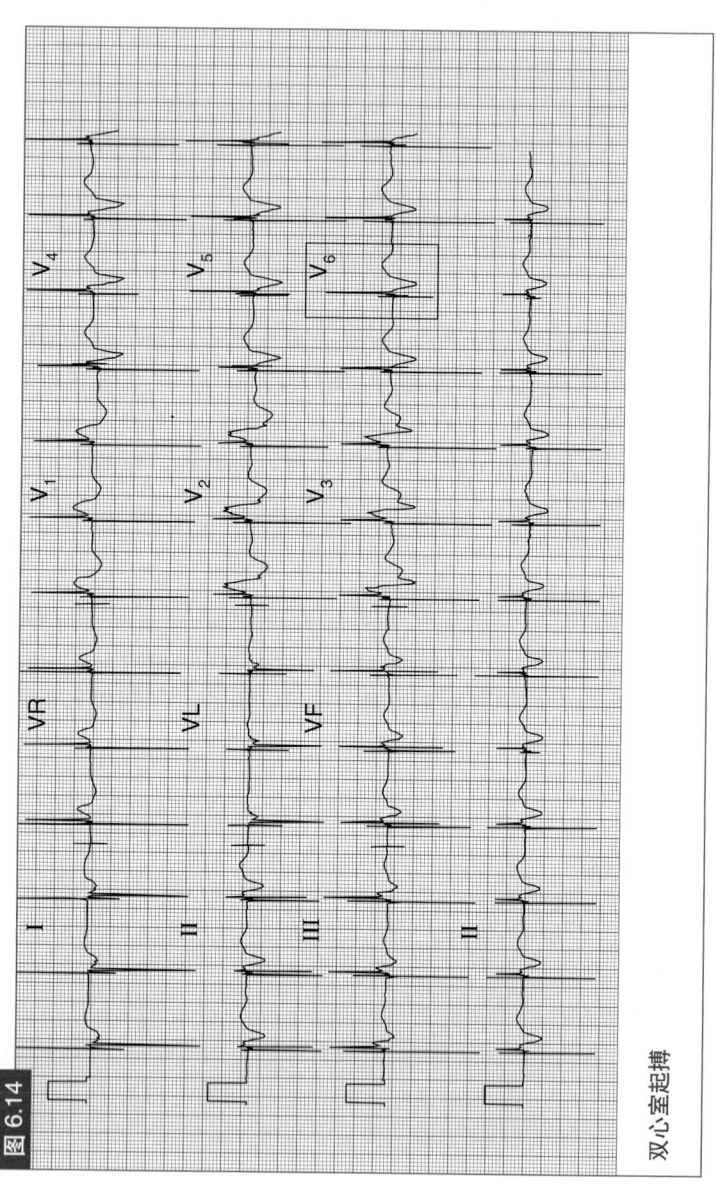

图 6.14　双心室起搏

植入型心律转复除颤器装置

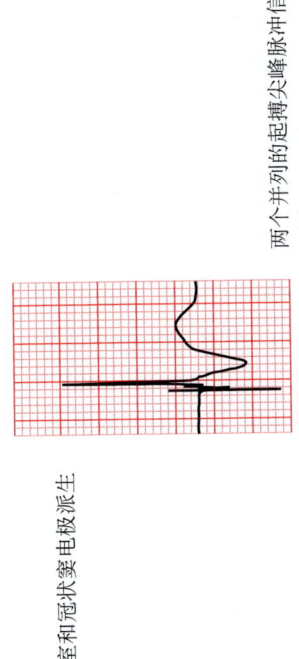

两个并列的起搏尖峰脉冲信号

注 解
- 复杂的心室起搏脉冲波,有时伴随有右心室和冠状窦电极派生出来的两个截然不同的图形
- QRS波群呈右束支传导阻滞图形
- 全程起搏

除颤功能

ICD 装置的胸部 X 射线图像与那些常规的起搏器相似。然而，具有除颤功能的设备体积更大，因为需要储备更多的电池电量发送电击波。此外，因为右心室电击导线包含电击线圈的 2 个电极，因此它比传统的电极导线粗（图 6.15）。

除了具备心脏起搏器正常的感知功能，ICD 可以感知心室率很高的电活动。如果心脏自身的电活动频率超过预先设定的心室频率，心室电极除颤线圈的两极之间就会发放电击，目的是转复威胁生命的室性心律失常（图 6.16）。如果心室率不能降到低于电击的阈值，那么就会发放更强的电击。

抗心动过速起搏

ICD 装置还可以尝试"超速起搏"以控制室性心动过速。如果检测到心室活动频率在一定范围内（通常明显高于正常心率，但低于设置的除颤阈值），则 ICD 在降低起搏率前会尝试先以较

图 6.15

单腔 ICD 的胸部 X 线片

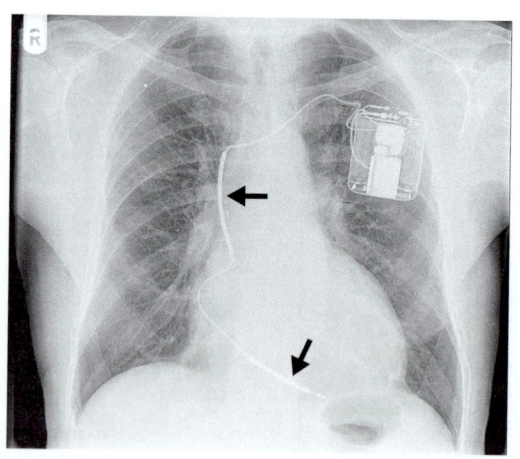

注　解
- 单根右心室单极，粗大的区域是电击线圈的两极（箭头所示）

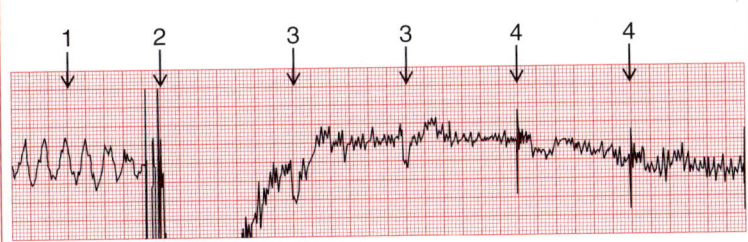

图 6.16

ICD 转复心室颤动

注 解
- 心室颤动（1），随后由 ICD 转复（2）
- 自身固有的 QRS 波群（3）
- 起搏的心室反应（4）

高的频率起搏心室。有时，通过快速起搏可以使心室夺获，从而终止室性心动过速。如果以这种方式抗心动过速起搏不成功，则 ICD 通常会在设定的尝试次数后默认除颤。

ICD 的适应证

ICD 的适应证如框 6.5 所述。

框 6.5　ICD 植入的适应证

这些仍然正在进行临床试验。目前的建议是以下患者：

- 因心室颤动或室性心动过速而心脏骤停的幸存者
- 自发持续性室性心动过速，导致晕厥或血流动力学障碍
- 持续性室性心动过速或心脏骤停，射血分数＜35%（但症状没有 NYHA Ⅲ级严重）
- 有肥厚型心肌病、长 QT 综合征、Brugada 综合征或 ARVD（致心律失常性右心室发育不良）引发的家族性心源性猝死的风险
- 先天性心脏病的手术修复
- 非持续性室性心动过速和射血分数＜35%（但症状没有 NYHA Ⅲ级严重），加心肌梗死病史（＞4 周），加电生理学上可诱导的室性心动过速
- 射血分数＜35% 和 QRS 波群＞120ms，在过去 4 周无心肌梗死

表 6.1 装置的类型和临床适应证

装置功能	电极植入的心腔	临床适应证
单腔		
VVI	右心室	缓慢心室率的心房颤动,或伴有停搏的心房颤动 窦房结疾病或房室传导阻滞的"备份" 心动过缓-心动过速综合征 老年患者
AAI	右心房	无房室传导阻滞的窦房结疾病 颈动脉窦晕厥
VVI/ICD	左心室	心室颤动或室性心动过速引发的心脏骤停的幸存者 自发持续性室性心动过速,导致晕厥或血液动力障碍 持续的室性心动过速或心脏骤停,射血分数 < 35%(但症状没有 NYHA Ⅲ级严重) 有肥厚型心肌病、长 QT 综合征、Brugada 综合征或 ARVD(心律失常型右心室发育不良)引发家族性心源性猝死的风险 先天性心脏病的手术修补 非持续性室性心动过速和射血分数 < 35%,但症状没有 NYHA Ⅲ级严重,加心肌梗死病史(> 4 周)和电生理学上可诱导的室性心动过速 射血分数 < 35% 和 QRS 波群 > 120ms,在过去 4 周无心肌梗死
双腔		
DDD	右心室 右心房	房室传导阻滞,通常为三度传导阻滞或二度传导阻滞莫氏Ⅲ型 心动过缓-心动过速综合征
DDD/ICD	右心室——电击电极 右心房——起搏电极	适应证见 VVI/ICD,但患者需要 DDD 起搏器功能

表 6.1　续

装置功能	电极植入的心腔	临床适应证
双室		
CRT	右心室 左心室经由冠状窦 ± 右心房	心力衰竭 NYHA Ⅲ级*或Ⅳ级*，射血分数 < 35%，加左束支传导阻滞伴 QRS 波群时限 > 150ms，或 QRS 波群时限在 120 ~ 15ms 伴超声心动图证明心室收缩不同步
CRTD	右心室 _ 电击电极 冠状窦左心室起搏电极 ± 右心房起搏电极	适应证见 CRT 和 ICD 受益于复合装置的患者尚未明确

*纽约心脏病学分级Ⅲ/Ⅳ——中度/重度心力衰竭。

心电图表现

除非检测到室性心律失常，否则 ICD 患者的心电图无异于常规起搏器患者的心电图。

异常的起搏器功能

心脏起搏器故障罕见。大多数故障是起搏器的起搏和（或）感知功能问题。完整的诊断通常需要进行心脏起搏器的远程询问，这需要在植入式设备上方放置一个棒或一个头并连接到一位专家的程序调控器。这样可以得到的信息包括设备是如何运行的，同时也能评估电极和起搏器的功能。装置发生故障有很多潜在原因。在植入早期有可能发生导管移位（图 6.17）。更罕见的原因包括电极绝缘层故障或电极断裂（图 6.18）。意外的电池耗竭也很罕见，因为装置通常定期进行检测。

起搏器故障的调查需要专门的技术和经验，12 导联心电图对于显示出了什么问题很有帮助。

无效的起搏夺获

当输送至起搏器电极导线的电压未能触发心肌除极时就会发生这种情况。其特征是：起搏尖峰脉冲信号存在，但没有后续的心房或心室除极波（图 6.19 和 6.20）。

图 6.17
右心房和心室电极导线移位的胸部 X 线片

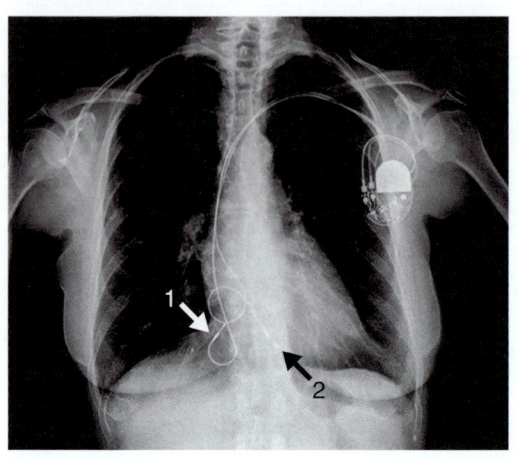

注　解
- 与图 6.9 对比
- 右心房电极导线已经从右心耳移位至低于右心房位置（箭头 1 所示）
- 右心室的电极导线在右心房打结，电极头部从右心室心尖部移位（箭头 2 所示）
- 失去了心房和心室的起搏和感知功能

感知不良

当装置无法察觉固有心脏活动时，就会出现"感知不良"情况，因此就不能抑制起搏。其心电图的特征是：起搏节律存在，且正常节律接近于预期的程控间期（图 6.21 和 6.22）。

过感知或远场感知

这种情况发生在真正的固有心脏电活动不存在、却感知到其存在并触发了不适当的抑制起搏时。其心电图的特征是：在期望出现起搏时，却在心搏之间出现了不适当的长时间间歇（图 6.23）。

图 6.18

起搏器电极断裂的胸部 X 线片

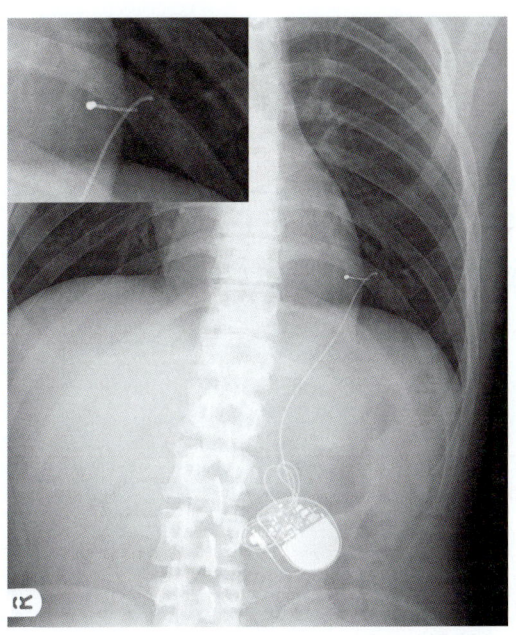

注 解

- 置于腹部的起搏器（在一位儿童体内）
- 心外膜电极被放置于心脏心外膜表面上，而不是被放置在右心室内（心内膜）
- 电极头部的近端断裂（扩大的）

图 6.19

无效的起搏夺获

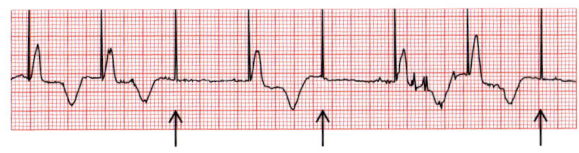

注 解

- 间歇性右心室起搏夺获失败——起搏尖峰脉冲信号（箭头所示）后面没有跟随 QRS 波群（VVI 起搏器，没有基础的心脏节律）

图 6.20

无效的起搏夺获。Redrawn by permission of Medtronic

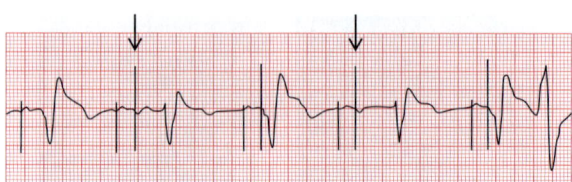

注 解

- 右心室起搏夺获间歇性失败（箭头所示）
- 心室感知和心房功能正常（DDD 起搏器）

图 6.21

起搏器感知不良

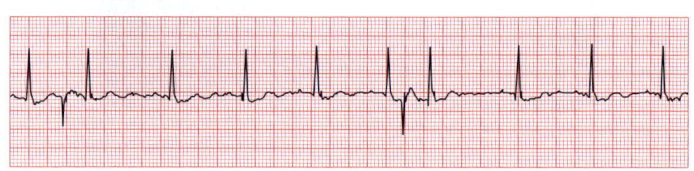

注 解

- 心房感知不良（AAI 起搏器）
- 不适当的心房起搏尖峰脉冲信号，夺获和传导是从心房到心室，尽管有适当固有的心房电活动的频率——显示心房感知不良

图 6.22

起搏器感知不良。Redrawn by permission of Medtronic

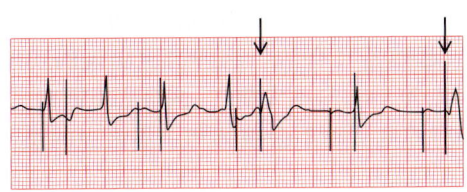

注 解

- 心室感知不良（DDD 起搏器）
- 尽管有基础节律，心房和心室起搏尖峰脉冲信号仍出现，表明感知功能丧失
- 第三个和第五个心室起搏尖峰脉冲信号正常传导（箭头所示）。剩余部分形成融合波，形态介于起搏和固有 QRS 波群之间

图 6.23

起搏器超感知。Redrawn by permission of Medtronic

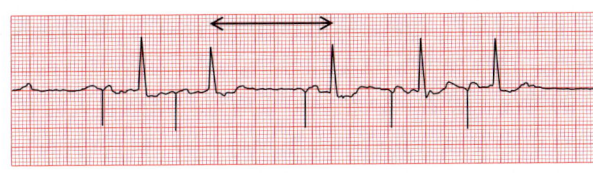

注 解

- 在心房起搏和心室跟踪波之间有一个很不恰当的间隙（箭头所示）。这或许起因于心房或心室的感知过度。在这种情况下心室电极导线有故障

起搏器介导的心动过速

这是一个罕见问题,发生在心室起搏触发逆向传导心房去极化,然后被感知,并以不适当的短间隔又触发了进一步的心室起搏(图 6.24)。起搏器具有防止这种情况出现的功能,这个功能叫做 PVARP(心室后心房不应期)。这是心室起搏之后的不应期,在此期间,心房的电活动不会被感知。不恰当的快速起搏需要专业的评估。

磁铁频率

通过在装置上方的皮肤上放置一块磁铁可以简单地判定起搏器的功能。在"磁铁频率"下,这将触发强制起搏(图 6.25)。起搏尖峰脉冲信号会忽视固有节律,而以预设的固定频率发放冲动,引起去极化。如果在传输的同时有自身固有的心率,就会发生融合。当磁铁移走时,起搏器会恢复正常的程序化功能。

ICD 功能异常

ICD 装置无论是起搏功能还是除颤功能都可能会失败。除颤功能要么不能对室性心律失常进行相应的治疗,要么是发放了不适当的电击。这需要专家意见和分析。对于在不适当的时候反复发放电击的情况,患者可以在监护下通过应用磁铁灭活 ICD。

只要有电击发放,其后不久都应对 ICD 进行程控询问,即使其曾经是适当的,也应检查装置的功能和电池的寿命。如果除颤板不是直接应用于装置之上,那么起搏器或 ICD 的存在就绝不妨

图 6.24

起搏器介导的心动过速。Redrawn by permission of Medtronic

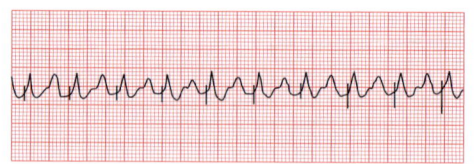

注 解
- 快速性心律失常——在每一个 QRS 波群之前都有起搏尖峰脉冲信号

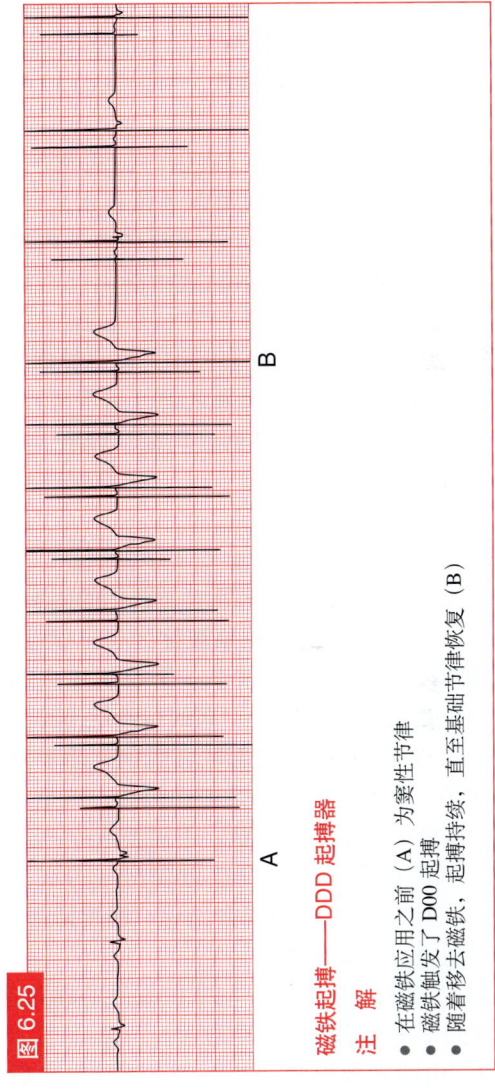

图 6.25

磁铁起搏——DDD 起搏器

注 解

- 在磁铁应用之前（A）为窦性节律
- 磁铁触发了 D00 起搏
- 随着移去磁铁，起搏持续，直至基础节律恢复（B）

碍体外的除颤。

心脏电生理学和心电图

电生理学是通过将电极经外周静脉送入心脏内部记录心电图的过程。这是一个高度专业化的领域，可以获得12导联心电图以外的额外信息。

电生理学研究的主要目的是：辨别心律失常的起源部位。如果其源头得到定位，心律失常就可以通过行永久性消融根治。这项技术采用的是电灼烧方法，可以消除局部心内膜（或更罕见的心外膜）区域的异常心脏电活动或中断引起心律失常的折返环路。

心律失常的发生可能是由心脏去极化兴奋点异常或存在折返环路引起的。在电（消融）治疗到来之前（见下文），心律失常的起因是一个相当深奥的主题。然而，现在，理解了心律失常的电学机制就能找到消融治疗的焦点。

自律性增强和触发活动

如果心房、交界区和心室传导组织去极化的固有频率增加，则有可能产生异常的节律。这种现象被称为"自律性增强"。单个期前收缩或期前收缩，可能起因于一个心肌焦点的自律性增强。最常见的例子是由自律性增强引起的持续性节律，叫做"加速性自发性室性心律节律"，这在急性心肌梗死后很常见。其心电图表现（图6.26）类似缓慢的室性心动过速，这是对这种情况的过时的命名。这种节律不引起症状，不需要治疗。

如果交界区固有的频率提高到接近窦房结的水平，就会引发"加速性结性自主心律"。这可能会出现"超越抑制"P波（图6.27）。这种节律称为"游走起搏"。

自律性增强也被认为是引起一些非阵发性心动过速的机制，特别是那些由地高辛中毒引起的心动过速。

"触发活动"由晚除极引起，发生在正常除极之后，通常会在一段时间内重新除极。就像自律性增强一样，这种情况也可以引起期前收缩或持续的心律失常，如右心室流出道室性心动过速（RVOT-VT）（图6.28）。

心脏电生理学和心电图 6

图 6.26
加速性自发性室性心律节律

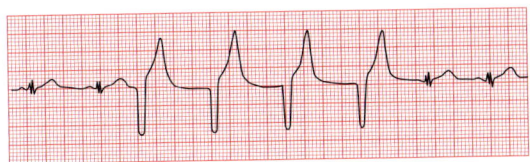

注 解
- 2 个窦性心搏跳之后，有 4 个心室起源的心搏，频率为 75 次 / 分
- 窦性节律恢复

图 6.27
加速性结性自主心律

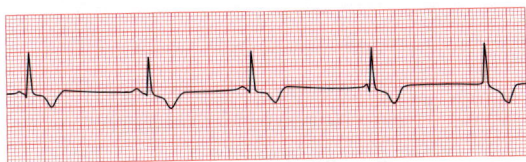

注 解
- 在 3 个窦性心搏之后，窦性频率稍微减慢
- 结性节律出现，并"超越抑制"P 波

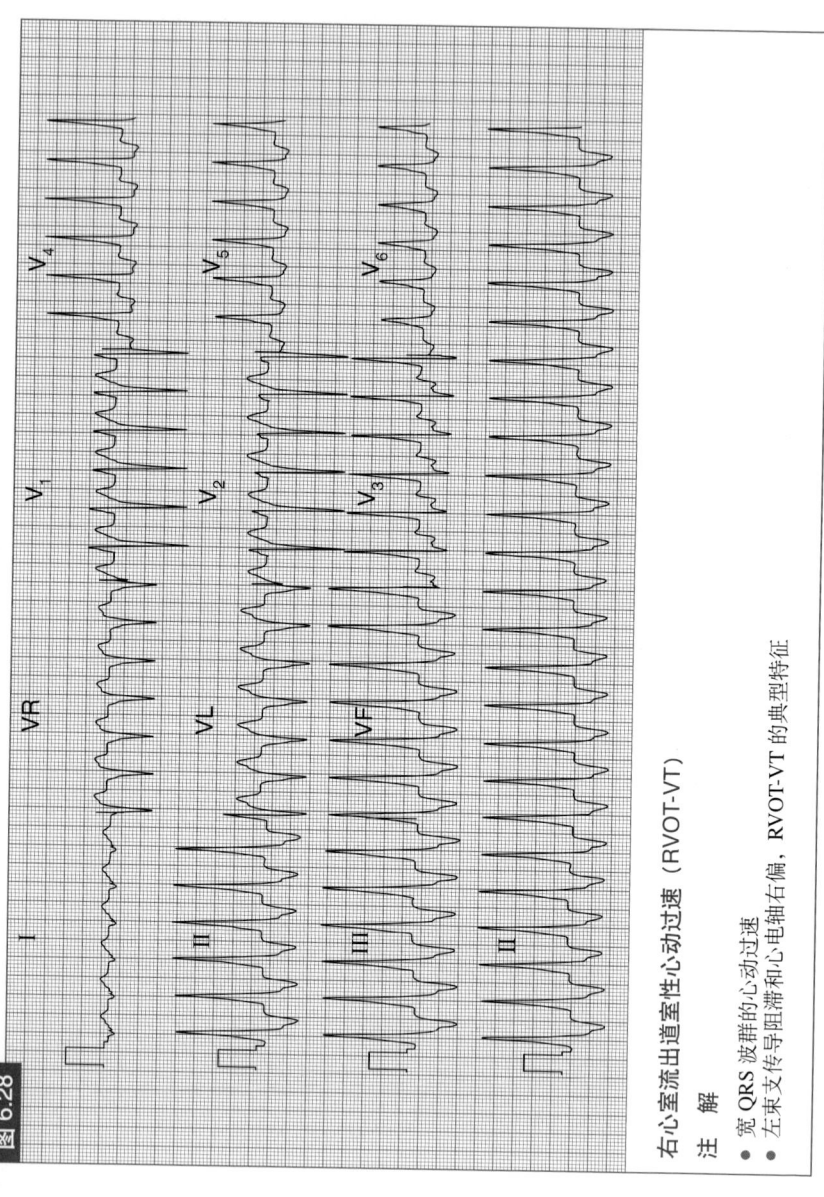

图 6.28 右心室流出道室性心动过速（RVOT-VT）

注 解
- 宽 QRS 波群的心动过速
- 左束支传导阻滞和心电轴右偏，RVOT-VT 的典型特征

心脏电生理学和心电图

由折返引起的心脏节律异常

正常传导的结果是前向除极波在恒定的方向上均匀扩布。只有当心脏内某些部分存在反向的除极时，一个环形或"折返"的路径才能建立。这种情况在 WPW 综合征部分作为房室折返性心动过速（AVRE）的例子已讨论过（见第 89 页）。

房性心动过速和心房扑动

心房肌内的折返引起的心动过速其特征在于：其 P 波形态不同于窦性心律的 P 波形态。PR 间期通常是短的（图 6.29）。房性心动过速也可以由自律性增强引起。心房扑动是一个有明确路径的房性心动过速，是在心房肌内通过一个小的折返环路进行。

房室结折返性心动过速（AVNRE）

这种情况的出现是因为房室结存在先天性异常，其允许折返开始和持续都在结内进行。静息心电图没有明显的特征。心动过速时，心房和心室激活几乎是同时进行的，所以 P 波隐藏在 QRS 波群中（图 6.30）。AVNRE 通常被称为"交界性心动过速"。

室性心动过速

室性心动过速可能是由于通过心室内部的折返环路形成所致（例如，在心肌梗死后周围的瘢痕组织区域），也可能来源于自律性增强或触发活动。如果折返路径固定，则宽的 QRS 波群形态也是固定不变的，而且相当规则整齐（图 6.31）。

折返和自律性增强的鉴别

除了预激综合征，体表心电图不能明确区分心动过速是源于自律性增强还是源于折返。然而，心动过速通常情况下跟随或终止于期外收缩，并可适时的心内起搏诱发或抑制，它们很可能源于折返（图 6.32 和 6.33）。

鉴别源于自律性增强或源于折返形成的心动过速并不影响药物治疗选择，而且它们都可以通过消融术治疗。

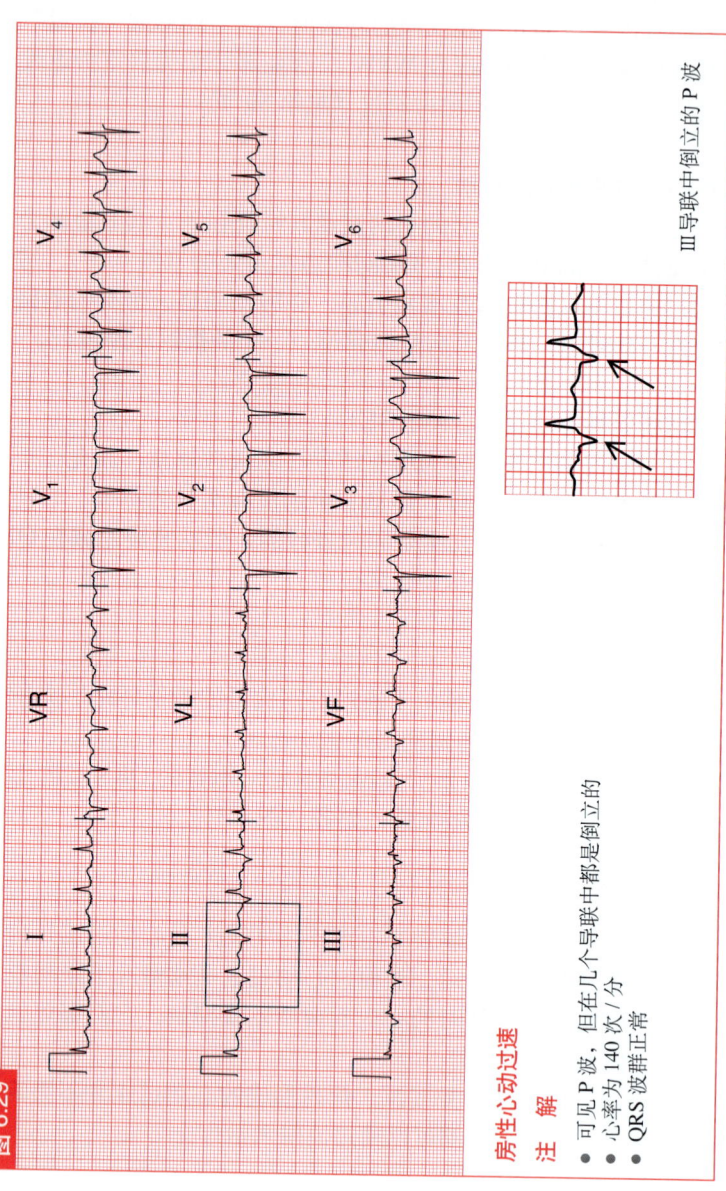

图 6.29 房性心动过速

注 解
- 可见 P 波，但在几个导联中都是倒立的
- 心率为 140 次/分
- QRS 波群正常

Ⅲ导联中倒立的 P 波

图 6.30
房室结折返性心动过速

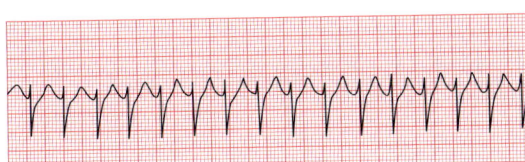

注 解

- 无 P 波可见
- 窄 QRS 波群，整齐规律，心率为 165 次 / 分

图 6.31
室性心动过速

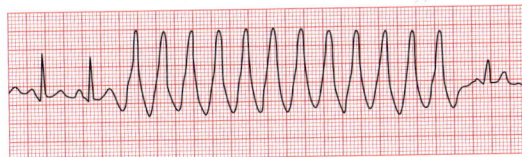

注 解

- 2 个窦性心搏之后发生了室性心动过速，频率为 200 次 / 分
- QRS 波群规律，形态变化小
- 之后窦性节律恢复

图 6.32
房性心动过速

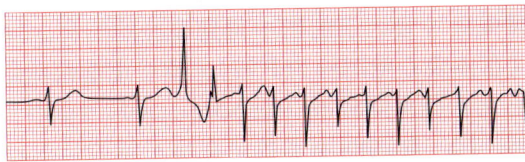

注 解

- 2 个窦性心搏之后出现了一次心室的期外收缩，再之后出现了窄 QRS 波群的室上性心动过速
- 诱发了房性心动过速
- P 波在前一次心搏的 T 波末端可见

图 6.33

AVNRE 心动过速

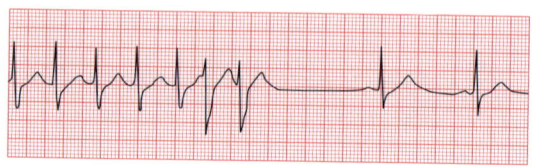

注 解
- 频率为 143 次/分的 AVNRE 心动过速在 5 个心搏后跟随了 2 个心室的期外收缩
- 这中断了心动过速,窦性节律得以恢复

电生理学和导管消融术

心内膜的心电图

电生理标测导管是通过经静脉途径引入到心脏内,可以检测心脏电激活的机制。导管通常被放置在右心房、右心室、跨过三尖瓣(靠近希氏束)和冠状窦(以检测左心室除极)。图 6.34 显示的是标测电极置于不同心腔时的典型 X 线片。在较复杂的病例,会应用更为复杂的标测电极导管,包括环形电极导管和球囊电极导管。

电生理研究中使用的心内心电图可同时显示几个电极导管记录的除极,每一个电极导管都有多个电极。当导管在心脏内移动时,心电图可以显示相对实时的除极过程。除极波的构成成分能从希氏束电极导管记录的图中得到很好的阐释。"A"波是心房除极波(在体表心电图称为 P 波),其后正常跟随急剧偏转的"H"波,它是希氏束除极波(图 6.35)。正常受试者 AH 间期为 55~120ms,这一时间间隔多数是在房室结内延迟。"V"波通常代表心室除极(在体表心电图称为 QRS 波群)。 HV 间期(正常范围为 33~35ms)检测除极波从希氏束到心室间隔的起始产生和扩布时间。

图 6.36 为一位有一度房室传导阻滞的患者的心内心电图,该患者是由于 AH 间期延长。

图 6.34

仍然是电生理期间经静脉导管的透视图像。Redrawn by permission of P. Stafford and G. A. Ng, Glenfield Hospital, Leicester

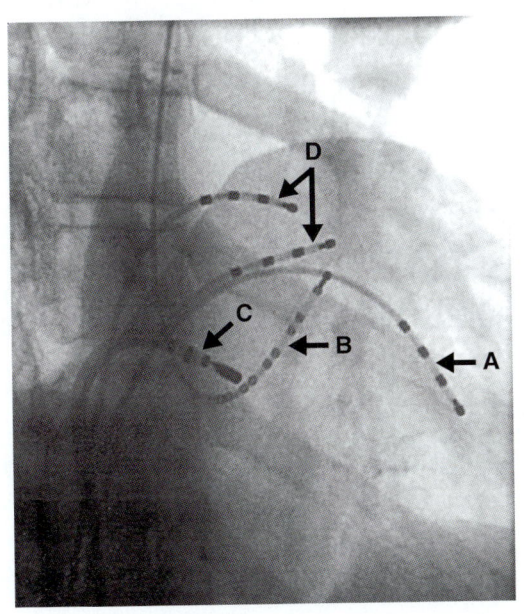

注　解
- 多极的电极导管（暗带）能标测心内电活动的传播
- 电极导管位于：右心室（A），冠状窦（B），希氏束（C）和心房（D）

希氏束心电图也可证实二度房室传导阻滞的位置。在 2∶1 传导阻滞情况下，阻滞通常在希氏束而不是在房室结。因此，在希氏束心电图能看到正常的 H（或希氏束）波，但在激动不传导时，在 H 波之后会没有 V 波跟随（图 6.37 和 6.38）。

普通的体表心电图可为起搏器植入或心脏传导阻滞的识别提供所有必要的信息。然而，希氏束传导记录能为电生理记录提供一个简单的例子。消融治疗要求研究更多更复杂。

电生理学标测和导管消融术

如果存在异常的传导通路，如在 WPW 综合征，可以进行标测定位，或被永久性终止，即可以防止阵发性折返性心动过速。

图 6.35

正常的希氏束心电图

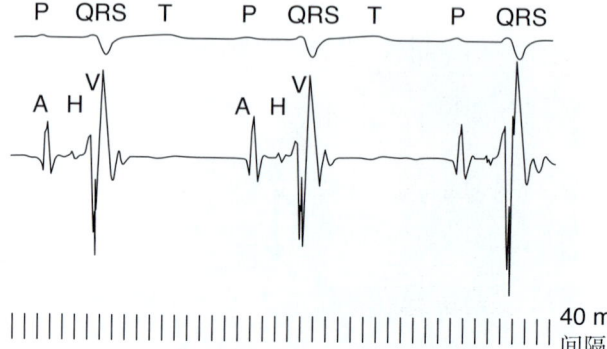

注 解

- 上图显示体表心电图
- P 波、QRS 波群和 T 波是宽而扁平的,因为是以快纸速记录的
- 下图是心内电图的记录,A 波和 V 波与 P 波和 QRS 波群相对应,但有完全不同的形态
- 希氏束除极以标有"H"的小的尖峰脉冲波显示

图 6.36

希氏束心电图:一度房室传导阻滞

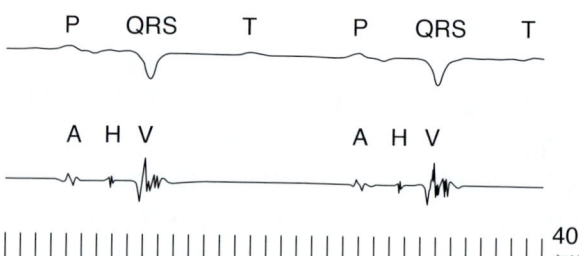

注 解

- 上图为体表心电图
- PR 间期为 200ms
- 下图为希氏束心电图
- AH 间期延长(150ms),但 HV 间期正常(70ms)

图 6.37

二度房室传导阻滞（2∶1）

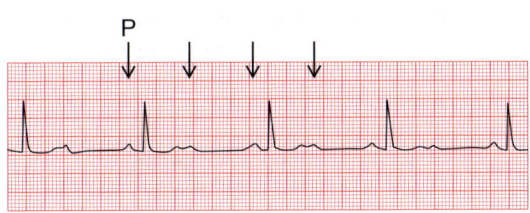

注　解

- 能下传的心搏有正常的 PR 间期
- 交替的 P 波没有 QRS 波群跟随

图 6.38

希氏束心电图：二度房室传导阻滞

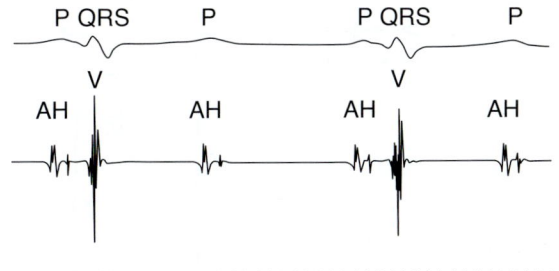

注　解

- 上图为体表心电图
- 希氏束心电图的其他情况，因纸速快，所以 P-QRS-T 波群是宽而扁平的
- 下图显示的首先是正常的 A 波、H 尖峰脉冲波和 V 波，但之后是 A 波和 H 尖峰脉冲波后没有 V 波
- 之后序列重复出现

换句话说，患者可以被治愈，而不需要进一步的药物治疗。异常的折返旁路过去通常需要外科手术予以解决，现在则可通过行心内导管射频消融术予以解决。消融术也可用于消融自律性增强或触发活动的兴奋点，这些都是导致心律失常的原因。

6 心电图与心脏起搏器、除颤器和电生理学

心内心电图可用于识别心律失常的机制和标测定位导管介导的射频消融治疗的最佳位置。记录心脏电活动的静息状态、心房或心室起搏的心电图以及用药物尝试诱发心律失常的心电图,都是电生理学研究。心内心电图的实时分析可用于精确评估心房或

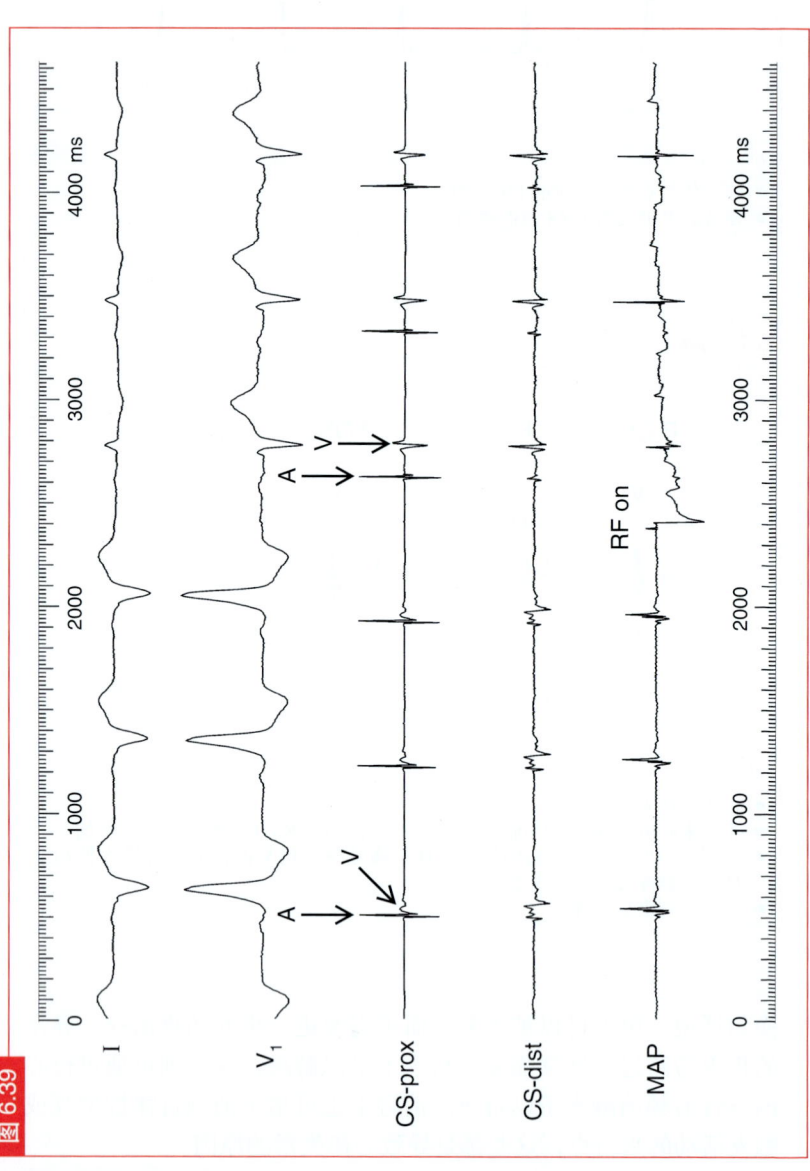

图 6.39

心室除极在心脏内不同解剖位置的相对时间。反过来，这也可以为除极波的传导提供信息。除极波的异常起源或传导路径都可以作为射频消融的靶点标测和定位。

图 6.39 是导管消融术的心内心电图图例。

心内心电图：左侧旁路的消融。 Redrawn by permission of P. Stafford and G. A. Ng, Glenfield Hospital, Leicester

注 解

- 增加的纸速与 12 导联心电图对比
- 前三个心搏中的 Delta 波：在 V_1 导联是正向的，在 I 导联是负向的，PR 间期 < 120ms
- 在消融之前，心房（A）和心室（V）的除极波大部分叠加，表明是经由旁路传导
- 在消融之后：I 和 V_1 导联的 delta 波消失，PR 间期增加（180ms），冠状窦电极导管记录的心房和心室除极波的间隔增加。这些变化表明是经房室结传导的

重要的是要认识到，在电生理学研究中，走纸速度通常是快于 12 导联心电图的，所以跟踪观察图像的视觉比例不同。图 6.39 是体表心电图的 I 和 V_1 导联的持续表现。心腔内心电图是将一个多极导管放置在冠状静脉窦（CS）记录其近端（CS-PROX）和远端（CS-dist）的除极图形（图 6.34）。冠状窦走行于左侧房室沟，所以能记录到心房（A）和心室（V）的心电图。冠状窦的心房心电图来自靠近房室交界区的心房组织。这些区域在心房收缩中去极化延迟，因此与体表心电图导联观察到的 P 波一致。图 6.39 显示的是标测和消融导管头部记录到的最终心电图。这种单头的导管被当做标测电极，以探测最佳消融点。一旦找到靶点，也能传送射频能量进行消融。

图 6.39 记录的前三个心搏显示的是窦性节律，这些心搏图形带有经左侧旁路传导的预激波。具体表现是：在 I 导联有一个负向的 delta 波，在 V_1 导联有一个正向的 delta 波。此外还有利用冠状窦电极导管记录的接近心房（A）和心室（V）的心电图。在进行射频消融能量释放时，预激会立即消失，同时在心电图导联中的 deita 波也在随后的心搏中消失。CS 导管记录到每次心搏的心房和心室间期增加，表明是经房室结的正常传导，而不是经旁路的传导。PR 间期从前 3 个心搏的小于 120ms 增加到成功射频消融治疗后的 180ms。

可以消融的心律失常

心房扑动

典型的心房扑动起因于心房内的折返环路。通过消融众所周知的右心房峡部区域可以防止折返的发生，从而得到根治治疗（图 6.40）。

心房颤动

越来越多的证据表明，很大比例的患者的心房颤动要么是由心房自律性升高所致，要么被起自肺静脉附近电活动触发所致，后者可能是肺静脉开口内的心房组织。通过消融、隔离肺静脉电活动（图 6.41）可以抑制阵发性心房颤动，同时也可以降低永久性心房颤动转复后的复发。心房颤动的消融治疗要比心房扑动的消融治疗困难，因为进入左心房必须通过房间隔，并且需要很多

电生理学和导管消融术 6

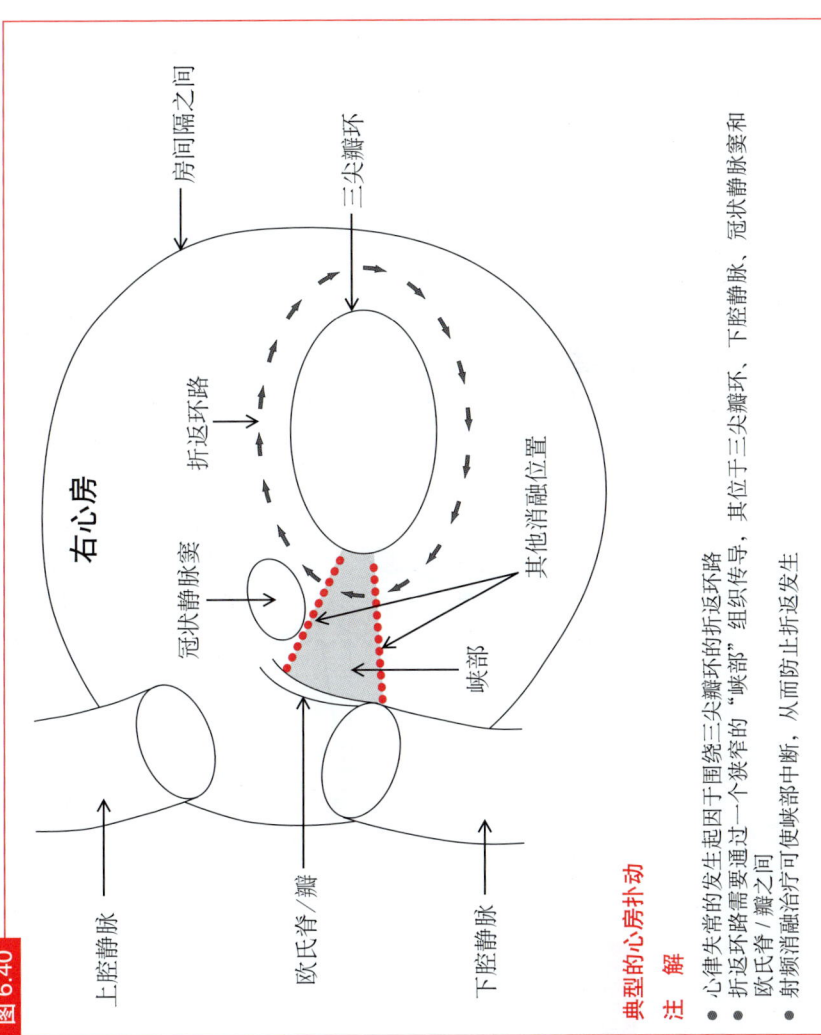

图 6.40

典型的心房扑动

注 解

- 心律失常的发生起因于围绕三尖瓣环的折返环路
- 折返环路需要通过一个狭窄的"峡部",组织传导,其位于三尖瓣环、下腔静脉、冠状静脉窦和欧氏脊/瓣之间
- 射频消融治疗可使峡部中断,从而防止折返发生

435

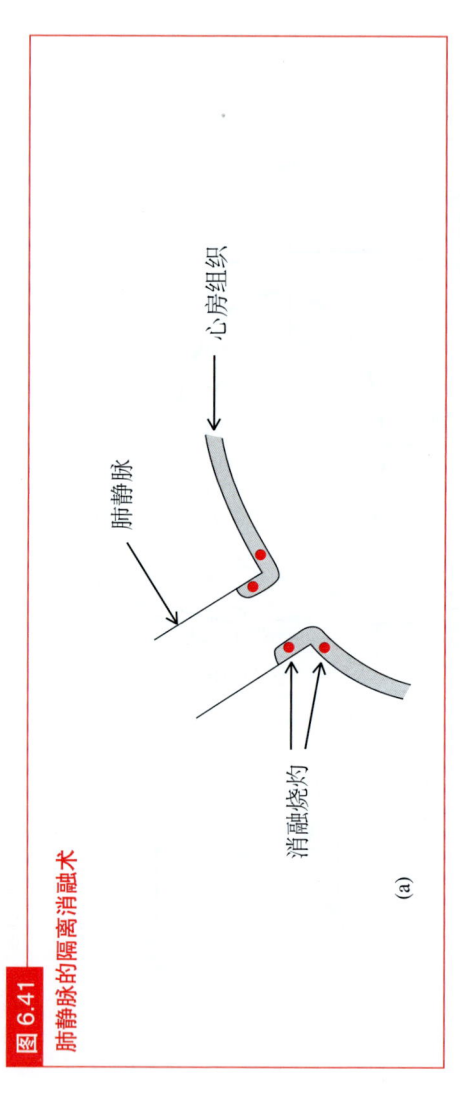

图 6.41 肺静脉的隔离消融术

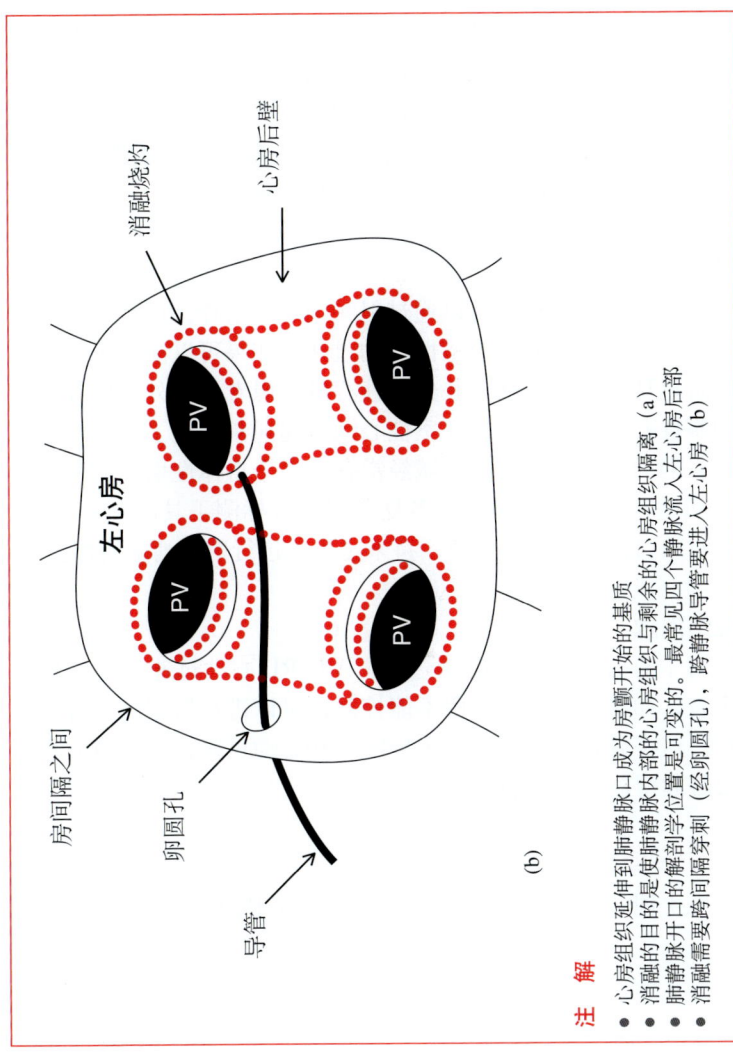

注 解
- 心房组织延伸到肺静脉口成为房颤开始的基质
- 消融的目的是使肺静脉内部的心房组织与剩余的心房组织隔离 (a)
- 肺静脉开口的解剖学位置是可变的。最常见四个静脉流入左心房后部
- 消融需要跨房间隔穿刺 (经卵圆孔),跨静脉导管要进入左心房 (b)

能量。此技术现在仍被认为是二线选择，仅限于传统药物治疗难以缓解症状的患者，尽管正在研究的课题是其如何推广使用。

旁路消融

房室折返性心动过速，如 WPW 综合征，可以通过上述旁路的消融来治疗。这样可以阻止折返，消除室上性心动过速发作预激。靠近房室结的心动过速，包括房室结参与的心动过速，可以尝试进行旁路消融。但是，这种操作存在房室传导阻滞的风险，与之相关联，可能需要植入永久起搏器（见下文）。

室性心动过速

一些室性心动过速可以通过射频消融来治疗。这包括由触发活动引起的右心室流出道室性心动过速，如果可以演示出简单的心室折返环路，也包括一些先天性心脏病患者进行外科修补术发生的室性心动过速。缺血性室性心动过速通常不适于进行电生理消融，因为有心肌瘢痕的区域经常存在多个自律性增强的潜在兴奋点和潜在的折返环路。更多复杂的心室标测工具的开发应用，甚至对缺血性室性心动过速，将来也可以进行射频消融治疗。

房室结消融

对于有心房驱动性心动过速、AVNRE 心动过速或心房颤动的患者，如果药物治疗手段不能控制，可以进行房室结导管消融治疗。这将导致完全性房室传导阻滞和心动过缓，需要植入永久性心脏起搏器防止（消融和起搏）。

电生理学适应证

电生理学适应证及其相关危害见框 6.6 概述。

> **框 6.6　电生理学的适应证和并发症**
>
> **适应证**
> - 房室折返性心动过速，包括 WPW 综合征
> - 心房颤动或心房扑动，无论是阵发性的还是永久性的，常规药物治疗难以控制症状或存在药物治疗禁忌或耐受性很差
> - 室性心动过速，需除外缺血性心脏疾病，包括与先天性心脏疾病相关的疾病和右心室流出道室性心动过速
> - 非持续性室性心动过速，作为植入 ICD 装置的准备部分（见 ICD 的适应证）；室性心动过速诱发研究
> - AV 结消融，针对传统的药物治疗难以控制的房性心律失常和 AVNRE
>
> **并发症**
> - 围手术期卒中或短暂性脑缺血发作（TIA）（1%）
> - 腹股沟血肿（7%）
> - 心包填塞（1%）
> - 动静脉瘘（< 1%）
> - 高度房室传导阻滞（靠近房室结的旁路）
> - 肺静脉狭窄（1%）（仅适用于肺静脉电隔离）
> - 重复的操作（复杂的研究可能需要重复的操作）

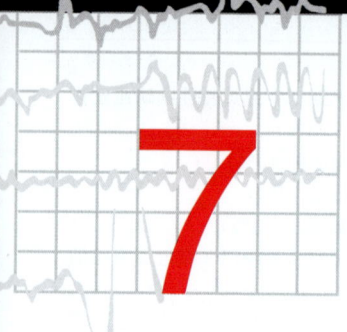

结论：心电图诊断的四步精要

描述	440
解读	441
诊断	442
治疗	443
结论	444

这本书的主题一直认为：心电图只是一种有助于患者处置的方法。心电图本身不是终点，对心电图的判断永远必须结合患者的实际情况。要充分利用心电图，需要考虑以下四个步骤：

1. 详细描述
2. 解读
3. 如何帮助诊断
4. 如何帮助治疗

描述

任何人都可以根据最基本的知识来描述心电图，但是，为了给接下来的步骤奠定基础，精确描述是必要的。描述从心搏心率及其规律性开始，如测量 QRS 波群之间的时间间隔。P 波必须予以识别；如果没有 P 波，则要清晰地予以陈述。P 波和 QRS 波群之间的关系是接下来的分析步骤，PR 间期必需予以测量。如果出现了异常高尖和切迹 P 波，则必须记录 P 波的形状。

QRS 波群要用宽度和高度来描述，还要描述它们的形态。Q 波是否存在；无论在 QRS 波群中是否有多个 R 波，也无论 S 波是否出现在期望的导联上。如果 Q 波存在，它们是小而窄的吗？它们是否仅在侧壁导联即间隔除极处可见？如果存在病理性 Q 波，它们存在于哪些导联？它们是否可暗示着下壁或前壁的心肌梗死？心电轴也应明确予以界定。

必须纪录 ST 段是否抬高或压低。如果 ST 段抬高，它是否跟随着 S 波——即意味着"高起飞"？每个导联中的 T 波都要观察，尽管 VR 和 V_1 导联 T 波倒置是正常的，但在其他导联 T 波倒置需要记录下来。如果 QT 间期显示变长，应进行测量，而且应根据心率矫正。

所有这些特征可以在没有患者病情信息或心脏病学丰富知识的情况下识别出来。 最现代的心电图记录仪已设置了自动"解读"功能，由其产生的心电图描述是合理的，但重要的是要记住，这些还远远不够完善。自动记录仪倾向于过度解读心电图（以便重要信息不会遗漏），但它们的描述并不总是完全精确。它们很难识别 P 波，而且它们常常错过 ST 段的变化，有时还会错过 T 波倒置。因此，你永远不应单靠心电图机本身提供的诊断描述对患者进行判断。

解读

一旦当你有了心电图描述，你就可以解读它，但适当的解读需要了解患者的病情。

首先应确定心脏节律，因为它可能会影响你对心电图剩余部分的解读。例如，伴宽 QRS 波群的心室心动过速，如同伴宽 QRS 波群的完全性房室传导阻滞一样，会阻止更深层次的解读。心脏节律是通过 P 波是否存在及其与 QRS 波群的关系确定的，由此可以准确识别心律失常和传导障碍。总之，这部分心电图解读可以独立于患者之外。

另外，心电图的精确解读还依赖于患者的特征。如果心电图记录于一位健康受试者，或一位无临床提示心脏疾病的患者，那么记住 EGG 的正常范围很重要。一度房室传导阻滞和室上性或室性期前收缩在健康人群中是常见的。健康人的 P 波也可出现切迹；心电轴右偏在高瘦人群中可能是正常的；轻度的心电轴左偏（尤其是窄 QRS 波群）在孕妇和肥胖人群中是正常的。V_1 导联中有正常 QRS 波群时限的 RSR' 模式是正常的；在一些非常健康的人群中，V_1 导联中会有小的优势 R 波。高 QRS 波群经常出现在健康年轻人中，其本身并不表明左心室肥大。"室间隔"Q 波可出现在 VL、V_5 和 V_6 导联。在前壁胸前导联出现 T 波倒置对于黑种人来说是正常的，而在白种人，这种情况可能是由肥厚型心肌病所致。高尖 T 波往往是没有任何意义的，尽管它们可能是由于高钾血症所致。

然而，在胸痛的患者，对相同的心电图异常情况的解读可能完全不同。在前壁胸部导联出现 T 波倒置可能提示非 ST 段抬高性心肌梗死。左束支传导阻滞可能源于陈旧性或新的心肌梗死。心脏心电轴右偏可能源于肺栓塞。V_1 导联优势 R 波可能是由后壁心肌梗死引起的。

对于有呼吸困难的患者，心电轴右偏、V_1 导联出现优势 R 波或 $V_1 \sim V_3$ 导联 T 波倒置，可能表明有多个肺栓子及或特发性肺动脉高压。V_6 导联深 S 波可能源于慢性肺病或肺栓塞。在主诉头晕发作的患者中，发现对健康受试者影响不大的一度房室传导阻滞，可能表明发生了短暂性高度房室传导阻滞，引起了心动过缓症状。QT 间期延长可能显示有尖端扭转性室性心动过速发作。

因此，心电图的任何异常描述必须结合患者的病情来解读。否则，心电图变化对鉴别诊断的作用较小。

诊断

心电图对于涉及节律和传导问题的诊断是必不可少的。心电图的解读和诊断是紧密联系在一起的。但是，必须记住，特殊的心律失常的识别并不能完成诊断，后者还需要包含心律失常的原因。例如，心房颤动有可能起因于缺血性心脏病或风湿性心脏病，或酗酒、甲状腺功能亢进、心肌病等。心脏传导阻滞可能由于先天性希氏束纤维化，但也可能由于缺血性心脏病和高血压性心脏病。左束支传导阻滞可能由于主动脉瓣狭窄，右束支传导阻滞可能与房间隔缺损有关。

在记录中有提示故障的心电图表现有时可能提示临床诊断。

例如，由于运动产生的伪差可能提示神经障碍，如帕金森病。QRS 波群低电压可能不是源于电压设置低于标准，而是由于肥胖、肺气肿、黏液性水肿或心包积液。

心电图不能诊断心力衰竭的存在，但有一个完全正常的心电图的患者不大可能发生心力衰竭。但是，心电图有助于诊断心力衰竭的原因，这往往成为治疗的关键——心房颤动和心室肥大可提示瓣膜疾病，或左束支传导阻滞，又或可能是陈旧性心肌梗死的证据。同样，心电图并不是确定电解质紊乱的好方法，但 T 波低平、U 波和长的 QT 间期至少应该可以提示存在电解质问题的可能性。另一方面，长 QT 间期，可能由于某种先天性综合征或各种各样的药物。

因此，准确地识别心电图异常只是诊断过程的一部分：我们仍然需要确定深层的原因。心电图常常能提示需要进一步进行的检查，如胸部 X 线检查、超声心动图检查、电解质异常的血液检查或心导管检查，心电图只是诊断过程的简单部分。

治疗

很明显，心电图在确定心律失常或传导障碍的治疗方案中很重要。它在 ST 段抬高性和非 ST 段抬高性心肌梗死中对于正确运用急诊干预也很重要。但是也应了解它的局限：尤其要记住的是，在心肌梗死的早期阶段，心电图可能是正常的，并且正常的或接近正常的心电图并不是将胸痛患者从急诊部门送回家的适当理由。

没有对心电图的理解，诸如起搏器和植入型转复除颤器（ICD）这些装置就发明不出来。这些装置和应用技术，如双腔起搏器和心脏再同步化治疗，是专科医师的工作范围。但是，因为这些装置和技术变得越来越普遍，越来越多的全科医生和非心脏病专科医生也会遇到。例如，安装这些装置的患者往往是高龄患者，而这些高龄患者经常存在多个医学问题——所以非心脏病专科医生必然会遇到一些有问题的患者，这些患者可能也安装着这些现代化的电子装置。广大的临床医生需要对这些装置和技术有基本的了解，本书第 6 章就是为他们编写的。

7 结论：心电图诊断的四步精要

结论

　　心电图很容易描述和解读，但是，其通常也很难鉴定正常范围。要记住，一个完整的诊断包括已识别的任何异常表现的原因。心电图在很多种类的患者的整体诊断中不可或缺，有时它也会影响治疗。要记住的重要事情是：诊断和处置依赖于对每个患者的全面考虑，而不是只考虑心电图。

自我测验

　　《轻松解读心电图》（150 ECG Problems）是本书《轻松应用心电图》和《轻松学习心电图》三姊妹丛书中的一本，给出了150个与心电图完全相关的临床案例，并提出有关心电图解读以及患者诊断和处置的问题。

索 引

A

"A"波 428
AAI 起搏 399, 401
AH 间期 428
AH 间期延长 428
"A 型"预激 90
胺碘酮 98, 100, 211, 378, 380

B

β- 肾上腺素能药物 121
β- 阻滞剂 190
Bazett 公式 51
Bruce 活动平板运动试验方案 271
Brugada 综合征 102, 103, 104
"B 型"预激 90
靶点 434
标测电极 434
标测电极导管 428
标测定位导管 428, 431
病窦综合征 182, 185, 187, 188
不可电击复律 207
不良 R 波演变 228, 236
不全右束支传导阻滞 27, 32, 34, 44, 155, 191, 384
不完全性房室传导阻滞 191

C

侧壁导联 321
侧壁心肌梗死 228, 234
侧壁心肌缺血 302
长 PR 间期 108, 114, 115, 118
长 QT 间期 98, 99, 175, 192, 302, 443
长 QT 综合征 95, 174
超声心动图检查 71, 203, 294, 311, 360, 443
超速起搏 412
"超越抑制" P 波 422
陈旧性后壁心肌梗死 295
陈旧性前壁心肌梗死 119, 228, 236, 244, 245
陈旧性前侧壁 NSTEMI 304
陈旧性下壁心肌梗死 109, 245, 248, 260, 302
陈旧性心肌梗死 443
成人心电图特征 67
成人正常心电图中的变异 69
程序调控器 415
持续性 S 波 343, 347
持续性节律 422
除颤治疗 206, 412
除极波 390, 432
触发活动 422
传导 442
传导障碍 70, 360, 441, 443
创伤 382, 384
磁铁频率 420
磁铁起搏 421
促心律失常药物 378
猝死 98, 202, 220

D

DDD 起搏：间歇性起搏 406

DDD 起搏：心房跟踪起搏 405
DDD 起搏：心房和心室起搏 404
DDD 起搏器 402, 421
delta 波 90, 91, 92, 142, 177, 179, 180, 294, 298, 329, 336, 434
代谢当量（MET） 270, 271
导管消融术 425, 429, 431, 433
导管移位 415
导联反接 13
等电位线 35, 228
地高辛毒性 124, 210, 374, 376, 377
地高辛对心电图的影响 377
地高辛效应 35, 282, 283, 306, 364, 375
电池耗竭 415
电活动触发 434
电击发放 420
电击复律 211
电机械分离 207
电极导线移位的胸部 X 线片 416
电极断裂 415
电极绝缘层故障 415
电交替 360, 366
电解质紊乱 368, 443
电脉冲 390
电生理学 425, 429, 432
电生理学的适应证和并发症 439
电消融 212
电压标准 321, 329
电灼烧 422
动态心电图 200, 203
窦房结功能障碍 182
窦性夺获 186
窦性静止 190
窦性停搏 186, 187, 399
窦性心动过缓 2, 5, 6, 121, 184, 185

447

窦性心动过速 2, 4, 5, 74, 121, 123, 210, 218, 284
窦性心律 2, 208, 394, 407
窦性心律失常 2, 3, 121, 122
短 PR 间期 92, 93, 142, 179, 329
对称性尖峰样 T 波 370
夺获波 168

E

Ebstein 畸形 362
恶性心包积液 365
二度房室传导阻滞 110, 111, 119, 120, 190, 194, 428, 431
二度房室传导阻滞（2∶1型） 120
二度房室传导阻滞（文氏型） 109, 190
二尖瓣型 P 波 315
二联律室性期前收缩 315, 317

F

反向的对钩 374
房室传导阻滞 190, 191, 208, 428
房室传导阻滞的原因 193
房室节性逸搏 190
房室结 212
房室结消融 438
房室结性心动过速 186
房室结性逸搏心律 186
房室结折返性心动过速（AVNRE） 130, 136, 261, 268, 425, 427, 428, 438
房室折返性（交界性）心动过速 210
房性期前收缩 239
房性心动过速 124, 129, 208, 210, 425, 426, 427
非 ST 段抬高性心肌梗死（NSTEMI） 81, 257, 294, 310, 442
非典型性胸痛 219
非特异性 ST 段 /T 波变化 217
非特异性 ST 段压低 35, 47

非特异性 T 波低平 302, 308
分支性心动过速 155, 160
复极 48, 294
复苏 207

G

感知 390, 394, 399, 402, 403, 412, 415
感知不良 415
高度房室传导阻滞 442
高尖 T 波 442
高起点的 ST 段 35, 43, 294
隔离肺静脉电活动 434
固有节律 420
固有心脏电活动 416
冠状动脉介入治疗（PCI） 310
冠状动脉旁路移植术 312
冠状动脉造影 294, 310, 312
冠状窦 407, 434
过感知或远场感知 416

H

H（或希氏束）波 429
HV 间期 428
H 波 428, 429
后壁导联 239
后壁心肌梗死 98, 100, 238, 239, 294, 341
后壁心肌梗死伴正常 QT 间期 101
呼吸困难的原因 314
环形电极导管 428
混合性传导异常 111
活动平板试验 270

I

ICD 植入的适应证 409, 413

J

J 波 352, 353, 354
急性前壁心肌梗死 245, 248, 382
急性前侧壁心肌梗死 228, 230, 232
急性下壁心肌梗死 222, 242, 244, 245, 246, 252
急性心肌梗死 35, 148, 213, 245, 422
急性心力衰竭 346
急性胸痛 218, 238
急性胸痛的特征 218
急性右心室心肌梗死 238
寂静的心房 187
加速性结性自主心律 61, 95, 422, 423
加速性自发性室性心律节律 422, 423
加速性自主心律 97
尖端扭转室速 98, 102, 171, 176, 378, 379, 442
尖峰样 P 波 338, 339, 342, 362
尖峰样 T 波 369
间隔 407
间隔性 Q 波 35, 36, 64, 294
间歇性 VVI 起搏 396, 397
间歇性起搏 394, 399
间歇性起搏的节律 403
间歇性心动过缓 105
交界性（房室结）逸搏节律 186
交界性期前收缩 124
交界性心动过速 124, 147, 160, 208, 210, 425
交界性逸搏 106
交界性逸搏心律 106, 107, 370
节律 442
节律不规整 158, 166, 192
节律规整 160
节律问题 315
结性逸搏 187

解剖学基础 89
颈动脉窦按压（CSP） 121, 130, 204, 208, 209, 210
颈动脉窦超敏 204
静息状态 431

K

抗凝治疗 71
抗心律失常药物 378, 379
可电击复律 206
可能正常的心电图 46, 56
宽 QRS 波群 407
宽 QRS 波群心动过速 146, 147, 152, 158, 162, 164, 177
宽 QRS 波群心动过速的鉴别诊断 170
奎尼丁毒性 382
奎尼丁晕厥 378

L

LGL 综合征 95, 96
锂剂治疗 383
临时起搏治疗 213

M

M 形波 84, 149
慢 - 快综合征 182, 186, 188
慢性胸痛 219, 312
每搏输出量 407
莫氏 II 型 190

N

逆传肢 89
逆向性反复性心动过速 90

P

Prinzmetal"变异性"心绞痛 261, 269

PR 间期 10, 90, 337, 440
PR 间期不等 97
PR 间期缩短 96, 129, 294
P 波 10, 68, 148, 440
P 波高尖 289
P 波切迹 440
P 波双峰 10, 82, 88, 264, 315, 320, 332
P 波形态异常 129
旁路消融 438
频率应答式起搏模式（DDDR） 403
平均工作负荷量 271
扑动波 134, 145, 191

Q

QRS 波群 15, 68, 440, 441, 442
QRS 波群的时限 27, 124, 148
QT 间期 51, 441
QT 间期延长 100, 378, 379, 380
QT 间期延长的可能病因 95
Q 波 35, 441, 442
期前收缩 5, 89, 208, 422
奇异 T 波 100
起搏 390, 407, 415
起搏尖峰脉冲信号 391, 393, 394, 395, 399, 401, 409, 415
起搏节律 416
起搏器 389, 390, 394, 399, 415, 443
起搏器超感知 419
起搏器的功能 415
起搏器电极断裂的胸部 X 线片 417
起搏器感知不良 418, 419
起搏器故障 415
起搏器介导 416
起搏治疗 205
前壁非 ST 段抬高性心肌梗死 81, 246, 258

前壁心肌梗死 213, 228, 229, 245, 254, 276, 388
前壁心肌缺血 242, 255, 256, 260, 262, 266, 268
前侧壁心肌梗死 228, 235
前侧壁心肌缺血 264
前传肢 89
潜在兴奋点 378, 438
球囊电极导管 428
缺血性 ST 段压低 220
缺血性室性心动过速 438
缺血性心脏病 70, 369, 442
缺氧 207

R

R on T 124, 183, 208
RR 间期不等 122
RSR'S' 型 34
RSR' 波形 32, 69, 102, 103, 253
R 波 15, 20, 441
R 波演变 245
R 波优势 20
溶栓治疗 310
融合波 168

S

Stokes-Adams 发作 193, 198
ST 段 441
ST 段弓背样抬高 103
ST 段非特征性变化 123
ST 段上斜性压低 281
ST 段水平性压低 257, 272, 275, 307
ST 段抬高 35, 221, 223, 228, 235, 239, 245, 291, 309, 441
ST 段抬高性心肌梗死（STEMI） 220, 221, 223, 225, 227, 229, 231, 233, 235, 237, 239, 241, 243, 245, 247, 249, 251, 253, 255
ST 段下斜性压低 302, 374

索引

ST段压低 35, 101, 239, 257, 261, 267
S波 15, 20, 441
S波粗顿 155
三度房室传导阻滞 71
三分支传导阻滞 111, 117
射频消融治疗 431, 434, 438
射血分数 407
神经心源性晕厥 203, 399
室上性期前收缩 5, 7, 70, 74, 124, 125
室上性心动过速 140, 148, 155, 360, 438
室上性心律 206
室上性心律失常 124, 284
室性期前收缩 8, 67, 70, 71, 74, 124, 126, 200, 208, 374
室性心动过速（VT） 98, 146, 147, 148, 152, 153, 154, 156, 162, 167, 169, 170, 176, 200, 204, 212, 284, 374, 412, 422, 425, 427, 438
室性心律失常 409
室性逸搏 107
室性逸搏搏动 105
束支传导阻滞 27, 71, 146, 147, 245
双分支传导阻滞 116, 213
双极 390
双极起搏 395
双腔起搏 402
双腔起搏器（DDD） 399, 443
双室起搏 402, 408
双室起搏的适应证 402
双束支传导阻滞 70, 111
双心室起搏 407, 410
顺向性反复性心动过速 90
顺钟向转位 20, 245, 338
"撕裂样"疼痛 218
"碎裂"波群 27

T

T 波 68, 294

T 波"伪改善" 273, 279

T 波倒置 48, 49, 71, 81, 217, 223, 228, 233, 234, 235, 284, 287, 288, 294, 302, 303, 329, 341, 441, 442

T 波低平 217, 443

T 波高尖 48

T 波广泛倒置 387

T 波双向 53, 60

T 波异常高尖 57

踏板运动试验 203

U

U 波 48, 58, 63, 443

V

"V"波 428

VVI 双极起搏 393

VVI 单极起搏 395

VVI 起搏的适应证 392

V 波 429

W

WPW 综合征 90, 94, 142, 146, 177, 178, 180, 213, 294, 329, 336, 425, 429, 438

WPW 综合征 A 型 91, 92, 142, 296

WPW 综合征 B 型 93, 298, 329

完全性（三度）房室传导阻滞 111, 190, 193, 196, 198, 212, 213, 374, 394, 438

维拉帕米 211

伪差 153, 352, 385, 443

稳定型心绞痛 220, 257

无 Q 波心肌梗死 257

无脉搏电活动（PEA）的原因 208
无脉搏室性心动过速 206
无收缩和无脉搏电活动 207
无效的起搏夺获 415，417，418
无一致性 164

X

希氏束 428
希氏束除极波 428
希氏束心电图 428，429，430，431
下壁心肌梗死 121，155，166，167，221，238，241，245，256
下壁心肌梗死的演变 224，226
先天性长 QT 综合征 99，212
显著的 U 波 60
限制运动量的原因 269
消融术治疗 425，434
心搏停止 369
心搏骤停的处置 205
心导管检查 443
心电图异常的发生率 68
心电图诊断胸痛易犯的错误 309
心电轴 15
心电轴间歇性变化 167
心电轴右偏 15，111，115，158，163，164，172，197，279，284，288，289，338，340，342，345，347，357，361，370，388，442
心电轴左偏 15，64，112，117，148，149，152，153，154，155，169，179，192，228，232，235，298，321，335，387
心动过缓 105，213，438
心动过速 89，155，416
心耳 399
心房 416
心房颤动 70，71，130，144，145，148，150，151，155，158，166，180，190，192，193，203，211，213，261，266，282，283，284，290，302，307，315，316，317，343，348，360，364，365，370，374，394，396，

409, 434, 438, 442, 443

心房电极 407

心房跟随 403

心房节律 394

心房频率应答式起搏器（AAIR） 399

心房扑动 130, 131, 134, 135, 190, 191, 208, 209, 211, 352, 353, 394, 397, 409, 425, 434

心房扑动波 144

心房起搏 399

心房起搏尖峰信号 402, 403

心肌梗死 216, 218, 220, 221, 228, 245, 291, 321, 443

心肌缺血 35, 71, 108, 110, 136, 140, 165, 166, 218, 219, 245, 257, 261, 270, 273, 291, 294, 302, 306, 315, 329, 331, 332, 341, 346

心悸 74, 76, 80, 186, 203, 315, 360

心悸的原因 79

心绞痛 219, 261, 291, 312, 329

心力衰竭 121, 203, 219, 346, 360, 369, 374, 407, 443

心律失常 77, 81, 272, 346, 351, 360, 369, 374, 378, 389, 403, 422, 431, 441, 443

心律失常的诊疗对策 205

心率骤降反应 399

心内膜下心肌梗死 257

心内起搏 425

心内心电图 433

心室后心房不应期（PVARP） 420

心室颤动 124, 177, 182, 183, 202, 206, 213, 284, 369, 413

心室夺获 412

心室肥大 71, 443

心室节律 27

心室频率应答式起搏器（VVIR） 394

心室起搏 396, 403

心室起搏尖峰信号 403

心室停顿 201

心脏电转复 205

457

心脏复律 211

心脏起搏器故障 415

心脏再同步疗法（CRT） 403, 407, 409, 443

心脏再同步疗法的适应证 408

心脏转复除颤器 389, 409

心脏转位 343

新生儿的正常心电图 66

胸部 X 线平片 190, 203, 311, 392, 402, 408, 412, 443

胸部导联 20

胸痛的原因 216

血管紧张素转换酶抑制剂 369

血管迷走神经性发作 121

血肌钙蛋白 220, 257, 309

Y

"压榨样"疼痛 218

腋后线 20

一度房室传导阻滞 70, 108, 114, 115, 186, 190, 197, 213, 352, 430, 441, 442

一度房室传导阻滞伴右束支传导阻滞 189

一致性 148, 152, 153

移行导联 343

移行点 20, 25

逸搏心律 105, 182

心动过速的折返机制 89

永久性起搏器 212

优势 R 波 20, 442

游走起搏 422

游走性节律 95

右束支传导阻滞（RBBB） 27, 67, 70, 102, 111, 115, 120, 155, 158, 160, 186, 197, 245, 252, 254, 255, 256, 360, 362, 363, 442

右束支传导阻滞（RBBB）图形 115, 116, 117, 120, 126, 155, 158, 167, 189, 196, 197, 254, 255, 256, 284, 286, 289, 290, 360, 362, 363, 409

右位心 10, 12, 13
右心房肥大 10, 289, 338, 339, 340, 360, 362
右心房起搏器（AAI） 394
右心房起搏器的胸部 X 线片 400
右心室 228, 407
右心室肥大 20, 27, 48, 85, 133, 294, 320, 340, 341, 342, 343, 345, 356, 360, 361
右心室流出道室性心动过速（RVOT-VT） 171，172，422, 424, 438
右心室起搏器（VVI） 391, 392
右心室衰竭 314
右心室心肌梗死 238, 241
预激 434
预激综合征 67, 89, 425
运动试验 269， 270, 272, 310, 312
运动试验的风险 284
运动诱导的 ST 段压低 281
运动诱导的室性期前收缩 286
运动诱导的心肌缺血 275
运动诱导的心室颤动 286
运动诱发的心律失常 270
晕厥 74, 75, 76, 80, 81, 98, 105, 203, 204, 374
晕厥的心血管原因 75
晕厥的原因 76， 78

Z

再同步化 407
窄 QRS 波群心动过速 124, 128
折返 89, 422, 425, 434, 438
折返环路 422, 425, 434
折返性心动过速 89, 90, 177
阵发性室性心动过速 212
阵发性心动过速 74
阵发性心房颤动 81, 434

459

索引

阵发性心房颤动的预防 211
阵发性折返性心动过速 429
正常变异 27, 59
正常的心脏节律 2
正常儿童的心电图 67
正常范围 68
正常心电图 11, 14, 16, 17, 18, 19, 21, 22, 23, 24, 26, 28, 30, 32, 36, 37, 38, 40, 42, 50, 52, 62, 280, 372
正后壁心肌梗死 20
肢体导联 10
直立倾斜试验 203
直流电电击转复 206, 210
植入型心律转复除颤器（ICD） 212, 409, 413, 443
植入式永久性心脏起搏器 438
转复 412, 413
转复后的窦性心律 132, 138
装置的类型和临床适应证 414
姿势性肌张力丧失 75
自律性增强 422, 425, 438
自身固有的节律 403, 413
纵隔移位 20, 25
左半支传导阻滞 148
左侧旁路 434
左后分支传导阻滞 118
左前分支传导阻滞 70, 111, 113, 114, 119, 120, 190, 321, 329, 335
左束支传导阻滞（LBBB） 67, 70, 81, 84, 111, 149, 150, 151, 172, 245, 249, 250, 321, 326, 327, 391, 407, 442, 443
左心房肥大 10, 88, 315, 318
左心室肥大 65, 81, 82, 126, 291, 293, 302, 303, 315, 318, 321, 322, 324, 328, 329, 330, 332, 341, 356, 358, 442
左心室衰竭 313, 314, 315
左心室游离壁 407
左心衰竭 314